癌症生物学

刘雪松　编著

上海科学技术出版社

图书在版编目（CIP）数据

癌症生物学 / 刘雪松编著. -- 上海 ： 上海科学技术出版社, 2024. 9.

ISBN 978-7-5478-6721-1

Ⅰ．R73

中国国家版本馆CIP数据核字第2024RW3109号

责任编辑 季英明

封面设计 陈 曦

癌症生物学

刘雪松 编著

上海世纪出版(集团)有限公司
上 海 科 学 技 术 出 版 社 出版、发行

（上海市闵行区号景路 159 弄 A 座 9F - 10F）

邮政编码 201101 www.sstp.cn

上海展强印刷有限公司印刷

开本 787×1092 1/16 印张 24.5

字数 500 千字

2024 年 9 月第 1 版 2024 年 9 月第 1 次印刷

ISBN 978 - 7 - 5478 - 6721 - 1/Q・87

定价：118.00 元

前言 | Preface

编者在上海科技大学生命科学学院开设了本科生的"癌症生物学"课程已有多年。该课程是生物学专业的选修课,每年都有很多学生选修,表明许多学生对肿瘤研究非常感兴趣。然而,目前适合本科生的癌症生物学教材非常缺乏,已有的癌症相关的教科书主要面向医学类学生,例如魏于全、赫捷的《肿瘤学》,曾益新的《肿瘤学》,赫捷的《肿瘤学概论》,以及汤钊猷的《现代肿瘤学》等。这些医学类肿瘤学教科书侧重于肿瘤的临床表征和处理,对非临床医学相关专业的学生来说可能略显繁杂。随着人口老龄化的进展,肿瘤的机理和诊疗逐渐成为大众健康的热门话题。学习生命科学的本科生更希望从生物学原理和技术的角度去理解和研究肿瘤,最终去研究肿瘤诊断的标志物,以及研发肿瘤治疗的药物。对于非临床医学相关专业的肿瘤研究人员来说,具体的肿瘤临床表征和处理信息可能并不是必须深入掌握的知识。

美国麻省理工学院的 Robert Weinberg 所撰写的 *The Biology of Cancer* 是一本有影响力的书。他在癌症研究领域做出了突出的成就,如发现了人类癌基因 *RAS* 和克隆了第一个肿瘤抑制基因 *RB* 等。该书内容翔实,插图和资料丰富,很好地呈现了癌症生物学研究的历史以及关键知识的演化脉络,例如癌基因和肿瘤抑制基因的发现与生物学机制等。近年来肿瘤研究取得了迅速的进展,许多新的领域也在不断浮现,该书第 2 版(2013年)出版时间距今也超过了 10 年,许多最新的肿瘤研究前沿成果并没有涉及,例如肿瘤基因组、人工智能与肿瘤大数据分析应用、现代免疫治疗、肿瘤精准治疗等。此外,该书在描述诸多具体研究方向时,偏向于展示实验细节,且篇幅较长,这可能会给初学者留下碎片化的印象,难以形成清晰的癌症生物学知识框架。

本书编写过程中,参考了许多现有的教科书、研究文献和综述。作为本科生使用的教材,根据实际的教学经验,我们按一学期 48 学时(3 学分)的教学课时规划,为学生提供一个系统的完整的癌症生物学知识框架。为此,编写时着重考虑以下几方面。

(1)注重收集、梳理、提炼关键知识点,并以合理的逻辑进行汇总和展示,帮助初学者建立系统而全面的癌症生物学基础知识体系。

(2)系统地涵盖癌症生物学前沿研究各领域,包括分子生物学机制研究、动物模型研究、肿瘤基因组、人工智能大数据与肿瘤精准诊断治疗等内容,以及用于临床诊断和治疗的分子细胞生物学机制及相关技术。因此,本书也适合专业的肿瘤研究人员、研究生及其他研究人员参考。

（3）注重从历史演变的角度审视本书中的知识点。由于科学研究发展的时代限制，一些过去被认为正确的观点现在被发现是错误或不完善的。例如，100年前，科学家普遍认为癌症是一种传染病，而现在的主流观点认为，癌症主要由基因组DNA变异引发，且大多数癌症没有传染性诱因。以科学发展的眼光来学习，将有助于培养学生的批判思维和创新思维。

本书包含以下最新前沿内容：肿瘤基因组研究、肿瘤发生发展与演化、人工智能与肿瘤大数据分析，以及肿瘤精准诊断与治疗。它们是编者根据多年来课程教学经验和自己实验室的相关研究总结梳理而成的，也代表了肿瘤研究的未来发展方向。肿瘤是一种由体细胞基因组DNA变异所引起的复杂疾病。不同患者的肿瘤往往是由不同的驱动因素和微环境构成的，这给肿瘤的准确诊断和治疗带来了巨大挑战，系统的组学大数据分析是实现肿瘤精准诊疗的关键。因此，肿瘤基因组大数据分析及其在肿瘤精准诊断和治疗中的应用是癌症生物学研究的新兴领域。所有这些内容将有助于初学者系统地建立起完整的癌症生物学知识体系。

编者实验室主要研究方向是从基因组DNA变异、肿瘤大数据分析角度，寻找肿瘤精准诊断标志物与精准治疗的策略，涉及的相关技术手段有人工智能大数据分析、生化细胞实验与动物模型。本书编写工作离不开编者实验室同事以及学生们的大力支持。本书各章节安排及内容规划由编者确定，主要章节内容由编者撰写；实验室同事、同学参与了部分章节内容资料的收集整理、图表绘制和文字撰写工作，最终由编者统一定稿。

本书主要参编人员有：赵翔宇、孙晓琴、吴涛、王金禹、沈嘉煜、邱蝶、刁凯旋、王南、范高峰、钟桂生、李令杰。其中，第1、15、18章的资料收集主要由孙晓琴协助完成；第7章的初稿主要由沈嘉煜完成；第9章的初稿主要由邱蝶完成；第10章的初稿主要由王金禹博士完成；第13章主要由赵翔宇博士完成；第16章主要由吴涛博士完成；第17章的初稿主要由王南、刁凯旋完成。赵翔宇、刁凯旋参与了部分章节文字图片的核校。范高峰、钟桂生、李令杰等教授参与了内容的审校。编者实验室的陶紫玉、张钰、要惠子、宁伟、王光帅、陈雯参与了文献资料的收集、整理、汇总。在此一并表示感谢。

感谢上海科技大学教材建设项目对本教材的资助。

由于编者个人学术水平有限，加上时间和精力所限，文中谬误和不妥之处可能不少，恳请读者予以批评指正，不胜感激。

刘雪松

2023年10月

目录 | Contents

第 1 章　肿瘤概述与流行病学

　　恶性肿瘤，也称癌症，是一种非常古老的疾病。有文字记载的几千年以来，人类一直在关注并研究这类疾病。随着技术进步，人们逐步从形态、细胞、分子层次上认识到肿瘤发生发展及演化的规律，并将其应用到肿瘤的诊断和治疗上。本章简述了肿瘤的研究历史，同时概述肿瘤流行病的现状与趋势，包括全球和中国的肿瘤发病率、死亡率和高发肿瘤类型等统计数据。肿瘤是由体细胞基因组 DNA 变异所驱动的系统性疾病，因此本章还概述了分子遗传学、基因组学的基础知识，为后续章节作铺垫。

1.1　肿瘤研究概述

　　肿瘤概念以及基础研究主要经历了古代通过临床观察得到的对肿瘤初步认知的时代，到显微镜发明后在细胞水平研究的时代，再到分子生物学技术驱动的分子水平研究的时代。

　　古代学者通过对肿瘤症状的观察逐渐形成肿瘤的概念。中国学者对肿瘤的研究可以追溯到 3 500 多年前，在商代甲骨文中就出现了"瘤"这个字；《黄帝内经》中也记录了一些肿瘤的症状，如积聚、乳岩等；公元 1170 年，《卫济包书》中第一次采用"癌"描述肿瘤。埃及在公元前 1500 年即对肿瘤的概念有了明确的描述，还采用砷化物油膏治疗肿瘤。公元前 460—370 年，希波克拉底即对肿瘤有了较为明确的认识。公元 150 年，罗马御医盖伦用"crab"对肿瘤进行了命名，并演变为今天的"cancer"（癌）。

1.1.1　肿瘤基础理论的研究历程

　　显微镜的发明，使人类能够在细胞层面研究肿瘤。17 世纪英国科学家胡克（Robert Hooke）利用显微镜发现了细胞。19 世纪德国病理学家菲尔绍（Rudolf Virchow）首创细胞病理学，并认为细胞的结构改变和功能障碍是肿瘤疾病的基础，开创了肿瘤研究的细胞水平时代。1890 年，德国病理学家冯汉泽曼（David von Hansemann）首次提出恶性肿瘤与细胞分裂异常相关。20 世纪初德国生物学家博韦里（Theodor Boveri）首次提出染色体异常是肿瘤发生的驱动因素。1911 年美国微生物学家劳斯（Peyton Rous）首次提出恶性肿瘤是病毒所致,发现和鉴定出用自己名字命名的"劳斯肉瘤病毒"(Rous sarcoma virus, RSV),成为发现"肿瘤病毒"第一人,并因此于 1966 年获得诺贝尔生理学或医学奖。

20 世纪中期起,分子生物学技术的发展推动了肿瘤在分子水平研究上的突破。美国科学家沃森(James Watson)和克里克(Francis Crick)阐明了 DNA 双螺旋结构,揭示了遗传信息的分子基础,并因此于 1962 年获得诺贝尔生理学或医学奖。后续的科学家对信号通路及表观遗传等调控机制的深入研究,开创了肿瘤研究的分子水平时代。1976 年,美国科学家毕晓普(Michael Bishop)等发现哺乳动物中第一个原癌基因 Src。1982 年美国科学家 Robert Weinberg 等发现了人类癌基因 RAS 和第一个抑癌基因 Rb。之后,科学家利用分子生物学方法,在恶性肿瘤的发生、发展和治疗等方面取得了多项具有里程碑意义的进展,如基因测序、HPV 疫苗、靶向药物和免疫治疗等。

1.1.2　肿瘤研究热点

1. 肿瘤免疫治疗

100 多年前科学家即提出了"免疫监视"的概念,1950 年代又提出了免疫逃逸和免疫治疗。1990 年代,美国免疫学家艾利森(James Allison)等发现了靶向 CTLA - 4 的拮抗性抗体伊匹木单抗(ipilimumab)可以在小鼠体内诱导肿瘤排斥反应,揭示了免疫检查点抑制剂(immune checkpoint inhibitor,ICI)的治疗潜力;与此同时,日本免疫学家本庶佑(Tasuku Honjo)等发现了免疫检查点配体 PD - L1 及其受体 PD - 1,促进了新型 ICI 的开发。2010 年,PD - 1 抗体纳武利尤单抗(nivolumab)首次临床研究表现出明显的抑制肿瘤生长的效果。2011 年,美国食品药品监督管理局(FDA)批准了第一个免疫检查点抑制剂——伊匹木单抗;2014 年,FDA 批准了第一个 PD - 1 抑制剂——帕博利珠单抗(pembrolizumab),用于治疗难治性黑色素瘤,随后纳武利尤单抗也获得批准;2015 年,PD - 1 抑制剂也逐步被批准用于其他肿瘤类型的治疗;2016 年,FDA 批准了首个 PD - L1 抑制剂——阿特珠单抗(atezolizumab)。2018 年诺贝尔生理学或医学奖授予艾利森和本庶佑,以表彰他们在癌症免疫治疗领域做出的突出贡献。目前,免疫检查点抑制剂已被纳入至少 17 种晚期恶性肿瘤的治疗,为患者带来了长期生存的可能性,甚至可能治愈一部分患者。但免疫检查点抑制剂只对一小部分患者有效,且存在着免疫相关不良事件风险,有待后续深入研究。

T 细胞是免疫系统的主要武器,可以有效识别和杀死受感染的细胞,包括癌细胞。过继细胞疗法(adoptive T cell therapy,ACT)利用 T 细胞的细胞毒性能力来消除肿瘤。在 1980 年代,美国科学家罗森伯格(Steven Rosenberg)首次成功应用 ACT 治疗癌症。同时期,犹太免疫学家 Zelig Eshhar 将抗体的可变区与 T 细胞受体(T cell receptor,TCR)链的恒定区结合,创造了嵌合抗原受体(chimeric antigen receptor,CAR),使 T 细胞具有特异性。随后,美国免疫学家和基因工程师 Michel Sadelain 和他的团队进一步优化了 CAR 的设计,将 TCR 的胞内结构域和关键的共刺激受体 CD28 整合到单个分子中,以提高 T 细胞的扩增、功能和持久性。直到 2010 年,美国临床科学家 James Kochenderfer 及其团队发现 CAR - T 细胞在患者体内具有活性,取得了重要突破。2017 年,CD19 CAR - T 细胞疗法得到 FDA 的批准,用于治疗儿童的急性淋巴细胞白血病(acute lymphoblastic leukemia)和成人的侵袭性淋巴瘤。尽管 T 细胞免疫疗法取得了成功,但仍然存在一些重要的障碍,例如抗原丢失导致的疾病复发、获得性耐药性和毒性效应等。目前,研究人员正在开发新的 CAR 构建物来解决这些局限性。

2. 肿瘤与代谢

肿瘤的发生和发展与肿瘤细胞的代谢重编程密切相关。肿瘤细胞通过多种途径自主改变其代谢方式,以满足其增加的能量和生物合成需求,同时减轻癌细胞增殖和生存所需的氧化应激。代谢物的异常积累也可能促进肿瘤的发生。近几十年来,新技术的发展和应用不仅揭示了肿瘤的异质性和可塑性,还发现了支持肿瘤生长的新的代谢途径。肿瘤微环境(tumor microenvironment,TME)可能会消耗某些营养物质,通过诱导营养清除机制来迫使肿瘤细胞适应,以维持其增殖。越来越多的人认识到,TME 内除了肿瘤细胞外的其他细胞类型的代谢,如内皮细胞、成纤维细胞和免疫细胞,可以调节肿瘤的进展。由于转移是肿瘤患者死亡的主要原因,人们正在努力了解转移细胞如何利用代谢。此外,利用肿瘤遗传分析对患者进行分类或进行饮食干预,并结合针对代谢的治疗方法,也引起了人们的兴趣。

3. 肿瘤与微生物

目前,许多肿瘤治疗手段依赖于刺激抗肿瘤免疫反应,但是肠道微生物群是否通过免疫系统影响宿主对肿瘤治疗的反应,还不清楚。2013 年有研究证明一个完整的肠道微生物群对三种抗癌方案的有效性非常重要,这些方案包括利用先天性免疫和适应性免疫系统。此外,研究结果也表明,缺乏肠道微生物的荷瘤小鼠对 CpG 寡脱氧核苷酸、奥沙利铂化疗和白细胞介素 10 受体(IL - 10R)阻断的反应减弱。2015 年的两项研究进一步确定了在治疗压力下调节抗肿瘤免疫反应的不同细菌种类,如双歧杆菌(*Bifidobacterium* spp.)和脆弱拟杆菌(*Bacteroides fragilis*)。2018 年,有研究表明肠道共生细菌决定了抗 PD - 1 药物对黑色素瘤和上皮肿瘤患者的疗效。此外,肠道微生物群的组成可能是导致免疫治疗原发耐药性的一个因素。综上所述,近年的研究显示,肠道微生物群可以影响肿瘤治疗的疗效,但是需要进行严格的临床试验才能确认其可信度,并且仍然存在亟须解决的挑战。

4. 肿瘤基因组

越来越多的研究表明,肿瘤发生的根本原因是体细胞基因组 DNA 的变异。这些变异会激活原癌基因(proto-oncogene)和抑制肿瘤抑制基因(tumor suppressor)等功能,从而成为肿瘤发展的决定因素。研究基因组 DNA 变异的规律可以帮助我们深入了解肿瘤的发生机制,并设计更有效的精准治疗和诊断策略。根据体细胞基因组 DNA 变异的性质和规模,肿瘤基因组 DNA 变异可分为以下 4 类:单个碱基突变或点突变、小片段插入删除(small indel)、拷贝数变异(copy number alteration,CNA)和大片段结构易位或倒位(structural alteration including translocation/inversion)。一般肿瘤基因组学研究内容包括序列比对,即研究这 4 类 DNA 序列差异,以寻找肿瘤驱动的 DNA 变异。肿瘤驱动变异直接影响肿瘤抑制基因或原癌基因的功能,因此可以作为肿瘤靶向治疗的目标。随着基因组测序技术的发展,研究人员开始深入研究各类 DNA 变异的规律模式,开发和验证肿瘤精准诊疗的标志物。

5. 人工智能与肿瘤精准诊疗

目前,组织病理学仍然是许多癌症诊断的金标准。临床基因组学的出现有助于肿瘤患者的分型和临床决策。然而,组织学评估和基因组测序往往耗时且费用高昂,并且在不同机构之间常常产生不一致的结果。人工智能在医疗领域的应用可以实现临床级的自动化诊断,从而简化临床医生的工作流程。在过去 10 年中,数字化临床数据的数量急剧增加,包括电子健康记录、基因组学和数字生物医学图像。2017 年,有研究将计算机视觉应用于癌症检测领域,研究者利用大量反映皮肤状态的数字图像的数据集,训练和验证深度卷积神经网络,使其能够准确区分良性和恶性病变。这些只是开始,在可见的未来,人工智能和肿瘤研究大数据将继续深度融合,为肿瘤的有效诊断和治疗提供帮助。

1.2　恶性肿瘤的流行病学概述

1.2.1　世界范围的恶性肿瘤流行病学

世界卫生组织下属的国际癌症研究机构(International Agency for Research on Cancer, IARC)于 2023 年发布了最新的全球恶性肿瘤统计数据。2020 年,全球新增恶性肿瘤病例人数约 1 929 万,死亡人数约 996 万,与北美和欧洲相比,亚洲和非洲地区的恶性肿瘤死亡率明显偏高,恶性肿瘤已成为全球人类死亡的主要原因(图 1 - 1,图 1 - 2)。

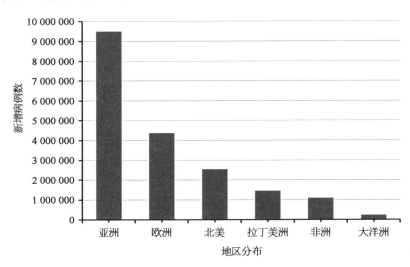

图 1 - 1　2020 年全球新增恶性肿瘤病例数及其分布

[数据来源: Sung H, Ferlay J. CA Cancer J Clin, 2021,(71): 209 - 249]

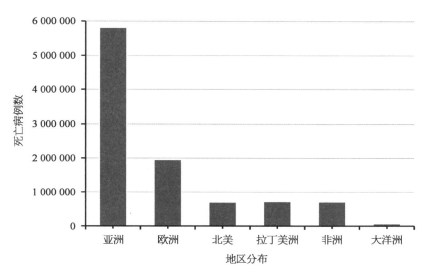

图 1-2　2020 年全球恶性肿瘤死亡病例数及其分布

［数据来源：Sung H，Ferlay J. CA Cancer J Clin，2021，(71)：209-249］

　　在全球范围内，不同国家和地区的恶性肿瘤发病类型存在明显差异。其中，最常见的肿瘤类型包括乳腺癌、肺癌、结直肠癌和前列腺癌；而致死率较高的肿瘤类型有肺癌、结直肠癌、肝癌、胃癌和乳腺癌（图 1-3）。

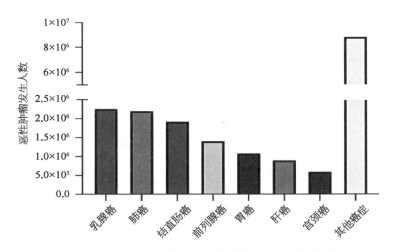

图 1-3　2020 年全球常见恶性肿瘤类型发生的比例

［数据来源：Sung H，Ferlay J. CA Cancer J Clin，2021，(71)：209-249］

　　不同恶性肿瘤在不同年龄阶段的发生率各不相同。男性随着年龄增长，恶性肿瘤的发生人数迅速增加，其中包括前列腺癌、胃癌和结直肠癌。2020 年，全球 70 岁以上男性前列腺癌发生人数超过 70 万，居男性癌症之首。全球女性在 40 至 59 岁之间，乳腺癌的发生率最高，截至 2020 年，乳腺癌发生人数达到了 98 万（图 1-4）。

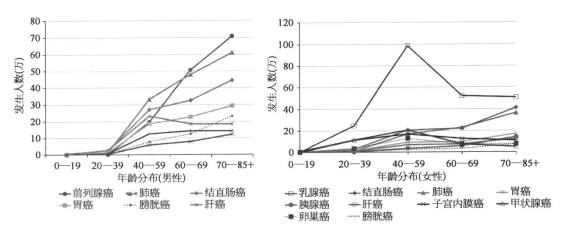

图 1-4　2020 年全球男女恶性肿瘤发生人数与年龄分布

［数据来源：Sung H，Ferlay J. CA Cancer J Clin，2021，(71)：209-249］

1.2.2　中国的恶性肿瘤流行病学

据 IARC 发布的《2020 年世界癌症报告》，中国 2020 年新发癌症病例达到 457 万人，占全球总数的 23.7%。中国的癌症发病人数远远超过其他国家(图 1-5)。

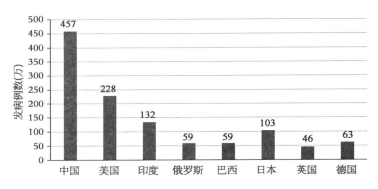

图 1-5　2020 年部分国家癌症新发病例数

［数据来源：Sung H，Ferlay J. CA Cancer J Clin，2021，(71)：209-249］

随着年龄的增加，无论男女，一般来说癌症发病率都是逐渐上升的，尤其是 45 岁以后，癌症的发病率开始显著上升，而且在 40 至 85 岁年龄段，中国女性恶性肿瘤的发病人数高于男性(图 1-6)。然而，在 70 至 85 岁高龄段时，肿瘤的发生率则出现了明显的下降，这一现象在世界范围内其他国家也同样存在(图 1-6)。这个现象提示肿瘤发生原因的复杂性，高龄老人的机体微环境可能不适合快速增殖的肿瘤细胞，而中老年人由于肿瘤细胞相关基因组 DNA 变异的累计，以及适合促增殖微环境的存在，最容易受到恶性肿瘤的困扰。

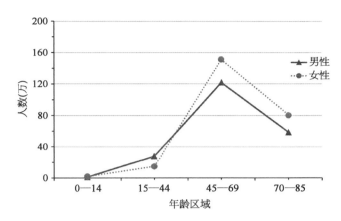

图 1 - 6 2020 年中国男性与女性新发病例数

［数据来源：Sung H，Ferlay J. CA Cancer J Clin，2021，（71）：209 - 249］

2020 年，我国癌症类型中，患病率最高的前 10 种癌症分别是：肺癌、乳腺癌、胃癌、结直肠癌、肝癌、食管癌、宫颈癌、甲状腺癌、子宫癌和前列腺癌。肺癌是最常见的类型，而在全球范围内，乳腺癌已超过肺癌成为最常见的癌症（图 1 - 7）。

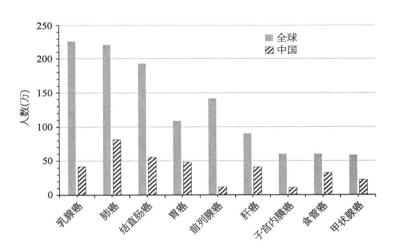

图 1 - 7 2020 年我国与世界的前 10 位恶性肿瘤发病人数对比

2020 年全球癌症死亡病例共计 996 万例，其中中国的癌症死亡人数达到 300 万，占全球癌症死亡总人数的 30%。尽管中国人口不到全球人口的五分之一，但癌症死亡病例却占据全球癌症死亡病例总数的近三分之一。此外，中国的总体癌症死亡率为 65.6%，是美国总体癌症死亡率 26.7% 的两倍多。高死亡率与我国癌症治疗技术和先进发达国家之间存在较大的差距有关（图 1 - 8）。

我国恶性肿瘤发病率逐年升高，其原因可能与慢性感染、不健康的生活方式和环境污染等密切相关。

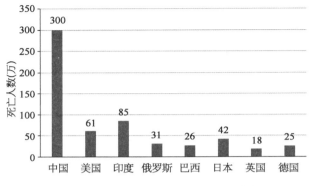

图 1‑8　2020 年部分国家癌症死亡人数

1.3　肿瘤诊断与治疗概述

1.3.1　肿瘤发病机制研究历史

在 20 世纪下半叶,人类对肿瘤发病机制的认识从过去的单一理论(物理致癌、化学致癌、病毒致癌、突变致癌)上升到了多步骤、多因素综合致癌理论。肿瘤病因学研究中最成功的例子源自美国约翰斯·霍普金斯大学 Bert Vogelstein 实验室对结肠癌的探索。他们发现,结肠癌在发生发展的过程中,经历了增生、良性肿瘤、原位癌和浸润癌多个阶段,不同阶段中一直存在着一系列分子事件的变化。这些变化包括 *APC* 基因的遗传突变、*RAS*、*TP53* 和 DNA 损伤修复基因的后天突变以及 DNA 甲基化状态的改变。因此,肿瘤发生发展可能是由遗传因素、理化因素和感染因素等多因素造成的,这一发现为进一步探索基因异常在肿瘤发生发展中的作用和机制提供了重要线索。

人类基因组计划为探究肿瘤发生发展的机制提供了重要的基础。在 2005 年之前,DNA 测序计划已经实施,人类基因的数量被确定为 30 000 多个。为了更深入地研究基因异常在肿瘤发生发展中的作用和机制,美国国家癌症研究所(National Cancer Institute,NCI)和人类基因组研究所(National Human Genome Research Institute)共同启动了基于高通量基因组分析技术的癌症基因组图谱计划(The Cancer Genome Atlas,TCGA)。这个项目具有里程碑意义,成员由来自 16 个国家的科学家组成,研究从 2006年持续到 2015 年,发现了近 1 000 万个与肿瘤相关的基因突变。这些发现为进一步研究肿瘤相关基因突变与发生发展机制之间的关系,为寻找新的肿瘤治疗靶点以及发展肿瘤治疗和诊断技术提供了可靠的数据基础。

1.3.2　肿瘤常见诱发因素

感染:大约 20% 的人类肿瘤是由感染引起的,包括病毒、细菌或其他微生物的感染。

感染人乳头瘤病毒(human papillomavirus,HPV)会增加患宫颈癌、阴茎癌、阴道癌、肛门癌和口咽癌的风险。感染乙型肝炎和丙型肝炎病毒会增加患肝癌的风险。感染 Epstein-Barr 病毒(EBV)会增加患伯基特淋巴瘤(Burkitt lymphoma)的风险。感染幽门螺杆菌(*Helicobacter pylori*)会增加患胃癌的风险。

辐射:来自阳光的紫外线辐射是皮肤癌的主要诱因。电离辐射包括 X 射线、CT 扫描和核医学扫描等肿瘤诊断测试所产生的医疗辐射,以及家中的氡气。

化学物质:烟草可能导致肺癌,石棉与肺癌有关,黄曲霉素可能导致肝癌。

1.3.3 肿瘤常见诊断方法

活检:通过手术取出一小块组织样本,并在显微镜下检查是否存在癌细胞。

内窥镜检查:将一根末端带有微型摄像头的柔性胶管伸入体腔和器官中,观察可疑区域。

验血:有些肿瘤会释放一种叫做肿瘤标志物的物质,可以在血液中检测到。

诊断成像:CT(computerized tomography,计算机断层扫描)、超声、MRI(magnetic resonance imaging,磁共振成像)、PET(positron emission tomography,正电子发射断层扫描)等。

这些诊断方法在临床上根据不同的发病症状交叉使用并相互验证。

1.3.4 肿瘤常见治疗策略

外科手术:如操控机器人切除患者体内的肿瘤,常适用于肿瘤早期患者。

放疗:1895 年伦琴(Wilhelm Röntgen)首次发现 X 射线,1903 年,X 射线首次被用于癌症治疗。

化疗:由于癌细胞的快速增殖特性,化疗药物通过干扰细胞分裂来发挥细胞毒性。化疗药物首次被用于肿瘤治疗是在第二次世界大战后。典型的化疗药物包括阿霉素(doxorubicin)、甲氨蝶呤(methotrexate)、顺铂(cisplatin)、5 - 氟尿嘧啶(5 - fluorouracil)等。

靶向治疗:靶向疗法开始兴起于 1990 年代后期,它通过影响控制癌细胞生长、分裂和扩散过程,以及触发导致癌细胞自然死亡的信号来发挥作用。其中包括生长信号抑制剂、血管生成抑制剂和细胞凋亡诱导药物等。伊马替尼(imatinib)是最成功的肿瘤靶向药物之一,主要用于治疗慢性粒细胞白血病,其商品名称为格列卫(gleevec),靶点为 BCR - ABL 融合蛋白。

免疫疗法:这是目前备受关注的抗癌药物开发领域。已成功开发的药物包括 CTLA - 4 抗体、PD - 1 抗体、PD - L1 抗体,以及基因工程 T 细胞,如 CAR - T 和 TCR - T 等。

1.4　肿瘤相关分子遗传学概述

1.4.1　遗传学概念

遗传学是研究生物遗传和变异的一门学科。遗传指生物亲代与子代相似的现象；变异指生物在亲代与子代之间，以及子代与子代之间表现出一定差异的现象。现代遗传学主要关注信息传递和表达调控，基因组结构与功能。19 世纪，孟德尔通过豌豆杂交实验提出了基因的概念，奠定了遗传学的基础。20 世纪初，摩尔根（Thomas Morgan）扩展了孟德尔的遗传学理论，并将基因与染色体上具体的位点联系起来。20 世纪中期的一系列实验证实了基因的物质基础是染色体上的 DNA。

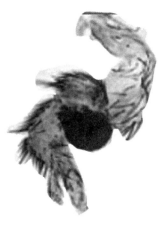

图 1 - 9　小鼠的眼睛发生基因 Pax - 6 在果蝇的异位表达能诱导果蝇腿上长出果蝇复眼

[引自 Halder G, et al. Science, 1995，267(5205)：1788 - 1792]

20 世纪中后期，随着酶切、克隆、PCR 等技术的出现，遗传学进入了分子生物学时代。遗传学理论认为基因是决定生物性状的关键因素，而物种性状和基因功能的多样性是通过演化过程逐渐形成的。在演化过程中，决定一些关键性状的基因通常是高度保守的。例如，果蝇与小鼠在眼睛结构上有巨大差异，然而决定果蝇和小鼠眼睛发育的基因均高度保守。这些基因分别被命名为"twin of eyeless"（果蝇）和"Pax - 6"（小鼠）。当小鼠的眼睛发生基因 *Pax - 6* 在果蝇胚胎期被诱导在腿部表达时，会导致果蝇的腿部发育出眼睛（图 1 - 9）。

1.4.2　遗传与基因组学

干细胞是一种具有自我更新能力的非特化细胞，可以无限分裂产生新的干细胞，也可以分化成体内不同类型的细胞，如肌肉细胞、血细胞或神经细胞等。主要存在两种干细胞，一种是从胚胎中提取的胚胎干细胞（embryonic stem cell），另一种是存在于组织或器官中与其他分化细胞一起的未分化细胞，也被称为成体干细胞（adult stem cell）。人体内各种分化的体细胞起源于受精卵及其后续的干细胞。体细胞是二倍体（diploid）细胞，包含两组染色体，分别来自亲本。除了生殖细胞（精子和卵子）、配子细胞（分裂形成生殖细胞的细胞），其他细胞称为体细胞。然而，分化的体细胞之间以及体细胞和干细胞之间一般不存在基因组 DNA 序列差异，其差异主要表现在表观修饰上。肿瘤细胞起源于正常体细胞，与正常体细胞相比，肿瘤细胞最根本的差异在于基因组 DNA 的变异。遗传学的研究对象是基因以及 DNA，而基因组学是系统研究 DNA 的学科。深入研究肿瘤的发生发展机制以及开发精准诊断治疗策略,离不开遗传学与基因组学的应用。

1.4.3 人类基因组概况

1. 人类基因组组成

人类正常体细胞是二倍体,包含 22 对常染色体和 1 对性染色体;单倍体(haploid)细胞(如受精前的卵子和精子)的基因组由约 30.55 亿个 DNA 碱基对组成(如果性染色体是 X 染色体)。女性二倍体细胞的 DNA 含量是单倍体细胞的两倍(61.1 亿 DNA 碱基对)。

虽然人类个体的基因组之间存在明显差异(单核苷酸变异率约为 0.1%,插入缺失约为 0.6%),但这些差异远小于人类与近亲物种之间的差异(如倭黑猩猩和黑猩猩),与它们的单核苷酸变异率约为 1.1%,包含插入缺失约 4%。

人类基因组的 DNA 序列通常分为编码(coding)和非编码(noncoding)两类。编码 DNA 是指能够转录为 mRNA 并翻译成蛋白质的序列,仅占基因组的一小部分(<2%)。非编码 DNA 则是不参与编码蛋白质的序列,约占基因组的 98%。

2. 人类基因组测序

2001 年 2 月,人类基因组计划和 Celera 公司以几乎完整的草稿形式发表了第一个人类基因组序列。2004 年,人类基因组计划宣布测序工作完成,并公布了一份基因组序列草图,其中只有 341 个缺口,这些缺口代表高度重复的 DNA 序列和当时无法测序的 DNA 序列。人类基因组是脊椎动物中首个接近全部完成测序的基因组。截至 2018 年,已经使用下一代测序技术确定了超过 100 万人的二倍体基因组序列;已确认的基因总数至少为 46 831 个,另外还有 2 300 多个 microRNA 基因。在获取完整的基因组序列之前,人类基因数量的估计范围为 50 000~140 000 个。随着基因组序列质量的提高和蛋白质编码基因识别方法的改进,识别到的蛋白质编码基因数量下降到 19 000~20 000 个。对于人类基因组中确切的基因数量,目前尚无法完全确定,不同的分析方法得出的结论不完全一致(表 1-1)。

表 1-1 人类基因在不同数据库中的分析和结果注释

	Gencode[a]	Ensembl[b]	RefSeq[c]	CHESS[d]
蛋白质编码基因(Protein-coding gene)	19 901	20 376	20 345	21 306
长链非编码 RNA(lncRNA gene)	15 779	14 720	17 712	18 484
反义 RNA(Antisense RNA)	5 501		28	2 694
庞杂的 RNA(Miscellaneous RNA)	2 213	2 222	13 899	4 347

	Gencode[a]	Ensembl[b]	RefSeq[c]	CHESS[d]
假基因（Pseudogene）	14 723	1 740	15 952	
转录产物总量（Total transcripts）	203 835	203 903	154 484	323 827

注：统计截止时间为 2018 年 7 月 12 日。a，Gencode 数据来源于 www. gencodegenes. org/stats/current. html 的版本 28；b，Ensembl 数据来源于 ensembl. org/Homo_sapiens/Info/Annotation 的版本 92. 38；c，RefSeq 数据来源于 www. ncbi. nlm. nih. gov/genome/an notation_euk/hom_sapiens/108/；d，CHESS 数据来自 ccb. jhu. edu/chess 的 dCHESS 2.0 版本。

3. 蛋白质编码基因特征

人类基因组中蛋白质编码基因的大小存在巨大的可变性。举例来说，组蛋白 H1a 基因 *H1-1* 相对较小且简单，没有内含子，编码一个长度为 781 个核苷酸的 mRNA。这个 mRNA 通过从开放阅读框的 648 个核苷酸中产生一个 215 个氨基酸的蛋白质。抗肌萎缩蛋白（dystrophin）编码基因是 2001 年人类参考基因组中最大的蛋白质编码基因，总共跨越了 220 万个核苷酸。最近，通过对更新的人类基因组数据进行的系统分析，确定了一个更大的蛋白质编码基因 *RBFOX1*（RNA binding fox-1 homolog 1），总共跨越了 247 万个核苷酸。肌连蛋白（titin）具有最长的编码序列（114 414 个核苷酸）、最大数量的外显子（363 个），以及最长的单个外显子（17 106 个核苷酸）。根据整个基因组中已知蛋白质编码基因的总体情况，蛋白质编码基因的核苷酸中位大小为 26 288 个（平均 66 577 个核苷酸），中位外显子大小为 133 个核苷酸（平均 309 个核苷酸），中位外显子数为 8（平均 11 个外显子），编码蛋白质的中值长度为 425 个氨基酸（平均 553 个氨基酸）。

1.4.4　基因组 DNA 变异类型

体细胞突变是癌症发展的核心驱动因素。癌细胞中的基因组 DNA 改变可分为两大类：一是小规模改变，包括单碱基取代（single base substitutions，SBS）、小插入和缺失（insertion and deletion，INDEL）；二是大规模改变，称为结构变异（structural variation，SV）。拷贝数改变是 SV 的一种主要类型，在人类癌症中普遍存在。

基因拷贝数扩增有多种表现形式，一种是原位扩增，例如在人神经内分泌肿瘤中，myc 致癌基因拷贝数的扩增会导致部分染色体区段形成均匀染色区域（homogeneously staining region，HSR）；一种是染色体外 DNA（extrachromosomal DNA，ecDNA），又称双微染色体（double-minute chromosomes，DM），ecDNA 是一种肿瘤特异性的环状 DNA 元件，大小为 1～3 Mb。目前的研究表明 ecDNA 呈现为开放的染色质结构，能够促进癌基因的大量扩增和表达。ecDNA 存在于 10%～20% 的肿瘤细胞中，在正常的组织细胞中尚未发现 ecDNA 的存在。作为一种部分肿瘤特异性的元件，ecDNA 与肿瘤的不良预后以及免疫逃逸密切相关，但其具体的分子机制尚不清楚。

肿瘤细胞 DNA 变异类型还包括染色体组型异常,如非整倍性,也即在正常染色体组型基础上缺失或增加 1 条或几条染色体。

1.4.5 生殖系变异和体细胞变异

体细胞基因组 DNA 变异是肿瘤发生发展的核心驱动因素,体细胞 DNA 变异和生殖系 DNA 变异的差异在于生殖系突变可遗传给后代,而体细胞中发生的 DNA 突变不能传给后代(图 1-10)。在性腺生殖系细胞基因组中发生的变异(生殖系变异)可以通过配子——精子或卵子,从父母传给后代。然而,在个体已分化体细胞基因组 DNA 上发生的变异(体细胞变异),只能传递给该亲本体内该突变细胞的直系后代(lineal descendants),即影响该亲代相关组织,而不能传递给后代个体。

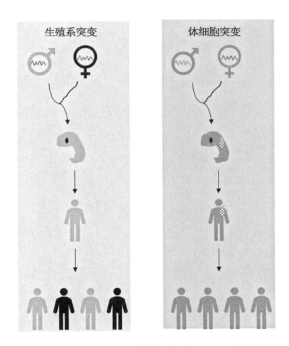

图 1-10　生殖系 DNA 变异和体细胞 DNA 变异的区别

思考题

1. 从肿瘤发生人数、发生年龄和肿瘤类型等方面概述世界恶性肿瘤流行特征。
2. 简述体细胞变异和生殖系变异的异同点。
3. 简述肿瘤相关基因拷贝数扩增的多种发生方式。

拓展阅读文献

Halder G，Callaerts P，Gehring W. Induction of ectopic eyes by targeted expression of the eyeless gene in

Drosophila. Science，1995，267(5205)：1788 - 1792.

Hyuna Sung，Jacques Ferlay. Globocan estimates of incidence and mortality worldwide for 36 cancers in 185 countries. Global Cancer Statistics 2020. CA CANCER J CLIN，2021，71：209 - 249.

Martínez-Reyes I，Chandel N S. Cancer metabolism：looking forward. Nat Rev Cancer. 2021，21(10)：669 - 680.

Propper D J，Balkwill F R. Harnessing cytokines and chemokines for cancer therapy. Nat Rev Clin Oncol，2022，19(4)：237 - 253.

Wu T，Wu C，Zhao X，et al. Extrachromosomal DNA formation enables tumor immune escape potentially through regulating antigen presentation gene expression. Sci Rep，2022，12(1)：3590 -.

第 2 章　肿瘤的分类及本质特征

　　肿瘤细胞起源于机体组织器官内的正常体细胞。肿瘤的发生发展与常见的组织器官增生在本质上存在差异,癌症是细胞单克隆增殖的结果。其常见的分类方式根据肿瘤起源细胞的类型来分类,起源于上皮细胞的恶性肿瘤被称为"癌(carcinoma)",起源于间质细胞的恶性肿瘤被称为"肉瘤(sarcoma)",此外还有起源于淋巴造血细胞、神经细胞等的肿瘤。大部分人类常见肿瘤起源于上皮细胞。肿瘤细胞具有特殊的代谢方式,如瓦尔堡效应(Warburg effect)。本章简要介绍肿瘤的分类及其代谢特征、机制和临床应用,概述了诱变剂和致癌剂的含义与区别。

2.1　肿瘤细胞的前身是正常机体细胞

　　很早以前,人们对肿瘤的起源并不清楚。有些人怀疑肿瘤来自外部非机体自身的细胞。然而,后来的研究明确,肿瘤起源于机体本身原本正常的细胞,肿瘤的行为很大程度上受到肿瘤前身正常细胞类型的影响。例如,来自上皮细胞的恶性肿瘤一般被称为"癌",主要影响中老年人;来自间质细胞的恶性肿瘤一般被称为"肉瘤",主要影响青少年。在常规肿瘤组织切片中,肿瘤细胞通常与正常组织的细胞共存。

2.1.1　组织固定与切片是常规病理检测的基础

　　组织固定的目的是保持细胞和组织的原始形态和结构。常用的组织固定试剂是甲醛,它通过与交联蛋白等大分子结合,尤其是赖氨酸这种碱性氨基酸,来固定组织(图 2-1)。石蜡切片和冰冻切片用于检测组织样本的结构细节。

2.1.2　苏木精-伊红染色是常规诊断的关键手段

　　苏木精-伊红染色(简称 HE 染色)是组织学中常用的染色方法之一,它被广泛应用于医学诊断,通常被视为金标准。例如,当病理学家检查可能患有癌症的活体组织时,常会使用 HE 染色来处理组织切片。

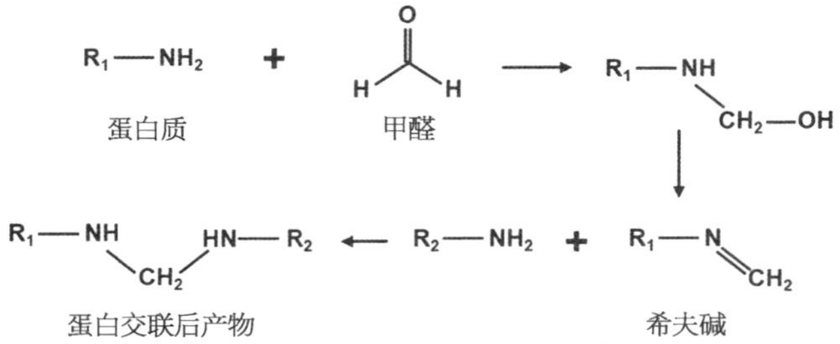

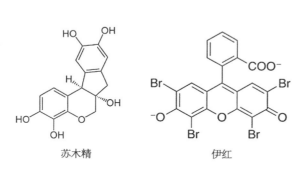

图 2-1　蛋白质中的赖氨酸通过甲醛互相交联的模式图

　　HE 染色方法最早由俄罗斯人 N. Wissozky 于 1877 年首次报道。HE 是由苏木精（hematoxylin）和伊红（eosin）两种染料组合而成，其分子结构如图 2.2 所示。苏木精使细胞核呈紫蓝色，伊红使细胞外基质和细胞质呈粉红色，其他结构则呈现出不同的色调和这些颜色的组合。因此，病理学家可以轻松区分细胞核和细胞质部分。此外，染色的整体着色模式可显示出组织样本中细胞的总体布局情况。该染色方法的原理是基于不同染料与组织结构的结合程度不同。苏木精能将嗜碱性结构染成蓝紫色，而伊红则能将嗜酸性结构染成粉红色。嗜碱性结构通常包括含有核酸的部分，如核糖体、细胞核和细胞质中富含核糖核酸（RNA）的区域等。嗜酸性结构通常由细胞内和细胞间的蛋白质组成，如路易体（Lewy body）、马洛里小体（Mallory body）以及细胞质的大部分（图 2-3）。

图 2-2　苏木精和伊红分子的结构

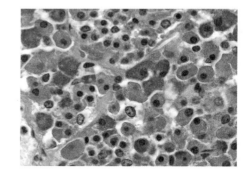

图 2-3　HE 染色结果示例（参见图版）

2.2　肿瘤的分类

　　肿瘤是由于各种致瘤因素的作用，导致机体局部组织的细胞在基因水平上失去对其正常生长的调控，从而发生克隆性异常增生并形成新生物，通常在局部形成肿块。根据肿瘤的生物学特性和对机体的危害程度不同，将其分为良性和恶性，其中恶性肿瘤包括癌和肉瘤。肿瘤的颜色与其组织来源有关,通常为灰白或灰红色。良性肿瘤通常有完整的包膜,而恶性肿瘤则会浸润生长且没有包膜。肿瘤与非肿瘤性增生存在本质上的差异(表 2-1)。

表 2-1　肿瘤与非肿瘤性增生的区别

	肿　瘤	非肿瘤性增生
克隆性	单克隆性	多克隆性
分化程度	失去分化成熟能力	分化成熟
与机体的协调性	相对自主性	具有自限性
病因去除	持续生长	停止生长
形态结构、功能	异常	正常
对机体影响	有害	有利或有害

2.2.1　肿瘤的分期和分级

TNM(tumor node metastasis)分期系统是全球最常用的肿瘤分期系统。该系统最初由法国人 Pierre Denoix 于 1943—1952 年期间提出,随后由美国癌症联合委员会(American Joint Committee on Cancer,AJCC)和国际抗癌联盟(Union for International Cancer Control,UICC)逐步建立起国际性的分期标准。1968 年,《恶性肿瘤 TNM 分类法》手册第 1 版正式出版。TNM 分期已成为临床医生和医学科学工作者对恶性肿瘤进行分期的标准方法。

在 TNM 分期系统中,T 代表肿瘤原发灶的情况,通过 T1 至 T4 来表示肿瘤体积的增加和邻近组织受累范围的增加情况。N 代表区域淋巴结受累情况,N0 表示淋巴结未受累,N1 至 N3 表示淋巴结受累程度和范围的增加情况。M 代表远处转移,通常指血道转移。M0 表示没有远处转移,M1 表示有远处转移。基于这些指标的组合,可以确定特定的分期。

2.2.2　肿瘤对机体的影响

根据肿瘤对机体的危害程度,可分为良性肿瘤和恶性肿瘤两大类。

良性肿瘤对机体的影响主要是局部压迫和阻塞,有时还会出现继发性病变,如出血、坏死和感染,源自内分泌系统的肿瘤可能会导致激素过多分泌的问题。恶性肿瘤对机体的影响非常大,主要表现在三个方面:一是破坏器官的结构和功能;二是常常伴随各种并发症,如出血、坏死、感染、发热和疼痛;三是恶性肿瘤的消耗等原因可能导致患者出现恶病质(cachexia)症状,严重情况下最终导致死亡(表 2-2)。

表 2 – 2　良性肿瘤与恶性肿瘤之间的区别

	良 性 肿 瘤	恶 性 肿 瘤
组织分化程度	分化好,异型性小,与发源组织的形态相似	分化低,异型性大,与发源组织的形态差别大
核分裂象	无或稀少,不见病理性核分裂象	多见,并可见病理性核分裂象
生长速度	缓慢	迅速
继发变化	一般较少见	常发生坏死、出血、溃疡、感染等
生长方式	膨胀性或外生性生长,前者常有包膜,边界清楚,与周围组织分界清楚	浸润性或外生性生长,无包膜,与周围组织分界不清楚,常伴有浸润性生长
转移	不转移	常有转移
复发	手术后很少复发	手术等治疗后易复发
对机体影响	较小,主要为局部压迫或阻塞。如发生在重要器官也可引起严重后果	严重,除压迫、阻塞外,还可破坏原发处和转移处组织,引起坏死、出血、感染、恶病质,最后可引起死亡

恶病质也称为恶液质,表现为极度消瘦,皮包骨头,形如骷髅,贫血,无力,完全卧床,生活不能自理,极度痛苦和全身衰竭等综合征。多由癌症和其他严重慢性病引起,可以看作是由于全身多个脏器发生障碍而引起的一种中毒状态。该症的发生多指机体处于严重的机能失调状态。

2.2.3　肿瘤细胞的来源

根据肿瘤原发细胞的来源,肿瘤可以分为以下几大类:

(1)上皮肿瘤:来源于皮肤和各器官表面上皮细胞的肿瘤,这是最常见的癌症类型,在所有报道的癌症病例中占 80%~90%。如腺癌、鳞状细胞癌。

(2)间叶肿瘤:来源于肌肉、骨骼、软骨、脂肪或连接组织的肿瘤。如肉瘤。

(3)淋巴造血系统肿瘤:包括白血病、淋巴瘤和骨髓瘤。白血病是来源于白细胞或其前体的癌症,淋巴瘤是由骨髓细胞影响淋巴系统而形成的,而骨髓瘤是由产生抗体的 B 淋巴细胞或 B 细胞形成的。

2.2.4　上皮细胞的定义与胚层来源

体细胞来源于胚胎发育过程中的三个不同胚层。皮肤和神经系统起源于外胚层(ectoderm);结缔组织,包括骨骼、肌肉和造血细胞则来自中胚层(mesoderm);肠道和其他外囊器官,如肺、胰腺、胆囊、肝、食道、胃和肠则源自内胚层(endoderm)。

大部分(约 90%)肿瘤起源于上皮细胞,这里的上皮细胞是指位于皮肤或腔道表层的细胞,与其胚层来源无关。不同胚层来源的细胞都可分化为上皮细胞,例如,来自外胚层的皮肤和来自内胚层的肝都含有上皮细胞。因此,在研究肿瘤时,其组织病理学分类不受细胞起源组织发育来源的影响。

不同组织器官或不同胚层来源的上皮细胞具有类似的结构。上皮细胞下方有一层基底膜,它将上皮细胞与基质细胞即结缔组织支持细胞隔开。

大多数(约 90%)人类肿瘤源于上皮组织,这类恶性肿瘤被称为癌。上皮癌主要分为两类,根据上皮相关的两个主要生物学功能进行分类。一些上皮组织主要用于密封它们所排列的腔或通道,并保护下方的细胞群,此类上皮细胞形成的肿瘤称为鳞状细胞癌(squamous cell carcinoma),例如皮肤的角质形成细胞和大部分口腔可以形成这种类型的肿瘤。许多上皮细胞还包含特殊的分泌细胞,它们将物质分泌到其所包围的导管或腔中,这类上皮细胞会产生腺癌(adenocarcinoma)。

2.2.5　常见类型肿瘤

1. 上皮组织肿瘤

(1) 良性上皮组织肿瘤

① 乳头状瘤(papilloma)是一种由被覆上皮发生的良性肿瘤,通常为外生性生长,并呈现出乳头状的外貌,常见于鼻腔、外耳道、咽部、食管和乳腺等组织器官。

② 腺瘤(adenoma)是一种由腺上皮发育而来的良性肿瘤,可在乳腺、垂体、甲状腺、卵巢等内分泌腺,以及胃、肠、肝等部位发现。腺瘤的发育缓慢,通常形成局限性结节,且其表面可呈现息肉状或乳头状。腺瘤具有一定的分泌功能,但其组织结构存在一定的异型性,可以分为纤维腺瘤、囊腺瘤、多形性腺瘤和息肉状腺瘤。

(2) 恶性上皮组织肿瘤

① 鳞状细胞癌,简称鳞癌或表皮癌,是一种恶性肿瘤,起源于表皮或附属器细胞,其癌细胞有不同程度的角化。常发生在覆盖有鳞状上皮的区域,如皮肤、口腔、唇、食管、子宫颈和阴道等部位。此外,某些部位,如支气管、膀胱和肾盂,虽然没有鳞状上皮覆盖,但可经过鳞状上皮化生而形成鳞状细胞癌。

② 基底细胞癌(basal cell carcinoma)主要发生在老年人,多见于头、面、颈及手背等凸起部位,特别是面部。初始阶段表现为皮肤上的小结节,颜色从肤色到暗褐色不等,典型的病变呈现出蜡样或半透明的结节,边缘卷曲高起。病变中心开始溃烂,形成黑色坏死性痂皮,坏死逐渐向深部组织扩散,造成大片状侵袭性坏死,甚至可达软组织和骨组织。基底细胞癌的转移率较低,更倾向于良性,因此也被称为基底细胞上皮瘤。

③ 移行上皮癌(transitional cell carcinoma)是源自膀胱或肾盂等处的移行上皮的一种癌症。它通常呈现乳头状,可以多发性存在,并且可能溃破形成溃疡或广泛浸润膀胱壁。在显微镜下观察时,癌细胞排列成多层,呈现出明显的异型性,类似于移行上皮的形态。膀胱移行细胞癌是泌尿系统中最常见的肿瘤之一,男性患者占到肿瘤发病率的 6%,而死亡率约为 2.5%。该病病因尚不完全清楚,但与环境、吸烟以及遗传因素有关。膀胱移行细胞癌主要发生在 40 岁以上的人群中。

④ 腺癌(adenocarcinoma)是一种恶性肿瘤,起源于腺上皮。根据形态结构和分化程度不同,可分为具有腺体结构、分化较好的腺上皮癌和低分化的实体癌(形成实体癌巢)。如果腺癌分泌黏液较多,则称为黏液癌。实体癌(solid carcinoma)是指癌细胞呈实体生长的一类癌症,癌巢呈实体性,没有腺腔样结构,异型性较高,核分裂象较多。实体癌包括早期肺癌、肠癌、乳腺癌、肝癌等。根据实质与间质的比例差异,实体癌又分为三型:一是硬癌,癌细胞较少,间质较多,质地较硬;二是单纯癌,实质与间质比例大致相等;三是不典型髓样癌,实质较多,间质较少,质地较软,癌细胞较大,异型性明显,核分裂象常见,间质内通常没有淋巴细胞浸润,预后较差。

2. 间叶组织肿瘤

间叶组织肿瘤可以发生于包括脂肪组织、血管和淋巴管、平滑肌、横纹肌、纤维组织和骨组织等多种组织类型中,起源于组织间充质细胞(mesenchymal cell)。除了骨肿瘤外,间叶组织肿瘤通常被称为软组织肿瘤。在间叶组织肿瘤中,良性肿瘤比较常见,而恶性肿瘤(肉瘤)则不常见。

(1) 良性间叶组织肿瘤

良性间叶组织肿瘤包括脂肪瘤(lipoma)、血管瘤(hemangioma)、淋巴管瘤(lymphangioma)、平滑肌瘤(leiomyoma)和软骨瘤(chondroma)。

(2) 恶性间叶组织肿瘤

恶性间叶组织肿瘤是指肉瘤,较为罕见,大约占临床恶性肿瘤总数的 1%,包括脂肪肉瘤(liposarcoma)、横纹肌肉瘤(rhabdomyosarcoma)、平滑肌肉瘤(leiomyosarcoma)、血管肉瘤(angiosarcoma)、纤维肉瘤(fibrosarcoma)、骨肉瘤(osteosarcoma)以及软骨肉瘤(chondrosarcoma)。

表 2-3　癌和肉瘤的区别

	癌	肉　瘤
组织来源	上皮组织	间叶组织
发病率	较常见,多见于 40 岁以上的成人	较少见,多见于青少年
组织学特点	癌细胞多形成癌巢,实质与间质分界清楚	肉瘤细胞弥散分布,实间质分界不清,间质血管丰富,纤维组织少
网状纤维特点	网状纤维围绕癌巢,癌细胞间多无网状纤维	肉瘤细胞间多有网状纤维
转移通道	多经淋巴道转移	多经血道转移

3. 淋巴造血组织肿瘤

(1) 白血病(leukemia)

白血病是一种血液细胞癌症,起源于骨髓,它导致大量异常血细胞的形成,这些异常血细胞未完全发育,通常称为母细胞(blast)。白血病的症状可能包括出血和淤血、骨痛、疲劳、发烧以及感染风险增加,其发生原因是由于正常血细胞不足引起的。白血病通常通过血液检查或骨髓活检进行诊断。

白血病的确切病因尚不清楚,但遗传因素和环境(非遗传)因素的相互作用被认为起着作用。危险因素包括吸烟、电离辐射、石化产品(如苯)、化疗以及唐氏综合征,有家族史的人患白血病的风险更高。白血病主要分为 4 种类型:急性淋巴细胞白血病(acute lymphoblastic leukemia,ALL)、急性髓细胞白血病(acute myeloid leukemia,AML)、慢性淋巴细胞白血病(chronic lymphocytic leukemia,CLL)和慢性髓细胞白血病(chronic myeloid leukemia,CML),以及一些不太常见的类型。

2015 年,全球有 230 万人患白血病,有 35.35 万人死于白血病。白血病是儿童中最常见的癌症类型,四分之三的儿童白血病病例是急性淋巴细胞型。然而,超过 90% 的白血病病例发生在成人中,其中 AML 和 CLL 最为常见。

(2) 淋巴瘤(lymphoma)

淋巴瘤是一种血液和淋巴肿瘤,起源于淋巴细胞(一种白细胞)。其症状可能包括淋巴结肿大、发烧、大量出汗、意外体重减轻、瘙痒和持续疲倦感。淋巴瘤引起的淋巴结肿大通常是无痛的,而夜间多汗是常见的症状。

淋巴瘤主要分为两类:非霍奇金淋巴瘤(non-Hodgkin lymphoma,NHL)(90% 的病例)和霍奇金淋巴瘤(Hodgkin lymphoma,HL)(10% 的病例)。世界卫生组织(WHO)将多发性骨髓瘤(multiple myeloma)和免疫增生性疾病(immunoproliferative diseases)列为其他两种淋巴瘤类型。

霍奇金淋巴瘤的危险因素包括感染 EB 病毒和有家族病史。非霍奇金淋巴瘤的常见危险因素包括自身免疫性疾病、艾滋病毒、人类嗜 T 淋巴细胞病毒、免疫抑制药物和某些杀虫剂。过量红肉摄入和吸烟也可能增加患淋巴瘤的风险。如果存在淋巴结肿大,通常会进行淋巴结活检来诊断。血液、尿液和骨髓检查也可能有助于诊断。医学成像技术可用于确定淋巴瘤是否扩散以及扩散到哪些部位。淋巴瘤最常见的扩散部位包括肺、肝和脑。

淋巴瘤的治疗可能包括化疗、放疗、质子疗法、靶向疗法和手术。在某些非霍奇金淋巴瘤中,淋巴瘤细胞产生的蛋白质增多,导致血液黏稠度增加,可能需要进行血浆置换术(plasmapheresis)以去除蛋白质。在美国,霍奇金淋巴瘤的五年生存率为 85%,非霍奇金淋巴瘤的五年生存率为 69%。2012 年,全球共有 56.6 万人患有淋巴瘤,30.5 万人死于淋巴瘤。淋巴瘤占所有癌症的 3%~4%,位居最常见癌症类型的第七位。在儿童中,淋巴瘤是第三位最常见的癌症类型,相较于发展中国家,发达国家的发病率更高。

(3) 骨髓瘤(myeloma)

骨髓瘤(浆细胞瘤)是起源于骨髓中浆细胞的一种恶性肿瘤,属于较常见的恶性肿瘤之一。它可分为单发性和多发性,其中多发性骨髓瘤(multiple myeloma,MM)较为常见。多发性骨髓瘤是由具有合成和分泌免疫球蛋白功能的浆细胞发生恶性变异引起的,其特点是大量单克隆的恶性浆细胞增生,晚期可能发生广泛转移,但肺转移较为罕见。该病较多发生于脊椎,占脊柱原发肿瘤的 10%,尤其多见于腰椎部位。好发年龄多在 40 岁以上,男性患病的比例约为女性 2 倍。多发性骨髓瘤常见的发生部位按照多寡次序为脊椎、肋骨、颅骨和胸骨等。

根据全球范围的统计数据,2015 年多发性骨髓瘤影响了 48.8 万人,有 10.1 万人死于多发性骨髓瘤。在美国,每年每 10 万人中有 6.5 人患上这种病,约有 0.7% 的人在一生中某个阶段受到影响。该病通常发生在 60 岁左右,男性发病率高于女性。40 岁前发病较为罕见。如果不进行治疗,该病的中位生存期约为 7 个月。引入化疗后,预后显著改善,中位生存期可达 24~30 个月,10 年生存率为 3%。由于引入了更新的生物疗法和更好的挽救措施,目前多发性骨髓瘤的预后有了进一步改善,中位生存期 60~90 个月,五年生存率约为 54%。

4. 中枢神经系统肿瘤

中枢神经系统肿瘤是指大脑或脊髓组织中细胞异常增殖的情况。常见症状有呕吐、头痛、视力变化、恶心和癫痫发作。为了检测和分类中枢神经系统肿瘤,可以进行神经学检查、医学成像[如 X 射线、磁共振成像(magnetic resonance imaging,MRI)或计算机断层扫描(computed tomography,CT)]以及活检分析。中枢神经系统肿瘤属于非上皮性肿瘤,起源于中枢和外周神经系统的各种成分,包括神经胶质瘤(glioma)、胶质母细胞瘤(glioblastoma)、神经母细胞瘤(neuroblastoma)、神经鞘瘤(schwannoma)和髓母细胞瘤(medulloblastoma)。尽管中枢神经系统肿瘤仅占所有癌症病例数的 1.3%,但它们却导致了约 2.5% 的癌症相关死亡。

5. 其他类型肿瘤

(1) 畸胎瘤(teratoma)

从组织起源的角度来看,畸胎瘤是一种特殊的肿瘤类型。它由多种不同类型的组织组成,例如毛发、肌肉、牙齿或骨骼。畸胎瘤通常在卵巢、睾丸或尾骨(coccyx)形成,是一种起源于生殖细胞的肿瘤,即起源于产生精子或卵子的细胞。畸胎瘤分为两种类型:成熟的和不成熟的。成熟的畸胎瘤一般是良性的皮样囊肿(dermoid cysts),而不成熟的畸胎瘤可能是恶性的。大多数卵巢畸胎瘤是成熟的。在成年人中,睾丸畸胎瘤通常是恶性的,最终的诊断通常需要进行组织活检。尾骨、睾丸和卵巢畸胎瘤通常需要手术治疗。化学疗法也常用于治疗睾丸瘤和未成熟的卵巢畸胎瘤。每 30 000 个新生儿中大约有一个尾骨畸胎瘤,这使其成为该年龄组中最常见的肿瘤之一。女性比男性更容易受到影响。卵巢畸胎瘤约占卵巢肿瘤的 1/4,通常在中年时期被发现。睾丸畸胎瘤几乎占睾丸癌的一半。

（2）黑色素瘤（melanoma）

黑色素细胞是决定人类肤色的因素。黑人和白人的区别在于黑色素细胞中的色素含量，而黑色素细胞的数量相差不大。黑人比白人患黑色素瘤的可能性明显更低。

黑色素瘤是一种皮肤癌，起源于皮肤和视网膜的黑色素细胞。黑色素细胞最初源自神经嵴（neural crest），但在发育过程中定居于皮肤和眼睛，为这些组织提供色素，且与神经系统无直接联系。

黑色素瘤，又称恶性黑色素瘤，通常发生在皮肤，但在口腔、肠道或眼中较少见。女性常见于腿部，男性常见于背部。大约 25％ 的黑色素瘤起源于痣（mole），可通过观察痣的变化来防范黑色素瘤，如大小增加、边缘不规则、颜色有变化、发痒或皮肤破损。

2.3 肿瘤的本质特征

2.3.1 肿瘤的本质特征

Douglas Hanahan 和 Robert Weinberg 总结了肿瘤细胞与正常细胞之间的本质差异，他们在 2000 年的"The Hallmarks of Cancer"论文中，提出了肿瘤的 6 大特征：生长信号的自给自足、对生长抑制（抗生长）信号的不敏感性、对程序性细胞死亡的逃避、无限的复制潜力、持续的血管生成以及组织侵袭和转移。2011 年，他们在"Hallmarks of Cancer：The Next Generation"论文中更新了之前的观点，引入了两个驱动肿瘤发展的机理性特征：基因组不稳定性和炎症。基因组不稳定性加速了其他癌症特征的发展，炎症促进了多种癌症特征的演化。2011 年的综述论文又增加了两个肿瘤特征：能量代谢的重新编程和逃避免疫破坏。

2022 年的综述论文"Hallmarks of Cancer：New Dimensions"中，Douglas Hanahan 在 2011 年的基础上提出了 4 个潜在的肿瘤特征或驱动特征：解锁表型可塑性、非突变表观遗传重编程、多形态微生物组和衰老细胞。这 3 篇关于肿瘤本质特征的综述论文都在肿瘤研究领域具有重要影响力，其中 2000 年和 2011 年的论文，截至 2023 年 4 月，已分别被 Google Scholar 引用超过 4 万次和 6 万次。

2.3.2 肿瘤的本质是单克隆性增殖

组织器官中细胞数量的增加称为增生（hyperplasia）。增生可以分为生理性增生和病理性增生两种。生理性增生是指适应生理需求并且未超出正常限度的情况，其中包括激素性增生和代偿性增生。激素性增生如青春期女性乳腺上皮和妊娠期子宫平滑肌的增生，代偿性增生如肝脏部分切除后肝细胞的增殖。病理性增生是由病理原因引起的，并且超出正常范围。大多数病理性增生是由过量的激素和生长因子刺激引起的，例如过量雌激素引起子宫内膜增生以及雄激素促进前列腺腺体的增生。增生通常意味着组织器官内的多个细胞同步增殖,它是多克隆性的。与增生不同,肿瘤的生长本质上是单克隆性的。

2.3.3　支持肿瘤单克隆起源的实验证据

肿瘤的起源理论分为多克隆起源和单克隆起源(图 2-4)。在多克隆起源的肿瘤中,多个细胞同时跨越了从正常细胞发展到肿瘤细胞的边界,并形成多个遗传上不同的细胞亚群的祖先。而在单克隆起源的肿瘤中,只有一个细胞从正常状态转变为肿瘤细胞,并成为整个肿瘤中所有肿瘤细胞的祖先。

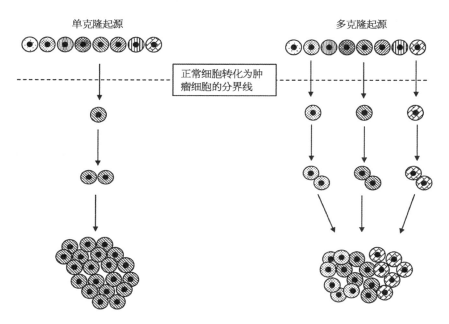

图 2-4　肿瘤演化发生的单克隆起源模型和多克隆起源模型

虽然女性胚胎最初的两条 X 染色体处于相同的活跃状态,但来自其中一条母亲(M)或父亲(P)的 X 染色体很快会随机失活,从而使该染色体上几乎所有基因的表达静默。在成年人中,特定胚胎细胞的所有后代继续保持同样的 X 染色体失活。因此,成年女性体内存在由 Mp 型细胞块(克隆)和 mP 型细胞块组成(其中小写字母表示失活状态)。G6PD 基因位于 X 染色体上,并存在两种不同的异构体(isoform)。这两种异构体蛋白的长度不同,可以通过淀粉凝胶电泳进行区分。在杂合子个体的成体细胞中,可以清晰地观察到两条 G6PD 条带,这是由于 X 染色体的随机失活所导致的。然而,来自 G6PD 杂合子患者肿瘤中的所有癌细胞都表达相同异构体的 G6PD(图 2-5)。这表明它们来自已经选择了某种 X 失活模式的共同祖先细胞,提示肿瘤块内的癌细胞是单克隆起源的。

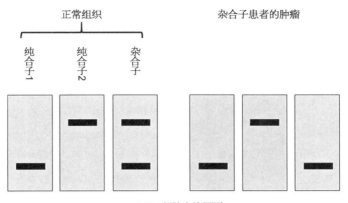

图 2-5　X 染色体失活模式与肿瘤的单克隆性

此图展示的是凝胶电泳结果模式图,杂合子患者肿瘤细胞表现出和纯合子类似的电泳图谱,提示肿瘤细胞起源于已发生 X 染色体失活的单个体细胞。

2.4　癌症的代谢

2.4.1　瓦尔堡效应

德国生理学家瓦尔堡(Otto Warburg,1883—1970)因发现线粒体呼吸链复合物 IV 而获得 1931 年诺贝尔医学或生理学奖。癌症的代谢最早源于瓦尔堡的观察。1924 年,瓦尔堡观察到体外培养的癌组织即使在氧气存在的情况下,也会使用大量葡萄糖来产生乳酸,这种现象被称为有氧糖酵解(aerobic glycolysis)或瓦尔堡效应。他推测癌细胞导致线粒体呼吸受损,这是正常细胞转化为癌细胞的先决条件。现代研究表明,肿瘤细胞不一定存在线粒体呼吸损伤,但瓦尔堡效应在肿瘤细胞中仍然存在。

瓦尔堡效应包括葡萄糖摄取、乳酸分泌和氧气供应 3 种代谢途径。然而,氧气在瓦尔堡效应中的重要性有时被忽视。早在瓦尔堡之前,巴斯德就发现氧气可以抑制糖的发酵,从而确定葡萄糖转化为乳酸是对缺氧的预期反应。

在 21 世纪初,大部分研究工作都集中在为什么瓦尔堡效应对肿瘤生长有利。有一种解释是,通过增加糖酵解,糖酵解中间产物可以进入合成代谢旁路,以支持细胞增殖所需的核苷酸、脂质和氨基酸的重新合成。然而,最近的研究也表明,三羧酸(tricarboxylic acid,TCA)循环对于支持癌症小鼠模型和癌症患者肿瘤生长是至关重要的合成代谢中心。总的来说,目前认为瓦尔堡效应是一种肿瘤代谢适应,旨在促进多种类型的癌细胞不受控制地增殖和提高存活率。

2.4.2　瓦尔堡效应的临床应用

1920 年代，瓦尔堡首次描述了一种肿瘤细胞特有的代谢状态，即瓦尔堡效应：与非增殖性正常组织相比，肿瘤对葡萄糖的消耗显著增加。这一观察结果已在多种肿瘤情况下得到证实，并显示与不良肿瘤预后相关。正电子发射断层扫描（positron emission computed tomography，PET）和放射性氟标记葡萄糖类似物^{18}F-氟脱氧葡萄糖（^{18}F-FDG）摄取成像，已成功用于临床肿瘤诊断、分期和治疗反应监测（图 2-6）。

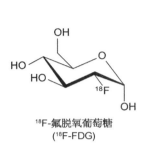 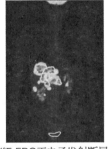

^{18}F-氟脱氧葡萄糖
（^{18}F-FDG）

^{18}F-FDG正电子发射断层扫描示例图

图 2-6　正电子发射型计算机断层扫描（PET）影像显示肿瘤转移

右图是使用^{18}F-FDG 的全身 PET 扫描影像，显示结直肠肿瘤的肝转移。

PET 是核医学领域先进的临床检查影像技术。其基本方法是将短寿命的放射性核素（如^{18}F、^{11}C 等）标记在某种生物代谢中必需的物质（如葡萄糖、蛋白质、核酸、脂肪酸）上，注入人体后，通过对该物质在代谢中的聚集情况，反映生命代谢的活动，以达到诊断的目的。

放射性核素在衰变过程中会释放正电子，当正电子遇到电子时会发生湮灭，产生两个能量为 511 keV、运动方向相反（180°）的光子。通过高度灵敏的照相机捕捉并经计算机进行散射和随机信息校正，对不同的正电子进行相同的分析处理，可以得到它们在生物体内聚集情况的三维图像。PET-CT 则是利用 PET 和 CT 联合成像，通过引入放射性核素进行显像，然后再使用 CT 展示组织结构，以实现联合诊断。

2.4.3　抗代谢物与肿瘤治疗

1947 年，Sidney Farber 作为现代肿瘤化疗的先驱之一，首次发现了氨基蝶呤（aminopterin）可以有效缓解儿童急性淋巴细胞白血病。氨基蝶呤是目前使用的抗癌药物甲氨蝶呤（methotrexate）和培美曲塞（pemetrexed）的前体。这两种药物都属于叶酸类似物（folate analog），可以抑制从头合成核苷酸所需的单碳转移反应。抗叶酸药物的早期临床使用成功促使了一大类被称为抗代谢物（antimetabolite）的抗肿瘤药物的开发。抗代谢物是类似于核苷酸代谢物的小分子，通常会抑制参与核苷酸碱基合成的酶的活性（图 2-7）。其中一个显著的例子是嘌呤类似物，如 6-巯基嘌呤（6-mercaptopurine，6-MP）和 6-硫鸟嘌呤（6-thioguanine，6-TG）。它们抑制了 5-磷酸核糖基-1-焦磷酸酶（5-phosphoribosyl-1-pyrophosphatase）氨基转移酶，这是嘌呤从头合成的第一个酶。6-MP 和 6-TG 已经成功治疗了多种癌症，包括儿童白血病。另一个例子是嘧啶类似物 5-氟尿嘧啶（5-fluorouracil，5-FU），它是尿嘧啶的合成类似物，可以抑制胸苷酸合酶，从而限制了用于 DNA 合成的胸苷核苷酸的可用性。至今，5-FU 及其相关的 5-FU 前药卡培他滨(capecitabine)仍然是广泛使用的肿瘤化疗药物,也是治疗胃肠道癌症的重要药物。其他抗代谢核苷类似物,如吉西他滨(gemcitabine)和阿糖胞苷(cytarabine),它们可插入 DNA 链中导致 DNA 聚合酶受到抑制,通常用于治疗特定类型的癌症。

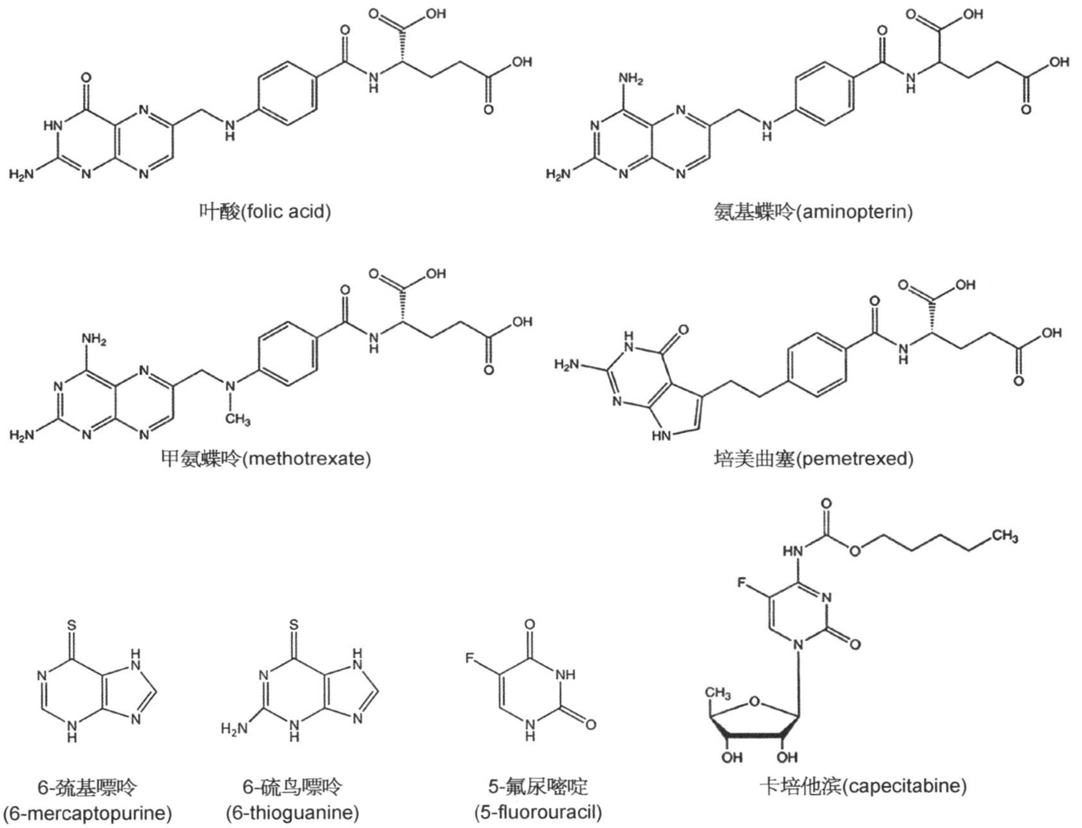

叶酸(folic acid)　　氨基蝶呤(aminopterin)

甲氨蝶呤(methotrexate)　　培美曲塞(pemetrexed)

6-巯基嘌呤
(6-mercaptopurine)　　6-硫鸟嘌呤
(6-thioguanine)　　5-氟尿嘧啶
(5-fluorouracil)　　卡培他滨(capecitabine)

图 2-7　常见抗代谢物分子结构图

抗代谢物治疗癌症的有效性归因于肿瘤细胞对核苷酸生物合成和 DNA 复制的代谢需求增加。然而,核苷酸代谢只是癌细胞增殖中许多代谢依赖性之一,非增殖细胞和增殖细胞有不同的代谢要求,前者主要进行分解代谢,但快速增殖的肿瘤细胞必须平衡维持细胞稳态所需的不同分解代谢和合成代谢两方面的需求,同时复制细胞内部的大分子,以满足肿瘤细胞的增殖和转移需求。

2.4.4　肿瘤代谢的概括性特征

肿瘤发生依赖于细胞代谢的重新编程,这是致癌突变的直接和间接结果。肿瘤细胞代谢的一个共同特征是从经常缺乏营养的环境中获取必要的营养,并利用这些营养来维持活力和供应细胞增殖所需的脂质、蛋白质、核酸等大分子。肿瘤相关代谢重编程引起的细胞内和细胞外代谢物改变对基因表达、细胞分化和肿瘤微环境产生深远影响。

2016 年,Craig Thompson 等人对肿瘤细胞代谢和正常组织细胞代谢的特征差异进行了系统总结,并提出了以下 6 个肿瘤代谢特征的概括性描述:解除对葡萄糖和氨基酸摄取的管制;使用随机的营养获取模式;利用糖酵解/TCA 循环中间产物进行生物合成和 NADPH 生成;增加对氮的需求;通过代谢物调控基因表达的改变;与微环境的代谢相互作用。尽管很少有肿瘤同时具备上述 6 个特征,但大多数肿瘤在某种程度上表现出其中几个特征。单个肿瘤表现出的特定特征可能最终有助于更好地对肿瘤进行分类,并指导治疗。

在新的生化和分子生物学技术手段帮助下,对癌细胞代谢的研究深化了我们对肿瘤发生各个阶段肿瘤相关代谢改变的机制和功能后果的理解。具体而言,肿瘤发生相关的代谢改变涵盖了细胞与代谢物之间的相互作用的所有阶段,包括:通过增强获取必需营养素的能力来影响代谢物的流入;形成营养素的优先使用方式,尤其是将营养素优先分配给有助于癌症细胞增殖的代谢通路;对细胞命运产生长期影响,其中包括癌细胞本身以及肿瘤微环境成分的改变。

肿瘤细胞通过积累代谢改变,使其能够获得常规营养来源和非常规营养来源,利用这些营养物质创造新的生物量以维持不受控制的增殖,并利用选定代谢物的能力来影响肿瘤细胞本身以及肿瘤微环境中的各种正常细胞类型。

2.5　诱变剂与致癌剂

2.5.1　化学物质会致癌

1915 年,日本科学家山极胜三郎(Katsusaburo Yamagiwa,1863—1930)(图 2-8)报告了化学物质会诱发癌症。他将煤焦油反复涂抹在兔子耳朵上达 660 天,采集并固定了产生出来的特殊肿瘤。这是历史上第一次记录到的化学物质致癌报道。尽管山极胜三郎因此被提名诺贝尔奖 7 次,但未获奖。

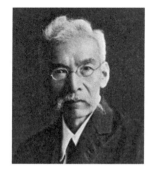

图 2-8　山极胜三郎

2.5.2　吸烟与癌症发生

自 1950 年代开始,一系列流行病学调查研究证实了吸烟与肺癌发病率的直接关联,发现吸烟量与肺癌发生率之间存在线性关系(表 2-4)。后续的动物实验也显示吸烟可以直接导致肺癌的发生。统计数据还发现烟草消费量与肺癌发病率之间存在相关性,并且烟草消费量的峰值出现与肺癌发病率的峰值出现相差约 30 年(图 2-9),这表明吸烟至肺癌发生是一个相对较长的演化过程。

表 2-4 吸烟数量与肺癌发生风险之间的关系

	从不吸烟者	吸烟者			
平均每天吸烟的数量（支）	0	≥1,<5	≥5,<15	≥15,<25	≥25
肺癌相对风险	1	8	12	14	27

数据来源：R. Doll，AB Hill，BMJ，1950，2：739-748.

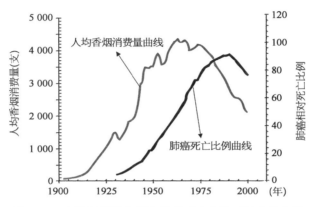

图 2-9 人均香烟消费量和肺癌死亡率随时间变化曲线

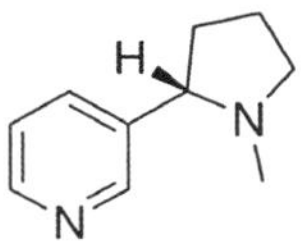

尼古丁（nicotine），也被称为烟碱，是一种在茄科植物中发现的生物碱（图 2-10）。它是一种激活乙酰胆碱受体的烟碱型药物，是香烟成瘾的关键化学成分之一，属于兴奋剂。尼古丁不会诱发 DNA 产生突变，也不具有致癌性。

香烟点燃后会释放数千种化合物，其中包括 60 多种被广泛认可的致癌物质。香烟烟雾中的致癌物质属于多种化学类别，包括多环芳烃（polycyclic aromatic hydrocarbon）（图 2-11）、N-亚硝胺（N-nitrosamine）、芳香胺

图 2-10
尼古丁分子结构式

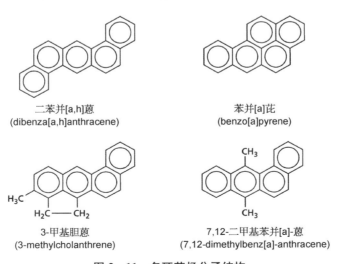

二苯并[a,h]蒽
(dibenza[a,h]anthracene)

苯并[a]芘
(benzo[a]pyrene)

3-甲基胆蒽
(3-methylcholanthrene)

7,12-二甲基苯并[a]-蒽
(7,12-dimethylbenz[a]-anthracene)

图 2-11 多环芳烃分子结构

(aromatic amine)、醛类(aldehyde)、挥发性有机碳氢化合物和金属。大量证据表明，多环芳烃、N-亚硝胺、芳香胺和某些挥发性有机物在吸烟引起的癌症中起着主要作用。除了这些已被公认的致癌物质外，对其他致癌物质的研究尚不充分，其中包括烷基化多环芳烃、氧化剂、自由基和乙基化剂等。

2.5.3　费城染色体

1959 年，来自美国费城(Philadelphia)的 David Hungerford 和 Peter Nowell 首次发现并描述了费城染色体(Philadelphia chromosome)，这种异常染色体因此得名。费城染色体是在人类 9 号染色体和 22 号染色体之间交互异位 t(9;22)(q34;q11)后形成的，存在于白血病细胞中，尤其是慢性粒细胞白血病(CML)细胞中(图 2-12)。费城染色体中含有 BCR-ABL1 融合基因，该基因是 9 号染色体的 ABL1 基因与 22 号染色体的断点区 BCR(breakpoint cluster region)基因融合而成，编码的融合蛋白 BCR-ABL1 是一种持续激活的酪氨酸激酶蛋白，能促进细胞无控制地分裂。ABL1 源自 Abelson 鼠白血病病毒。BCR 来自断点簇区域，该基因编码一种蛋白质，作为 Rho GTPase 蛋白的鸟嘌呤核苷酸交换因子。

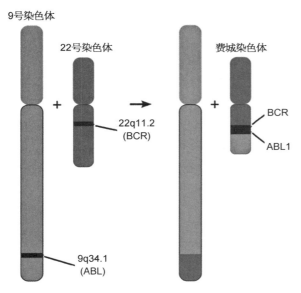

图 2-12　费城染色体形成模式图

费城染色体的存在是诊断 CML 所必需的，也就是说，所有 CML 病例，其 BCR-ABL1 都是阳性。然而，费城染色体的存在并不足以诊断 CML，因为它也存在于急性淋巴细胞白血病(25%～30%成人病例和 2%～10%儿科病例)中，偶尔也出现在急性髓性白血病(AML)和混合表型急性白血病(mixed-phenotype acute leukemia，MPAL)中。

2.5.4　诱变剂

诱变剂(mutagen)是指能够引起生物体遗传物质 DNA 发生改变的化学、生物和物理因素，它能使其基因突变或染色体畸变超过自然本底水平。化学诱变剂包括烷化剂(例如甲基磺酸乙酯、硫酸二乙酯)、具有 DNA 碱基类似结构的物质(例如 5-溴尿嘧啶)、多环芳烃和芳香胺，还有黄曲霉素(aflatoxin)等。生物诱变剂包括转座子(transposon)和致癌病毒等。物理诱变剂主要有紫外线、X 射线、γ 射线和离子束等。所有的诱变剂都具有致癌能力，且诱变能力越强的诱变剂致癌能力越强。

2.5.5 诱变能力的检测

1970 年代初,加州大学伯克利分校的 Bruce Ames 团队描述了一种 DNA 诱变能力检测方法,即艾姆斯(Ames)测试。艾姆斯测试使用细菌来评估给定化学物质是否会导致测试生物体的 DNA 发生突变,它是一种广泛使用的评估化合物致突变潜力的生物测定法。阳性测试结果表明该化学物质具有致突变性,可被归类为致癌物,因为癌症通常与突变有关。相较于对小鼠和大鼠进行的标准致癌物测试(需要 2～3 年才能完成,且成本高昂),该测试提供了一种快速方便的方法来评估化合物的致癌潜力。

艾姆斯试验的过程如下(图 2-13):首先,将大鼠(或其他物种)的肝脏均质化以释放其酶。然后将肝匀浆与测试化合物混合,这通常会导致肝酶将测试化合物代谢转化为激活的诱变状态。将该混合物应用于突变沙门氏菌的培养皿中,沙门氏菌的培养基需要有组氨酸才能生长。由于组氨酸被排除在培养基之外,只有那些突变为组氨酸非依赖性基因型的细菌才能生长,且每个细菌都会形成一个大的菌落,可用菌落计数的方式统计。这样可以确定待检测化合物引发了多少能在组氨酸缺乏的培养基上生长的突变细菌。菌落数量越多,说明待检测化合物具有越强的诱变 DNA 能力。

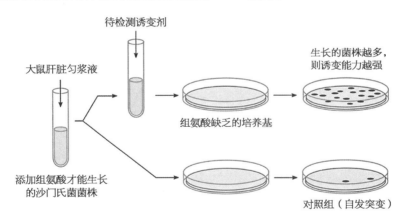

图 2-13 检测诱变剂诱变 DNA 能力的艾姆斯测试操作流程

2.5.6 致癌剂

致癌剂(carcinogen)是指能够引发癌症的物理、化学和生物因素。所有的诱变剂都能导致癌症,但并非所有致癌剂都是能够改变 DNA 的诱变剂(图 2-14)。研究表明,约有 40% 的能够导致啮齿动物患癌的化合物在沙门氏菌突变试验(艾姆斯试验)中并未显示出明显的致 DNA 突变性。这些无法改变 DNA 的致癌剂通常被称为肿瘤促进剂。例如,TPA(tetradecanoyl phorbol acetate)通过激活蛋白激酶 C 来促进肿瘤的发生和发展,而雄激

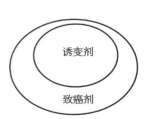

图 2-14 诱变剂和致癌剂的关系

诱变剂都是致癌剂,但是有些致癌剂并不诱变 DNA。

素则促进前列腺癌细胞的增殖,然而,TPA 和雄激素本身并不能改变 DNA。

思考题

1. 发生在皮肤上的黑色素瘤为什么不属于癌?
2. 简述瓦尔堡效应的表现形式以及可能的机制。
3. X 射线致癌的机理是什么?
4. 简述诱变剂和致癌剂的区别和联系。
5. 用艾姆斯实验在判定一个化合物致癌能力时的局限性有哪些?

拓展阅读文献

Hanahan D. Hallmarks of cancer: new dimensions. Cancer Discov, 2022, 12: 31 - 46.

Hanahan D, Weinberg R A. Hallmarks of cancer: the next generation. Cell, 2011, 144: 646 - 674.

Hanahan D, Weinberg R A. The hallmarks of cancer. Cell, 2000, 100: 57 - 70.

Hoffman E A, Frey B L, Smith L M, et al. Formaldehyde crosslinking: a tool for the study of chromatin complexes. J Biol Chem, 2015, 290: 26404 - 26411.

Luengo A, Gui D Y, Vander Heiden M G. Targeting metabolism for cancer therapy. Cell Chem Biol, 2017, 24: 1161 - 1180.

Pavlova N N, Thompson C B. The emerging hallmarks of cancer metabolism. Cell Metab, 2016, 23: 27 - 47.

Proctor R N. The history of the discovery of the cigarette-lung cancer link: evidentiary traditions, corporate denial, global toll. Tob Control, 2012, 21: 87 - 91.

第 3 章　肿瘤与病毒

现代科学对于肿瘤的研究始于对病毒的研究。在 1910 年代以来的近 100 年中,人们对肿瘤发生发展的认识在不断发生着变化。1911 年,劳斯从鸡肉瘤中分离出劳斯肉瘤病毒,并在 1966 年获得了诺贝尔生理学或医学奖。20 世纪 60—70 年代,病毒致癌理论开始流行开来。直到 20 世纪 80 年代,瓦尔姆斯-毕晓普(Varmus-Bishop)的实验证实,在正常体细胞内存在着与病毒癌基因(viral oncogene)同源的原癌基因(proto-oncogene)。目前学术界认为体细胞基因组 DNA 变异是肿瘤发生发展的关键驱动因素。

3.1　癌症是不是传染病

继列文虎克(Antony van Leeuwenhoek,1632—1723)发现微生物以后的 200 年间,微生物学的研究基本停留在形态描述和分门别类的阶段。直到 19 世纪中期,巴斯德(Louis Pasteur,1822—1895)和科赫(Robert Koch,1843—1910)等,推动了微生物研究从形态描述向生理学研究的转变,揭示了微生物是引起腐败、发酵以及人畜疾病的原因。他们还发展了一系列独特的微生物相关技术,包括分离、培养、接种和灭菌等,为微生物学的发展奠定了基础。

到 19 世纪末,人类首次认识到一些常见疾病,例如痢疾、霍乱和狂犬病等,是由具有传染性的微生物引起的。这些微生物可根据大小(能否通过过滤膜)分为两类:不能通过过滤膜的细菌和能通过过滤膜的病毒。这也引发了科学家对癌症是否也是一种由传染性微生物引发的疾病的思考。

3.1.1　癌症研究领域的第一个诺贝尔奖

菲比格(Grib Fibiger,1867—1928)是一位丹麦医生,也是哥本哈根大学解剖病理学教授。1907 年,他在研究野生大鼠组织时发现许多大鼠身上出现上皮病理性增生并形成乳头状瘤,他在这些上皮肿瘤中发现了一些小型寄生虫和它们的卵,遂将其命名为诱癌螺旋虫(*Spiroptera neoplastica*)。其成体雌虫长 4～5 cm,直径 0.23～0.33 mm;雄虫稍小,长约 1.5 cm,直径 0.1~0.16 mm。蟑螂可以充当这些螺旋虫的中间宿主。

　　为了验证大鼠肿瘤是否由这种寄生虫引起的,菲比格将感染了螺旋虫或虫卵的蟑螂喂食大鼠。之后在这些实验大鼠体内都发现了恶性上皮肿瘤,并在某些大鼠体内还发现了肿瘤的肺转移,但是转移灶中并没有寄生虫。研究结果于 1913 年发表后立即在医学界引起了热烈反响,菲比格因此于 1926 年获得诺贝尔生理学或医学奖。然而,后来证明他的实验结论是错误的。曾担任瑞典皇家科学院常务秘书和卡罗林斯卡研究所病毒学教授的诺尔比(Erling Norrby)声称,菲比格获得诺贝尔奖是"卡罗林斯卡研究所犯下的最大错误之一"。菲比格在获奖 2 年后去世。后来的研究证明:诱癌螺旋虫不会致癌;菲比格所报道的大鼠肺部组织病理变化并不是由肿瘤引起的,而是因为缺乏维生素 A,寄生虫的感染加重了大鼠的营养缺乏问题。

3.1.2　劳斯与劳斯肉瘤病毒

　　劳斯毕业于约翰斯·霍普金斯大学,但因患严重肺结核而放弃了成为执业医师的梦想。在担任密歇根大学的病理学讲师 3 年后,他成为洛克菲勒医学研究所的全职研究员。1911 年,他发现了引起鸡肿瘤的病毒,后来被称为劳斯肉瘤病毒,这一发现推动了有关病毒在某些癌症发生发展中的作用的研究。1966 年,他因研究致瘤病毒而获得诺贝尔生理学或医学奖,是当时最年长的诺贝尔奖获得者。

　　劳斯的研究起点源自一位来自纽约州长岛的养鸡农民,农民带来一只珍贵的普利茅斯岩石母鸡,他希望劳斯帮助治疗母鸡胸肌上的肿瘤。劳斯将肿瘤组织从母鸡胸肌上分离出来,并用沙子磨碎,然后通过细孔过滤器过滤得到匀浆液,再将滤液注射到一只幼鸡的胸肌中,并在数周后在幼鸡的胸肌上观察到了肿瘤。然后他再次将新的肿瘤组织磨碎,进行匀浆、过滤和注射的循环操作,观察幼鸡中的肿瘤发生情况(图 3 - 1),这个循环可以无限重复。经过多次传代后,滤液导致幼鸡产生肿瘤的速度比最初的病毒分离株快得多,

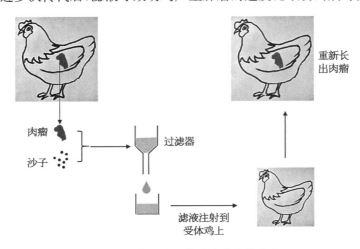

图 3 - 1　劳斯发现能致鸡肉瘤的病毒

这说明滤液中含有导致肿瘤的病毒,后来这个病毒被称为劳斯肉瘤病毒(RSV)。

3.2　常见病毒类型以及应用

　　病毒是一种亚显微感染因子,没有细胞结构,无法独立生长和复制,只能在活细胞内复制。病毒可以感染各种生物,包括动物、植物和微生物,如细菌和古细菌。1892年,Dmitri Ivanovsky 首次描述了一种可以感染烟草植物的非细菌性病原体。1898年,Martinus Beijerinck 发现了第一个病毒——烟草花叶病毒(tobacco mosaic virus, TMV)。迄今,人类已发现并详细描述了近万种病毒,它们几乎存在于地球上的各种生态系统中。

　　病毒具有高度的寄生性,完全依赖于宿主细胞的能量和代谢系统,以获取生命活动所需的物质和能量。当离开宿主细胞时,病毒只是一个非活动的化学分子,没有代谢活动。但当遇到宿主细胞时,它会通过吸附、进入、复制、装配,最后释放出子代病毒,显示出典型的生命特征。病毒主要由核酸和蛋白质外壳组成,有些病毒还具有囊膜和刺突,如流感病毒。与其他生物的基因一样,病毒的基因也可以发生突变和重组,因此病毒也能够演化。病毒的形态各不相同,大多数病毒的直径在 $10\sim300$ nm。最大的病毒隶属于痘病毒科,大小为 $(170\sim260)\times(300\sim450)$ nm,最小的病毒隶属于双联病毒科,直径为 $18\sim20$ nm。一些丝状病毒的长度可达 1 400 nm,但直径只有约 80 nm。大多数病毒在光学显微镜下无法被观察到,扫描电子显微镜或透射电子显微镜是观察病毒颗粒形态的主要工具,常用的染色方法是负染色法。

　　由病毒引起的人类疾病种类繁多。已知的一般性疾病有伤风、流感、水痘等,严重疾病包括天花、艾滋病、SARS 和禽流感。此外,有些疾病可能是由病毒引起的,例如人疱疹病毒 6 型与一些神经性疾病(如多发性硬化症和慢性疲劳综合征)可能相关。并非所有病毒都会导致疾病,因为许多病毒的复制对受感染的器官没有明显的伤害。一些病毒(如艾滋病毒)可以与人体长期共存,并保持感染性,不受宿主免疫系统的影响,即所谓的“病毒持续感染”(viral persistence)。然而,在一般情况下,病毒感染会引发人体的免疫反应来消灭入侵的病毒。这种免疫反应可通过注射疫苗产生,从而使接种疫苗的人或动物对相应的病毒终生免疫。微生物(如细菌)也具有抵御病毒感染的机制,如细菌的限制修饰系统(restriction modification system)。

　　不同种类的病毒具有不同的致病机制。在细胞水平上,病毒主要通过使细胞裂解来破坏细胞,进而导致细胞死亡。在多细胞生物中,一旦机体内有大量细胞死亡,就会对机体的健康产生影响。虽然病毒可以引发疾病,但它们也可以在机体内无害地存在。例如,能引起感冒的单纯疱疹病毒可以在人体内处于休眠状态,这种状态被称为潜伏,这也是疱疹病毒的特点。

3.2.1　病毒的分类

病毒的分类方法有多种,其中 3 种主流方法是:巴尔的摩分类法(Baltimore classification),国际病毒分类委员会(International Committee on Taxonomy of Viruses, ICTV)分类法,根据形状结构的分类方法。此外,还可根据被感染宿主进行分类。

巴尔的摩分类法是根据病毒翻译产生蛋白质的 mRNA 来源进行分类的,mRNA 在病毒整个生命周期中扮演着核心角色。该方法以 1975 年诺贝尔生理学或医学奖得主巴尔的摩(David Baltimore)命名,以纪念他在病毒分类学中的杰出贡献。根据巴尔的摩分类法,病毒被分为 7 类:

(1) 双链 DNA 病毒(dsDNA virus),例如疱疹病毒、巨细胞病毒、腺病毒等;

(2) 单链 DNA 病毒(ssDNA virus),例如小脱氧核糖核酸病毒;

(3) 双链 RNA 病毒(dsRNA virus),例如呼肠孤病毒;

(4) 单链正义 RNA 病毒[(＋)ssRNA virus],例如冠状病毒;

(5) 单链负义 RNA 病毒[(－)ssRNA virus],例如棒状病毒;

(6) 单链 RNA－逆转录病毒(ssRNA－RT virus),例如逆转录病毒;

(7) 单链 DNA－逆转录病毒(ssDNA－RT virus),例如乙肝病毒。

3.2.2　常见的疾病相关病毒

人免疫缺陷病毒(human immunodeficiency virus, HIV),也称艾滋病病毒,是一种逆转录病毒。该病毒直径 80～140 nm,呈圆形或卵圆形,具有一个类脂包膜,该包膜来自宿主细胞,并嵌有病毒蛋白 gp120 和 gp41。gp120 位于病毒表面,gp41 是跨膜蛋白,二者通过非共价作用相结合。病毒内部由蛋白 p17 形成的球形基质,以及蛋白 p24 形成的半锥形衣壳组成,衣壳在电镜下呈高电子密度。衣壳内含有病毒的 RNA 基因组、酶(包括逆转录酶、整合酶、蛋白酶)以及其他来自宿主细胞的成分。艾滋病病毒的基因组由两条相同的正链 RNA 组成,总长约为 9.7 千碱基对(kb)。

莫洛尼鼠白血病病毒(Moloney murine leukemia virus, MMLV)是一种逆转录病毒,其直径约为 90 nm。该病毒基因组是一条单链、线性、正义 RNA 分子,含约 8 000 个核苷酸。基因组从 5′到 3′端依次包含 gag、pol 和 env 区域,分别编码结构蛋白、酶和外壳蛋白质,其中包括 RNA 依赖性 DNA 聚合酶(逆转录酶)。

腺病毒(adenovirus)是一种中等大小(90～100 nm)、无包膜(无外部脂质双层)的病毒,具有二十面体核衣壳,内含双链 DNA 基因组。该病毒最早于 1953 年从人腺样体(adenoid)中分离出来,因此得名。腺病毒基因组是一种线性、不分段的双链 DNA,长度 26～48 kb,理论上可携带 22～40 个基因。

冠状病毒(coronavirus)是一种包膜病毒,具有正义单链 RNA 基因组和螺旋对称核衣壳,直径 80～120 nm,基因组大小 26～32 kb,为已知 RNA 病毒中基因组最大的病毒。病毒表面有突出的棒状尖刺,电镜照片中的图像让人联想到恒星的日冕,因此得名。2019新型冠状病毒(2019 - nCoV)是第 7 种已知可感染人的冠状病毒,其他 6 种是 HCoV - 229E、HCoV - OC43、HCoV - NL63、HCoV - HKU1、SARS - CoV(可引发重症急性呼吸综合征)和 MERS - CoV(可引发中东呼吸综合征)。

乙肝病毒(hepatitis B virus, HBV)直径约为 42 nm,基因组由环状 DNA 组成,但与完全双链的 DNA 不同,这是很不寻常的。全长链的一端与病毒 DNA 聚合酶连接。基因组全长链长度 3 020~3 320 个核苷酸,短链 1 700~2 800 个核苷酸。病毒核心颗粒直径为 28 nm,呈二十面体立体对称。病毒真正的衣壳由乙肝病毒的核心抗原(HBcAg)组成。通过强去垢剂或酶处理的方法,可以暴露 HBV 另一个主要抗原 e 抗原。病毒颗粒中心部位是环状、有缺口的 DNA 双链,以及附着其上的 DNA 聚合酶。乙肝病毒基因组最引人注目的特征之一是非常小,只有约 3 200 个核苷酸。与已知最大病毒的基因组相比,只有其几百分之一;与人类基因组相比,只有其百万分之一。

丙肝病毒(hepatitis C virus, HCV)是一种有包膜的小型正义单链 RNA 病毒,病毒颗粒由直径 55~65 nm 的脂质包膜组成,其中嵌入有糖蛋白 E1 和 E2,它们参与病毒的附着和进入细胞的过程。病毒核心是一个直径为 33~40 nm 的二十面体,内部含有病毒的RNA。丙肝病毒的基因组有一个长度为 9 600 个核苷酸碱基组成的开放阅读框,该开放阅读框经翻译后产生单一蛋白质产物,它通过进一步加工,形成更小的活性蛋白质。2016年,因开发出用于治疗 HCV 的 RNA 依赖性 RNA 聚合酶抑制剂索非布韦(sofosbuvir),相关科学家荣获拉斯克(Lasker)奖。

人乳头瘤病毒(human papillomavirus, HPV)是一种无包膜的 DNA 病毒,病毒粒子直径约为 55 nm。HPV 是全球最常见的性传播感染病毒,会增加患宫颈癌、阴茎癌、阴道癌、肛门癌和口咽癌的风险。

3.2.3 常用的病毒递送载体

病毒是天然的高效基因递送载体,利用病毒来递送外源基因的过程称为转导(transduction)。逆转录病毒载体,如 MMLV 的主要缺点是需要细胞处于活跃分裂状态才能进行转导。慢病毒(lentivirus)是逆转录病毒的一个亚类,与其他逆转录病毒不同的是,慢病毒能整合到非分裂细胞的基因组中。相比之下,腺病毒与慢病毒相反,其 DNA无法整合到宿主基因组中,也不会在细胞分裂过程中复制。腺相关病毒(adeno-associated viruses,AAV)是一类感染人和其他灵长类动物的小型病毒,直径约为 26 nm,属于复制缺陷型无包膜病毒,其线性单链 DNA 基因组约为 4.8 kb,目前尚不清楚 AAV 是否引起疾病,但该病毒会引起非常轻微的免疫反应。基因治疗中使用 AAV 作为载体,可以感染分裂细胞和静止细胞,并在不整合到宿主细胞基因组的情况下,持续存在于染色体外。最新临床试验使用 AAV 进行视网膜基因治疗,已显示出良好的应用前景。

3.3　肿瘤病毒与体外细胞转化

3.3.1　体外细胞培养技术

体外($in~vitro$)培养是一种将活体组织细胞从体内或其寄生体内取出,使其置于类似体内环境的条件下,进行组织细胞生长和增殖的方法,至今已有 100 多年的历史。体外培养主要包括组织培养、细胞培养和器官培养。广泛应用于细胞工程、基因工程、抗体工程以及分子细胞生物学研究等科研和生产实践中。

细胞体外培养技术最初发展缓慢,关注度低,直到 1940 年代才获得快速发展,开始运用于生物学研究各领域。1885 年,Wilhelm Roux 利用温生理盐水培养鸡胚组织。1907年, Ross Harrison 成功培养了蛙胚神经,并开始创建盖片凹玻璃悬滴培养法。1910 年和1912 年,Alexis Carrel 采用无菌操作、更新培养基和传代技术,完善了悬滴培养法。1923年,Carrel 设计并创立了卡氏瓶培养法,该法可根据需要随时更换培养液,既有利于组织的不断生长,又可使用不同种类的营养液来培养不同的细胞,极大地推动了当时的组织培养研究。Wilton Earle 等人对该方法进行了改进,使大量细胞能直接生长在玻璃瓶壁上,用于培养正常细胞和肿瘤细胞的细胞株。此后,大多数研究人员开始采用培养瓶来培养细胞。

1940 年代起,组织培养领域迅速发展,在培养容器、培养基和培养技术等方面出现了许多革新。培养容器方面,从最初简单的试管和旋转管培养,逐渐发展出多种培养瓶。近年来,塑料瓶、皿和多孔培养板的使用已变得普遍。培养基方面,自 1950 年代初以来,Raymond Parke、Harry Eagle 等人设计出合成培养基后,从纯天然培养基发展到合成培养基,从鸡胚浸出液发展到动物血清(如常见的胎牛血清),最终在 1960 年代设计出无血清培养基。与此同时,培养细胞所使用的缓冲液体系也随之演化。Earle 在 1948 年设计出含有碳酸氢钠等盐类的 Earle 平衡盐溶液,John Hanks 在 1949 年设计出 Hanks 盐溶液。

哺乳动物细胞培养方面,Earle、杜尔贝科(Renato Dulbecco)等在 1943 年创建了单层细胞培养法,首次建立了可长期传代的小鼠 L 细胞系。1951 年,George Gey 首次建立了人肿瘤细胞系——HeLa 细胞系。目前,常规哺乳动物细胞培养条件包括:使用 CO_2 培养箱(维持 5%CO_2 浓度,以调节培养液的酸碱平衡);培养基中添加适量的成分,如杜氏改良型伊格尔培养液(Dulbecco's modified Eagle's medium, DMEM)、10% 胎牛血清(fetal bovine serum, FBS)、青霉素和链霉素。其中,DMEM 是最常用的细胞培养基之一。

3.3.2　细胞转染实验

转染(transfection)是一种将外源遗传物质(DNA 或 RNA)引入真核细胞的过程,用于描述非病毒介导的基因转移方式。动物细胞的转染方式有以下几种：通过在细胞膜上形成临时小孔，使细胞更容易摄取外源基因；通过电穿孔法（又称基因电转移）或细胞挤压法制造孔洞；或者将外源基因浸泡在含有脂质体的液体中，脂质体会包裹外源基因，然后融入细胞膜，释放外源基因到细胞内部。

化学性转染分为以下几类：环糊精、聚合物、脂质体和纳米粒子。其中，利用磷酸钙作为转染试剂是一种成本最低的方法之一，该法由 Frank Graham 和 Alex van der Eb 在1973 年提出。该法需要两种试剂：带有磷酸根的 HEPES 缓冲溶液和带有外源 DNA 的氯化钙溶液。将这两种溶液混合均匀后，带正电的钙离子将与带负电的磷酸根结合形成磷酸钙，而外源 DNA 则会附着在磷酸钙表面上。然后，将该悬浮物添加到细胞培养皿中，细胞会摄取外源 DNA（目前对其摄取过程尚不完全了解）。另一种化学转染方法是使用具有多侧链的有机化合物，即树枝状聚合物，与 DNA 结合并使其进入细胞内。还有一种非常有效的方法是将含有外源 DNA 的脂质体引入细胞。脂质体是一种小型、球状、单层膜的脂质结构，内部可以包裹外源 DNA。当脂质体被放入细胞中时，它会融入细胞膜，从而释放脂质体内部的外源 DNA 进入细胞。

非化学性转染也有几种方法。其中，电穿孔法是一种常见的方法，当细胞暴露于强电场造成的短脉冲下时，细胞膜的通透性会瞬时增加，从而使细胞能够摄取外源基因。另一种方法是细胞挤压法，它由 Armon Sharei、Robert Langer 和 Klavs Jensen 于 2013 年提出，这种方法通过温和地挤压细胞膜，增加细胞膜的通透性，从而实现摄取外源基因的目的；与其他方法相比，该法优点是不需要外加化学药剂或电场，消除了外源毒性和脱靶效应的可能性。还有一种方法是声孔效应，它利用高强度超声波在细胞膜上诱导形成小孔，这个小孔主要是由气泡与附近的细胞膜相互作用后生成的。

3.3.3 劳斯肉瘤病毒与细胞体外转化

劳斯肉瘤病毒（RSV）的 RNA 基因组与常见的禽白血病病毒（avian leukemia virus，ALV）的 RNA 基因组高度同源（图 3 - 2）。这两个基因组都包含 *gag* 基因，该基因编码的蛋白质与病毒 RNA 共同构成每个病毒颗粒的核蛋白核心；*pol* 基因编码逆转录酶和整合酶；*env* 基因编码病毒颗粒的糖蛋白外壳。此外，RSV 基因组还携带一个癌基因 *Src*，该基因编码蛋白能够导致细胞转化。

体外细胞转化（transformation）是指将培养皿中的正常组织细胞转化为肿瘤细胞的过程。这种研究方法在肿瘤分子细胞生物学机制研究和肿瘤药物研发阶段中被广泛应用，因为它不涉及复杂且难以调控的活体组织器官微环境。

1950 年代之前，由于体外细胞培养的限制，肿

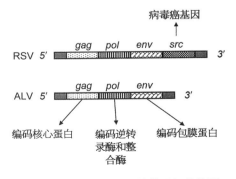

图 3 - 2　RSV 和 ALV 的基因组结构图

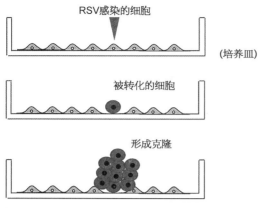

图 3-3　体外培养细胞被 RSV 转化后，能复现致瘤病毒在动物个体上的致瘤效应

瘤研究只能在动物个体上进行。1950 年代后期，杜尔贝科及其团队包括其博士后特明（Howard Temin，1934—1994）、Harry Rubin，开始利用体外细胞培养系统研究劳斯肉瘤病毒转化培养细胞的过程。他们发现，正常培养的鸡胚成纤维细胞在培养皿上生长到一定程度后就停止增殖，这表明它们具有接触抑制（contact inhibition）的特性。然而，经 RSV 转化的肿瘤细胞能够继续增殖，形成克隆，失去了接触抑制的特性（图 3-3）。

这些简单的观察彻底改变了 20 世纪癌症研究的进程。它清楚地表明，我们可以在单个细胞的水平上研究癌症的形成，并通过显微镜密切追踪这些细胞的行为。因此，越来越多的生物学家开始将癌症视为一种细胞功能障碍疾病，而不是组织发育异常。

3.3.4　体外转化细胞的特征

体外转化细胞的特征包括：细胞永生化（cell immortalization）；接触非依赖生长（anchorage independence）；具成瘤（tumorigenicity）能力。

细胞永生化是指细胞能够在体外无限制地增殖。接触非依赖生长是指细胞能够在没有接触培养皿的条件下进行增殖生长，接触抑制丢失是指细胞失去了原本能停止生长的特性。通过在免疫缺陷鼠身上移植细胞的方式，可以检测细胞的成瘤能力。常见的免疫缺陷鼠有裸鼠（nude mouse）和 NSG 鼠（NOD SCID gamma mouse）。裸鼠没有体毛，因此得名。它们由于基因突变而导致胸腺退化或缺失，体内 T 细胞数量大大减少，导致免疫系统受到抑制。裸鼠的表型是由 *FOXN1* 基因突变引起的。相比之下，NSG 鼠的免疫缺陷更为严重。NSG 小鼠缺乏成熟的 T 细胞、B 细胞和自然杀伤细胞，且 NSG 鼠还存在多种细胞因子信号通路缺陷，导致其先天免疫系统存在多个缺陷。

3.3.5　逆转录酶的发现改写中心法则

在威斯康星大学麦迪逊分校研究 RSV 时，特明开始研究病毒引入细胞的遗传物质，即"原病毒（provirus）"。RSV 的基因组是 RNA，然而特明的研究表明 RSV 的原病毒是 DNA。这些结果表明，感染的 RSV 以某种方式产生了互补的双链 DNA。特明对肿瘤病毒如何通过逆转录作用于细胞遗传物质的研究是革命性的，它颠覆了克里克（Francis Crick，1916—2004）提出的"中心法则"——序列信息不能从蛋白质流出进入 DNA 或 RNA，只从 DNA 流向 RNA 再到蛋白质。当时许多科学家不认同特明的工作，并宣称这是不可能的。尽管缺乏科学界的支持，特明仍继续寻找证据来支持他的发现。1969 年，特明和博士后研究员 Satoshi Mizutani 开始寻找导致病毒 RNA 转移到原病毒 DNA 的酶。那年的晚些时候,特明证明某些肿瘤病毒具有酶促能力,可以使用逆转录酶将信息流从 RNA 逆转回 DNA。巴尔的摩(David Baltimore)同时也独立发现了与鼠类白血病病毒相关的逆转录酶。1975 年,巴尔的摩和特明、杜尔贝科共享诺贝尔生理学或医学奖。他们都利用 RSV 开展了 RNA 依赖性 DNA 聚合酶的相关研究。

3.3.6　DNA 病毒与细胞转化

最先被发现的致肿瘤病毒劳斯肉瘤病毒(RSV)是一种 RNA 病毒,而最先被发现的 DNA 致肿瘤病毒是 Richard Shope 于 1933 年发现的乳头瘤病毒(papillomavirus),它能在棉尾兔中诱发乳头状瘤。

猿猴空泡病毒 40(simian vacuolating virus 40,SV40)是一种多瘤病毒,在猴和人类中都有发现。与其他多瘤病毒一样,SV40 是一种 DNA 病毒,能在动物体内引起肿瘤,但通常以潜伏感染的形式持续存在。SV40 作为一种真核病毒模型,许多关于真核 DNA 复制和转录的早期发现都来自对它的研究。

SV40 大 T 抗原(large T antigen)是 SV40 病毒产生的一种六聚体蛋白。它是一种具有显性致癌作用的蛋白质,参与病毒基因组的复制和宿主细胞周期的调控。大 T 抗原能导致多种细胞类型发生恶性转化,其转化活性主要通过干扰视网膜母细胞瘤蛋白(pRb)和 p53 肿瘤抑制蛋白来实现。此外,大 T 抗原还与其他几种细胞因子结合,包括转录共激活因子 p300 和 CBP,这可能有助于其转化功能。除了大 T 抗原,SV40 病毒还有另一重要致癌因子,即小 T 抗原(small T antigen)。小 T 抗原与大 T 抗原在基因表达上有重叠,两种蛋白共享 N 端的 DnaJ 样结构域,但它们的 C 端区域不同。已知小 T 抗原与宿主细胞蛋白相互作用,特别是与蛋白磷酸酶 2A(protein phosphatase 2A,PP2A)结合,从而抑制 PP2A 的活性,促进细胞周期的进行。PP2A 能够对蛋白质上的丝氨酸/苏氨酸去磷酸化,其靶标包括致癌信号级联的蛋白质,如 Raf、MEK 和 AKT。因此,PP2A 可以起到肿瘤抑制因子的作用。

与人类肿瘤密切相关的 DNA 病毒有以下几种:① 人乳头状瘤病毒(human papilloma virus,HPV)。它与人类上皮性肿瘤有关,特别是与子宫颈和肛门生殖器区域的鳞状细胞癌有关。大量资料证实,某些 HPV 亚型(如 16、18 型)的 DNA 序列在 $75\%\sim100\%$ 宫颈癌病例的癌细胞中被发现。然而,其致癌机制尚不完全清楚。② EB 病毒(Epstein-Barr virus,EBV)。与该病毒相关的人类肿瘤有伯基特淋巴瘤(Burkitt lymphoma)和鼻咽癌。③ 乙型肝炎病毒(HBV)。流行病学调查发现,慢性 HBV 感染与肝细胞性肝癌密切相关。然而,HBV 本身不含编码任何转化蛋白(癌蛋白)的基因,肝细胞 DNA 的整合也没有固定的模式。这几类 DNA 病毒本身并不携带显性的致癌基因,这与动物中存在的致肿瘤的逆转录病毒以及 SV40 病毒不一样,致肿瘤的逆转录病毒(如 RSV)与 SV40 均携带显性的致癌基因。

3.4 瓦尔姆斯-毕晓普实验及其意义

3.4.1 瓦尔姆斯-毕晓普实验

毕晓普(Michael Bishop)最初从事与脊髓灰质炎病毒(poliovirus)相关的研究工作, 直到遇到微生物学家 Warren Levinson。Levinson 提出与他合作研究 RSV。当时已确定 RSV 是一种逆转录病毒, 但仍不清楚它的具体复制过程。1960 年代, 特明推测这类病毒 的遗传物质是 RNA, 并能"合成"DNA。然而, 这与当时盛行的"中心法则"相冲突。1970 年, 特明和他的合作者发现了逆转录酶, 确认 RNA 反转录回 DNA 的步骤是可行的。这 项发现为他们赢得了 1975 年诺贝尔生理学或医学奖。这一突破极大地推动了毕晓普的 工作。借鉴前人的研究成果, 毕晓普逐个解决了逆转录酶如何将 RNA 逆转录为 DNA、被感染细胞中的病毒 RNA 的特征, 以及如何区分逆转录的病毒 DNA 等问题。

在此期间, 毕晓普与瓦尔姆斯(Harold Varmus)相遇, 成为同事。基于各自的经验, 他们不仅仅关注逆转录病毒的复制过程, 而且进一步研究 RSV 将正常细胞转化为肿瘤的关键因素。发现该病毒基因组 RNA 的 3′ 端的一个基因 src 是促进病毒致癌的关键基因。当时他们面临两个选择: 一是找出 src 的来源, 二是找出 src 的功能(即它编码何种蛋白质以及通过何种分子机制致癌)。他们选择了第一条研究路径, 最终, 因发现逆转录病毒致癌基因的细胞起源, 获得 1989 年诺贝尔生理学或医学奖。

1971 年, 他们制作出了一个放射性同位素标记的 src 基因探针。随后的数年里, 他们相继发现病毒癌基因 src 的同源基因, 也存在于多个物种正常细胞的 DNA 中, 包括鸡、鹌鹑、火鸡、小鼠和人。这个同源基因序列在各物种中保守存在了超过亿年(图 3-4)。

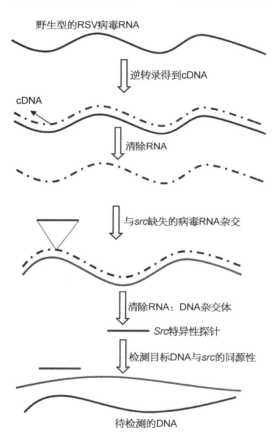

图 3-4 瓦尔姆斯-毕晓普实验证明病毒癌基因 src 在正常动物体内存在同源基因(原癌基因)

利用野生型和变异 RSV 基因组杂交而获得 src 基因特异性探针, 再用该特异性探针检测各种动物来源的基因组 DNA 中潜在的同源序列。

图中标注:
野生型的RSV病毒RNA
逆转录得到cDNA
cDNA
清除RNA
与src缺失的病毒RNA杂交
清除RNA: DNA杂交体
Src特异性探针
检测目标DNA与src的同源性
待检测的DNA

3.4.2　病毒基因-原癌基因假说

瓦尔姆斯-毕晓普实验结果提示,在漫长的进化过程中,逆转录病毒通过逆转录过程,将自身基因组整合到宿主细胞基因组内部,病毒在复制自身基因组的过程中,可能会将本来属于宿主基因组旁侧的原癌基因带入自身基因组中。当病毒再次感染其他细胞时,这些原癌基因就会在新细胞中表达和激活,导致新细胞癌变。这就是病毒基因-原癌基因假说。据此,科学家开始研究那些潜伏在细胞内的原癌基因,这些基因可能因各种原因而被激活或大量表达,最后导致癌症发生。除 RSV 和 *src* 基因,后续研究发现了其他一系列逆转录病毒与原癌基因的组合(表 3-1)。最早发现的癌基因都来自对致瘤病毒的研究,一般而言,来自病毒的癌基因都是公认的、具有强大致癌能力的癌基因。

表 3-1　来自致癌病毒的癌基因

癌基因功能分类	病毒癌蛋白	来　源　病　毒
生长因子	Sis(PDGFB)	猿猴肉瘤病毒(simian sarcoma virus)
受体酪氨酸激酶	ErbB(EGFR)	禽成红细胞增多症病毒(avian erythroblastosis virus)
激素受体	ErbA(THRA)	禽成红细胞增多症病毒(avian erythroblastosis virus)
G 蛋白	H-ras	大鼠 Harvey 肉瘤病毒(Harvey sarcoma virus)
	K-ras	大鼠 Kirsten 肉瘤病毒(Kirsten sarcoma virus)
衔接体蛋白	Crk	CT10 禽肉瘤病毒(CT10 avian sarcoma virus)
	Src	劳斯肉瘤病毒
非受体酪氨酸激酶	Abl	Albelson 鼠白血病病毒(Albelson murine leukemia virus)
	Akt	Akt8 鼠胸腺瘤病毒(Akt8 murine thymoma virus)
丝苏氨酸激酶	Mos	Moloney 鼠肉瘤病毒(Moloney murine sarcoma virus)
	Jun	禽肉瘤病毒 17(avian sarcoma virus 17)
	Fos	Finkel-Biskis-Jinkins 鼠肉瘤病毒(Finkel-Biskis-Jinkins murine sarcoma virus)
转录调控因子	Myc	禽髓细胞瘤病毒 MC29(avian myelocytomatosis virus MC29)
脂质激酶	Pi3k	禽肉瘤病毒 16(avian sarcoma virus 16)

3.4.3　病毒癌基因 *v-Src* 与细胞原癌基因 *c-Src*

按照病毒基因-原癌基因假说,RSV 中的癌基因(oncogene)起源于正常体细胞内的基因——原癌基因。而禽白血病病毒(ALV)捕获细胞原癌基因(*c-Src*)的确切机制目前尚不清楚。根据被接受度最大的模型来看,ALV 前病毒 DNA 在受感染的鸡细胞中,偶然

地整合到 c-src 原癌基因旁边。然后，ALV 原病毒和相邻的 c-Src 基因共转录成单个杂合 RNA 转录物。经过剪接除去 c-src 内含子后，这种杂合病毒 RNA 被包装成病毒颗粒，成为 RSV 的祖先（图 3-5）。

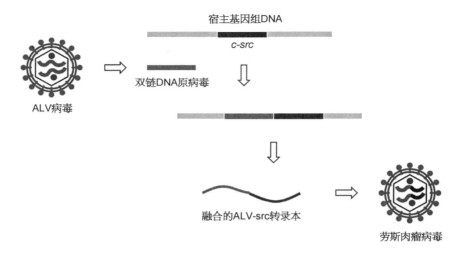

图 3-5　病毒癌基因 v-src 起源的模式示意

3.4.4　其他重要病毒癌基因

最早发现的癌基因源于致癌逆转录病毒。其中，src 是首个被发现的癌基因，来自于劳斯肉瘤病毒。随后，一系列致癌基因被从其他致癌逆转录病毒中鉴定出来，它们包括 MYC、RAS 和 $ERBB$ 等。这一过程中的许多重要科学发现构成了癌症研究中的里程碑（图 3-6）。虽然致癌逆转录病毒源自非人类物种，如鸡、小鼠、大鼠和猫等，然而，从这些逆转录病毒中发现致癌基因的研究成果推动了有关人类肿瘤发生和发展的研究。

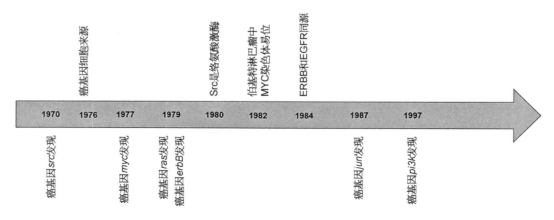

图 3-6　重要病毒癌基因发现的时间线

思考题

1. 1960 年代,杜尔贝科实验室开展的体外细胞转化试验推动了肿瘤研究的发展。简述体外培养细胞转化和体内正常体细胞向肿瘤细胞转化的共同点及不同点。

2. 简述瓦尔姆斯-毕晓普实验的操作过程、主要发现及其意义。

拓展阅读文献

埃尔林·诺尔比. 诺贝尔奖与生命科学. 曾凡一,译. 上海:上海科学技术出版社,2021.

Pipas J M. DNA tumor viruses and their contributions to molecular biology. J Virol, 2019, 93(9): e01524 - 18.

Stolt C M, Klein G, Jansson A T. An analysis of a wrong Nobel Prize-Johannes Fibiger, 1926: a study in the Nobel archives. Adv Cancer Res, 2004, 92: 1 - 12.

Vogt P K. Retroviral oncogenes: a historical primer. Nat Rev Cancer, 2012, 12(9): 639 - 648.

Yao T, Asayama Y. Animal-cell culture media: history, characteristics, and current issues. Reprod Med Biol, 2017, 16(2): 99 - 117.

第4章 从原癌基因到癌基因

最早的癌基因是从外源的致肿瘤逆转录病毒上发现的,后来发现非病毒因素诱发的人类肿瘤中,有着与肿瘤病毒中一致的癌基因。瓦尔姆斯-毕晓普实验表明,正常细胞内有与肿瘤病毒癌基因同源的原癌基因,原癌基因在正常机体内不会促进肿瘤发生发展,那么在肿瘤细胞中,原癌基因是如何转变为癌基因?本章重点介绍几种常见的从原癌基因到癌基因的方式及代表性例子。点突变是原癌基因变为癌基因的重要途径,代表例子有 *RAS*、*BRAF*、*EGFR*、*CTNNB1*、*IDH*;基因扩增途径的代表例子有 *EGFR*、*MYC*、*MDM2*;染色体易位途径的代表例子有 *BCR－ABL*、*PML－RARA*、*TMPRSS2－ERG*;另外,非编码变异也能激活原癌基因,代表例子是 *TERT* 启动子热点突变。

4.1 病毒和非病毒来源的癌基因

20 世纪初,山极胜三郎证明化学试剂可以引发实验动物的癌症。他的研究结果表明,煤焦油反复涂抹在兔子的耳朵上几个月后,会导致皮肤癌的发生。在 1910 年代中期,一篇来自巴黎的博士论文记录了 100 多例从事 X 射线工作的肿瘤患者,他们主要患的是皮肤癌。这两个例子表明,非病毒因素,如化学物质或者辐射,能够直接引发肿瘤。

4.1.1 基因、蛋白质名称的一般书写规则

非人类致癌基因名称通常以斜体小写字母书写(例如 *myc*),而它们的蛋白质产物则以正体书写,且首字母大写(例如 Myc)。人类基因及其编码蛋白质的书写方法略有不同,人类 myc 基因表示为 *MYC*,其蛋白质产物写为 MYC。总而言之,所有基因名称用斜体,基因编码的蛋白质用正体。以 myc 基因为例,病毒基因全部用小写 *myc*;小鼠基因首字母大写,其余的小写 *Myc*;人类基因全部用大写 *MYC*。

4.1.2 人类肿瘤相关的病毒

劳斯肉瘤病毒及其他致癌病毒具有引发癌症的潜力,但并非所有肿瘤都与病毒有关,

许多常见的人类肿瘤没有明显的病毒诱因。目前已知几类与人类肿瘤发生直接因果关系的病毒包括：① 逆转录病毒，如人 T 细胞淋巴瘤病毒（human T - cell leukemia/lymphoma virus I，HTLV - 1）与成人 T 细胞白血病相关。② 丙型肝炎病毒（HCV），为单链正义 RNA 病毒，与肝癌相关。③ 乙型肝炎病毒（HBV），与肝癌相关。④ 乳头状瘤病毒（HPV），与宫颈癌、头颈癌、肛门癌、口腔癌、咽部癌和阴茎癌相关。⑤ Epstein - Bars 病毒（EBV），与伯基特淋巴瘤相关。逆转录病毒和丙肝病毒属于 RNA 病毒，后三类属于 DNA 病毒。约有 15% 的人类癌症与病毒诱因有关。

4.1.3　人类肿瘤相关的微生物

除病毒外，已知还有一些微生物与癌症密切相关。其中最典型的例子是幽门螺杆菌感染（*Helicobacter pylori*）与胃癌发生相关。幽门螺杆菌是一种螺旋形细菌，其感染非常普遍。根据美国疾病控制和预防中心（CDC）的统计数据，全球有三分之二的人口携带这种细菌。幽门螺杆菌感染主要通过被污染的食物和口对口接触传播。一旦幽门螺杆菌进入宿主体内，它会定居在胃的黏膜层中，黏膜层成为保护层使宿主的免疫系统难以清除细菌。大多数人感染幽门螺杆菌后并不会发生疾病。然而，感染幽门螺杆菌是导致溃疡和胃癌的主要危险因素。流行病研究表明，感染幽门螺杆菌的人患胃癌的风险是未感染者的 8 倍。此外，一些研究报道乳腺癌、皮肤癌和结直肠癌的发展和预后，与特定类型的微生物感染相关，但具体机制及其对肿瘤诊断治疗的价值仍需进一步研究。

4.2　非病毒癌基因与病毒来源癌基因

非病毒因素是通过与致肿瘤逆转录病毒相同的癌基因来诱发癌症的吗？我们可以通过寻找与非病毒因素相关的癌基因来回答这个问题。在 1972 年，一种称为转染的高效基因转移方法被开发出来。该方法使得直接将裸露的 DNA 分子引入哺乳动物细胞成为可能，它基于 DNA 与磷酸钙晶体的共沉淀，这些共沉淀物可以克服细胞对外来遗传物质的自然抵抗力。NIH 3T3 细胞系最初是从小鼠胚胎成纤维细胞中获得的，事实证明它们能够很好地吸收通过这种方式引入的外来 DNA，并将其整合到基因组中。

4.2.1　基因转染实验助力寻找非病毒癌基因

前面章节提到，体外细胞转化实验可以方便、快速地模拟体内肿瘤的发生过程，基因转染结合体外细胞转化实验可提供一种高效筛查能够转化正常细胞的癌基因序列的方法。利用这种方法，研究人员从经化学诱变的肿瘤细胞中找到了致癌基因。例如，3 - 甲基胆蒽（3 - methylcholanthrene，3 - MC）是煤焦油中的一种强致癌物和诱变剂，它可以将正常成纤维细胞转化为肿瘤细胞。1978—1979 年,通过基因转染和体外细胞转化实验,从由 3 - MC 诱发的肿瘤细胞中找到了能够转化正常细胞的癌基因 DNA 序列(图 4 - 1)。

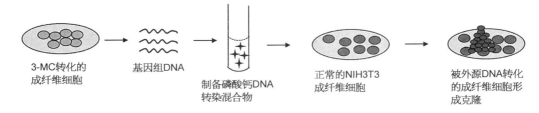

3-MC 转化的　　基因组DNA　　制备磷酸钙DNA　　正常的NIH3T3　　被外源DNA转化
成纤维细胞　　　　　　　　转染混合物　　　成纤维细胞　　　的成纤维细胞形
　　　　　　　　　　　　　　　　　　　　　　　　　　　　成克隆

图 4 - 1 通过基因转染实验寻找致癌基因

4.2.2 DNA 印迹法

1975 年,英国生物学家 Edwin Southern 发明了 DNA 印迹法(Southern blot),这是一种用于检测 DNA 限制酶切割产生的特定 DNA 片段的方法。该方法在混杂 DNA 中,能够敏感而特异地检测到目标 DNA,即使目标 DNA 的数量仅占混杂 DNA 的百万分之一。实验流程包括:通过电泳将待检测 DNA 按照片段长度和混杂 DNA 进行分离,然后将电泳后的 DNA 转移到带有正电荷的膜上,随后使用同位素标记的核酸探针与膜杂交,最后通过放射自显影的方式显示目标 DNA 的条带。类似的方法还有可用于特异性检测目标 RNA 和蛋白质的 RNA 印迹法(Northern blot)和蛋白质印迹法(Western blot),这些方法使用特异性标记的核酸分子和蛋白质抗体作为探针。

4.2.3 非病毒癌基因与病毒来源癌基因一致

Robert Weinberg 实验室在 1980 年代的研究结果表明,非病毒癌基因与病毒来源癌基因是一致的。研究首先采用磷酸钙转染的方法去转染 NIH 3T3 细胞,筛选人类膀胱癌细胞 DNA 中的癌基因。由于当时的 DNA 测序技术还不成熟,所以采用 DNA 印迹实验来确定不同 DNA 序列之间的同源性。实验中使用了来自哈维大鼠肉瘤病毒(Harvey rat sarcoma virus)中的 H - ras 致癌基因制备的同位素标记 DNA 探针,与已吸收人膀胱癌细胞癌基因的 NIH 3T3 细胞基因组进行 DNA 印迹杂交实验,以判断它们之间是否具有同源性。实验结果显示,人类膀胱癌细胞中的癌基因与哈维大鼠肉瘤病毒中的 H - ras 病毒癌基因具有同源性(图 4 - 2)。

Weinberg 实验的意义是非病毒致癌因素利用与病毒癌基因相似的癌基因致癌。与此相对的是,瓦尔姆斯-毕晓普实验揭示了正常机体细胞中存在与病毒癌基因相似的基因,该基因在正常条件下并不具备致癌潜力,被称为原癌基因(proto-oncogene)。Weinberg 在癌症研究领域取得的杰出成就还包括克隆了人类肿瘤癌基因 RAS 和肿瘤抑制基因 RB。此外,他还是非常知名的综述论文"The Hallmarks of Cancer"的主要作者。

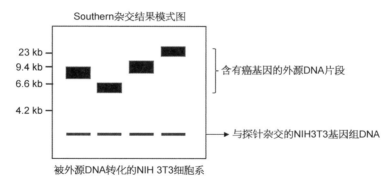

图 4-2　同位素标记的 H-ras 致癌基因探针(从哈维大鼠肉瘤病毒的基因组中克隆)与 4 个 NIH 3T3 细胞系的基因组 DNA 之间的杂交结果模式图

4.3　常见癌基因

4.3.1　癌基因 *Src*

Src 来自劳斯肉瘤病毒,是第一个被发现的病毒癌基因。酪氨酸蛋白激酶 Src,也称为 c-Src(cellular Src),是一种非受体酪氨酸激酶蛋白,由人类 *SRC* 基因编码。它属于 Src 激酶家族,类似于劳斯肉瘤病毒的 *v-Src*(virus Src)基因。它具有一个 SH2 结构域、一个 SH3 结构域和一个酪氨酸激酶结构域。c-Src 通过磷酸化其他酪氨酸激酶的特定酪氨酸残基发挥作用,参与胚胎发育和细胞生长的调节。c-Src 活性升高被认为与癌症进展相关。c-Src 最初由美国科学家毕晓普和瓦尔姆斯发现,他们因此获得 1989 年诺贝尔生理学或医学奖。

4.3.2　癌基因 *Ras*

最早发现的两个 *Ras* 基因是 *HRAS* 和 *KRAS*,由 Edward Scolnick 及其同事从哈维大鼠肉瘤病毒和 Kirsten 肉瘤病毒的研究中发现。这些病毒最初是在 1960 年代分别由 Jennifer Harvey 和 Werner Kirsten 在大鼠身上发现的,因此得名大鼠肉瘤。1982 年,哈佛大学的 Geoffrey Cooper、美国国立卫生研究院(NIH)的 Mariano Barbacid 和 Stuart Aaronson、麻省理工学院的 Robert Weinberg 以及冷泉港实验室的 Michael Wigler 在人癌细胞中发现了活化和转化的人类 *RAS* 基因。随后,第三个 *RAS* 基因 *NRAS* 由英国癌症研究所的 Robin Weiss 和冷泉港实验室的 Michael Wigler 小组的研究人员在人神经母细胞瘤细胞(neuroblastoma cells)中发现。

这 3 个人 *Ras* 基因编码非常相似的蛋白质,由 188 到 189 个氨基酸组成,其基因符号是 *HRAS*、*NRAS* 和 *KRAS*。它们是人类癌症中常见的致癌基因。组成型激活的 *Ras*

突变存在于 20%～25% 的人类肿瘤中,在某些类型的癌症(例如胰腺癌)中超过 90%。

4.3.3　癌基因 *Myc*

最早对 *Myc* 癌基因的认识来自携带致癌基因 v-myc 的禽病毒髓细胞组织增生。与 v-myc 同源的细胞癌基因称为 c-Myc。随后,在人类基因组中还发现了 c-Myc 的另外两个同源基因,即 N-Myc 和 L-Myc。

Myc 家族基因的蛋白产物都属于 Myc 转录因子家族,并且具有 bHLH(basic helix-loop-helix)和亮氨酸拉链(leucine zipper)结构基序。bHLH 基序使 Myc 蛋白能够与 DNA 结合,而亮氨酸拉链转录因子结合基序使其能够与另一种 bHLH 转录因子 Max 形成二聚体。Myc 蛋白是一种转录因子,可以通过结合增强子盒序列(E-boxes)并募集组蛋白乙酰转移酶来激活许多促增殖基因的表达。Myc 蛋白被认为通过募集转录延伸因子来上调活跃转录基因的转录延伸,它还可以起到转录抑制因子的作用,通过结合 Miz-1 转录因子并取代 p300 共激活因子,抑制 Miz-1 靶基因的表达。此外,Myc 在 DNA 复制的控制中也发挥直接作用,这种活性可能有助于癌细胞中的 DNA 扩增。

Myc 在各种有丝分裂信号下被激活,例如血清刺激或通过 Wnt、Shh 和 EGF(通过 MAPK/ERK 通路)的激活。Myc 激活后通过调控目标基因的表达来产生许多生物学效应。首先被发现的效应是它能够驱动细胞增殖(上调细胞周期蛋白,下调 p21),但它也在调节细胞生长(上调核糖体 RNA 和蛋白质)、细胞凋亡(下调 Bcl-2)、分化和干细胞自我更新方面发挥作用。Myc 上调核苷酸代谢基因,这是 Myc 诱导的增殖或细胞生长所必需的。

c-Myc 作为原癌基因的典型例子是在伯基特淋巴瘤中的表现,该淋巴瘤中癌细胞显示染色体易位,最常见的是 8 号染色体和 14 号染色体的易位[t(8;14)]。这导致 c-Myc 位于高活性免疫球蛋白增强子的下游,从而导致 Myc 过度表达。

Myc 具有强大的致癌能力,在不同物种(包括小鼠、果蝇等)和不同组织器官中,过表达 Myc 均能诱发肿瘤发生。在很多类型的人类肿瘤中,Myc 都起到关键的驱动作用,因此 Myc 被视为一个有前途的抗癌药物靶点。然而,不幸的是,作为转录因子的 Myc 的活性无法通过常规的小分子药物或抗体靶向抑制。而且,正常的 Myc 蛋白对正常组织细胞的增殖也至关重要。c-Myc 在干细胞生物学中也起着重要作用,它是最初用于将体细胞重编程为诱导多能干细胞的山中伸弥(Yamanaka)因子之一。

4.3.4　癌基因 *ErbB*

ErbB 癌基因最初是从禽成红细胞增多症病毒(avian erythroblastosis virus, AEV)基因组中发现的。1984 年的研究表明 *ErbB* 癌基因与 EGF 受体基因(*EGFR*)的序列高度相似。随后,在人类胃、乳腺和脑肿瘤细胞中发现 *ErbB* 基因的拷贝数显著扩增。现在

的研究表明,在大多数人类癌症中,*ErbB* 基因的同系物也有显著扩增的情况。

ErbB 蛋白家族包含 4 种受体酪氨酸激酶,与首个发现的成员表皮生长因子受体(EGFR)在结构上有关。在人类中,这个家族包括 Her1(EGFR、ErbB1)、Her2(Neu、ErbB2)、Her3(ErbB3)和 Her4(ErbB4)。EGFR 作为受体酪氨酸激酶在细胞膜上表达,成为当前最热门的肿瘤治疗靶点之一。靶向 EGFR 的小分子抑制剂是替尼类药物的重要组成部分。同时,EGFR 靶向抗体也是重要的肿瘤临床治疗药物。

4.4　点突变将原癌基因转变为癌基因

4.4.1　DNA 点突变及其类型

DNA 上只有一个或几个核苷酸发生突变时,这种突变被称为点突变(point mutation)。点突变可以分为以下几类:错义突变(missense mutation),即新的密码子引入了错误的氨基酸到蛋白质中,从而影响原来蛋白质的功能;同义突变(synonymous substitution),也称沉默突变(silent mutation),它不改变编码蛋白质的氨基酸序列,通常情况下没有功能,但在特殊情况下,例如通过改变 RNA 拼接方式,也可以发挥功能;无义突变(nonsense mutation),即新的密码子导致蛋白质合成提前终止,从而使蛋白质呈现缩短状态;移码突变(frameshift mutation),它会丢失或增加一个或两个核苷酸,导致受影响的密码子被错误解读,进而导致所有密码子被错误解读,最终形成的蛋白质差异很大。

4.4.2　点突变将原癌基因 *Ras* 转变为癌基因

瓦尔姆斯-毕晓普实验揭示了正常细胞内存在与病毒癌基因序列相似的原癌基因。那么癌基因与原癌基因之间的差异在哪里呢? 1980 年代初,DNA 测序技术刚刚问世,还不够成熟,PCR 等分子生物学技术尚未发明,因此寻找这些 DNA 序列差异并非易事。通过一系列 DNA 印迹法和酶切实验分析,科学家们发现了癌基因 *Ras* 和原癌基因 *Ras* 之间的关键差异位于一个包含 350 个碱基对的亚基因片段。进一步确定了来自癌基因和原癌基因的两个 350 个核苷酸长的 DNA 片段的序列,发现 *Ras* 的第 12 个密码子发生了点突变,将通常编码甘氨酸的密码子转换为缬氨酸的密码子(图 4-3)。

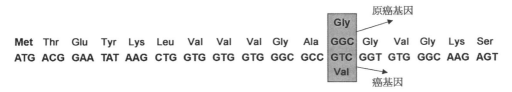

图 4-3　RAS 基因上第 12 位密码子上发生的点突变让原癌基因变为癌基因

这一点突变的发现是癌症研究的重要里程碑,也是第一次在导致人类癌症的基因中发现突变。同样重要的是,这种 DNA 遗传变化似乎是体细胞突变的结果。有了这些信息,就能对膀胱癌及其他类似肿瘤的起源做出合理解释。举个例子,在一个吸烟 40 年的中年男子身上,克隆出导致膀胱癌的特定 H‑ras 致癌基因的过程大致如下,长时间的大量的致癌物质从香烟烟雾中进入他的肺部,然后通过血液进入肾脏,最后通过尿液排出。当存在于尿液中的某些致癌物质分子进入膀胱内壁细胞并攻击其 DNA 时,偶然的条件下,一种致突变致癌物质在上皮细胞的 H‑ras 原癌基因中引入了点突变。随后,受到携带 H‑ras 致癌基因的强大增殖驱动作用,这种突变细胞及其后代开始无控制地增殖,多年后形成膀胱癌。

4.4.3 *Ras* 基因家族

3 种 *RAS* 基因的点突变存在于许多人类肿瘤中,绝大部分发现的点突变都位于 *RAS* 基因阅读框的 3 个特定密码子之一中。因此,所有 Ras 癌蛋白(无论是由 *H*‑、*K*‑,还是 *N‑ras* 基因产生的)都在第 12 位残基或较少见的第 13 位和第 61 位残基中携带突变氨基酸(见图 4‑4)。理论上,K‑ras 的所有密码子可能以相似的速率在肿瘤发展过程中发生突变,但异常强大的选择压力有利于具有密码子 12、13 和 61 突变的细胞生长。

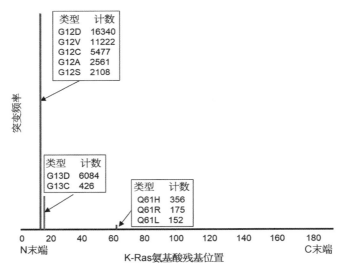

图 4‑4 人类癌症中发生在 K‑Ras 编码基因(*KRAS*)上的突变汇总

数据来自 COSMIC(Catalogue of Somatic Mutations in Cancer),总共检测了 281 945 例肿瘤样本,其中 *KRAS* 有突变的为 47 148 例,本图展示了 47 148 个 *KRAS* 突变的发生位置。

4.4.4 不同组织来源的肿瘤中有不同的 *RAS* 基因点突变

人类基因组中编码了 3 个高度同源的 RAS 家族成员基因,分别为 *HRAS*、*NRAS* 和

KRAS。不同组织来源的肿瘤往往选择突变其中一个 *RAS* 基因(图 4-5)。基因工程小鼠为理解 *RAS* 的器官特异性突变研究提供了线索。这些小鼠中，*KRAS* 原癌基因的阅读框被 *HRAS* 致癌基因的阅读框替换(称为"敲入")。通常情况下，野生型小鼠在化学诱变剂的作用下会发展出携带 *KRAS* 致癌基因的肺部肿瘤。然而，大多数 *HRAS* 基因敲入小鼠在同样的化学诱变剂作用下，会发展出携带 *HRAS* 致癌基因的肺部肿瘤。这表明是调控序列，而不是编码蛋白的序列，决定了哪个 *RAS* 原癌基因在具体组织器官癌症发生中被选择性地激活。

癌症类型		*HRAS* 被测突变数		*KRAS* 被测突变数		*NRAS* 被测突变数		突变率(%) H-	K-	N-
中枢神经系统癌	GBM	8	1 520	14	1 732	11	1 731	0.5	0.8	0.6
	LGG	1	1 571	19	1 864	11	1 802	0.1	1.0	0.6
头颈部癌	HNSC	180	3 507	95	4 833	52	3 192	5.1	2.0	1.6
内分泌癌	THCA	85	3 881	78	4 690	279	4 734	2.2	1.7	5.9
	THCAA	40	794	71	826	144	779	5.0	8.6	19
	THCAF	47	675	31	673	131	694	7.0	4.6	19
胸部癌	LUAD	7	3 576	2 186	6 838	72	6 992	0.2	32	1.0
	LUSC	8	1 273	193	4 849	10	1 748	0.6	4.0	0.6
乳腺癌	BRCA	38	6 329	108	8 109	22	5 902	0.6	1.3	0.4
Core G.I.	ESCA	7	2 667	52	3 087	2	2 134	0.3	1.7	0.1
	STAD	11	2 241	158	3 812	7	1 286	0.5	4.1	0.5
	SIAD	0	122	261	989	2	209	0.0	26	1.0
	COAD	59	11 400	5 749	11 400	484	11 400	0.5	50	4.2
	READ	4	1 936	978	1 936	79	1 936	0.2	50	4.1
Accessory G.I.	LIHC	2	1 621	27	2 090	9	1 824	0.1	1.3	0.5
	CHOL	0	757	530	2 345	32	882	0.0	23	3.6
	GBC	2	241	125	776	5	313	0.8	16	1.6
	PAAD	0	2 057	3 163	3 594	9	2 093	0.0	88	0.4
Genito-urinary	KIRC	3	1 433	19	1 811	5	1 584	0.2	1.0	0.3
	BLCA	219	3 136	129	2 565	31	2 296	7.0	5.0	1.4
Gynaecological	PRAD	40	2 673	117	3 430	8	2 700	1.5	3.4	0.3
	OV	2	938	259	2 974	17	1 046	0.2	8.6	1.6
	UCEC	4	1 657	380	2 256	22	799	0.2	17	2.8
	CESC	24	963	85	1 308	5	892	2.5	6.5	0.6
皮肤癌	SKCM	37	2 974	56	3 399	1 986	11 749	1.2	1.6	17
白血病	ALL	4	856	265	3 400	358	3 715	0.5	7.8	9.6
	AML	1	4 178	345	6 571	1 291	9 024	0.0	5.3	14
	CML	2	639	73	1 144	130	1 341	0.3	6.4	9.7
	PCM	3	367	178	1 006	209	1 082	0.8	18	19

图 4-5　*RAS* 基因(*HRAS*，*KRAS* 和 *NRAS*)在不同类型癌症中的突变比例分布

[数据来源：Prior I A, Hood F E, Hartley J L. Cancer Res, 2020，80(14)：2969-2974]

4.4.5　*CTNNB1* 基因点突变

由 *CTNNB1* 基因编码的 β-连环素(β-catenin)最初是在 1990 年代初作为哺乳动物细胞黏附复合物的组成部分被发现的，它是一种负责钙黏蛋白(cadherin)细胞质锚定的蛋白质。但很快地，人们意识到果蝇中介导 Wingless/Wnt 形态发生效应有关的蛋白armadillo 与哺乳动物的 β-连环素同源。因此，β-连环素成为蛋白质功能多样性的典型例子：一种执行多种完全不同细胞功能的蛋白质。

　　CTNNB1 是一种原癌基因，该基因的突变常见于多种癌症：原发性肝细胞癌、结直肠癌、卵巢癌、乳腺癌、肺癌和胶质母细胞瘤（图 4-6）。据估计，在所有测序的癌症组织样本中，约有 10% 显示 CTNNB1 基因突变。其中大多数突变聚集在 β-连环素 N 末端片段的一个小区域：β-TrCP 结合基序（图 4-7）。这种基序的功能丧失突变基本上使 β-

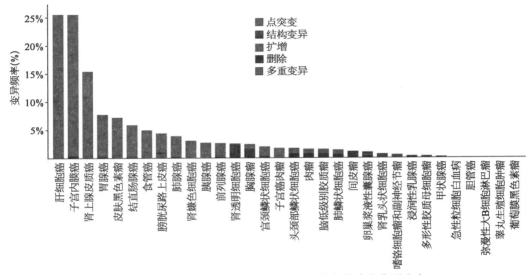

图 4-6　β-连环素编码基因（*CTNNB1*）突变的癌症类型分布

数据来自癌症基因组数据库 cBioPortal 中收集的 TCGA（The Cancer Genome Atlas）数据集。（参见图版）

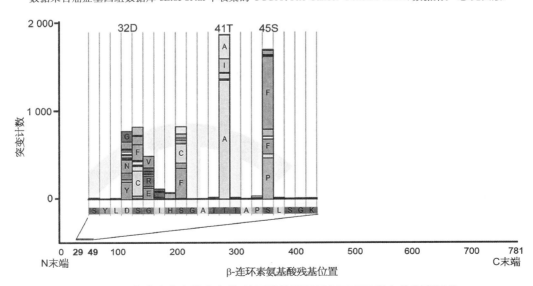

图 4-7　人类癌症中发生在 β-连环素编码基因（*CTNNB1*）上的突变汇总

数据来自 COSMIC，总共检测了 119 304 例肿瘤样本，其中 *CTNNB1* 有突变的有 9 007 例，本图展示 9 007 个 *CTNNB1* 突变的发生位置。绝大部分 *CTNNB1* 突变发生在编码氨基酸 29~49 位之间，该氨基酸区段参与 β-连环素的泛素化降解，本图仅展示发生在该区段的突变类型分布。

连环素的泛素化和降解成为不可能。它将导致β-连环素在没有任何外部刺激的情况下，易位至细胞核并持续驱动其靶基因的转录。在基底细胞癌、头颈部鳞状细胞癌、前列腺癌、毛母质瘤（pilomatrixoma）和髓母细胞瘤（medulloblastoma）中也发现核β-连环素的水平升高。

进入细胞核的β-连环素促进肿瘤的发生和发展。有希望通过靶向抑制或降解β-连环素来治疗肿瘤。然而，由于β-连环素本身作为转录因子，并不容易受到小分子的靶向抑制。目前还没有成功用于肿瘤临床治疗的β-连环素抑制剂。

4.4.6 *BRAF* 热点突变

B-Raf（*BRAF* 基因编码）是一种由 766 个氨基酸残基组成的丝氨酸/苏氨酸特异性蛋白激酶。*BRAF* 基因与小鼠肉瘤病毒癌基因 $v-Raf$ 同源，B-Raf 蛋白参与细胞内与增殖相关的信号转导过程。

2002 年，桑格研究院（Sanger Institute）的研究人员首次发现 *BRAF* 基因在人类肿瘤样本中存在热点突变 V600E。目前已经发现 30 多个与人类癌症相关的 *BRAF* 基因突变。*BRAF* 突变在人类癌症中的频率差异很大，从黑色素瘤和痣中的 80％以上到其他肿瘤中的 0～18％，如肺癌中的 1％～3％和结直肠癌中的 5％。在 90％的情况下，第 1 799 位的胸腺嘧啶被腺嘌呤取代，这导致在激活区段的密码子 600 处缬氨酸（V）被谷氨酸（E）取代（现称为 V600E）。从 COSMIC 中也能看到，*BRAF* 在癌症中的突变集中在 V600E（图 4-8）。目前已知 V600E 突变在多种人类癌症中被观察到，包括黑色素瘤、结直肠癌、甲状腺乳头状癌、毛细胞白血病、非小细胞肺癌等（图 4-9）。

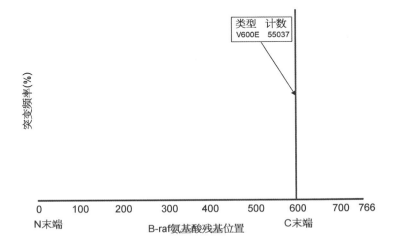

图 4-8　人类癌症中发生在 B-Raf 编码基因（*BRAF*）上的突变汇总

数据来自 COSMIC，总共检测了 332 083 例肿瘤样本，其中 *BRAF* 有突变的为 58 472 例。绝大部分 *CTNNB1* 突变发生第 600 位氨基酸。

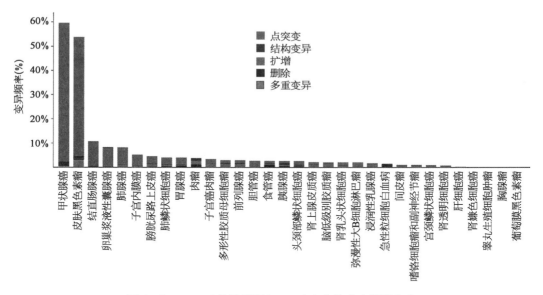

图 4 - 9　B - Raf 编码基因(*BRAF*)突变的癌症类型分布

数据来自癌症基因组数据库 cBioPortal 中收集的 TCGA 数据集。(参见图版)

维罗非尼(vemurafenib)是最早获得监管批准的 B - Raf V600E 特异性抑制剂(图 4 - 10),于 2011 年获得 FDA 批准,用于治疗晚期黑色素瘤,随后康奈非尼 (encorafenib)和达拉非尼(dabrafenib)也被 FDA 批准,用于治疗具有 *BRAF* 突变 V600E 的转移性黑色素瘤。

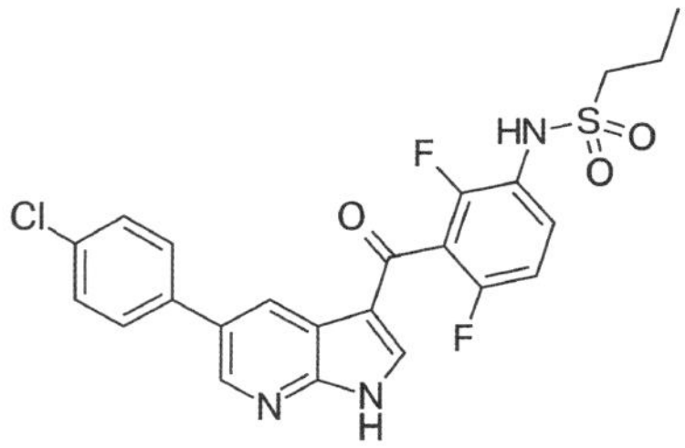

4.4.7　*IDH* 热点突变

异柠檬酸脱氢酶(isocitrate dehydrogenase,IDH)是

图 4 - 10　B - Raf V600E 特异性抑制剂维罗非尼的分子结构图

一种催化异柠檬酸氧化脱羧的酶,产生 α-酮戊二酸和 CO_2。这是一个多步骤过程,首先将异柠檬酸氧化为草酰琥珀酸,然后将 β-羧基脱羧生成酮,形成 α-酮戊二酸(图 4 - 11)。在人类中,IDH 以 3 种亚型存在:IDH3 催化柠檬酸循环的第三步,同时在线粒体中将 NAD^+ 转化为 NADH。IDH1 和 IDH2 异构体在柠檬酸循环环境之外催化相同的反应,使用 $NADP^+$ 作为辅因子而不是 NAD^+。它们分布于细胞质、线粒体和过氧化物酶体。

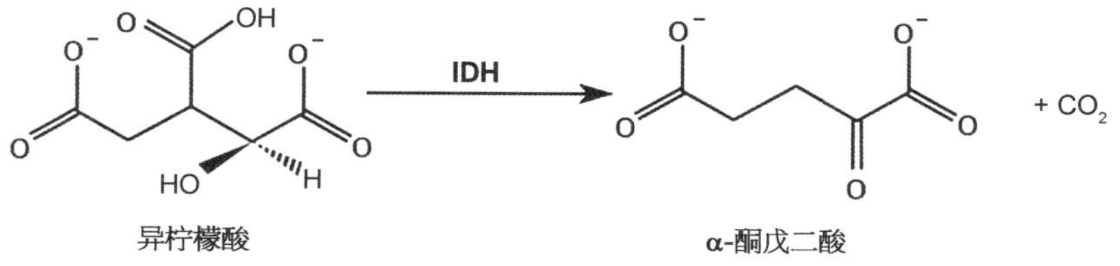

图 4 - 11　异柠檬酸脱氢酶(IDH)催化的反应

2008 年,*IDH1* 的热点突变在多形性胶质母细胞瘤(glioblastoma multiforme,GBM)全外显子测序中被首次报道。IDH1 是一种 NADP$^+$ 依赖的异柠檬酸脱氢酶。随后的研究证实,高达 70% 的低级别胶质瘤和继发性 GBM 以及 10% 的急性髓性白血病(AML)病例中都反复出现 *IDH1* 和 *IDH2* 突变(统称为 *IDH* 突变)。然而,并非所有类型的癌症都有 *IDH* 突变,如前列腺癌和黑色素瘤很少有 *IDH* 突变。

IDH 突变主要出现在酶活性位点的精氨酸位置 R132(IDH1)和 R140 或 R172(IDH2),这些 *IDH* 热点突变赋予了 IDH 酶新的功能,能催化致癌代谢物 2-羟基戊二酸(2-hydroxyglutarate,2-HG)的产生。2-HG 可抑制多种 α-酮戊二酸依赖的双加氧酶的功能,包括组蛋白和 DNA 去甲基化酶,导致组蛋白和 DNA 甲基化的广泛变化并促进肿瘤发生。

作为一种代谢酶,突变的 *IDH* 本身是一个重要的癌症治疗靶点。目前已经开发出针对突变 IDH1 和 IDH2 的小分子抑制剂,其中部分抑制剂已经获得监管机构的批准,用于肿瘤临床治疗。例如,2018 年 7 月,美国 FDA 批准艾伏尼布[ivosidenib(AG-120)]用于具有 *IDH1* 突变的复发性或难治性 AML 的治疗。针对 *IDH2* 突变形式的药物包括恩西地平(enasidenib),该药物于 2017 年 8 月获得 FDA 批准,用于治疗具有 *IDH2* 突变的复发性或难治性 AML 患者,但需要进行 FDA 批准的 *IDH2* 伴随诊断测试确认。

4.4.8 组蛋白 H3

组蛋白修饰是表观遗传调控的重要途径。随着发现众多的表观修饰相关基因变异,异常的表观修饰在肿瘤的发生发展中变得越来越受关注。其中最具代表性的例子是发生在组蛋白上的热点突变。最近在多种癌症中发现了复发性组蛋白突变,并已证明它们会阻碍组蛋白甲基化。这些突变导致了 3 种组蛋白变异(H3K27M、H3K36M 和 H3G34V/R),它们取代了作为甲基化目标的赖氨酸残基或附近的氨基酸。具体而言,H3K27M 和 H3K36M 突变分别在儿科弥漫性脑桥神经胶质瘤(diffuse intrinsic pontine glioma)和软骨母细胞瘤(chondroblastoma)中被发现,突变组蛋白的表达导致赖氨酸残基处组蛋白甲基化的整体减少。这些被称为致癌组蛋白(oncohistones)的突变组蛋白会重新编程表观基因组并形成致癌转录组。

组蛋白 H3 是最早在癌症中发现频繁突变的一种组蛋白。2012 年,两个独立的研究小组发现了组蛋白 H3K27M 突变与小儿胶质母细胞瘤(pediatric glioblastoma)之间的关联,并得到了其他研究的证实。近年来,已确认多种携带 H3 突变的癌症,包括软骨母细胞瘤、软骨肉瘤、骨肉瘤、头颈部鳞状细胞癌、小儿软组织肉瘤、膀胱癌、黑色素瘤和急性髓性白血病。最新研究证实,组蛋白 H3 是癌症中最常见的突变组蛋白,表明它在基因表达和染色质组装调控中起重要作用。尽管研究集中在组蛋白 H3 突变的 N 末端结构域,如 K27M、K36M 和 G34 突变体,并被认为通过扰乱组蛋白翻译后修饰的模式发挥致癌作用,但球状结构域中的其他残基,如 E97、E105 和 R131,也被发现具有相似甚至更高的突变率。常见的组蛋白突变影响了核小体完整性和 DNA-核小体相互作用的重要区域,表明核小体结构的丧失和高阶染色质的紊乱可能是致癌组蛋白介导的致癌作用的主要机制。

组蛋白 H3 K27M 突变的重要性在于它是唯一被世界卫生组织(WHO)认可为肿瘤分类标志物的组蛋白突变。这种癌性组蛋白首先在约 30% 的儿科高级别神经胶质瘤(pediatric high-grade glioma,PHGG)中被发现,主要影响丘脑、基底神经节和脊髓。K27M 突变主要出现在 *H3F3A*(约 75%)基因中,*H3F3A* 是编码 H3.3 的两个基因之一,在 H3.1 中的频率较低(约 25%,主要是 *HIST1H3B*),在 H3.2(*HIST2H3C*)中很少出现。2016 年发现 80% 侵袭性 PHGG 患者存在这种癌性组蛋白,称为弥漫性脑桥神经胶质瘤,因此 WHO 将带有 K27M 突变的肿瘤分类为一个单独的亚型——H3K27M$^+$ 弥漫性中线胶质瘤(diffuse midline glioma)。在许多情况下,H3.3K27M 突变与更具侵袭性的表型相关。

4.4.9　*PIK3CA* 热点突变

PIK3CA(phosphatidylinositol-4,5-bisphosphate 3-kinase catalytic subunit alpha)是一种蛋白质编码基因,编码 p110α 蛋白,它是 I 类 PI3K 的催化亚基。PI3K 由 85 kDa 的调节亚基和 110 kDa 的催化亚基组成。作为催化亚基的 p110α 蛋白能够使用 ATP 磷酸化磷脂酰肌醇(phosphatidylinositols,PtdIns)、PtdIns4P 和 PtdIns(4,5)P2。

PI3K 是促进癌症基因信号通路的关键成分(详见第 6 章)。2004 年首次发现 *PIK3CA* 基因在癌症中存在功能性突变。通过高通量测序,已经认定 PI3K/AKT 信号的基因过度激活是许多癌症中最常见的“驱动”机制之一。癌症基因组图谱(The Cancer Genome Atlas)的泛癌分析发现,*PIK3CA* 和 *PTEN* 在超过 12 种不同实体瘤类型中是最常见的携带体细胞点突变的基因,仅次于抑癌基因 *TP53*。PIK3CA 高突变激活率的癌症类型包括乳腺癌(>30%)、子宫内膜癌(>30%)、膀胱癌(>20%)、结直肠癌(>17%)和头颈部鳞状细胞癌(>15%)。PIK3CA 突变跨越除 RAS 结合域之外的整个 p110α 蛋白。超过 80% 的 PIK3CA 突变集中在 3 个位点或“热点”,即螺旋结构域(helical domain)中的谷氨酸(第 542 和 545 位),以及激酶结构域 C 末端附近的组氨酸(第 1047 位)。这些热点变体对酶活性和下游生物反应具有显著的影响。

4.4.10　*EGFR* L858R 突变

EGFR 变异是肺癌的一个常见驱动因素。*EGFR* 激活突变主要出现在 *EGFR* 基因的 18 至 21 号外显子中,该部分编码 EGFR 的蛋白酪氨酸激酶结构域。其中最常见的激活突变是外显子 19 的非移码缺失和外显子 21 的 L858R 点突变,它们分别占 *EGFR* 突变癌症患者样本的 50% 和 40%。这两种突变类型都属于致敏突变,携带这些突变的肿瘤对

EGFR 酪氨酸激酶抑制剂(TKI)具有敏感性。对于具有敏感 *EGFR* 突变(外显子 19 缺失或 L858R 突变)的肺癌患者,表皮生长因子受体酪氨酸激酶抑制剂(EGFR TKI)治疗是标准治疗策略。多项 III 期研究表明,吉非替尼(gefitinib)、埃罗替尼(erlotinib)(第一代 TKI)或阿法替尼(afatinib)(第二代)在无进展生存期和反应率方面优于化疗。EGFR - TKI 获得性耐药的最常见机制是 EGFR T790M 突变,该突变发生在 EGFR 的第 790 位氨基酸,从苏氨酸替换为甲硫氨酸。

野生型 EGFR 在静息状态下,激酶结构域表现出一种活性自动抑制的结构。EGFR 酪氨酸结构域的突变(外显子 19 的非移码缺失和外显子 21 中的 L858R),导致激酶结构域构象的不稳定、自动抑制结构的破坏以及激酶活性的组成型激活。

4.5 基因扩增将原癌基因转变为癌基因

4.5.1 *MYC* 原癌基因拷贝数扩增

Myc 蛋白是一种转录因子,它通过结合增强子盒序列(E - boxes)和组蛋白乙酰转移酶激活许多促增殖基因的表达。Myc 被认为通过募集转录延伸因子上调活跃转录基因的转录物延伸来发挥作用。Myc 在受到多种有丝分裂信号的刺激下被激活,例如血清刺激或被 Wnt、Shh 和 EGF(通过 MAPK/ERK 通路)激活。Myc 的激活通过调节其目标基因的表达产生许多生物学效应。最早发现的是它能够促进细胞增殖(上调细胞周期蛋白、下调 p21),但它还在调节细胞生长(上调核糖体 RNA 和蛋白质)、细胞凋亡(下调 Bcl - 2)、分化和干细胞的自我更新方面发挥作用。Myc 上调了核苷酸代谢基因的表达,这对于 Myc 诱导的增殖或细胞生长是必需的。

由于扩增的染色体 DNA 区域通常比 *C - myc* 或 *N - myc* 基因长得多(通常包含 0.5~10 兆碱基对 DNA),因此扩增的染色体区域在有丝分裂的中期可以通过光学显微镜观察到。基因扩增通常会产生大量重复的染色体区域端到端线性阵列,在显微镜下显示为均匀染色区域(homogeneously staining regions,HSR)。另外,携带 *C - myc* 或 *N - myc* 基因的染色体区域可能会脱离染色体,并且可以看作是独立复制的小染色体外颗粒(double minutes)。

美国癌症研究协会(AACR)的基因组学证据肿瘤信息交换(GENIE)项目的病例数据里,大约 4% 的病例中存在 *MYC* 扩增,其中乳腺浸润性导管癌、肺腺癌、结肠腺癌、前列腺腺癌和浸润性乳腺癌中的扩增比例相对较高。在所有乳腺癌患者中,有 7.3% 存在 *MYC* 扩增的情况。

4.5.2 *EGFR* 扩增

EGFR 扩增在 AACR 的 GENIE 研究中的病例中占比为 2.59%。其中,在常见的多

形性胶质母细胞瘤、肺腺癌、胶质母细胞瘤、乳腺浸润性导管癌和结肠腺癌中,*EGFR* 扩增的比例相对较高。在胶质母细胞瘤患者中,有 31.54％出现 *EGFR* 基因改变,而在所有胶质母细胞瘤患者中,有 33.16％存在 *EGFR* 扩增。在非小细胞肺癌患者中,有 22.89％出现 *EGFR* 基因改变,而在所有非小细胞肺癌患者中,有 5.19％存在 *EGFR* 扩增。在乳腺癌患者中,有 2.76％出现 *EGFR* 基因改变,而在所有乳腺癌患者中,有 1.33％存在 *EGFR* 扩增。

4.5.3　*MDM2* 扩增

Mouse double minute 2(MDM2）是一个原癌基因,它得名于一种与染色体相关的 DNA,即"double minutes"染色体。这种染色体存在于自发转化的小鼠 3T3 成纤维细胞中。*MDM2* 编码一种 E3 泛素连接酶,是 p53 肿瘤抑制因子的重要负调节因子。Mdm2 蛋白既可作为 E3 泛素连接酶识别 p53 肿瘤抑制因子的 N 末端反式激活域(trans-activation domain),又能作为 p53 转录激活抑制剂。

MDM2 扩增在 AACR 的 GENIE 研究中出现于 2.85％的病例中。其中,在肺腺癌、去分化脂肪肉瘤、乳腺浸润性导管癌、膀胱尿路上皮癌和常规多形性胶质母细胞瘤中,*MDM2* 扩增的比例相对较高。在所有脂肪肉瘤患者中,68.75％存在 *MDM2* 扩增。

4.6　染色体易位将原癌基因转变为癌基因

4.6.1　*MYC* 基因染色体易位与伯基特淋巴瘤

伯基特淋巴瘤是一种罕见但高度侵袭性的 B 细胞非霍奇金淋巴瘤(NHL)。该疾病可能会影响下颌、中枢神经系统、肠道、肾、卵巢或其他器官(图 4 - 12)。伯基特淋巴瘤也可能扩散到中枢神经系统。该病主要发生在儿童和青年人,男性患者多于女性。1958 年,Denis Burkitt 首次在非洲儿童中发现并描述了这种疾病,因此被称为伯基特淋巴瘤,也被称为非洲淋巴瘤。

伯基特淋巴瘤在临床上有非洲地方性、散发性和与免疫缺陷相关的 3 种类型。地方性伯基特淋巴瘤起源于非洲,是最常见的类型,最常见于儿童。在非洲赤道附近地区,其发病率约是美国的 50 倍。地方性伯基特淋巴瘤最常见发生于下颌部位。

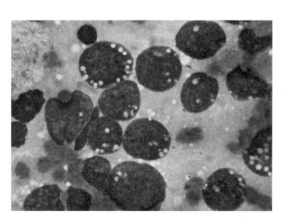

图 4 - 12　伯基特淋巴瘤的病理涂片

已经证实 EB 病毒(EBV)与地方性伯基特淋巴瘤有关。散发性伯基特淋巴瘤在全球范围内都有发生。在美国和西欧,该类型仅占成人 B 细胞非霍奇金淋巴瘤 1% 不到,但占所有儿童淋巴瘤的 30%,腹部是肿瘤最常见的发病部位。与免疫缺陷相关的伯基特淋巴瘤在人类免疫缺陷病毒/获得性免疫缺陷综合征(HIV/AIDS)患者中最常见。它也可能发生在具有遗传性免疫缺陷或服用免疫抑制药物以防止器官移植后排斥反应的患者中。

伯基特淋巴瘤的所有类型都包含 MYC 基因所在染色体的易位,主要有三种易位形式,导致 MYC 基因受免疫球蛋白基因增强子的调控。免疫球蛋白基因增强子在淋巴细胞中处于活跃状态,导致伯基特淋巴瘤中 MYC 基因过度表达,进而刺激肿瘤细胞增殖。

伯基特淋巴瘤的标志是基因的 MYC 易位,这一发现对于诊断至关重要。在成年人中,伯基特淋巴瘤通常难以与弥漫性大 B 细胞淋巴瘤(DLBCL)(另一种侵袭性 B 细胞淋巴瘤)区分开来。准确诊断伯基特淋巴瘤至关重要,因为伯基特淋巴瘤和弥漫性大 B 细胞淋巴瘤的治疗方法不同。

MYC 基因位于 8q24,最常见的变异是 t(8;14)(q24;q32),约占伯基特淋巴瘤病例总数的 70%~80%,这种易位涉及 c-myc 致癌基因从 8 号染色体到 14 号染色体的 Ig 重链区域(图 4-13)。另一种变异是 t(2;8)(p12;q24),涉及 MYC 致癌基因从 8 号染色体转移到 2 号染色体上的 Ig kappa 位点,约 15% 的伯基特淋巴瘤病例表现为这种变异。罕见的变异是 t(8;22)(q24;q11),涉及 MYC 癌基因从 8 号染色体易位到 22 号染色体上的 Ig λ 位点,约 5% 的伯基特淋巴瘤病例属于这种变异类型。

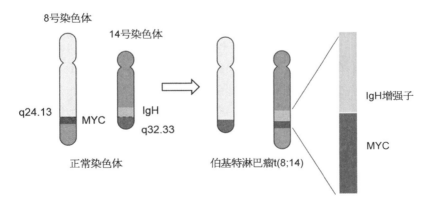

图 4-13 伯基特淋巴瘤中的 MYC 染色体易位

MYC 基因与 IGH、IGK 或 IGL 区域的易位将基因定位在靠近免疫球蛋白增强子的基因组位置,进而增加 MYC 基因的表达。总体而言,这种易位导致伯基特淋巴瘤中的细胞增殖。

4.6.2　BCR‑ABL 和慢性粒细胞白血病

慢性粒细胞白血病(CML)是一种起源于白细胞的癌症,其特征是骨髓中骨髓细胞的异常增生并积累于血液中。CML 是一种克隆性骨髓干细胞疾病,表现为成熟粒细胞(嗜中性粒细胞、嗜酸性粒细胞和嗜碱性粒细胞)及其前体细胞的异常增殖。CML 约占所有成人白血病的 15%～25%,占所有白血病的 14%(包括在儿科中相对较罕见的 CML)。CML 最常见于 50 岁以上的人群,平均发病年龄为 65 岁。

所有 CML 肿瘤细胞都含有一种被称为"费城染色体"t(9;22)(q34;q11)的染色体易位,导致致癌融合基因 *BCR‑ABL* 的产生。融合基因 BCR‑ABL 是一种"持续激活"的

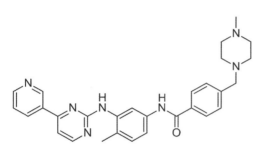

图 4‑14　伊马替尼的分子结构

癌基因,编码一种酪氨酸激酶蛋白,而原癌基因 ABL 则编码一种活性受到调控的酪氨酸激酶。针对融合蛋白 BCR‑ABL 的酪氨酸激酶抑制剂伊马替尼(imatinib),商品名为格列卫(Gleevec),是一种靶向 BCR‑ABL 的口服药物,于 2001 年获批用于 CML 的治疗,对 CML 具有出色的治疗效果(图 4‑14)。该药物的研发和应用对肿瘤靶向治疗领域带来了革命性的突破。

4.6.3　PML‑RARA 和急性早幼粒细胞白血病

1957 年,Hillestad 等首次将急性早幼粒细胞白血病(acute promyelocytic leukemia,APL)定义为一种独特类型的急性髓性白血病(AML),其特点是严重出血倾向和快速恶化。APL 占新诊断 AML 病例的 10%～15%。其中 95% 的 APL 是由平衡染色体易位 t(15;17)(q22;q12‑21)引起的,这种易位导致了早幼粒细胞白血病(promyelocytic leukemia,PML)基因和视黄酸受体 α(retinoic acid receptor alpha,RARA)基因的融合。PML‑RARA 融合蛋白通过阻断正常的骨髓分化而诱导白血病。在 1973 年使用蒽环类(anthracyclines)药物之前,APL 还没有有效的治疗方法。1980 年代中期,全反式维甲酸(all‑trans retinoic acid,ATRA)单一疗法的应用取得了很高的治疗反应率,但反应持续时间很短。后来,ATRA、化学疗法和三氧化二砷的联合治疗使 APL 成为一种高度可治愈的疾病。

4.6.4　TMPRSS2‑ERG 和前列腺癌

ETS 相关基因(ETS‑related gene,ERG)是 ETS(E‑26 transformation-specific)转录因子家族的成员,参与发育过程中的血管生成、造血和骨骼发育等功能。早期已有报道显示 ERG 具有致癌潜力,与尤因肉瘤(Ewing sarcoma)和白血病相关。然而,在过去的 10 年中,人们逐渐认识到 ERG 与前列腺癌的发展密切相关,特别是与由雄激素诱导的

TMPRSS2 启动子区域的基因融合有关。

2005 年,美国密歇根大学的 Arul Chinnaiyan 实验室首次报道了 *TMPRSS2 - ERG* 基因融合,并发现 *ERG* 基因在前列腺癌中相比正常组织的表达水平明显上调。正常情况下,前列腺上皮细胞不表达 *ERG*,而 *ERG* 是恶性前列腺癌中最持续过度表达的致癌基因之一,也是从前列腺上皮内瘤(prostatic intraepithelial neoplasia, PIN)向癌转变的驱动因素。前列腺癌中最常见的基因重排涉及雄激素调节基因 *TMPRSS2* 与 *ERG* 的融合,据估计发生在约 50% 的前列腺癌病例中,是迄今为止实体瘤中最常见的单一融合基因。

4.7　原癌基因转变为癌基因的其他方式

人类基因组 DNA 中,编码蛋白质的序列大约占总序列的 1.5%,其余的 DNA 序列被称为"非编码序列"(non-coding DNA)。非编码序列包含多种类型的基因表达调控序列,例如启动子、增强子、染色体结构序列,以及编码调控 RNA 的序列。已知的肿瘤驱动变异主要发生在编码序列中,目前对于非编码序列变异在肿瘤发生发展中的功能还不十分清楚。已知的非编码驱动变异包括端粒酶逆转录酶基因(*TERT*)的启动子变异,该变异能够提高细胞端粒酶活性水平,从而促进肿瘤的发生和发展。端粒酶的激活是肿瘤发生的一个关键步骤,因为端粒酶维持着染色体末端的端粒长度(参见第 10 章)。已分化的体细胞基本没有端粒酶活性,而能够无限增殖的肿瘤细胞需要激活端粒酶的活性。

2013 年,71% 的黑色素瘤病例中,在 *TERT* 启动子中发现了两个热点突变。这些突变位于翻译起始位点上游 124 bp 和 146 bp 的位置,根据它们在 hg19 基因组上的坐标,分别称为 C228T 和 C250T。这些突变通常是杂合的,以互相排斥的方式发生,并且都产生相同的 11 bp 长的序列 "CCCGGAAGGGG"。该突变序列产生新的 ETS(external transcribed spacer)结合基序,这导致了一种结果,即突变序列招募 ETS 家族转录因子,使其能够从新的结合位点进行转录(图 4 - 15)。在这些突变最初被发现后不久,*TERT* 启动子突变就被发现是几种肿瘤类型中最常见的点突变,包括 83% 的胶质母细胞瘤、71% 的黑色素瘤、66% 的膀胱癌和 47% 的肝细胞癌。迄今为止,已经在 50 多种不同的癌症类型中发现了这些热点突变。这两种突变都能激活 *TERT* 启动子的活性和 *TERT* 基因的转录。在膀胱癌中,研究还发现启动子突变与端粒酶活性的增加和端粒长度的稳定有关。并非所有类型的癌症都存在 *TERT* 启动子突变,例如乳腺癌和前列腺癌中未检测到 *TERT* 启动子突变。

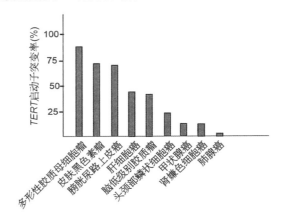

图 4-15 端粒酶逆转录酶基因（*TERT*）的启动子突变及
突变的癌症类型分布

［数据来源：Yuan X, et al. Oncogene, 2019, 38(34)：6172-6183］

思考题

简述从原癌基因到癌基因的具体途径以及代表性例子。

拓展阅读文献

Amatori S, Tavolaro S, Gambardella S, et al. The dark side of histones: genomic organization and role of oncohistones in cancer. Clin Epigenetics, 2021, 13: 71-.

da Cunha Santos G, Shepherd F A, Tsao M S. EGFR mutations and lung cancer. Annu Rev Pathol, 2011, 6: 49-69.

Davies H, Bignell G R, Cox C, et al. Mutations of the BRAF gene in human cancer. Nature, 2002, 417: 949-954.

Huang F W, Hodis E, Xu M J, et al. Highly recurrent TERT promoter mutations in human melanoma. Science, 2013, 339: 957-959.

Madsen R R, Vanhaesebroeck B, Semple R K. Cancer-associated PIK3CA mutations in overgrowth disorders. Trends Mol Med, 2018, 24: 856-870.

Parada L F, Tabin, C J, Shih C, et al. Human EJ bladder carcinoma oncogene is homologue of Harvey sarcoma virus ras gene. Nature, 1982, 297: 474-478.

Pirozzi C J, Yan H. The implications of IDH mutations for cancer development and therapy. Nat Rev Clin Oncol, 2021, 18: 645-661.

Prior I A, Hood F E, Hartley J L. The frequency of Ras mutations in cancer. Cancer Res, 2020, 80: 2969-2974.

The AACR Project GENIE Consortium. AACR Project GENIE: powering precision medicine through an international consortium. Cancer Discovery，2017，7：818 - 831.

Tomlins S A，Rhodes D R，Perner S，et al. Recurrent fusion of TMPRSS2 and ETS transcription factor genes in prostate cancer. Science，2005，310：644 - 648.

Yuan X，Larsson C，Xu D. Mechanisms underlying the activation of TERT transcription and telomerase activity in human cancer：old actors and new players. Oncogene，2019，38：6172 - 6183.

第 5 章　癌症与信号分子、受体

　　癌基因最初是从引发肿瘤的逆转录病毒中克隆而来的。后来发现,细胞内存在与这些病毒癌基因同源的原癌基因。发现了癌基因和原癌基因之后,研究人员开始探究癌基因如何促进肿瘤发生发展的分子机制。许多原癌基因是参与正常细胞增殖的信号分子,包括生长因子、细胞因子、激素,以及相应的受体等。本章重点介绍生长因子和受体信号通路与肿瘤发生发展之间的关系,介绍性激素、核受体与前列腺癌和乳腺癌的发生发展的关系及其治疗,并简要阐述其他类型的信号分子和受体,例如细胞因子与受体、TGF-β与受体、Notch 与受体、Wnt 与 Frizzled 受体,以及整合素等在癌症发生发展中的作用。最后,简要概述 Ras 蛋白的功能及其调控。

5.1　生长因子与受体酪氨酸激酶信号通路

　　癌基因是如何促进癌症的发生发展的? 与之直接相关的分子信号通路是什么? 癌基因及其前体(原癌基因)的发现引发了各种问题,其中最关键的问题是癌基因通过编码的蛋白质产物如何改变多种细胞的表型,进而促进肿瘤的发生发展。本章和下一章的重点是研究癌基因编码蛋白如何通过受体以及细胞内信号传导通路,改变细胞的行为、促进肿瘤发生发展。信号转导是细胞之间以及细胞与环境之间相互交流的途径,正常的后生动物(metazoan)细胞通过分子信号相互影响彼此。

5.1.1　生长因子

　　活体组织器官的功能维持需要动态协调,因此细胞在活组织中不断进行相互交流。这种无休止的细胞交流主要通过生长因子(growth factor)传递。生长因子是一类由细胞释放的小分子蛋白质。细胞因子(cytokine)也是一类小分子蛋白质。细胞因子与造血细胞和免疫系统细胞有关。生长因子通常促进细胞增殖,而细胞因子有些促进增殖,如 G-CSF 和 GM-CSF,有些则抑制增殖或促进细胞凋亡,如 Fas 配体(Fas ligand)。

　　1986 年,意大利生物学家莱维-蒙塔尔奇尼(Rita Levi-Montalcini)和美国生物化学家科恩(Stanly Cohen)因共同发现了控制细胞生长和发育的两种生长因子——神经生长因子(nerve growth factor，NGF)和表皮生长因子(epidermal growth factor，EGF)获得诺贝尔生理学或医学奖。EGF 是一种非常稳定的蛋白质，耐热耐酸，在体液和多种腺体中广泛存在。它主要由颌下腺和十二指肠合成，在人体的大多数体液中都可以发现，而在乳汁、尿液和精液中的含量特异性地增高，但在血清中的浓度较低。

EGF 通过与其受体 EGFR 结合来刺激细胞的生长和分化。人 EGF 是一种 6 kDa 的蛋白质，由 53 个氨基酸残基和 3 个分子内二硫键组成，它最初发现于小鼠的颌下腺和人的尿液中，随后在许多人体组织中都发现 EGF，包括血小板、颌下腺和腮腺。

5.1.2　血小板衍生生长因子

血小板衍生生长因子(platelet-derived growth factor，PDGF)是一种碱性蛋白质，储存在血小板 α 颗粒中，它也是一种低分子量的促细胞分裂素。PDGF 是由分子量为 30 kDa 的糖蛋白组成的二聚体，通过二硫键连接 A 和 B 两个多肽链。它能刺激停滞在 G0/G1 期的成纤维细胞、神经胶质细胞、平滑肌细胞等多种细胞进入分裂增殖周期。PDGF 是一种在 1974 年发现的刺激结缔组织细胞增长的肽类调节因子，因其源自血小板而得名。在正常生理状态下，PDGF 存在于血小板 α 颗粒内；当血液凝固时，它会从崩解的血小板释放出来并被激活，具有刺激特定细胞趋化和促进特定细胞生长的生物活性。此外，当组织受损时，巨噬细胞、血管平滑肌细胞、成纤维细胞、内皮细胞、胚胎干细胞等也可以合成并释放 PDGF。当肝脏受损时，巨噬细胞、血小板、浸润的炎细胞、受损的内皮细胞和激活的肝星形细胞均可分泌 PDGF。PDGF 通过自分泌和旁分泌的方式发挥作用。

血清是从凝固血液的上清液中提取的，而血浆是经过抗凝后去除红细胞和白细胞的成分。在体外细胞培养中，血清是常用的添加剂，它能促进细胞增殖，而血浆则不能。血清促进细胞增殖的主要原因是其中含有来自血小板的 PDGF。在生理条件下，PDGF 促进伤口愈合过程。

PDGF 是一种从人体血小板中分离出来的促血管生成因子，它与 PDGF 受体密切相关。PDGF 受体属于酪氨酸蛋白激酶家族，能促进细胞的趋化、分裂和增殖，在人体的生长发育和创伤修复等生理过程中起着重要的作用。作为血管生成因子之一，PDGF 与肿瘤的发生发展密切相关。肿瘤细胞释放的 PDGF 能够诱导血管内皮细胞、平滑肌细胞和肿瘤细胞的增殖和迁移，并抑制其凋亡。

PDGF 及其受体的过度表达是肿瘤的常见特征之一。在乳腺癌、宫颈癌、子宫内膜癌、皮肤癌、胃癌、结直肠癌、肺癌、胰腺癌、前列腺癌和卵巢癌等肿瘤细胞中，可检测到高水平的 PDGF 及其受体。乳腺癌细胞能产生 PDGF，刺激具有 PDGF 受体的相邻成纤维细胞增生，引起肿瘤内结缔组织形成，支持肿瘤细胞的生长、浸润和转移。PDGF 通过自分泌和旁分泌信号机制促进肿瘤的发生和发展。通过自分泌方式，PDGF 及其受体的过度表达可能导致骨肉瘤、肺癌、神经胶质瘤和成神经管细胞瘤的发生。人类肉瘤和胶质细胞瘤可以异常地自分泌 PDGF，作用于肿瘤自身细胞，导致异常增生。

5.1.3　*PDGF* 和病毒癌基因 *sis*

对快速致癌逆转录病毒的研究，促进了第一批致癌基因的发现（表 3 - 1）。1983 年，发现 PDGF 与猿肉瘤病毒 *v - sis* 癌基因编码的癌蛋白在序列上具有同源性。因此，除了生长因子受体外，生长因子自身也可以成为致癌逆转录病毒携带的致癌基因。

5.1.4　**Src 蛋白是酪氨酸激酶**

src 是劳斯肉瘤病毒携带的致癌基因。1977—1978 年的生化实验，解决了关于 Src 蛋白如何发挥致癌功能的难题。通过实验获得了能够特异性识别和结合 Src 的抗体。当抗体分子与 Src 以及细胞的通用磷酸盐供体三磷酸腺苷（ATP）一起在溶液中孵育时，发现 Src 抗体被磷酸化，这提示 Src 能够催化底物的磷酸化。

5.1.5　**激酶与底物**

人 SRC 是首个被研究的细胞癌蛋白，有助于癌症研究人员初步了解细胞转化的生化机制，它由 533 个氨基酸残基组成，质量约为 60 kDa。激酶（kinase）从 ATP 中去除高能磷酸基团，并将其转移到适当的蛋白质底物上。激酶的底物氨基酸包括丝氨酸、苏氨酸和酪氨酸，它们都具有和磷酸基团反应的羟基（图 5 - 1）。

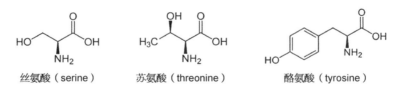

丝氨酸（serine）　　苏氨酸（threonine）　　酪氨酸（tyrosine）

图 5 - 1　蛋白质中能被磷酸化的 3 种氨基酸的分子结构

5.1.6　*EGFR* 和 *erbB*

1984 年的一项重要研究发现，EGF 受体（EGFR）的序列与致癌逆转录病毒携带的癌基因 *erbB* 高度同源。最初在禽类成红细胞增多症病毒（avian erythroblastosis virus，AEV）的基因组中发现了这种 *erbB* 致癌基因。AEV 是一种致癌逆转录病毒，能够快速诱导红细胞前体白血病（红白血病）。这一重要发现将细胞生物学的两个研究领域紧密联系在了一起：细胞中一种用于感知周围环境中生长因子存在的蛋白质，被利用并转化为一种有效的逆转录病毒编码的癌蛋白。

EGFR 与禽类成红细胞增多症病毒的 v - ErbB 癌蛋白密切相关。更具体地说，v - ErbB 蛋白是由编码鸡 EGF 受体基因发生改变形成的，该基因编码的受体缺少大部分正常存在的胞外结构域,呈现为截短形式的 EGFR(图 5-2)。这种截短受体可以独立发出促有丝分裂的信号,即使没有 EGF 配体的刺激。

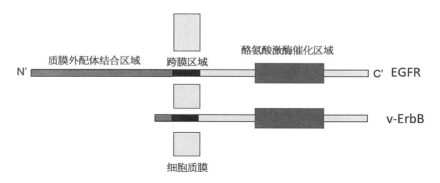

图 5-2　EGFR 和病毒癌基因编码蛋白 v-ErbB 的结构模式图

5.1.7　EGFR 是一个酪氨酸激酶

EGF 是在 1950 年代被发现的,而 EGF 的受体 EGFR 则是在 1970 年代被发现的。ErbB 蛋白家族包括 4 种受体酪氨酸激酶,结构上与最早发现的成员 EGFR 相关。在人类中,这个家族包括 Her1(EGFR、ErbB1)、Her2(Neu、ErbB2)、Her3(ErbB3)和 Her4(ErbB4),Her 是 human EGF receptor 的缩写。表皮生长因子及其受体是由科恩发现的。

在发现 EGF 之后,人们广泛研究了它的促有丝分裂作用,包括加速毛发生长、表皮角质化、刺激人体皮肤成纤维细胞生长,以及培养器官中角膜上皮细胞的肥大和增生等。这些研究促使人们寻找 EGF 的细胞表面受体。在 1970 年代后期,通过将 EGF 与 A431 细胞膜上的蛋白质交联,确定了一种大约 170 kDa 的蛋白质可能是 EGFR。除了与 EGF 结合外,这种蛋白质最终被确认为一种跨膜糖蛋白,具有受 EGF 结合刺激的内在酪氨酸激酶活性。Src 是一种具有酪氨酸激酶活性的蛋白质,EGFR 和 Src 的蛋白激酶结构域具有同源性(图 5-3)。

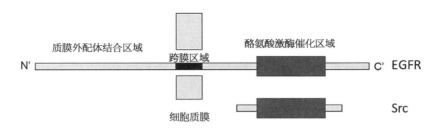

图 5-3　EGFR 和 Src 蛋白的分子结构模式图

5.1.8　受体酪氨酸激酶分子结构和激活方式

表皮生长因子受体(EGFR)是一种复杂的蛋白质,由细胞外域、穿过质膜的跨膜域和细胞质域组成,配体结合域负责与 EGF 结合。EGF 受体之后,还发现了许多结构类似的受体,这些受体被称为"受体酪氨酸激酶(receptor tyrosine kinase, RTK)"(图 5-4)。这些酪氨酸激酶受体可以根据它们的结构细节归类为不同的家族。尽管在某些情况下(例如 PDGF 受体),这些结构域会被小的"插入"区域打断,但所有这些受体都具有非常相似的细胞质酪氨酸激酶结构域。RTK 的胞外域(突出到细胞外空间的部分)具有高度可变的结构,反映了它们能够识别和结合多种细胞外配体的特性。

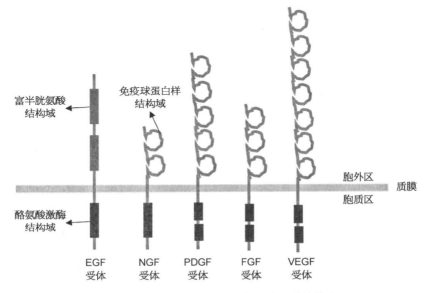

图 5-4　受体酪氨酸激酶家族成员分子结构模式图

　　含有酪氨酸激酶(通常称为受体酪氨酸激酶或 RTK)的生长因子受体是如何将信号从细胞外空间转导到细胞质的? 相关的实验证据有以下几个:生长因子受体可以自磷酸化;生长因子可以形成二聚体;跨膜蛋白如 EGF 和 PDGF 受体,在质膜平面上具有横向移动性。

5.1.9　受体二聚化与交互磷酸化

　　在没有配体的情况下,生长因子受体以单体形式嵌入质膜中。当与其同型二聚体生长因子配体一起出现时,受体分子将与该配体的其中一个亚基结合。随后,配体-受体复合物将在质膜周围移动,直到遇到另一个受体分子,此时配体的第二个尚未结合的亚基与之结合。这样,通过形成桥梁的二聚配体,实现了两个受体分子的交联。一旦通过配体结合实现了两个受体分子的胞外区域的二聚化,在细胞质中的部分也会被拉到一起。此时,激酶结构域的酪氨酸残基会被磷酸化,这种双向的相互磷酸化的过程也被称为转磷酸化(transphosphorylation)(图 5-5)。

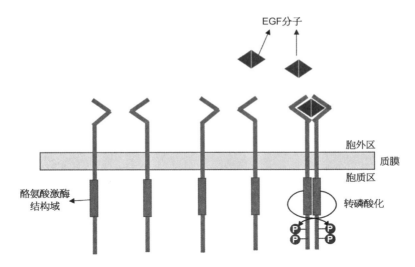

图 5 - 5　生长因子激活其受体的机制模式图

EGF 与 EGFR 的结合,拉近了 EGFR,导致邻近的 EGFR 相互磷酸化,从而激活 EGFR 并向下游传递信号。

5.1.10　基因融合导致组成型二聚化受体

与其他酪氨酸激酶受体一样,Ros 受体通常在细胞膜上自由移动,并需要结合配体才能形成二聚体。然而,在胶质母细胞瘤中存在 Fig - Ros 融合蛋白,Fig 蛋白具有自发二聚化的性质。Fig - Ros 融合蛋白的存在导致两个 Ros 受体黏在一起,从而促进了组成型、非配体依赖的 Ros 二聚化和信号传导(图 5 - 6)。

在多种恶性肿瘤中,当编码生长因子受体的基因与不相关的基因融合时,会出现受体的组成型二聚化,从而推动肿瘤的发生发展。在人类肿瘤中发现了许多此类突变融合受体。在某些情况下,可能会发现特定受体与多种寡聚化蛋白融合。

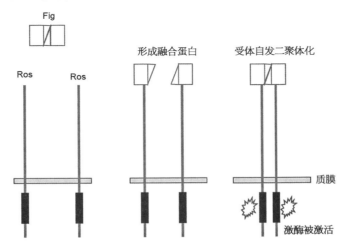

图 5 - 6　基因融合导致组成型二聚化受体

Ros 是一种受体酪氨酸激酶,Fig 和 Ros 基因融合导致持续激活的(组成型激活)的 Fig - Ros 融合蛋白。

5.1.11　配体非依赖组成型 Kit 激活与胃肠道间质瘤

Kit 蛋白最初是在猫科动物的肉瘤中发现的一种癌蛋白,由逆转录病毒编码。Kit 原癌基因编码一种酪氨酸激酶受体,其配体是干细胞因子(stem cell factor,SCF),这是一种对于多种细胞形成非常重要的生长因子。

胃肠道间质瘤(gastrointestinal stromal tumors,GIST)是一类起源于胃肠道间叶组织的肿瘤,占据了消化道间叶肿瘤的大部分。GIST 是一种肉瘤,而不是来自上皮细胞的癌瘤。1983 年,Mazur 首次提出了胃肠道间质肿瘤概念。GIST 肿瘤细胞与胃肠道肌间神经丛周围的间质卡哈尔细胞(interstitial Cajal cell,ICC)相似,它们都表达 c‑Kit、CD117(酪氨激酶受体)和 CD34(骨髓干细胞抗原)。GIST 被认为起源于间质卡哈尔细胞,这些细胞通常是肠道自主神经系统的一部分,并在运动控制方面扮演起搏器的角色。

GIST 占胃肠道恶性肿瘤的 1%～3%。估计年发病率约为 10/100 万～20/100 万,多见于中老年患者,40 岁以下患者较少,男女发病率无明显差异。大多数 GIST 发生在胃(50%～70%)和小肠(20%～30%),结直肠约占 10%～20%,食道占 0～6%,而肠系膜、网膜及腹腔后发病率较低。GIST 患者中有 20%～30% 是恶性的,初次就诊时约有 11%～47% 已有转移,转移主要发生在肝脏和腹腔。

大约 85% 的 GIST 与异常的 c‑Kit 通路有关。c‑Kit 分子包含一个长的细胞外结构域、一个跨膜片段和一个细胞内组分。突变通常发生在编码 Kit 近膜区的 DNA 中,该部分参与酪氨酸激酶活性调控(图 5‑7)。突变使 c‑Kit 的激活不需要 SCF,导致高细胞

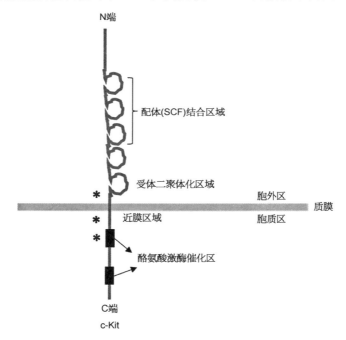

图 5‑7　胃肠道间质瘤中 c‑Kit 编码基因的突变主要发生在蛋白的近膜区(＊标记处)

分裂率和可能的基因组不稳定。大多数具有野生型(即未突变)c-Kit 的 GIST 细胞在另一个基因 *PDGFR-α*(血小板衍生生长因子受体 α)中有突变,这是一种相关的酪氨酸激酶。*c-Kit* 和 *PDGFR-α* 的突变是相互排斥的。

5.2 癌症与核受体、性激素

5.2.1 核受体

核受体是细胞内一类转录因子的总称,它在细胞生长、发育、分化和新陈代谢中扮演重要角色,作为转录因子调控基因的转录过程。核受体的配体是溶脂性激素分子,这些激素能够自由穿越疏水性的细胞膜。核受体仅存在于动物基因组中;真菌、藻类、植物和其他原虫中也没有发现核受体;人、小鼠和大鼠分别具有 48、49 和 47 种核受体。

与核受体结合的配体通常是亲脂性物质,例如内源性激素、维生素 A 和 D 等。由于核受体调节许多基因的表达,即使少量配体结合到核受体上也会引起生物体的显著反应。许多受调节的下游基因与疾病相关,约有 13% 的 FDA 批准的药物以核受体为靶标。

有许多核受体被称为孤儿受体,即尚未发现其内源性配体(或者存在候选配体)。这些核受体包括 FXR、LXR 和 PPAR,它们能与大量代谢中间产物结合,如脂肪酸、胆汁酸和类固醇等,但亲和性较低。因此,这些核受体很可能是体内代谢产物的感应器。另外,一些孤儿核受体如 CAR 和 PXR 很可能是外源化合物的感应器。这些核受体被激活后能启动一系列细胞色素 P450 氧化酶的表达,促进外源化合物的代谢过程。

5.2.2 雄激素与前列腺癌

激素是体内腺体产生的物质,在血液中循环并控制某些细胞或器官的活动。雄激素是一类控制男性特征发育和维持的激素。男性体内最丰富的雄激素是睾酮(testosterone)(图 5-8)和二氢睾酮(dihydrotestosterone,DHT)。

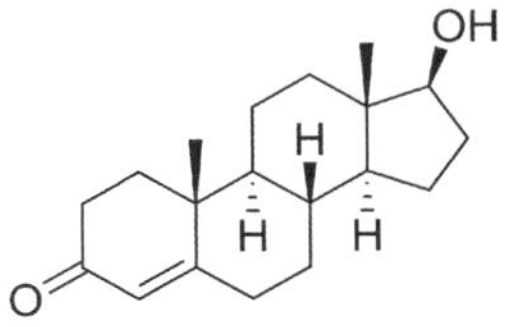

前列腺的正常生长及功能维持需要雄激素。前列腺是男性生殖系统中的腺体,帮助制造精液。雄激素也是前列腺癌生长所必

图 5-8
睾酮的分子结构

需的,它通过激活在前列腺细胞中表达的雄激素受体来促进正常和癌性前列腺细胞的生长。一旦受体激活,雄激素受体会刺激特定基因的表达,导致前列腺细胞生长。睾丸是产生睾酮的主要器官,而肾上腺则产生少量睾酮。尽管前列腺细胞通常不产生睾酮,但某些前列腺癌细胞则获得了产生该激素的能力。

在早期发展阶段,前列腺癌需要雄激素才能生长。激素疗法是一种降低雄激素水平或阻断雄激素作用的治疗方法,可以抑制此类前列腺癌的生长。因此,它被称为去势(castration)敏感型、雄激素依赖型或雄激素敏感型。然而,大多数前列腺癌最终会停止对激素治疗作出反应,并变得对去势有抵抗力。换句话说,即使体内雄激素水平极低或无法检测到,癌细胞仍会继续生长。过去,这些肿瘤也被称为激素抵抗性、雄激素非依赖性或激素难治性前列腺癌。

前列腺癌是全球第二大常见癌症,也是男性癌症相关死亡的第五大主要原因。许多病例采取主动监测或观察等待的方式进行处理,其他治疗方法可能包括手术、放射疗法、激素疗法或化学疗法的组合。早期非转移性前列腺癌通常可以治愈。前列腺癌的预后结果取决于年龄、健康状况以及癌症的侵袭性和广泛程度。大多数患有前列腺癌的男性不会因此死亡。

1941 年,哈金斯(Charles Huggins)发表了一项研究,使用雌激素来对抗转移性前列腺癌男性的雄激素生成,这使他在 1966 年获得了诺贝尔生理学或医学奖。促性腺激素释放激素(gonadotropin-releasing hormone,GnRH)在生殖中的作用由沙利(Andrew Schally)和吉耶曼(Roger Guillemin)确定,他们因此获得 1977 年诺贝尔生理学或医学奖。随后,亮丙瑞林(leuprorelin)和戈舍瑞林(goserelin)等 GnRH 受体激动剂被开发出来用于前列腺癌的治疗。

前列腺癌的放射治疗最早于 20 世纪初开发,最初使用前列腺内镭植入物。随着更强的 X 射线辐射源的出现,体外放射治疗变得越来越流行。1983 年近距离放射治疗首次用于前列腺癌的治疗。

5.2.3　去势抵抗性前列腺癌

去势抵抗性前列腺癌(castration-resistant prostate cancer,CRPC)是指已经接受了雄激素耗竭治疗但仍然继续发展的前列腺癌。这种类型的前列腺癌通常发生在晚期或中晚期,意味着手术治疗的机会已经很少,患者的预后通常不佳。目前常用的治疗方法包括在传统内分泌治疗基础上采用新型内分泌治疗药物,如恩扎鲁胺(enzalutamide)和阿比特龙(abiraterone);或者采用化疗药物,如多西紫杉醇、卡巴他赛和镭-223 等。

恩扎鲁胺是一种口服非甾体类抗雄激素(nonsteroidal antiandrogen,NSAA)药物,用于治疗前列腺癌。它适用于联合去势治疗后出现转移的去势抵抗性前列腺癌、非转移性去势抵抗性前列腺癌和转移性去势敏感前列腺癌。恩扎鲁胺于 2012 年获得美国 FDA批准。

阿比特龙是一种口服药物,用于治疗前列腺癌。它于 2011 年获得批准,主要用于转移性去势抵抗性前列腺癌和转移性高风险去势敏感前列腺癌。阿比特龙应该在睾丸切除后使用,或与促性腺激素释放激素(GnRH)类似物联合使用。

alpharadin 是一种含有镭-223 同位素的药物,通过 α 辐射杀死癌细胞,alpharadin 于2013 年根据优先审评计划获得美国 FDA 的批准。

5.2.4　雌激素与乳腺癌

　　雌激素是一类性激素,对女性生殖系统和第二性征的发育和调节起着重要作用。内源性雌激素有 3 种主要类型:雌酮(estrone,E1)、雌二醇(estradiol,E2)和雌三醇(estriol,E3)。其中,雌二醇是最有效和最常见的雌激素(图 5-9)。另外,在怀孕期间还会产生一种名为雌四醇(estetrol,E4)的雌激素。

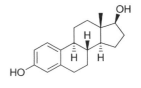

图 5-9
雌二醇的分子结构

　　像其他类固醇激素一样,雌激素可以轻易穿透细胞膜,一旦进入细胞,雌激素会与雌激素受体(estrogen receptor,ER)结合并激活,从而调控多个基因的表达。雌激素的作用主要通过 ER 介导,ER 是一种由两个亚单位组成的核蛋白,能够与 DNA 结合并控制基因表达。雌激素-ER 复合物与特定的 DNA 序列,也被称为激素反应元件(hormone response element)结合,从而激活靶基因的转录。雌激素可以进入所有细胞,其作用取决于细胞中 ER 的存在状态。ER 在特定组织中表达,包括卵巢、子宫和乳房。

　　大约三分之二的乳腺癌的激素受体是阳性的。这些癌细胞具有雌激素受体(ER)和/或黄体酮受体(progesterone receptor,PR),这些受体促进了癌细胞的生长和扩散。使用的治疗方法是通过阻止这些激素与受体结合来进行激素或内分泌治疗。激素疗法有几种类型,其中大多数疗法不是降低体内雌激素水平,就是阻止雌激素对乳腺癌细胞的促进作用。

　　一般建议那些患有激素受体阳性肿瘤的女性接受激素疗法。然而,对于没有激素受体的肿瘤(激素受体阴性肿瘤),激素疗法对其无效。通常情况下,激素疗法是在手术后使用,作为辅助疗法,以降低癌症复发的风险。有时也可以在手术前开始,作为新辅助治疗,并且通常需要至少进行 5 年的治疗。对于癌症复发概率较高的女性,可能会提供超过 5 年的治疗。乳腺癌指数测试可以帮助确定哪些女性可以从持续 5 年以上的激素治疗中获益。此外,激素疗法也可用于治疗复发或已扩散到其他部位的乳腺癌。常见的乳腺癌激素疗法的药物和方法包括以下几类:

　　(1) 选择性雌激素受体调节剂(selective estrogen receptor modulator,SERM)。这类药物通过阻止雌激素与癌细胞连接,使肿瘤细胞停止生长和分裂。这些药物通常是口服的,包括他莫昔芬(tamoxifen)和托瑞米芬(toremifene)。他莫昔芬和托瑞米芬是非甾体激素的抗雌激素药物,它们的结构与雌激素相似,可以与靶器官内的雌二醇竞争雌激素受体(ER),形成他莫昔芬(或托瑞米芬)-ER 复合物,这种复合物可以影响基因转录,从而抑制肿瘤细胞的生长。

　　(2) 选择性雌激素受体降解剂(selective estrogen receptor degrader,SERD)。这类药物类似于 SERM,它们与雌激素受体结合。不同的是,SERD 与受体结合更紧密,并导致受体被分解,这些药物可在全身范围内抑制雌激素的作用。SERD 主要用于绝经后的女性。在给予绝经前的女性时,它们需要与促黄体激素释放激素(luteinizing-hormone releasing hormone,LHRH)激动剂联合使用,以抑制卵巢功能。这类药物包括氟维司群 (fulvestrant)、艾拉司群(elacestrant)。

（3）降低雌激素水平的药物。降低雌激素水平有助于减缓激素受体阳性乳腺癌的生长或防止其复发。降低雌激素水平的药物中有一类是芳香化酶抑制剂,用于抑制芳香化酶产生雌激素。绝经前,大部分雌激素由卵巢产生。然而,对于卵巢功能不全的女性,无论是因为更年期还是其他治疗原因,体内的脂肪中仍然存在一种叫做芳香化酶的酶,它会产生雌激素。芳香化酶抑制剂通过阻止芳香化酶的作用来发挥作用。这些药物对于绝经期妇女非常有效,并且在与卵巢抑制联合使用时,也可用于绝经前妇女。

（4）卵巢抑制(ovarian suppression)。对于绝经前的女性,切除产生雌激素的卵巢可以有效诱使她们进入绝经期,这对于绝经前女性乳腺癌的治疗来说是有益的,因为它有助于其他药物(如芳香化酶抑制剂)的使用。

5.3　癌症与其他类型细胞受体

5.3.1　细胞因子及其受体

细胞因子是一类与细胞通信相关的蛋白质,其大小 5～25 kD。细胞因子是亲水性多肽,无法直接穿过细胞膜进入细胞质,因此需要通过细胞膜表面的受体来传递信号。细胞因子包括趋化因子、干扰素、白细胞介素、淋巴因子和肿瘤坏死因子,但通常不包括激素或生长因子。细胞因子由多种细胞产生,包括巨噬细胞、B 淋巴细胞、T 淋巴细胞、肥大细胞等免疫细胞,以及内皮细胞、成纤维细胞和各种基质细胞。同一种细胞因子可能由不止一种类型的细胞产生。细胞因子通过细胞表面受体发挥作用,在免疫系统中起着重要作用,它平衡体液免疫反应和细胞免疫反应,并调节特定细胞群的成熟、生长和反应能力。某些细胞因子能以复杂方式增强或抑制其他细胞因子的作用。

细胞因子受体的分子克隆和结构功能研究表明,与生长因子受体不同,细胞因子受体没有催化活性。但细胞因子与其受体之间的相互作用能迅速诱导受体和多种细胞蛋白的酪氨酸磷酸化,表明这些受体通过细胞酪氨酸激酶传递信号。大多数细胞因子通过一种称为 JAK - STAT 的特殊酪氨酸激酶通路转导信号。JAK - STAT 信号转导包含 3 个关键部分:JAK 激酶(Janus kinase)、信号转导及转录激活蛋白(signal transducer and activator of transcription,STAT)以及受体。

细胞因子受体通常通过磷酸酪氨酸残基激活多个信号通路,这些残基由信号分子上的 SH2 结构域识别。STAT 包含一个羧基末端 SH2 结构域、一个 SH3 样结构域和几个保守的氨基末端区域,以及 DNA 结合结构域。通过 SH2 结构域介导,羧基末端的酪氨酸磷酸化会引发同二聚化或异二聚化,从而促使 STAT 移动到细胞核并与 DNA

结合(图 5 - 10)。

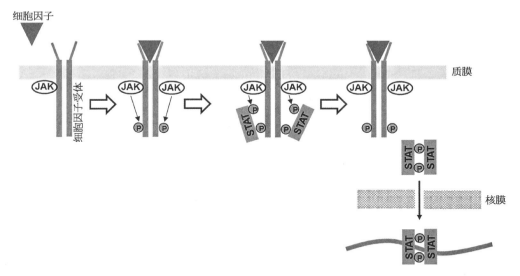

图 5 - 10 细胞因子及其受体信号通路机制
细胞因子及其受体通过 JAK - STAT 通路传导信号。

5.3.2 TGF - β 受体信号通路

TGF - β 受体的结构类似于酪氨酸激酶受体,两种受体都通过细胞质激酶结构域发出信号。然而,TGF - β 受体的激酶结构域特异性磷酸化丝氨酸和苏氨酸,而非酪氨酸残基。TGF - β 这个名字是基于这种细胞因子能使正常成纤维细胞转化为在琼脂中可生长的成纤维细胞表型,同时失去生长密度依赖性抑制作用,而这种转化发生在有表皮生长因子(EGF)存在的条件下。

TGF - β 与 Ⅱ 型受体结合,后者再募集 Ⅰ 型受体形成二聚体,并与配体形成异四聚体复合物(图 5 - 11)。这些受体属于丝氨酸/苏氨酸激酶受体。它们具有富含半胱氨酸的胞

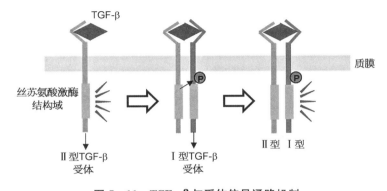

图 5 - 11 TGF - β 与受体信号通路机制

外结构域、跨膜结构域和富含细胞质丝氨酸/苏氨酸的结构域。Ⅰ型受体的 GS 结构域由大约 30 个丝氨酸-甘氨酸重复序列组成。TGF - β 家族配体的结合导致受体旋转，使得它们的细胞质激酶结构域以有利的方向排列。Ⅱ型受体磷酸化 Ⅰ型受体的丝氨酸残基，从而激活蛋白质。随后，Ⅰ型受体磷酸化调控 SMAD（R - SMAD），后者再与 coSMAD（SMAD4）结合。R - SMAD/coSMAD 复合物在细胞核中积累，作为转录因子参与靶基因表达的调控。

5.3.3　Notch 以及受体

Notch 受体似乎代表了一种非常原始的信号类型。它由通过非共价相互作用相关联的两个部分组成。一旦与相邻细胞表面的配体（例如 NotchL 或 Delta）结合，Delta 配体会经历内吞作用，进入配体呈递细胞，从而触发两次连续的蛋白水解裂解 Notch 受体。这会释放产生 Notch 受体 C 端细胞质片段，并使其迁移到细胞核，在那里它会改变某些基因的表达。

Notch 信号通路是一种高度保守的细胞信号系统，存在于大多数动物中。哺乳动物具有 4 种不同的 Notch 受体：NOTCH1、NOTCH2、NOTCH3 和 NOTCH4。Notch 受体是一种单程跨膜受体蛋白。它是一个异源寡聚体，由一个大的细胞外部分组成，通过钙依赖的非共价相互作用，与一个由短细胞外区域、单跨膜通道和小细胞内区域组成的多肽相互作用。在胚胎神经发生过程中，Notch 信号促进增殖，Numb 抑制其活性以促进神经分化。Notch 信号在许多癌症中失调，包括 T 细胞急性淋巴细胞白血病（T - ALL）。

5.3.4　经典 Wnt 信号与 Frizzled 受体

Wnt 蛋白的受体属于 Frizzled（Frz）家族的跨膜蛋白。在经典的 Wnt 信号通路（canonical Wnt pathway）中，在无 Wnt 配体结合的情况下，Axin 和 APC 的复合物会使糖原合酶激酶 3β（GSK - 3β）磷酸化 β-连环素，从而导致 β-连环素被快速蛋白水解破坏。然而，当 Wnt 配体与某些 Frizzled 受体和 LRP 辅助受体结合时，激活的 Frizzled 受体通过 disheveled 蛋白和轴蛋白发挥作用，抑制 GSK - 3β。这会保存 β-连环素，并可能在细胞核中积聚，促进细胞增殖（图 5 - 12）。

在非经典的 Wnt 信号通路（non-canonical Wnt pathway）中，Wnt 与 Frizzled 受体结合。然后，受体-配体复合物结合由 α、β 和 γ 亚基组成的异源三聚体 G 蛋白，配体激活受体后，刺激 G 蛋白的 α 亚基释放其 GDP（二磷酸鸟苷）并转而结合 GTP（三磷酸鸟苷）。然后 α 亚基与 β+γ 解离。α 亚基和独立的 β+γ 复合物都可以通过调节关键酶活性的方式继续传导信号。

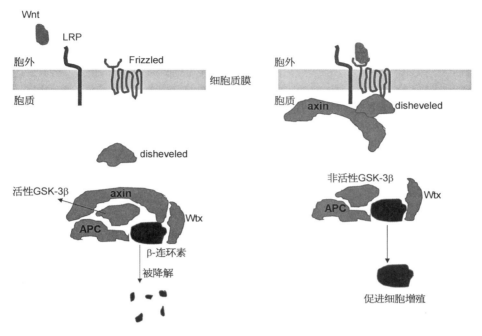

图 5 - 12 经典的 Wnt 信号传导机制

5.3.5 整合素

整合素(integrin),又称为整联蛋白,是一种跨膜受体,具有连接细胞和其外环境(如细胞外基质)的作用。整合素广泛存在于脊椎动物的细胞表面,它在连接细胞外部和内部骨架结构的同时,参与细胞与环境之间的信号转导。整合素不仅参与穿越细胞膜的机械作用,还参与细胞通信、细胞周期调节、细胞形态和细胞运动等过程。

通常,受体的作用是将外环境的变化通知细胞并引发细胞反应。然而,整合素不仅介导由外到内的信号传递,还介导由内到外的细胞信号传递。因此,整合素不仅将细胞外基质(extra cellular matrix, ECM)的信息传递给细胞,还将细胞内部的状态表达给外界,使细胞能够迅速和灵活地响应环境中的变化。

整合素存在许多类型,某些细胞表面上表达多种整合素。从海绵到哺乳动物的所有动物中,整合素都发挥着重要作用。它通过与其他蛋白相互作用来介导细胞与细胞、细胞与 ECM 之间的相互作用和通信。参与这些过程的蛋白主要包括细胞黏附分子(如钙黏素、IgSF、选择素)、细胞外配体(如纤连蛋白、胶原蛋白、玻连蛋白)以及层黏连蛋白等几大类。

整合素是由 α 和 β 两个亚基组成的异二聚体(图 5 - 13)。α 和 β 亚基都是跨膜蛋白,具有一个小型的胞内结构域。在哺乳动物中,发现了 18 个 α 亚基和 8 个 β 亚基,而果蝇

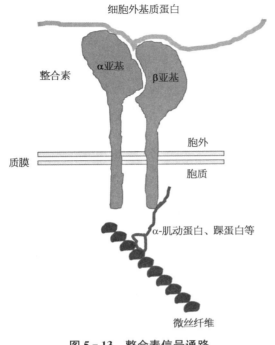

图 5-13　整合素信号通路

基因组中只有 5 个 α 亚基和 2 个 β 亚基，隐杆线虫只有 2 个 α 亚基和 1 个 β 亚基，领鞭毛虫中只有 α 亚基，没有 β 亚基。一般来说，整合素在细胞质区域有 40～70 个氨基酸残基。β4 亚基与其他亚基不同，它的细胞质结构域更大，有 1 000 个氨基酸残基，并与中间纤维连接，而不是常见的肌动蛋白连接方式。在细胞外的球形结构域，α 链和 β 链一起露出脂双分子层外约 20 nm 的头部。其中，靠近 N 端 5 nm 处可以用于与细胞外基质蛋白结合，这种外部结合过程可以类比为螃蟹钳夹住目标蛋白（尽管是通过化学作用而不是力学作用）。整合素的细胞内尾部与肌动蛋白相连。整合素的两个亚基 α 链和 β 链都会发生糖基化。整合素分子量约为 100 kDa。

5.4　Ras 蛋白的功能与调控

5.4.1　Ras 是一个小分子 GTP 酶

Ras 是一种鸟苷核苷酸结合蛋白，属于单亚基小分子 GTP 酶，其结构类似于异源三聚体 G 蛋白的 α 亚基。G 蛋白是一种二元信号开关，可以处于"开启"或"关闭"状态："关闭"状态下，它与核苷酸二磷酸鸟苷（GDP）结合；"开启"状态下，它与核苷酸三磷酸鸟苷（GTP）结合。与 GDP 相比，GTP 具有额外的磷酸基团，这个额外的磷酸盐使得开关区域保持在待激活状态。当 GTP 释放额外的磷酸基团后，Ras 开关区域松弛，导致其构象转变为非活性状态。

Ras 的活性受鸟嘌呤核苷酸交换因子（guanine nucleotide exchange factor，GEF）和 GTP 酶激活蛋白（GTPase activating protein，GAP）的调控（图 5-14）。Ras 具有内在的 GTP 酶活性，即它可以将结合的 GTP 分子水解成 GDP。然而，这个过程对于有效的功能来说太慢了。因此，Ras 的 GAP 可以结合

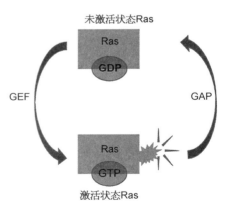

图 5-14　Ras 受到鸟嘌呤核苷酸交换因子和 GTP 酶激活蛋白的调控

并促进 Ras 的 GTP 酶活性。GAP 通过提供额外的催化残基,使得水分子能够快速有效地攻击 GTP 的 γ-磷酸,导致无机磷酸盐被释放,Ras 分子与 GDP 结合。GAP 能使 RAS 蛋白的 GTP 酶活性增加约 10 万倍,从而导致激活的 GTP 结合的 Ras 快速转化为无活性的 GDP 结合形式。与 GAP 相反,GEF 催化 Ras 的激活反应,能将 Ras 结合的 GDP 转变为 GTP。GEF 破坏 GDP 和 Ras 的结合,使 GDP 释放到细胞质中。由于细胞内 GTP 相对于 GDP 更丰富(大约多 10 倍),GTP 重新进入 Ras 的核苷酸结合口袋。因此,GEF 促进 Ras 的激活。GEF 包括 Son of Sevenless(Sos)和包含 RasGEF 域的 cdc25。GEF 和 GAP 活性之间的平衡决定了 Ras 的鸟嘌呤核苷酸状态,从而调节 Ras 的活性。结合 GTP 的 Ras 蛋白能够通过与其他效应蛋白(如 PI3K)结合,传导相关信号。

5.4.2　Ras 蛋白的细胞定位

　　Ras 的 3 种亚型 H-ras、N-ras 和 K-ras 在哺乳动物细胞中广泛表达。不同亚型之间的 Ras G 蛋白结构域(1—166 位氨基酸序列)高度保守(保守性>95%),包括结合鸟嘌呤核苷酸的蛋白质区域、开关 1 和开关 2 环。这些环在 GTP-GDP 交换过程中发生重要的构象变化,并直接参与 Ras 效应器、GEF 和 GAP 的结合。相比之下,Ras 的 C 末端 24—25 位氨基酸残基在不同亚型之间保守性较差,这段高变区包含指导翻译后加工、质膜锚定以及 Ras 从内质网胞质表面运输到质膜内表面的序列。所有 3 种 Ras 蛋白的 C 末端 CAAX 基序经过翻译后处理,生成 S-法呢基半胱氨酸羧甲酯(图 5-15)。膜锚由 N-ras(Cys181)和 H-ras(Cys181 和 Cys184)中的一个或两个相邻的 S-棕榈酰半胱氨酸残基或 K-ras 中 6 个赖氨酸残基(Lys175-Lys180)的多元结构域完成。K-ras 在稳态下主要定位于细胞表面,除了质膜锚定脂肪链外,赖氨酸残基中的正电荷与质膜内部的负电荷之间的动态静电相互作用也是一个重要因素。

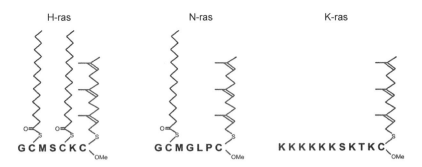

图 5-15　Ras 蛋白通过脂肪链修饰定位于细胞膜

(引自 Hancock J F, et al. Biochem J, 2005, 389: 1-11)

5.4.3　热点突变对 RAS 酶活性的影响

　　RAS 是一种分子开关,可以处于结合 GDP 的"关闭"状态或结合 GTP 的"激活"状态。RAS 本身具有 GTP 酶活性,可以催化结合 GTP 的水解,从而实现从"激活"到"关闭"状态的转变。RAS 蛋白的第 12 位甘氨酸和第 61 位谷氨酰胺是催化 GTP 水解的关键氨基酸。这也解释了为什么人类肿瘤中 *RAS* 的热点突变通常发生在第 12 位甘氨酸和第 61 位谷氨酰胺上。具有肿瘤热点突变的 RAS 几乎完全失去了 GTPase 活性,导致 RAS 无法关闭并持续处于"激活"状态,从而向细胞提供持续的生长增殖信号,进而促进肿瘤的发生发展(图 5-16)。

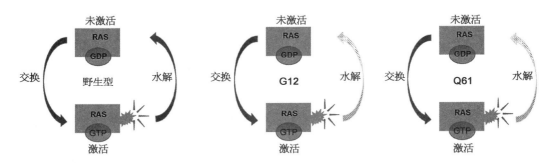

图 5-16 RAS 热点突变破坏了 GTP 酶的 GTP 水解活性,使 RAS 蛋白处于持续的激活状态

5.4.4 Ras 从不可靶向变成可靶向的肿瘤靶点

RAS(包括 *KRAS*、*NRAS* 和 *HRAS*)是人类癌症中最常见的突变基因家族,因此研究人员一直在寻找有效的 RAS 抑制剂。由于 RAS 是一种小分子 GTP 酶,开发 RAS 抑制剂一直很困难,因此 RAS 长期被认为是"不可靶向"的。然而,最近针对非小细胞肺癌中最常见的 KRAS-G12C 突变的特异性共价抑制剂的研制成功,为突变 RAS 的靶向药物开发带来了新的思路。

2013 年,Shokat 及其同事在突变体 KRAS-G12C 蛋白中发现了一个位于开关 2 后面的新型结合口袋,被称为开关 2 口袋。他们开发了第一个不可逆的靶向 KRAS-G12C 的化合物系列(图 5-17)。这些化合物能与 GDP 状态下的 KRAS-G12C 共价结合,阻断 SOS 催化的核苷酸交换和 KRAS-G12C 与 RAF24 的结合。值得注意的是,这些化合物只能与 KRAS-G12C 在 GDP 结合状态下结合,因此需要 KRAS-G12C 首先进行 GTP 水解。大约 75% 的 KRAS-G12C 在稳态下与 GTP 结合,但是 KRAS-G12C 在常见的 RAS 致癌突变中具有高水平的内在 GTP 酶活性,因此更容易被共价攻击。至于其他 RAS 突变是否能通过类似的方法开发出靶向抑制剂,目前尚不清楚。

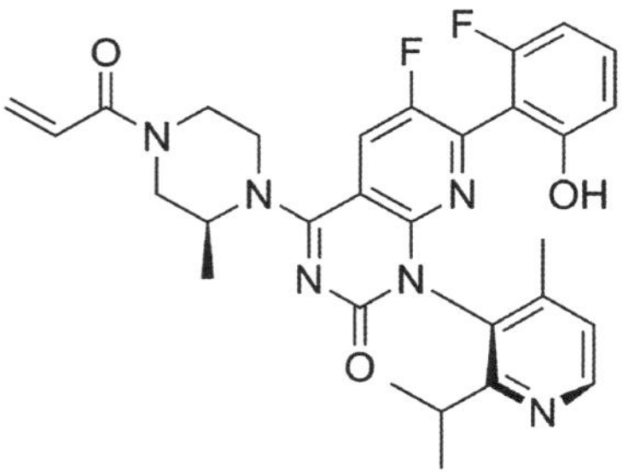

图 5-17 KRAS-G12C 靶向抑制剂索托拉西布(sotorasib)的分子结构

索托拉西布(AMG-510)是创新药,口服使用,是选择性 KRAS G12C 共价抑制剂。它将 KRAS-G12C 锁定在非活性 GDP 结合状态,从而起到不可逆的抑制作用。它也是第一个被 FDA 批准(2021 年)的 KRAS-G12C 抑制剂,可导致 KRAS-G12C 肿瘤的消退。

思考题

1. 简述 v‐ErbB 蛋白和 EGFR 蛋白的异同点，以及 v‐ErbB 蛋白保持活性的机制。

2. 简述受体酪氨酸激酶激活的机制以及相关实验证据。

3. GPCR 偶联的异源三聚体 G 蛋白和 Ras 的相同点和不同点。

拓展阅读文献

Hancock J F, Parton R G. Ras plasma membrane signalling platforms. Biochem J, 2005, 389: 1–11.

Moore A R, Rosenberg S C, McCormick F, et al. RAS-targeted therapies: is the undruggable drugged? Nat Rev Drug Discov, 2020, 19: 533–552.

Rocks O, Peyker A, Bastiaens P I. Spatio-temporal segregation of Ras signals: one ship, three anchors, many harbors. Curr Opin Cell Biol, 2006, 18: 351–357.

第6章 癌基因细胞内信号通路

肿瘤是由体细胞基因异常引起的疾病,而癌基因信号通路的异常激活是肿瘤发生发展的关键因素。这些通路调节一系列基因表达和蛋白质功能,最终影响细胞的增殖、分化和凋亡等过程。例如,PI3K/Akt 通路通过调控细胞生长和存活信号的传递促进肿瘤形成。了解关键信号通路的功能、调控机制及其与肿瘤的关联,对揭示肿瘤发生的分子机制、发展新的治疗策略以及预防癌症具有重要意义。本章详细讨论这些信号通路在细胞内信号传导的机制,以及与肿瘤发生发展、诊断治疗的关系。涉及的信号通路包括:受体酪氨酸激酶- Ras 信号通路、整合素信号通路、JAK – STAT 信号通路、Wnt/β -连环素信号通路等。

6.1 癌基因信号通路与肿瘤

第 5 章中,已经概述了癌基因的本质特征。许多癌基因编码的蛋白质属于调控细胞生长、增殖和分化行为的信号分子和受体,包括生长因子与受体酪氨酸激酶、细胞因子与受体、性激素与核受体等。本章主要阐述这些信号分子和受体在细胞内部引发系列蛋白质修饰和位置变化、基因转录变化的细节。最终,这些变化导致细胞生长、增殖和分化等行为的改变。

一般而言,癌基因信号通路是一组参与正常细胞生长、增殖和分化等过程的信号传导通路。当癌基因发生突变或异常表达时,这些通路会异常激活,使细胞失去正常的生长调控,从而引发其异常增殖,导致恶性肿瘤发生。

细胞内水分占细胞总体积的约 70%,其余空间被蛋白质、核酸、脂质以及其他各类大分子或小分子所占据。信号转导的核心是在特定的时间和空间中寻找到特定的大分子(尤其是蛋白质),并改变其分布或功能状态,这过程涉及蛋白质修饰和蛋白质位置的改变。

磷酸化修饰是一种具可逆性和快速改变蛋白质电荷性和功能的生物化学过程,在细胞内部的信号传导中扮演着核心角色。蛋白质磷酸化最早发现于 1906 年,但直到近 50

年才发现了催化蛋白质磷酸化的激酶,蛋白质磷酸化发生在带有羟基的氨基酸(丝氨酸、苏氨酸、酪氨酸)上。

细胞内的大分子并不像在普通溶液中那样随机存在,细胞内的结构存在着分区化,形成了可以在显微镜下观察到的各种细胞器,以及尚待发掘和观察的分区化区域。可以将细胞比喻为一个学校,学校里有各种建筑物,大分子相当于学校里的学生和教师。可以推测细胞内的大分子也有固定的活动空间,当内外信号到达时,大分子活动空间的改变将显著影响细胞行为。例如,β-连环素蛋白在细胞质中是骨架蛋白,但在细胞核中可以作为转录因子催化增殖相关基因的转录。

在信号传导过程中,上游信号分子通过调节下游分子的修饰、定位和表达水平等方式来调控下游分子的功能,从而影响细胞的各种行为,如增殖、分化和迁移等。信号通路通常具有特定的机制,以实现信号传导的效率和特异性,例如通过正反馈放大信号,通过负反馈抑制信号(图6-1)。此外,细胞内的多种信号传导通路相互影响,构成一个网络,以准确响应多种外部和内部环境因素。

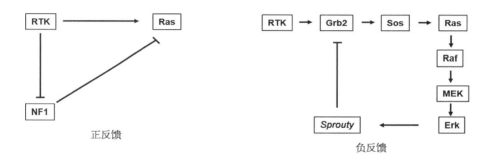

图6-1 信号传导通路中的正反馈、负反馈示例

RTK,受体酪氨酸激酶;NF1,神经纤维瘤蛋白1(neurofibromin 1),是Ras的GAP,抑制Ras活性。

6.2 生长因子与受体型酪氨酸激酶信号通路

生长因子是一类刺激细胞增殖的信号分子,通过受体酪氨酸激酶传导信号。很多经典的癌基因,如 *Ras* 、*ErbB* 、*Akt* 、*PIK3CA* 等,都参与了生长因子与其受体信号通路,因而生长因子与受体型酪氨酸激酶信号通路是一种非常关键的癌基因信号通路。

6.2.1 Ras 处于生长因子受体信号通路的下游

果蝇的眼睛是由成千上万个小眼组成的复眼。每个小眼通常由7个细胞组成,其中6个外部细胞围绕着中心的那个细胞。有一种名为 *sevenless* 的果蝇突变体,其小眼缺乏那个中央细胞。后来的研究发现,*sevenless* 基因编码的蛋白与哺乳动物成纤维细胞生长因子受体(FGF receptor)具有同源性。

　　随后进行的遗传突变筛选实验发现了一些新的突变,也导致果蝇小眼中缺失那个中央细胞。进一步的遗传互补实验表明,其中一个突变基因位于 *sevenless* 基因下游,称为 *son of sevenless*,简写为 Sos。后续的生化实验结果表明,Sos 参与激发 G 蛋白的核苷酸交换。这类蛋白通常被称为鸟嘌呤核苷酸交换因子(guanine nucleotide exchange factor, GEF),能够直接激活 Ras 的活性。因此,生长因子受体可以通过 Sos 蛋白来调控 Ras 的活性。总的来说,上述遗传学实验证据表明 Ras 位于生长因子受体信号通路的下游(图 6－2)。

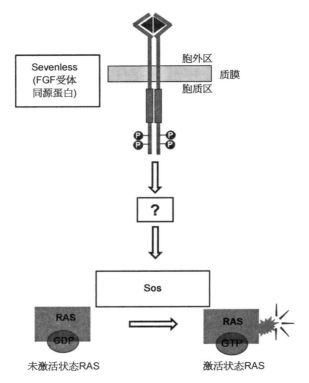

图 6－2　**Ras 处在生长因子受体(RTK)信号通路的下游**

6.2.2　酪氨酸激酶的蛋白质结构域

　　劳斯肉瘤病毒携带的癌基因 *Src* 是第一个被发现的癌基因。1970 年代,Tony Hunter 发现 *Src* 编码一种酪氨酸激酶。后来的研究发现,生长因子的受体(如 EGFR、PDGFR 等)也是酪氨酸激酶,即受体酪氨酸激酶(receptor tyrosine kinase, RTK)。作为最早的癌基因,*Src* 可以看作是酪氨酸激酶的典型代表。许多酪氨酸激酶相关的结构域也是根据和 Src 的同源性来定义的,例如 SH1、SH2、SH3 结构域,其中 SH 代表 Src homology(图 6－3)。SH1 结构域是催化酪氨酸磷酸化的激酶结构域;SH2 结构域结合磷酸化的酪氨酸;SH3 结构域参与蛋白质互作,可以结合富含脯氨酸的多肽。

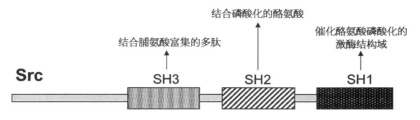

图 6-3 酪氨酸激酶 Src 的结构域与功能

6.2.3 生长因子-Ras 信号传导机制

当细胞外特定配体与细胞膜上的 RTK 结合时,RTK 会发生构象变化并自磷酸化,这会招募并激活下游信号分子,如 Grb2、Sos 和 Shc。Grb2 是一个适配器分子,它包含一个 Src 同源结构域(SH2)和两个 Src 同源结构域 3(SH3)。当 Grb2 与自磷酸化的 RTK 结合时,其 SH2 结构域会结合到 RTK 上的磷酸化酪氨酸,使 Grb2 与 RTK 结合。Grb2 与 RTK 结合后,其 SH3 结构域会与另一个蛋白质 Sos 结合,使其从闭合状态变为开放状态。这激活了 Sos 的催化活性,使其能够催化 Ras 蛋白的 GDP/GTP 交换,将 Ras 从无活性的 GDP 结合状态转换为活性的 GTP 结合状态(图 6-4)。Ras 的活性状态由 GTP 结合与 GDP 结合决定。当 Sos 催化 GDP/GTP 交换时,Ras 的 GDP 结合状态会被 GTP 结合状态替换,使 Ras 变为活性状态。

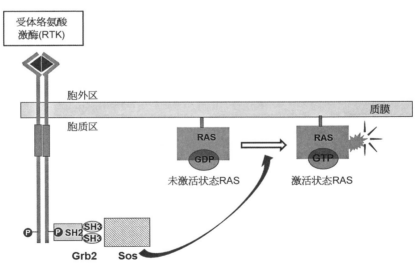

图 6-4 生长因子受体通过招募 Grb2 等连接蛋白将信号
传导至 Ras,Sos 是激活 Ras 的 GEF

6.2.4 Ras 蛋白通过激活 Ras 效应蛋白发挥功能

Ras 蛋白位于受体酪氨酸激酶信号通路的下游。激活的 Ras(结合了 GTP 的 Ras)通

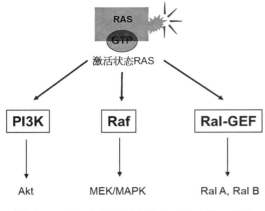

图 6-5 Ras 主要通过 3 种效应蛋白传导信号

过与 Ras 效应蛋白结合,发挥促进肿瘤发生发展的功能。Ras 效应蛋白包括 PI3K、Raf 和 Ral-GEF(图 6-5)。Ras 促癌的主要通路是 Raf/MAPK 通路和 PI3K/Akt 通路。在 Raf/MAPK 通路中,活性的 Ras 蛋白能够激活 Raf 激酶,并磷酸化其下游蛋白 MEK 和 ERK,改变基因表达和促进细胞生长。在 PI3K/Akt 通路中,活性的 Ras 蛋白能够激活 PI3K 激酶,并催化磷脂酰肌醇二磷酸酯(phosphatidylinositol 4,5-bisphosphate,PIP2)转化为磷脂酰肌醇三磷酸酯(phosphatidylinositol 3,4,5-trisphosphate,PIP3),从而激活下游蛋白质 Akt。这会促进细胞生长、存活和分化等过程,与多种肿瘤的发生发展密切相关。

下面重点介绍 Ras 下游的 3 条重要信号通路,这些通路的多样性可以帮助我们更好地理解 Ras 蛋白如何引起细胞行为的改变,从而导致癌症发生。

6.2.5 Ras 下游信号通路

1. PI3K/Akt 信号通路

1986 年,Lewis Cantley 等人发现了一种酶,可以将 PIP2 转化为 PIP3,该酶被称为"磷酸肌醇 3-激酶"(phosphoinositide 3-kinase,PI3K)(图 6-6)。1991 年 Takashi Takenawa 等人通过对 PI3K 的研究发现,PI3K 在胰岛素的信号传导过程中扮演着重要角色,并进一步揭示了 PI3K 在细胞中的生理功能。1997 年,Brian Hemmings 等人发现了 PI3K 的下游分子 Akt,并将其命名为"蛋白激酶 B"(protein kinase B,PKB)。他们还揭示了 Akt 在信号传导过程中的重要作用。PI3K/Akt 信号通路是由 Ras 蛋白调控的重要通路,随着时间的推移,人们对其认识越来越深入,发现该通路参与细胞增殖、细胞存活、代谢调节、细胞分化和细胞运动等多种生理和病理过程。

PI3K 蛋白家族是一类脂质信号酶,能够磷酸化细胞膜上的磷脂酰肌醇的 3'-OH 基团,从而使蛋白质丝氨酸/苏氨酸激酶能够聚集到细胞膜上。PI3K/Akt 信号通路在肿瘤发生发展中起着关键作用,因为它可以促进细胞的生长和存活(图 6-7)。根据结构和底物特异性,PI3K 蛋白家族可分为 3 个类别:Ⅰ、Ⅱ 和Ⅲ类。其中,Ⅰ 类 PI3K 在肿瘤发生中最为重要,它包括 4 种同源酶亚型:p110α、p110β、p110γ 和 p110δ,它们由不同的基因编码。根据调节模式,Ⅰ 类 PI3K 又可分为两类:Ⅰ A 类(包括 PI3Kα、PI3Kβ 和 PI3Kδ)和Ⅰ B 类(包括 PI3Kγ)。Ⅰ 类 PI3K 是由催化亚基(p110)和调节亚基组成的异二聚体酶,在哺乳动物基因组中,编码 4 种不同的 p110 亚型(α、β、γ 和 δ)和多个调节亚基。对于Ⅰ A 类的 p110α、p110β 和 p110δ,最常见的调节亚基为 p85;而Ⅰ B 类 PI3K 由催化亚基 p110γ

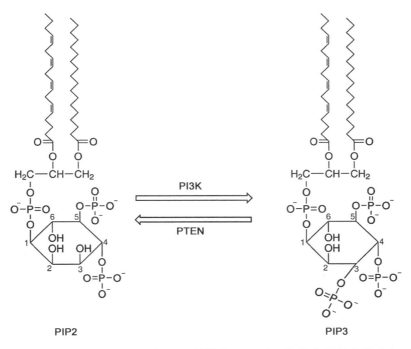

图 6-6　PI3K 催化 PIP2 向 PIP3 的转变，PTEN(一种磷酸酶)催化逆反应

PIP2 和 PIP3 均在细胞质膜上。

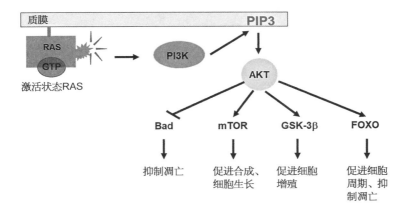

图 6-7　PI3K/Akt 信号通路综述

激活的 Ras 刺激Ⅰ类 PI3K，PI3K 激活可通过 PIP3，AKT 促进细胞生长和增殖、促进细胞周期进展、抑制细胞凋亡。

与调节亚基 p101 和 p84/p87 构成。ⅠA 类 PI3K 主要由 RTK 信号激活(p85 调节亚基在介导ⅠA 类 PI3K 激活中起关键作用)，尽管含有 p110β 的酶也可能被 G 蛋白偶联受体激活。在缺乏刺激信号时，p85 与 p110 相互作用并抑制 p110 激酶活性。通过接收来自活化的 RTK 或 GPCR 的信号，Ⅰ类 PI3K 催化 PIP2 的磷酸化，从而产生第二信使 PIP3。

PIP3 是第二信使，能够激活 Akt，Akt 是一种丝氨酸/苏氨酸激酶，最初是从致小鼠胸腺淋巴瘤的逆转录病毒中发现并克隆的原癌基因。它主要有 3 个亚型：Akt1、Akt2 和 Akt3，在不同组织和细胞类型中有表达。PDK1 是 Akt 的激酶，可以催化 Akt 的激活。PDK1 的激活依赖于 PIP3 的存在，因此，PI3K 通过产生 PIP3 来间接激活 Akt。激活的 Akt 进一步调节多个下游分子，包括 mTOR、GSK‑3 和 FoxO 转录因子家族等，从而促进细胞增殖、抑制细胞凋亡、促进蛋白合成和细胞生存。mTOR 是 PI3K/Akt 信号通路中的另一个重要下游分子，参与调节细胞的增殖、生长和代谢等过程。它存在于两种不同的复合物中：mTORC1 和 mTORC2。mTORC1 主要调节细胞生长和代谢，而 mTORC2 参与细胞的存活和增殖。GSK‑3 可以调节细胞的代谢和生长等过程，Akt 通过磷酸化和抑制 GSK‑3 的活性来促进糖原合成和细胞生长。FoxO 转录因子家族可以调节多个基因的表达，参与细胞的生长、分化和存活等过程。

除了 Akt 蛋白外，PI3K/Akt 信号通路还涉及其他重要蛋白。其中，PTEN 是一种磷酸酶，能够使 PIP3 去磷酸化，从而抑制 PI3K/Akt 信号通路的活性（图 6‑6）。在许多肿瘤细胞中，PTEN 基因突变或缺失导致其表达下降或失去功能，进一步增强了 PI3K/Akt 信号通路的活性，促进了肿瘤的生长和扩散。

PTEN 基因最初是 1997 年在浸润性乳腺癌转移灶中被发现，该基因位于染色体 10q23 特定区域，存在纯合性缺失现象。进一步研究发现，PTEN 基因的开放性读码框序列可以编码蛋白质酪氨酸磷酸酶（protein tyrosine phosphatase，PTP）。此外，PTEN 与张力蛋白（tensin）和辅助蛋白（auxilin）有很大的同源区，因此被命名为磷酸酶和张力蛋白同源物（phosphatase and tensin homologue，PTEN）。PTEN 蛋白由 403 个氨基酸组成，分子质量约为 55 kD，包含 N 端的磷酸酶结构域、C2 结构域和 C 端的尾部结构域。

在各种人类肿瘤的晚期阶段，通常会发现 PTEN 基因的突变，包括前列腺癌、胶质母细胞瘤、黑色素瘤和子宫内膜癌。浸润性尿路上皮癌中有 24%～58% 的病例出现 10q 缺失，其中包括 PTEN 区域。在大约 30% 的原发性多形性胶质母细胞瘤中也发现 PTEN 的失活突变（见图 6‑8）。

PIK3CA 基因的体细胞突变的发生频率在某些常见上皮癌中高达 30%。这些癌症包括乳腺癌、结肠癌、前列腺癌和黏膜癌。目前还不清楚 PIK3CA 突变是癌症进展的早期还是晚期遗传事件。与前体息肉相比，在结直肠癌中发生 PIK3CA 突变的频率更高。然而，最新的关于原位和侵袭性乳腺癌的研究表明，PIK3CA 突变发生在侵袭性肿瘤形成之前。大多数 PIK3CA 突变（约 80%）发生在酶结构域和螺旋结构域内。这些突变体 p110α 亚基增强了体外脂质激酶活性，可以在缺乏生长因子的条件下维持 PI3K‑Akt 信号传导，并可能重塑细胞（图 6‑9）。

Akt 是 PI3K/Akt 信号通路的下游分子之一，也是人类癌症中最活化的激酶之一。多种类型的癌症中都发现了 Akt 的遗传改变和异常。Akt 通过调节细胞增殖、代谢、存活、侵袭性和血管生成参与癌症进程。越来越多的证据表明，癌症中不同的 Akt 亚型具

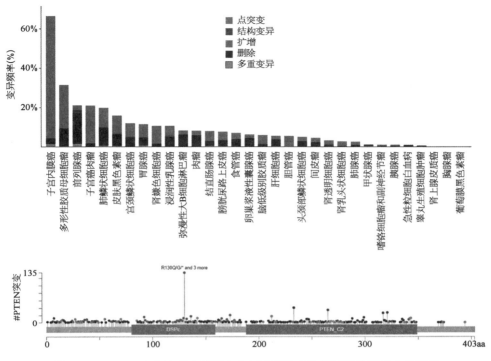

图 6‑8　PTEN 突变的癌症类型分布(上图)及突变氨基酸位置分布(下图)

(数据来自癌症基因组数据库 cBioPortal 中收集的 TCGA 数据集)(参见图版)

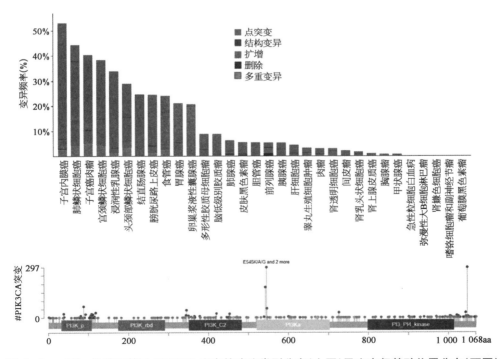

图 6‑9　p110α 的编码基因 PIK3CA 突变的癌症类型分布(上图)及突变氨基酸位置分布(下图)

(数据来自癌症基因组数据库 cBioPortal 中收集的 TCGA 数据集)(参见图版)

有不同的功能。Akt 由 3 个不同的基因产生,因此基因扩增是导致同种类型特异性表达增加的一种机制。早在 1992 年,就已知人类肿瘤中 Akt 基因存在频繁的改变,并且已证明 Akt2 在卵巢癌中过度表达和扩增。后来发现 Akt1 在胃癌中也表达增强。在结直肠癌中有 6%(51 例中有 3 例)、卵巢癌中有 2%(50 例中有 1 例)、乳腺癌中有 8%(81 例中有 5 例)发现 Akt1 的体细胞突变。已有报道显示 Akt2 基因扩增在胰腺癌和卵巢癌中也存在。此外,在结直肠癌和晚期转移中通常观察到 Akt2 的过度表达。Akt2 的缺失抑制了结直肠肿瘤细胞系的转移潜力,而这种表型无法通过 Akt1 的过度表达恢复。此外,对乳腺上皮细胞系和乳腺癌模型的研究表明,Akt2 促进间充质特性和细胞侵袭性,而 Akt1 促进细胞生长和存活。值得注意的是,Akt1 的缺失促进了细胞的侵袭和转移,推测是通过改变 Akt2 的信号平衡。在人类黑色素瘤癌症中已发现 Akt3 的突变。虽然在雌激素受体阴性的乳腺癌中没有 Akt3 基因座扩增,但 Akt3 mRNA 的表达已上调。Akt 的表达水平或活性的变化可能是多种人类癌症发病或进展的重要步骤。许多人类癌症,包括多形性胶质母细胞瘤和许多血液系统恶性肿瘤,都显示出 Akt 的激活。研究认为,细胞因子、激素和生长因子通过磷酸化作用来激活 Akt。已证实 Akt 激活与某些肿瘤类型的进展性疾病和不良预后有关。在某些研究中,Akt 活性升高在晚期和(或)转移性肿瘤中特别普遍,而许多其他报告将 Akt 活性与患者生存率或肿瘤耐药性的降低联系起来。然而,一些报告表明,Akt 活性的增加与肿瘤分期或分级无关。此外,在癌前病变如软骨管发育不良中,已证实磷酸化 Akt 的累积表达,这表明 Akt 激活可能是肿瘤进展的初始事件。

　　PI3K/Akt 信号通路在人类各种类型的肿瘤中普遍存在异常激活。在肿瘤的发生发展过程中,该通路可能因酪氨酸激酶受体过度表达或突变、*PI3KCA* 基因突变、*PTEN* 基因突变或缺失、*Akt* 基因扩增或突变等而导致 Akt 持续激活。多种生长因子(如 ECF、PDGF、IGF、HGF、NGF)以及胰岛素和细胞因子等,也可以通过 PI3K/Akt 通路刺激 Akt 的活化。当 Akt 被过度激活后,它可以转移到细胞质或细胞核,并与相应的底物蛋白发生作用。这会导致特定位点的丝氨酸/苏氨酸磷酸化,从而激活或抑制底物蛋白,例如 BAD、FOXOGSK - 3B、P27、P21、procaspase - 9、IKK、Mdm2、mTOR、EZH2、内皮细胞 NO 合成酶、端粒酶和基质金属蛋白酶等。这一过程抑制了肿瘤细胞的凋亡,同时促进了它们的生长、增殖、侵袭和血管生成。此外,PI3K/Akt 信号通路还在调节肿瘤细胞对化疗和放疗的耐药性方面发挥重要作用。

　　PI3K 通路与大多数癌症的发病机制密切相关。因此,针对该通路的治疗方法具有很大的潜力。PI3K 抑制剂包括泛 PI3K 抑制物 BKM120[布帕尼西(buparlisib)]和 PI3Kα 选择性抑制物 BYL719[阿培利司(alpelisib)]。BYL719 是一种针对突变 PI3Kα 的口服抑制剂,旨在抑制特定突变的 PI3Kα 酶活性,从而抑制异常激活的 PI3K/Akt 信号通路,目前正在进行临床研究,该药物可能适用于晚期实体瘤的治疗。现有超过 50 种抑制 PI3K/Akt/mTOR 通路的新药处于不同开发阶段。

2. Raf/MAPK 信号通路

激活的 Ras 可以结合并激活 Raf 蛋白激酶的活性。Raf（rapidly accelerated fibrosarcoma）是一种丝氨酸/苏氨酸特异性蛋白激酶，它的编码基因是原癌基因，最早是从致小鼠肉瘤的逆转录病毒中发现的。Raf 激酶是 Ras 通路下游的重要信号分子，包括 A-Raf、B-Raf 和 C-Raf 3 个亚型。其中，B-Raf 和 C-Raf 在细胞增殖和肿瘤发展中发挥着重要作用。

Raf 磷酸化并激活下游的蛋白 MEK（也称为 MAPKK），MEK 磷酸化并激活下游的蛋白 MAPK（见图 6-10）。因此，Raf 也被称为 MAPKKK。Raf 和 MAPK/ERK 都属于丝氨酸/苏氨酸特异性蛋白激酶。MEK 是一种丝氨酸/酪氨酸/苏氨酸激酶，有两个亚型，即 MEK1 和 MEK2。从 Raf 到 MEK 再到 MAPK 是一个激酶级联反应的例子，这一系列激酶有助于信号反馈调节和信号放大。

MAPK 是一组在细胞内部通信中起重要作用的蛋白激酶，包括 ERK、JNK 和 p38 等。不同的 MAPK 具有不同的底物，当细胞受到不同刺激时，MAPK 会被激活并磷酸化与之对应的底物。这种复杂性和特异性确保了细胞对外界信号做出准确的响应，因为基因表达直接取决于细胞对不同 MAPK 激活信号的整合。

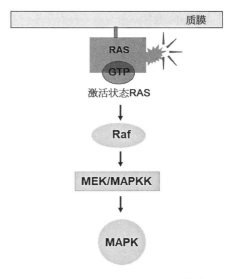

图 6-10 Raf/MAPK 信号通路模式图

ERK 是 MAPK 家族中最常见的一种，也是研究最广泛的。在 MAPK 信号传导通路中，ERK 扮演着重要的枢纽角色。激活的 ERK 可以磷酸化和激活多个下游蛋白质，如转录因子、细胞周期蛋白和细胞凋亡蛋白等。这些下游蛋白的激活可以引起多种生物学过程的改变，例如基因表达的调节、细胞增殖、存活和分化等。

Raf/MAPK 信号通路的异常激活在多种肿瘤中常见。该信号通路异常激活的机制涉及多个方面。在约 80% 的黑色素瘤和 5% 的结直肠癌中，存在一个热点突变 BRAF V600E，该突变导致蛋白质 B-Raf 持续激活。此外，肿瘤中的负调控基因 *Sprouty* 可能失活或发生突变。

因此，抑制 Raf/MAPK 信号通路成为治疗癌症的重要策略之一，现已开发了一些抑制剂来针对该信号通路，包括 Raf、MEK 和 ERK 等激酶抑制剂，用于肿瘤治疗。此外，与该信号通路相关的蛋白和基因也成为肿瘤治疗的重要靶点。例如，对于患有 BRAF V600E 突变的黑色素瘤患者，可以使用特异性抑制剂来治疗。总之，Raf/MAPK 信号通路在肿瘤的发生发展中扮演着重要角色，且其异常激活的机制多种多样。通过研究和开发相关抑制剂以及针对相关蛋白和基因的治疗策略,有望为肿瘤治疗带来新突破。

3. Ral－GEF 信号通路

第 3 类重要的 Ras 蛋白的下游效应分子是 Ral－鸟苷交换因子(Ral-guanine nucleotide exchange factor,Ral－GEF)。该分子发现于 1990 年代中期。Ral 蛋白家族由 RalA 和 RalB 两个成员组成,它们与 Ras 类似,都是小分子 GTP 酶。它们可以处于结合 GTP 的激活状态,也可以处于结合 GDP 的非激活状态。

Ral－GEF 和 Ras 蛋白结合后被激活,催化 Ral 蛋白家族从 GDP 状态向 GTP 状态的转换。激活后的 Ral 蛋白与 Sec5、Exo84、RalBP1 等伴侣蛋白结合,在细胞内的囊泡运输、细胞骨架调控以及细胞贴壁非依赖性生长过程中发挥重要作用。

6.3　GPCR 信号通路

G 蛋白偶联受体(G-protein-coupled receptor,GPCR)是一种跨膜蛋白,由 7 个跨膜结构域组成。当外部信号分子(如激素或神经递质)与 GPCR 结合时,GPCR 的细胞外结构域会发生构象变化,激活其细胞内部分。该细胞内部分与 G 蛋白结合,是 GPCR 信号通路的关键步骤。G 蛋白包含 α,β 和 γ 3 个亚单位,其中 α 亚单位可分为 $G\alpha s$、$G\alpha i$、$G\alpha q$ 等亚型。静止状态下,α 亚单位与 β、γ 亚单位形成复合体,并结合鸟苷二磷酸(GDP)。当受体与适当的配体(如激素)结合时,诱导受体构型改变,并与 G 蛋白相互作用,促使 GDP 释放并与 GTP 交换。然后,活化的 GTP 结合的 α 亚单位与 β、γ 亚单位分离,作用于效应器,产生细胞内信号,引起各种细胞反应。α 亚单位的活性通过 GTP 水解为 GDP 而失活。失活的 α 亚单位(与 GDP 结合)随后重新与 β、γ 亚单位结合形成异源三聚体,准备与新的受体分子相互作用,开始新的循环。不同的 G 蛋白与不同的受体相互作用,并通过不同的 α 或 β、γ 信号途径调节相关酶活性,在细胞内产生重要的第二信使,引起相应的生物反应。已知的第二信使包括 cAMP,Ca^{2+},IP3(肌醇 1,4,5－三磷酸)和 DAG(二酰甘油)等。

近 60% 的开发中药物和 36% 的美国 FDA 批准上市药物以人类 GPCR 为靶点。然而,只有少数 GPCR 被有选择性地用于癌症治疗。开发以 GPCR 为靶点的药物的方法包括靶向 GPCR 信号传导的激动剂或拮抗剂,以及靶向特定 GPCR 与其结合伴侣之间的相互作用。一个例子是用于激素反应性前列腺癌的内分泌疗法,该疗法通过靶向 GnRH 受体来降低睾酮水平。这种方法对前列腺癌的治疗有益,因为前列腺癌细胞的发育需要通过下丘脑 GnRH 分泌启动的信号通路来产生睾酮。表 6－1 是已批准的针对 GPCR 的肿瘤治疗策略。

表 6-1　已获批上市用于肿瘤治疗的 GPCR 靶向药物

药　　　物	靶向的 GPCR 受体	癌　症　类　型	批准上市时间
卡麦角林(cabergoline)	Dopamine receptor D1(DRD1)	神经内分泌瘤、垂体瘤	1996 年
兰瑞肽(lanreotide)	Somatostatin receptor (SSTR)	胰腺癌	2007 年
地加瑞克(degarelix)	GnRH 受体	前列腺癌	2008 年
维莫德吉(vismodegib)	SMO	局部晚期和转移性基底细胞癌	2012 年
索立德吉(sonidegib)	SMO	局部晚期和转移性基底细胞癌	2015 年
莫格利珠单抗（mogamulizumab）	CCR4	T 细胞淋巴瘤	2018 年

6.4　整合素信号通路

　　整合素(integrin)信号通路的发现始于 1970 年代末 1980 年代初。最初,人们注意到细胞表面的整合素在细胞与基质之间的相互作用中发挥着重要的作用。1986 年首次发现整合素能够与细胞外基质成分纤维连接蛋白(fibronectin)结合,从而证实了整合素在细胞外基质附着和胞外信号传递中的重要作用。随后,通过进一步探索整合素的功能,人们发现它们在细胞外基质信号传递中扮演着至关重要的角色。随着技术的发展,整合素的结构和功能得到了更深入的研究。1990 年,通过克隆和表达整合素的基因,证实整合素是一类跨膜蛋白,能够将细胞外基质的信号传递到细胞内。因此,整合素与胞内信号转导通路的关系逐渐被揭示,而整合素相关的信号转导通路对细胞的黏附、生长、分化等生命活动具有重要影响。

　　整合素是一种膜受体蛋白,通过与细胞外基质(extracellular matrix,ECM)中的蛋白质结合来调节信号转导过程。它是由 α 和 β 亚基组成的非共价异二聚体,可以与基质蛋白结合,并将信号传递到细胞内。整合素家族目前已知至少有 18 种 α 亚单位和 8 种 β 亚单位,通过这些亚单位的不同组合形式可将整合素家族分为 8 个组(β1 组~β8 组)。在同一个组的不同成员中,β 链是相同的,而 α 链则不同。大部分 α 链与一种 β 链结合,而有些 α 链可以与两种或更多种 β 链结合。α 亚单位的 N 端具有结合二价阳离子的结构域,而胞质区域靠近膜表面则包含一个非常保守的 KXGFFKR 序列,这与整合素活性调节有关。几乎所有的动植物细胞都表达整合素。在整合素被激活之前,它们处于非激活状态,即内向构象。在受到外界信号刺激后,整合素会发生构象变化,使其胞外结构域发生变化,从而与 ECM 中的蛋白质相互作用。同时,整合素的胞内结构也会发生变化,导致与其结合的蛋白质也发生构象变化,从而激活胞内信号通路。整合素的激活可以通过多种方式实现,例如受到细胞外基质成分的刺激、细胞外钙离子浓度的变化以及细胞内信号分子的介导等方式。当整合素与 ECM 结合时,会形成一个活性复合物,其中整合素会聚集和聚合。这种聚集和聚合的过程可以受到细胞内和细胞外多种因素的促进或抑制,从而导致多种信号分子的激活,包括黏着斑激酶(focal adhesion kinase, FAK)和 SRC 等。这些激酶会磷酸化和激活下游信号分子,如 Rho、Rac、Cdc42 等小 GTP 酶和 PI3K、Akt、MEK/ERK 等,这些信号分子参与调节多种生物学过程,如细胞增殖、迁移、分化和细胞存活等。

整合素信号通路在细胞的增殖、分化、迁移和凋亡等生理和病理过程中扮演着重要角色。研究表明,该通路在肿瘤的发生发展中起着关键作用,调控肿瘤细胞的黏附和迁移能力。通常情况下,肿瘤细胞失去了与基质或相邻细胞的正常黏附能力,会增加了侵袭和转移的可能性。此外,该通路还能影响肿瘤细胞的增殖和凋亡。异常激活的整合素信号通路可促进肿瘤细胞的生长,并通过调节多个细胞凋亡途径来影响其凋亡。此外,该通路还调节肿瘤微环境中其他细胞类型的生长和转化。例如,在肿瘤血管生成过程中,激活整合素信号通路有助于内皮细胞的增殖和管腔形成。因此,整合素信号通路在肿瘤发展过程中具有重要作用,并成为潜在的治疗靶点。研究人员正在开发针对整合素信号通路的药物,例如整合素拮抗剂和整合素受体激动剂,以期为肿瘤治疗提供新策略。其中,西仑吉肽(cilengitide)是一种已取得一定研究进展的整合素抑制剂,用于治疗脑胶质瘤和头颈部鳞状细胞癌等恶性肿瘤。

6.5　JAK - STAT 信号通路

细胞因子是一类大小为 5～25 kDa 的小分子蛋白,包括趋化因子、干扰素、白细胞介素、淋巴因子和肿瘤坏死因子。通常情况下,它们不包括激素或生长因子。细胞因子主要参与造血和免疫系统相关细胞(如巨噬细胞、B 淋巴细胞、T 淋巴细胞和肥大细胞)的增殖调控,而生长因子则在上皮细胞增殖调控中起关键作用。

1980 年代,人们发现了细胞因子的受体,这些受体本身没有酪氨酸激酶活性。一旦被激活,这些受体能够将信号传递到细胞内,引发一系列生物学反应。后来发现,这些细胞因子受体能够与名为 JAK(just another kinase 或 Janus kinase)的酪氨酸激酶结合。JAK 酶能够磷酸化受体和其他蛋白质,从而触发一系列信号传导反应。1993 年,人们发现干扰素或其他细胞因子受体被激活时,JAK 酶会磷酸化一种名为信号转导及转录激活蛋白(STAT)。STAT 蛋白被磷酸化后形成二聚体,并进入细胞核,在那里它们可以调节基因表达,影响细胞的生物学功能。目前已经发现 4 种 JAK 蛋白:JAK1、JAK2、JAK3、TYK2,以及7 种 STAT 蛋白:STAT 1、STAT 2、STAT 3、STAT 4、STAT 5A、STAT 5B、STAT 6。

JAK2 V617F 突变是慢性骨髓增生性疾病（myeloproliferative neoplasms，MPN）中一种常见的具有临床诊断价值的突变。这些疾病包括真性红细胞增多症（polycythemia vera，PV）、原发性血小板增多症（essential thrombocythemia，ET）和原发性骨髓纤维化（primary myelofibrosis）。JAK2 V617F 突变存在于约 70% 的 PV 病例、30% 的 ET 病例和原发性骨髓纤维化病例中。V617F 突变导致 JAK2 激活，进而促进上述疾病的发展。在临床上，V617F 突变是一个重要的诊断标志，表明 JAK2 抑制剂可能适用于治疗。

正常细胞中，JAK/STAT 信号通路的激活对 STAT 的激活是快速且短暂的，持续时间通常只有几分钟或几小时。该信号通路的关闭方式包括经典的受体内吞和由 JAK/STAT 信号通路激活诱导的细胞因子信号转导抑制蛋白（SOCS）家族的多种负反馈调节。然而，在肿瘤细胞中，由于 JAK/STAT 信号通路中的基因突变或调解基因 SOCS 的缺陷，肿瘤微环境持续激活 JAK/STAT 通路，使肿瘤细胞具备免疫逃逸的能力，削弱机体对肿瘤细胞的免疫杀伤作用。

JAK–STAT 信号传递途径的异常活化与多种疾病的发生、发展和预后密切相关。特别是在白血病细胞中，JAK 和 STAT 的持续表达和磷酸化活化会导致细胞依赖于 JAK 和 STAT 进行生长。使用 JAK 和 STAT 抑制剂可以有效地抑制细胞增殖并诱导细胞凋亡。临床上，针对 JAK–STAT 信号通路的治疗方法包括使用细胞因子或受体抗体、JAK 抑制剂、STAT 抑制剂、双重 JAK–STAT 抑制剂以及针对 JAK–STAT 信号通路上游的靶向治疗等。这些治疗方法已广泛应用于各种癌症和自身免疫性疾病。一些药物已获批准上市，如鲁索利替尼（ruxolitinib）用于治疗与骨髓增生异常综合征（MDS）相关的贫血和疲劳，以及多发性骨髓瘤和骨髓纤维化等慢性骨髓增生性疾病（MPN）。JAK 抑制剂托法替尼（tofacitinib）和巴瑞替尼（baricitinib）已用于治疗 HER2 阳性乳腺癌，STAT 抑制剂 S3I–201 和 WP1066 已用于治疗黑色素瘤，LLL12 则被用于治疗肺癌和胰腺癌。总之，JAK–STAT 信号通路在肿瘤治疗方面的应用非常广泛，针对该通路的治疗方法已成为许多肿瘤治疗方案的重要组成部分。尽管这些治疗方法已取得一定的成功，但仍需要进一步深入研究以探索 JAK–STAT 信号通路在肿瘤治疗方面的应用。

6.6　Wnt/β–连环素信号通路

Wnt 基因的同源基因最早是在 1982 年由 Roel Nusse 和 Harold Varmus 从致小鼠乳腺癌病毒中克隆出来，当时被命名为 int1（integration 1）。后来的研究发现该基因在不同物种中高度保守，如在果蝇中，它被命名为 Wingless（Wg）。Wnt 是 Wg 和 int 的合成词，代表"Wingless-related integration site"。

人类基因组中大约有 20 个 *Wnt* 基因家族成员，如 *WNT1*、*WNT2*、*WNT3*、*WNT4* 等。这些基因编码一类分泌性的糖蛋白，长度为 350～400 个氨基酸。这类基因编码的蛋白在胚胎发育和正常生理中具有重要功能。Wnt 蛋白通过与不同信号分子的相互作用，调节细胞生长、迁移、分化和发育等多个复杂的信号级联反应。Wnt 蛋白能够与细胞表面的一种叫做 Frizzled 的膜受体结合，并激活信号通路。Frizzled 是一种 7 次跨膜的GPCR。正常情况下，一个包含 GSK‑3β、APC、Axin 和其他蛋白的蛋白质降解复合物可以降解 β‑连环素。当 Wnt 蛋白与 Frizzled 受体结合后，这个降解复合物会解离，导致 β‑连环素不再被分解。降解复合物解离后，β‑连环素会逐渐聚集在细胞质中，形成一个稳定的复合物。聚集的 β‑连环素复合物会被转运到细胞核中，并与 Tcf/Lef 转录因子结合，调控基因的表达。β‑连环素与 Tcf/Lef 复合物结合后，可以促进一系列基因的转录和表达，包括 c‑Myc、$Cyclin\ D1$ 等基因。这些基因的表达可以调控细胞的增殖、分化和凋亡等生物学过程（图 6‑11）。

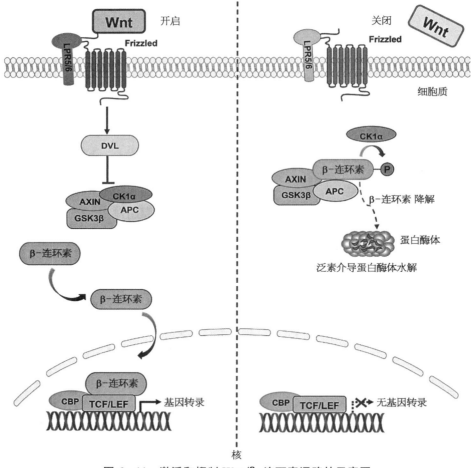

图 6‑11　激活和抑制 Wnt/β‑连环素通路的示意图

WnT 开启时，Wnt 与 Frizzled 和 LRP5/6 组成的受体连接后，细胞质蛋白 DVL 被激活并诱导 GSK3β 的抑制。随后，稳定的 β‑连环素易位到细胞核中，与 TCF/LEF 转录因子结合，导致靶基因转录。WnT 关闭时，在没有 WnT 配体的情况下，一种由 AXIN、CK1α、GSK3β 和 APC 形成的蛋白质复合物，磷酸化 β‑连环素，随后进行泛素蛋白酶体降解。［参考 Zhang Y, Wang X. J Hematol Oncol, 2020, 13(1): 165］

Wnt/β-连环素信号通路与各种类型癌症的发生发展密切相关。研究发现,多种癌症细胞中 Wnt/β-连环素信号通路的活性明显增强。Wnt/β-连环素通路的增强通常通过以下两种方式实现:一种是发生在 *APC* 基因上的失活性突变,主要出现在结肠癌中;另一种是发生在编码基因 *CTNNB1* 的 29~49 位氨基酸之间的激活性突变,主要出现在原发性肝癌中(图 4-7)。*APC* 的失活突变和 *CTNNB1* 的激活突变都导致 β-连环素在细胞质中大量积累,后者进入细胞核,并激活一系列与癌症相关的基因的转录和表达,如 *c-Myc* 和 *Cyclin D1* 等。除了在癌细胞中的作用,Wnt/β-连环素信号通路在肿瘤微环境中也起着重要的作用。例如,肿瘤细胞可以分泌 Wnt 蛋白,从而激活周围正常细胞中的信号通路,促进肿瘤的生长和扩散。

目前已经有一些抑制 Wnt/β-连环素信号通路的药物被研发出来,例如 ICG-001 和 PRI-724 等。这些药物可以通过靶向关键分子如 β-连环素或 Tcf/Lef 转录因子,抑制异常激活的信号通路,从而阻止肿瘤细胞的生长和转移。除了抑制 Wnt/β-连环素信号通路外,还可以通过靶向 Wnt 信号通路相关的蛋白进行肿瘤治疗。例如,Frizzled 和 LRP5/6 等上游蛋白,以及 Axin 和 GSK-3β 等下游蛋白,都可以作为潜在的治疗靶点。Wnt/β-连环素信号通路通常与其他信号通路相互交织在肿瘤的发生发展过程中,因此联合治疗可能会取得更好的效果。例如,Wnt/β-连环素信号通路与 PI3K/Akt、Notch 等信号通路存在交叉作用,因此联合应用 Wnt/β-连环素信号通路抑制剂和 PI3K/Akt、Notch 抑制剂可能会更加有效。

6.7 Hippo - Yap 信号通路

Hippo-Yap 信号通路是一条进化上保守的通路,于 1990 年代通过研究果蝇的突变体发现。该通路与组织器官大小调控相关。果蝇缺失 *Hippo* 基因会导致头部异常和颈部上充满皱褶,看起来像河马,因此得名。2003 年,研究人员在进一步的实验中发现了一种名为 Yap(yes-associated protein)的蛋白质,它与 Hippo 相关并在通路中起重要作用。当 Hippo 信号通路活跃时,*Hippo* 基因会抑制 Yap 的活性,限制细胞的生长和增殖。然而,当 Hippo 信号通路被抑制时,Yap 会进入细胞核并激活一系列基因,促进细胞增殖和生长。Hippo-Yap 信号通路与细胞的生长和组织大小调控密切相关。异常的 Hippo-Yap 信号通路活性可能导致细胞增殖失控和肿瘤形成。因此,该通路已成为癌症研究中的重要领域之一。

该通路的核心是丝氨酸/苏氨酸激酶 MST1/2(mammalian STE20-like protein kinase 1/2)和 LATS1/2(large tumor suppressor 1/2)。这些激酶与接头蛋白 SAV1(salvador homolog 1)和 MOB1A/B(MOB kinase activator 1A/B)一起磷酸化并抑制下游效应蛋白 YAP1 及其 TAZ(transcriptional coactivator with PDZ-binding motif),并通过

与14-3-3蛋白结合将它们隔离在细胞质中。肿瘤抑制因子神经纤维蛋白2(NF2),也称为Merlin,参与这些激酶的上游,通过促进通路的激活来抑制YAP和TAZ的活性。额外的磷酸化导致YAP/TAZ与β-TrCP结合并通过蛋白酶体介导的降解进行调节。这种调节可以防止YAP/TAZ在细胞核中积累,并与TEAD1-4(TEA DNA结合蛋白)的序列特异性转录因子家族结合。TEAD1-4可以介导增殖和促存活基因,例如CTGF、CRY61、BIRC5、ANKRD1和AXL(图6-12)。除了TEAD,YAP/TAZ还与RUNX1、RUNX2、TBX5和SMAD等转录因子发生互作。

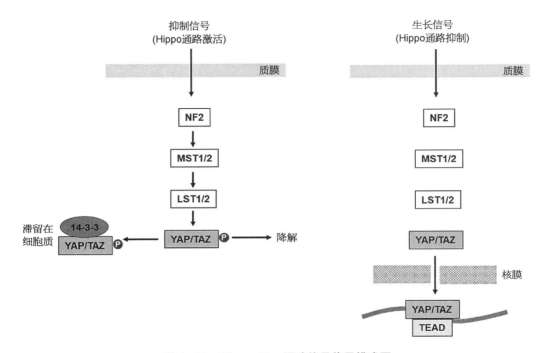

图6-12　Hippo-Yap通路信号传导模式图

当Hippo信号通路失活或Yap过度激活时,细胞失去了对生长的正常限制,导致异常细胞增殖和肿瘤形成。进一步研究揭示了Hippo-Yap信号通路在调控肿瘤干细胞中的作用。肿瘤干细胞具有自我更新和多向分化的能力,在肿瘤发展、耐药性和复发中发挥着重要作用。Hippo-Yap信号通路的异常活性可能对肿瘤干细胞的功能调控起到关键作用。因此,Hippo-Yap信号通路的异常活性与肿瘤的发展和进展密切相关,该信号通路已成为研究和药物开发的重要领域之一。通过抑制Hippo-Yap信号通路的异常活性,可以恢复肿瘤细胞的正常增殖和凋亡调控,从而抑制肿瘤的生长和扩散。目前,已经开发出一些用于靶向Hippo-Yap信号通路的化合物和药物,例如维替泊芬(verteporfin)和XMU-MP-1等。这些药物通过不同的机制抑制Yap和TAZ的核转位或抑制其与转录因子的结合,从而抑制肿瘤细胞的增殖和转移能力。由于Hippo-Yap信号通路与多个其他信号通路和调控网络交叉作用,有人已提出组合治疗策略来增强治疗效果。例如,联合使用 Hippo‐Yap 信号通路抑制剂和其他化疗药物,可以同时针对不同的肿瘤细胞生长和生存信号途径实现协同作用,提高治疗效果。目前,Hippo‐Yap 信号通路的药物研究仍处于早期阶段,尚未有可用于临床的药物。然而,有些药物已在早期临床试验中展示了潜在的抗肿瘤活性,并正在进一步研究和开发中。对于不同类型的肿瘤,尤其是那些具有 Hippo‐Yap 信号通路异常活性的肿瘤,进一步的临床研究将有助于评估这些药物的疗效和安全性。

6.8 其他"双重定位"信号转导通路

JAK‐STAT 和 Wnt‐β‐连环素信号通路是"双重定位(dual address)"通路的代表。它们使胞质中的蛋白质经修饰后转移到细胞核。这两个通路的关键蛋白质(STAT 和 β‐连环素)一旦进入细胞核,就作为特定转录因子的组分,驱动基因表达。下面简要介绍其他几种"双重定位"信号传导通路。

6.8.1 NF‐κB 信号通路

NF‐κB(nuclear factor-kappa B)是从 B 淋巴细胞的细胞核抽提物中发现的转录因子,于 1986 年发现。它与免疫球蛋白 κ 轻链基因的增强子序列 GGGACTTTCC 特异性结合,促进 κ 轻链基因表达,因此得名。NF‐κB 的活化可以通过多种信号分子诱导,包括病毒感染、细菌感染、细胞因子(如 TNF‐α、IL‐1β)的刺激以及氧化应激等。激活因子的信号会激活 IκB 激酶(IKK),导致 IκB 磷酸化和降解。IκB 是一种抑制 NF‐κB 核转位的蛋白质,磷酸化和降解使得 NF‐κB 能从细胞质进入细胞核。经过 IκB 磷酸化和降解的 NF‐κB 复合物进入细胞核,与 DNA 序列特异性结合,促进目标基因的转录。NF‐κB 通过结合到靶基因启动子区域,激活多种细胞因子和免疫调节因子的转录,如 IL‐1、IL‐2、IL‐6、IL‐8、TNF‐α、MCP‐1 等。一些 NF‐κB 响应基因的表达可以产生反馈调节效应。例如,一些基因的表达会产生抑制 NF‐κB 活性的蛋白质,如 IκB 和 A20(图 6‐13)。

NF‐κB 信号通路的激活会促进细胞因子和生长因子的产生和释放,进而促进肿瘤细胞的增殖。

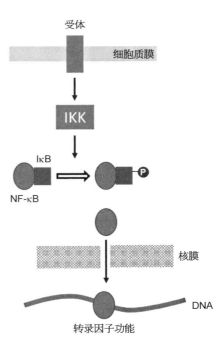

图 6‐13 NF‐κB 信号通路模式图

例如,NF－κB 可以激活多种生长因子和细胞因子的转录和表达,如白细胞介素－6(IL－6)、肿瘤坏死因子－α(TNF－α)和干扰素－γ(IFN－γ),从而刺激肿瘤细胞的生长和分化。此外,NF－κB 还可以直接抑制细胞凋亡,保护肿瘤细胞免受凋亡的伤害。过度激活的 NF－κB 信号通路还会促进肿瘤细胞的侵袭和转移。NF－κB 能够激活多种与肿瘤细胞侵袭和转移密切相关的基因,例如基质金属蛋白酶(MMP)和血管生成因子(VEGF)。此外,NF－κB 还能够激活多种化学物质的产生,例如 NO 和 PGE2,这些化学物质也会促进肿瘤细胞的侵袭和转移。因此,NF－κB 信号通路在肿瘤的发生发展中起着重要作用,可以作为肿瘤治疗的重要靶点。近年来,已经发现了多种可抑制 NF－κB 信号通路的化合物,并正在研究它们在肿瘤治疗中的应用前景。

6.8.2　Notch 信号通路

Notch 信号通路的发现历史可追溯到 20 世纪早期。1923 年,托马斯·摩尔根 (Thomas Morgan)等人在研究果蝇时发现了 Notch 基因,它的部分缺失导致果蝇翅缘出现缺口,因此被命名为"Notch"(意为"缺口")。1980 年代,细胞生物学家在研究昆虫的胚胎发育过程中发现,*Notch* 基因编码的蛋白质可以通过细胞间的相互作用来调控相邻细胞的命运和发育。1991 年,Gerry Weinmaster 等人在昆虫研究中首次发现了 Notch 信号通路的信号传导机制。此后,Notch 信号通路的研究逐渐扩展到了哺乳动物的细胞和组织中。

Notch 受体是一种跨膜受体,存在于多种细胞表面。它由上下两个部分组成,上部分是胞外结构域,下部分是横跨细胞膜的内部结构域。当 Notch 受体的胞外结构域与配体分子结合时,会触发构象变化,激活受体内部的信号传导通路。Notch 配体通常是由 Delta 或 Jagged 两种分子组成,分布在相邻细胞的细胞膜上。当 Notch 配体与 Notch 受体结合时,Notch 配体也会发生构象变化,从而启动信号传导通路。在 Notch 受体和配体相互作用的过程中,Notch 内部结构域(NICD)会被释放并进入细胞核。在这个过程中,Notch 的外部结构域被切割,只剩下一小段跨膜蛋白质的内部结构域。然后 NICD 与转录因子 CBF1/RBP－Jk 和 MAML1 结合,形成复合物,促进细胞内下游基因的转录。Notch 信号通路的转录因子复合物能够激活多种不同的基因,从而影响细胞的生长、分化和存活。Notch 信号通路的靶基因包括 *HES* 和 *HEY* 等基因,它们编码的蛋白质可以抑制其他基因的转录,并参与多种生物学过程,如细胞增殖、分化、凋亡和血管形成等(图 6－14)。

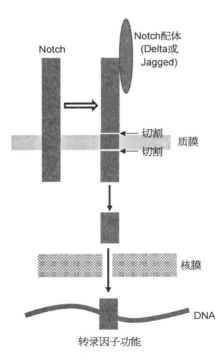

图 6－14　Notch 信号通路模式图

Notch 信号通路在肿瘤干细胞(CSC)的自我更新和维持中扮演着关键角色。它促进 CSC 的增殖并维持其干细胞状态,从而推动肿瘤的发生发展。该通路也参与肿瘤细胞的转移和侵袭过程,调节转录因子 Snail、Slug、ZEB1 等的表达,进而影响肿瘤细胞的上皮间质转化(EMT)和转移能力。此外,它参与肿瘤血管生成过程,促进血管内皮细胞的分化和血管形成,为肿瘤提供充足的营养和氧气。一些研究还表明,抑制 Notch 信号通路可增加肿瘤细胞对化疗和放疗的敏感性。总之,Notch 信号通路在肿瘤治疗中有广阔的应用前景。然而,考虑到该通路在正常细胞中的重要生物学功能,使用时需要注意控制其副作用,以确保治疗的安全有效性。

6.8.3 Hedgehog 信号通路

Hedgehog 是一种分泌性蛋白,在动物胚胎发育过程中起着重要作用。最早在果蝇中发现了编码这种蛋白的基因,当该基因发生缺失突变时,会导致果蝇胚胎的节段发育异常,形成看起来像刺猬的幼虫。因此,这个基因被称为 *Hedgehog*。

Hedgehog 信号通路受到靶细胞膜上两种蛋白,即 Smoothened 和 Patched 的调控。Patched 是一种 12 次跨膜蛋白,其配体是 Hedgehog。Smoothened 则属于 7 次跨膜蛋白 GPCR 家族中的 Frizzled 类成员。当没有 Hedgehog 存在时,Patched 会抑制 Smoothened,导致转录因子 Gli 被 PKA 磷酸化,并被截断成蛋白片段。这些截断的羧基端蛋白片段会进入细胞核,抑制靶基因的转录。当 Hedgehog 存在时,Patched 对 Smoothened 的抑制效果被解除。完整的转录因子 Gli 可以进入细胞核,从而促进下游靶基因的转录(图 6-15)。

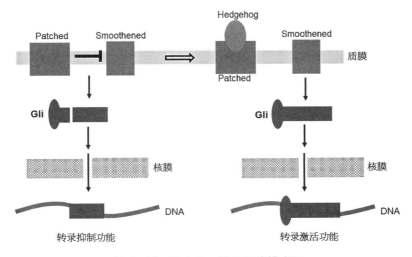

图 6-15 Hedgehog 信号通路模式图

Hedgehog 信号通路是一种保守且经典的信号传导通路,在多种组织器官的发育中发挥重要作用,与许多成体组织干细胞的维持和更新密切相关。激活 Hedgehog 通路与多种器官来源的癌症发展有关,包括脑、肺、乳腺、前列腺和皮肤。其中,基底细胞癌(basal cell carcinoma)是与 Hedgehog 信号转导最密切相关的常见恶性肿瘤,已在患有该疾病的患者中发现了 Patched 中的功能丧失突变和 Smoothened 中的激活突变。异常激活该通路可能因为将成体干细胞转化为癌症干细胞导致疾病发展,从而形成肿瘤。另一种与 Hedgehog 通路激活相关的肿瘤是髓母细胞瘤(medulloblastoma),这是一种在儿童中高发的恶性肿瘤。

基于 Hedgehog 信号通路在部分癌症发生中的功能,人们开始探索将该信号通路作为治疗癌症的靶点。目前已有一些针对 Hedgehog 信号通路的药物被开发出来,用于治疗癌症。例如,一种名为维莫德吉(vismodegib)的药物已被美国 FDA 批准用于治疗皮肤基底细胞癌,另外一种名为索尼德吉(sonidegib)的药物也被批准用于治疗皮肤基底细胞癌和髓母细胞瘤,这两种药物的作用机制是靶向细胞膜上的 Smoothened。

6.8.4　TGF-β 信号通路

TGF-β 信号通路的发现历史可以追溯到 1960 年代。1965 年,Anatol Morell 等从人胚胎中分离出转化生长因子(transforming growth factor,TGF),该因子促进细胞生长和分化。1983 年,John Massague 和 Michael Sporn 发现了 TGF-β 家族的两个成员:TGF-β1 和 TGF-β2。他们证明了 TGF-β1 和 TGF-β2 能够抑制细胞增殖和促进细胞分化。此后,人们陆续发现了 TGF-β 信号通路的成员和调节因子,并逐渐揭示了 TGF-β 信号通路在生物学过程中的重要性,特别是在肿瘤研究中。TGF-β 信号通路的异常表达与多种癌症的发生发展密切相关,它成为癌症治疗和预防的重要研究方向之一。

TGF-β 家族的成员因子通过与细胞表面的受体结合激活 TGF-β 信号通路。受体包括 TGF-βRI、TGF-βRII 和 TGF-βRIII 等。TGF-β 因子结合到 TGF-βRII 后,磷酸化 TGF-βRI,使其激活。激活的 TGF-βRI 进一步磷酸化和激活 Smad 蛋白,包括信号转导的蛋白 Smad2 和 Smad3。激活的 Smad2/3 与 Smad4 结合形成复合物,然后进入细胞核。进入细胞核的 Smad 复合物与转录因子结合,调控基因的转录和表达。这些调控的基因包括细胞周期调控因子、转录因子、生长因子和细胞凋亡调控因子。TGF-β 信号通路还受到许多调节因子的调控,包括 Smad 的磷酸化状态、Smad 与其他转录因子的相互作用、TGF-βRI 的表达水平和分布。这些因素影响 TGF-β 信号通路的激活和调控(图 6-16)。

TGF-β 信号通路在肿瘤发生发展中起着重要作用。它影响肿瘤细胞的增殖、侵袭、转移以及肿瘤微环境的形成和免疫调节。在肿瘤发展的早期阶段,TGF-β 通常抑制肿瘤发展,限制肿瘤生长,它通过抑制肿瘤细胞增殖、促进凋亡和细胞周期调控等方式来实现。然而,肿瘤的晚期阶段,TGF-β 通常会发生转化,从抑制肿瘤变为促进肿瘤进展和转移。TGF-β 促进肿瘤细胞侵袭和转移,通过免疫调节等机制影响肿瘤微环境的形成。TGF-β 信号通路在肿瘤中的作用机制非常复杂,涉及多种信号通路的相互作用和调节。例如,TGF-β 信号通路可以与 Wnt 信号通路、Notch 信号通路和 Hedgehog 信号通路等

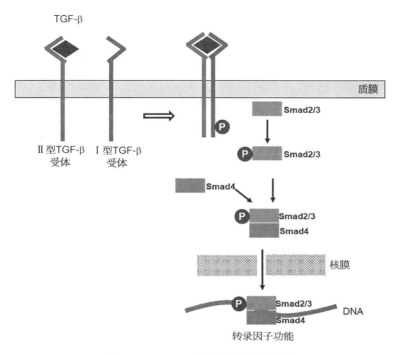

图 6-16 TGF-β 信号通路模式图

相互作用,共同调控肿瘤的发生和发展。因此,深入研究 TGF-β 信号通路在肿瘤中的作用机制有助于更好地理解肿瘤的生物学特性和临床表现,同时也为肿瘤治疗和预防提供新的思路和策略。一些 TGF-β 信号通路抑制剂和激活剂已经在临床试验中应用,如 TGF-β 受体拮抗剂和 TGF-β 抗体等,这些药物可能为肿瘤治疗提供新的希望。

思考题

1. 简述 PI3K 信号通路参与蛋白分子在人类肿瘤中的变异情况。
2. 简述发育相关信号通路在肿瘤发生发展中的作用及在靶向治疗中的应用。

拓展阅读文献

赫捷. 肿瘤学概论. 北京: 人民卫生出版社, 2018.

魏于全, 赫捷. 肿瘤学. 北京: 人民卫生出版社, 2015.

郑杰. 肿瘤的细胞与分子生物学. 北京: 科学出版社, 2021.

Calses P C, Crawford J J, Lill J R, et al. Hippo pathway in cancer: aberrant regulation and therapeutic opportunities. Trends Cancer, 2019, 5(5): 297-307.

Chaudhary P K, Kim S. An insight into GPCR and G-proteins as cancer drivers. Cells, 2021, 10(12): 3288-.

Hu X, Li J, Fu M, et al. The JAK/STAT signaling pathway: from bench to clinic. Signal Transduct Target Ther, 2021, 6(1): 402.

Levine R L, Wadleigh M, Cools J, et al. Activating mutation in the tyrosine kinase JAK2 in polycythemia vera, essential thrombocythemia, and myeloid metaplasia with myelofibrosis. Cancer Cell, 2005, 7

（4）：387－397.

Noorolyai S，Shajari N，Baghbani E，et al. The relation between PI3K/AKT signalling pathway and cancer. Gene，2019，698：120－128.

Qadir J，Li F，Yang B B. Circular RNAs modulate Hippo-YAP signaling：functional mechanisms in cancer. Theranostics，2022，12（9）：4269－4287.

Ullah R，Yin Q，Snell A H，Wan L. RAF－MEK－ERK pathway in cancer evolution and treatment. Semin Cancer Biol，2022，85：123－154.

Zhang Y，Wang X. Targeting the Wnt/β－catenin signaling pathway in cancer. J Hematol Oncol，2020，13（1）：165.

第 7 章　抑癌基因

抑癌基因是一类存在于正常细胞内的基因,能够抑制细胞生长并对肿瘤有抑制作用。抑癌基因在控制细胞生长、增殖和分化过程中扮演着重要的负调节作用。它与原癌基因相互制约,维持正负调节信号的相对稳定。当这类基因发生突变、缺失或失活时,会引起细胞的恶性转化并导致肿瘤的发生。抑癌基因通常是从家族性肿瘤致病基因的研究中发现的。本章概述抑癌基因,从二次打击假说到第一个抑癌基因 *RB* 的发现,再到抑癌基因的功能和失活机制,最后重点介绍一些重要的抑癌基因及其在肿瘤发展中的作用和相关通路。此外,还概述了目前与这些抑癌基因相关的临床治疗研究现状。

7.1　抑癌基因概念

抑癌基因(tumor suppressor gene)也称肿瘤抑制基因或抗癌基因,是一类存在于正常细胞内的基因,能够抑制细胞生长并具有潜在的抗癌作用。抑癌基因与原癌基因相互制约,参与调控细胞的生长、增殖和分化等过程。当抑癌基因发生突变、缺失或失活时,会引发肿瘤的发生。

抑癌基因的失活与癌症密切相关。当抑癌基因突变或功能异常时,细胞就会失去正常的生长抑制和 DNA 修复机制,易于发生恶性转化。例如,*TP53* 基因的突变在多种癌症类型中普遍存在,导致细胞无法适当应答 DNA 损伤,从而促进肿瘤的形成和发展。因此,研究抑癌基因失活机制对于揭示癌症发生的分子机制具有重要意义。

大部分常见的人类癌症是随机发生的,但其中有一部分具有明显的家族遗传特征,被称为家族性癌(familial cancer)。典型的家族性癌综合征包括:家族性结肠息肉病、Li-Fraumeni 综合征、神经纤维瘤病(neurofibromatosis)、Cowden 综合征、冯希佩尔-林道(Von Hippel-Lindau,VHL)综合征、遗传性乳腺癌-卵巢癌综合征等。家族性癌通常是由于携带可遗传的抑癌基因突变而导致。很多经典的抑癌基因都是从家族性肿瘤的研究过程中发现的(表 7-1)。

表 7 - 1 常见抑癌基因及其对应的家族性癌类型

抑癌基因	发现时间	家族性肿瘤
RB	1986 年	视网膜母细胞瘤
NF1	1987 年	神经纤维瘤病
APC	1986 年	家族性多发性结肠息肉病
VHL	1993 年	冯希佩尔-林道综合征
TSC1	1997 年	结节性硬化症
TSC2	1993 年	结节性硬化症
PTEN	1997 年	PTEN 错构瘤肿瘤综合征
TP53	1979 年	Li - Fraumeni 综合征
BRCA1	1990 年	家族性乳腺癌和卵巢癌
BRCA2	1994 年	家族性乳腺癌和卵巢癌

研究抑癌基因对于预防、诊断和治疗癌症具有重要意义。异常表达和突变的抑癌基因可作为癌症的标志物,用于早期诊断和预后评估。此外,探索抑癌基因的功能机制和调控网络有助于开发新的癌症治疗策略和靶向药物。近年来,一些调控抑癌基因的药物已进入临床试验,并取得了一定的疗效。因此,抑癌基因的研究在癌症诊断和治疗领域有广阔的应用前景。

7.2 抑癌基因研究历史

先简述第一个抑癌基因 RB 的发现历史,再对视网膜母细胞瘤研究过程中得出的二次打击假说进行介绍。

7.2.1 细胞融合实验与肿瘤的隐性表型

细胞融合是指不同细胞之间发生融合的现象。例如,在骨骼肌正常发育中,细胞融合可以产生多核肌纤维。此外,细胞融合还可能由感染或其他因素引起。

1960 年代初,Georges Barski 等人在共培养不同亚克隆的鼠成纤维细胞系期间,观察到自发的细胞融合现象。这些杂交细胞表现出相对稳定的状态,并能进行多次传代。进一步的研究显示,当具有低癌变潜能的细胞与具有高癌变潜能的细胞融合时,杂交细胞系表现出高癌变潜能。这些研究结果表明,癌细胞表型可能是以显性方式发挥作用。

然而,随着细胞融合技术的进步,Harris 等人重新使用细胞融合实验来测试癌细胞表型是显性或隐性,其实验结果与 Barski 等人的研究存在一定差异。实验证明,正常细胞与肿瘤细胞相互融合后的后代杂交细胞,如果保留了某些正常亲本染色体,将表现出正常的表型。

随着传代的进行,某些染色体的丢失导致恶性细胞的重新出现,即产生致瘤性或非致瘤性的杂交细胞。有趣的是,使用大多数非病毒诱导的人类肿瘤或化学诱导的啮齿动物肿瘤的癌细胞进行细胞融合实验时,杂交细胞通常是非致瘤性的。相反,当癌细胞来自病毒诱导的肿瘤时,杂交细胞通常是致瘤性的。然而,大多数人类癌症似乎并非是病毒感染的结果。

对于部分癌细胞表型的隐性性质,迫切需要遗传学方面解释。从理论上讲,正常染色体上应存在一些抑制癌症发生和发展的基因。一旦这些基因丢失或由于突变而失去功能,细胞就可能发生癌变。

7.2.2 第一个抑癌基因 *RB* 的发现

研究视网膜母细胞瘤(retinoblastoma,RB)为解决肿瘤抑制基因的遗传学难题提供了新方向。视网膜母细胞瘤是一种罕见的儿童眼部肿瘤,通常在每 2 万名儿童中可观察到 1 名。这种肿瘤起源于感光细胞的前体,可通过白瞳症诊断,即在常规检查中眼睛呈现白色而非正常的红色。散发性视网膜母细胞瘤是指肿瘤发生在没有家族遗传史的儿童身上,且患者通常只有一只眼受影响,故又称单侧视网膜母细胞瘤。相反,家族型视网膜母细胞瘤患者的父母往往也患有该疾病但已治愈,这些患者通常在两眼中都有多个肿瘤病灶,且疾病发生得更早,被称为双侧视网膜母细胞瘤。

1971 年,Alfred Knudson(1922—2016)在研究中观察了 48 例视网膜母细胞瘤病例,并参考相关报告,提出了视网膜母细胞瘤的发生需要两个致病突变的观点,与激活性致癌基因只需要一个突变不同。通过评估肿瘤发生的频率、年龄和时间,Knudson 得出结论,视网膜母细胞瘤的致癌需要两次独立的"打击"(hit)。后来,David Comings 延伸了 Knudson 的两次打击假说,即这两次打击对应视网膜母细胞瘤易感基因的两个等位基因的丧失。

然后,科学家开始研究视网膜母细胞瘤易感基因的染色体定位。1978 年,Brenda Gallie 等人通过对家族视网膜母细胞瘤的关联研究证明 13 号染色体上存在致病基因。由于已知 13 号染色体上有酯酶 D(esterase D)的表达,David Murphree 和其他研究者评估了一些 13 号染色体存在部分缺失或重复的视网膜母细胞瘤患者酯酶 D 基因的表达,结果显示部分 13q 缺失的视网膜母细胞瘤患者的酯酶 D 表达较低,因此得出结论,视网膜母细胞瘤易感性基因位于 13 号染色体上酯酶 D 基因的附近。

人类酯酶 D 基因在人类基因库中有两个不同的等位基因代表,其转录表达的蛋白质产物在凝胶电泳中以不同的速率迁移,电泳后会产生两条可区分的蛋白质条带。1983 年,Roseline Godbout 等人通过对视网膜母细胞瘤患者的正常细胞和肿瘤细胞中酯酶 D 基因的转录产物进行电泳,结果显示,正常细胞中酯酶 D 的两个等位基因都正常转录表达,形成两条电泳条带,而肿瘤细胞的只在电泳后显示一条蛋白质条带。因此得出结论,视网膜母细胞瘤的发生可能与位于酯酶 D 基因附近区域发生的突变相关。

关于家族性视网膜母细胞瘤的后续研究进一步支持了以下观点:易感肿瘤的形成可能具有遗传性;第二个体细胞致病突变引发肿瘤形成,证实了致病基因的隐性遗传特性。

1986 年，Thaddeus Dryia 等成功分离并克隆出 *RB* 基因，他们利用正常的 13q14 区带 DNA 探针，分别与正常的视网膜 mRNA 与视网膜母细胞瘤的 mRNA 杂交。结果表明正常细胞中的 mRNA 多了一个 4.7 kb 片段，且在一个骨肉瘤中该 mRNA 片段也不存在。这间接地提示 4.7 kb 片段与癌症的发生密切相关，该片段相对应的 DNA 序列就命名为 *RB* 基因。正如研究人员先前所推测的那样，视网膜母细胞瘤组织细胞中的 *RB* 基因发生了突变，导致其正常功能丧失，并进而导致肿瘤的发生发展。*RB* 基因成为第一个被克隆和完成全序列测定的抑癌基因。

7.2.3　二次打击假说

Knudson 等人对视网膜母细胞瘤进行了详细的统计分析，包括不同患者的家族史及其肿瘤的数量，并根据观察结果提出了二次打击假说（Knudson's two hit hypothesis）。这个假说认为：① 视网膜母细胞瘤的发生需要在细胞内存在两个特定突变。在遗传性肿瘤家族中，如果一个生殖细胞带有突变，通过遗传子代个体都会携带这个突变。当体细胞内相应的等位基因再发生一次突变时，就会导致肿瘤发生，因此发病年龄较早。② 在非遗传性散发性肿瘤中，首先需要一个体细胞发生突变，然后第二次体细胞突变必须发生在有丝分裂后代中。所有体细胞突变都是独立的罕见事件，所以在同一个细胞或其体细胞后代中发生两个突变的概率较低，因此发病年龄一般较晚。这个二次打击模型通常适用于有遗传倾向的肿瘤，而散发性肿瘤通常与体细胞中突变的积累有关。

二次打击假说提供了关于遗传性和非遗传性视网膜母细胞瘤发生机制的统计证据和功能丧失性突变的细胞遗传学证据。根据该理论，经典的抑癌基因具有三个重要特性：① 在细胞水平上，经典的抑癌基因是隐性的，通常在肿瘤中发现两个等位基因失活。② 单个等位基因突变的遗传会增加肿瘤易感性。③ 在散发性癌症中，同一抑癌基因是双等位基因拷贝失活的。然而，最近的研究表明，某些抑癌基因拷贝为杂合子的细胞可能表现出与野生型明显不同的表型。这种现象无法用二次打击假说解释，因此研究人员将其称为遗传学上的单倍体不足现象，这进一步扩展了 Knudson 的理论。

7.3　抑癌基因的功能分类及其失活机制

抑癌基因通过编码不同功能的调控蛋白来发挥抑制癌症的作用，其失活与肿瘤的发生及进展密切相关。下面依据抑癌基因编码蛋白功能对其进行简单分类，并介绍抑癌基因正常功能丧失的多种机制。

7.3.1　抑癌基因的功能分类

根据其功能，肿瘤抑制基因可大致分为 5 类：① 编码细胞内控制细胞周期进展蛋白的基因,如 *RB* 基因和 *p16* 基因。② 编码受体或信号传导蛋白的基因,这些蛋白协调抑制细胞增殖的信号传导,如 *APC* 和 *PTEN*。③ 编码检查点控制蛋白的基因,这些蛋白在 DNA 损伤或染色体缺陷时触发细胞周期停滞,如 *p16*、*p14* 和 *BRCA1*。④ 编码诱导凋亡的蛋白的基因,如 *TP53* 基因。⑤ 编码参与 DNA 修复蛋白的基因,如 DNA 错配修复蛋白 2(MSH2)。

虽已对许多肿瘤抑制基因进行了研究,但可能还存在许多未被发现的基因。每个肿瘤抑制基因及其蛋白产物的作用机制都很复杂,并与其他细胞信号通路相互关联。

7.3.2 抑癌基因功能丧失的机制

1. 抑癌基因发生杂合性缺失

通常情况下,抑癌基因的单一等位基因突变可能不会导致抑癌基因功能的丧失。只有当两个等位基因都发生突变时,抑癌基因才会完全失去抑制癌症发展的功能。然而,几乎不可能同时发生两次突变而消除抑癌基因的两个拷贝。早期的肿瘤细胞已经通过多种不同机制产生了肿瘤抑制基因的杂合性缺失(loss of heterozygosity,LOH)。主要的机制包括有丝分裂重组(mitotic recombination)、基因转换(gene conversion)和染色体不分离(chromosomal non-disjunction)。

基因重组通常发生在减数分裂期间,在有丝分裂期间染色体之间的重组很少发生。有丝分裂重组的现象通常在活跃的细胞增殖过程中发生,在一次有丝分裂中其发生频率为 10^{-5} 至 10^{-4}。在这种基因重组方式中,携带野生型抑癌基因拷贝的染色体臂可能会被携带突变抑癌基因拷贝的同源染色体臂替代,进而导致抑癌基因发生 LOH。

基因转换是指在 DNA 复制过程中,当 DNA 聚合酶在复制某条 DNA 链时,它会突然跳转到同源染色体上的另一条 DNA 链上进行一段时间的复制,然后再回到最初复制的那条 DNA 链上继续复制。在这种情况下,错误的 DNA 复制可能导致抑癌基因发生 LOH。而且这种现象在一代细胞中发生的概率要高于有丝分裂重组。

染色体不分离现象通常发生在细胞分裂期间,在有丝分裂的后期,染色体可能会发生错误分离,导致带有突变抑癌基因的两条染色单体分到同一个子代细胞中。随后,原本携带正常抑癌基因的染色体丢失,从而使子代细胞内存在两条携带突变抑癌基因的染色单体相互配对,导致抑癌基因发生 LOH。

2. 抑癌基因启动子甲基化

早在胚胎发育早期,部分基因的转录状态就被确定了。转录与否的信息会传递给胚胎不同部位产生的后代细胞,并通过细胞基因组中的甲基化修饰来传递这些遗传信息。依靠此方式就可以确保来自早期胚胎的后代细胞能够维持并遵循早期已决定的基因转录表达状态。

抑癌基因的失活可以通过抑癌基因相关的启动子区域发生甲基化修饰来实现。大量研究表明,基因组 DNA 的 CpG 区域的甲基化修饰是导致基因沉默的重要途径。CpG 区域通常存在于 DNA 中高密度的 CpG 岛,人类基因组约 70% 的基因具有与启动子相关的 CpG 岛,总共约有 14 000 个基因,其中的"p"表示 C 和 G 是同一链内的相邻碱基,而不是双螺旋不同链上的配对碱基。这些 CpG 岛可以在 DNA 甲基转移酶的作用下发生甲基化修饰。几乎所有的人 DNA 甲基化修饰发生在 CpG 二核苷酸背景下的胞嘧啶残基上。基因组 DNA 的甲基化修饰可以改变染色质结构、DNA 构象和 DNA 稳定性等,从而抑制某些基因的转录表达活性。然而,如果 DNA 序列本身发生甲基化修饰,例如甲基化修饰发生在基因组的外显子序列中,则对该基因的转录表达活性影响较小。

正常情况下,抑癌基因应该保持转录表达的活性。然而,这些基因的转录表达活性可能会受到启动子区域的甲基化修饰影响而被不适当地关闭。实际上,越来越多的研究证明,启动子区域的甲基化修饰在抑癌基因功能沉默方面起着关键作用。以基因 *RASSF1A* 为例,它是一种肿瘤抑制基因,其编码蛋白在调控基因转录、细胞信号转导、细胞骨架生成、细胞周期、细胞黏附和细胞凋亡等方面发挥重要作用。它可以阻断细胞周期的进行,并抑制细胞周期蛋白 D1(cyclin D1)的积累。通过研究 *RASSF1A* 基因在正常组织和肿瘤组织中的拷贝,发现肿瘤组织的 CpG 岛局部区域的甲基化水平异常升高,同时肿瘤周边正常组织的 CpG 岛区域也出现了少量的甲基化修饰,随着肿瘤进展,甲基化水平逐渐升高。与此同时,在其他正常对照组织细胞中未观察到 CpG 岛区域的甲基化修饰(图 7 - 1)。

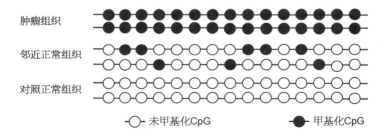

图 7 - 1　不同组织中 *RASSF1A* 基因发生甲基化修饰的差异

肿瘤组织中绝大多数 *RASSF1A* 基因相关的 CpG 区域发生甲基化修饰,在邻近肿瘤组织的正常组织中也可发现部分 CpG 区域的甲基化修饰,而正常组织中 CpG 区域不会发生甲基化修饰。

3. 泛素-蛋白酶体降解

为了防止细胞发生癌变并开始恶性进展,机体必须严格调控细胞内由抑癌基因和原癌基因编码的蛋白质水平。通常,抑癌基因的转录表达产物受到泛素-蛋白酶体途径的调控,这是一种特定的细胞内蛋白水解机制。在泛素活化酶 E1 和泛素结合酶 E2 的协同作用下,E3 泛素连接酶催化特定蛋白底物发生多聚泛素化。经过泛素化修饰的底物最终会被 26S 蛋白酶体识别并降解。当泛素-蛋白酶体途径发生功能障碍或 E3 连接酶异常表达时,可能会导致抑癌基因编码产物的降解,进而参与某些肿瘤的发生和进展。

例如,*TP53* 编码产物可通过泛素-蛋白酶体降解而失活。*TP53* 负责负向调节细胞周期,在多种人类癌症中,已频繁报道 *TP53* 的功能丧失可能是由于纯合缺失、杂合性缺失、点突变或甲基化修饰。除了这些失活机制外,细胞内 *TP53* 编码产物的水平还受到泛素化介导的蛋白降解途径的调控。有许多包含环指结构域的 E3 连接酶,例如 MDM2、MDM4 和 HAUSP,可以对 *TP53* 编码产物进行泛素化。MDM2 似乎是主要的调节因子,通过与 MDM4 形成异二聚体,MDM2 能够显著增加对 p53 的 E3 连接酶活性。在大约 10% 的肿瘤中发现了 MDM2 基因扩增和 MDM4 的过度表达。在某些肿瘤细胞中,即使没有发生 MDM2 基因扩增,也可能出现 MDM2 的过度表达。此外,在大约 65% 的视网膜母细胞瘤中发现了 MDM4 的过度表达。此外,病毒也可能促进 p53 蛋白的降解。人乳头瘤病毒 E6 蛋白能够与 E3 泛素连接酶的 E6－AP 羧基末端(HECT)结构域形成同源复合物,导致 *TP53* 转录产物发生泛素化并被降解。

4. 蛋白的错误定位

抑癌基因编码蛋白受多种信号通路调节,以防止异常细胞增殖或凋亡。肿瘤抑制蛋白在细胞内的不同定位可能影响特定细胞区域之间的信号转导。一些抑癌基因的蛋白产物在正常细胞和肿瘤细胞中可能显示不同的定位模式。研究表明,肿瘤抑制蛋白在不同信号通路下的空间定位与肿瘤发生和恶性进展有关。

错误的定位可能导致 *RB* 基因表达产物失活。*RB* 基因是典型的肿瘤抑制基因,其编码的蛋白质是细胞周期的负调节因子。低磷酸化的 pRB 结合并抑制 E2F 家族成员的转录活性,E2F 家族成员可以调控细胞周期进程中必需基因的表达。相比之下,被 CDK3/Cyclin－C 丝氨酸磷酸化的 pRB 已被证明能促进 G0 期阻滞的细胞重新进入细胞周期。此外,一些与 pRB 相关的蛋白也能影响 pRB 的亚细胞定位。

5. 转录因子的异常调节

转录因子是细胞基因组中重要的调节因子,用于控制基因转录表达过程,并且在平衡促凋亡和抗凋亡基因表达方面发挥作用。转录因子通常与特定的 DNA 序列或多种蛋白质结合,也可以与共激活因子、共抑制因子和 RNA 聚合酶 II 形成复合物,以调控肿瘤发生和发展过程中关键基因的转录表达活性。

例如,异常的转录因子调节可能导致 *PTEN* 基因失活。在许多人类癌症中,*PTEN* 可能因为突变或表观遗传机制而失活,导致 PTEN 蛋白的稳定性被削弱或丧失正常功能。但在某些癌症中,*PTEN* 基因是完整的,其在转录层面上却是沉默的。PTEN 蛋白是一种稳定性较低的蛋白,其半衰期不到 4 h,通过研究发现许多癌细胞中存在加速其降解的机制。有人发现 EGR1 转录因子能够直接与 *PTEN* 启动子上的共有基序结合并激活基因的转录,这对于紫外线和其他应激刺激下上调 *PTEN* 表达至关重要,他们还发现 p53 蛋白可能诱导 *PTEN* 的转录表达。此外,有证据显示 APE1/Ref－1 通路也能调节 *PTEN* 的表达。因此,细胞内不同因子的异常调节可能会影响某些抑癌基因的转录表达功能。

7.4 典型抑癌基因的调控机制

抑癌基因通常是通过与家族性肿瘤的关联研究发现的。这些关键的抑癌基因在肿瘤的形成和发展的过程中扮演着重要的调控角色,并具有多种肿瘤抑制功能。随着对抑癌基因功能的深入了解,临床治疗也取得了显著的进展。目前,许多抑癌基因的突变情况已成为肿瘤诊断和预后评估的重要标志物。此外,已经开发了一些针对这些基因的靶向治疗手段,并显示出潜在的疗效。因此,深入理解关键抑癌基因的调控机制、功能特点以及临床治疗进展,对更好地理解肿瘤发展机制、指导个体化治疗和药物研发具有重要意义。

7.4.1 抑癌基因 *RB*

RB 基因是最早被发现的肿瘤抑制基因之一,其编码的蛋白质负责核心调控细胞周期 G1/S 检查点。*RB* 相关通路基因的突变是肿瘤中最常见的事件之一。第 8 章将详细介绍 *RB* 的功能和调控机制。

7.4.2 抑癌基因 *TP53*

TP53 是人类肿瘤基因组中综合突变频率最高的基因。它影响几乎所有类型的癌症。*TP53* 编码的蛋白质 p53 是细胞内各种压力信号(如 DNA 损伤)的感受器。有关 p53 功能、调控以及在肿瘤靶向治疗方面的详细介绍,请参阅第 9 章。

7.4.3 抑癌基因 *NF1*

(1) 家族遗传性 I 型神经纤维瘤与 *NF1* 基因

NF1 与 I 型神经纤维瘤密切相关。该疾病由 Fredrich Recklinghausen 于 1882 年首次描述。I 型神经纤维瘤是一种常见的家族遗传性肿瘤。这类患者通常会表现出以下异常症状:咖啡牛奶斑,皮肤内会出现显著的色素沉着,皮肤和长骨细胞形态学上会产生一些细微的改变,认知障碍以及被称为"Lisch 小体"的良性虹膜病变。该疾病的发生与 *NF1* 基因缺陷相关。Margaret Wallace 等人在三名神经纤维瘤患者中发现了该基因的易位和插入,*NF1* 基因于 1987 年被克隆。自那时以来,已经报道了数百种突变,超过 80% 的患者具有无义突变、插入或缺失,预计会导致截短的蛋白质产物。正如抑癌基因突变引起的遗传综合征的特征一样,这些患者的 *NF1* 基因发生杂合性丧失,即体细胞突变使第二个等位基因拷贝失活。

(2) *NF1* 功能与相关通路

NF1 基因编码的神经纤维蛋白(neurofibromin)在各种组织中广泛表达,尤其在成年人的外周神经系统和中枢神经系统中表达最高。神经纤维蛋白与酵母中的 IRA1 和

IRA2 蛋白序列有很高的相似性,这两种蛋白是酵母中 Ras 的 GTP 酶激活蛋白(GAP),类似于哺乳动物的 Ras - GAP 蛋白。Ras 蛋白是原癌基因 Ras 转录表达的产物,它可以进一步催化其底物蛋白的酪氨酸发生磷酸化修饰,并引发级联反应,最终导致细胞增殖。在这个信号通路中,Ras 蛋白充当分子开关的角色,当其结合 GTP 时处于活化状态,结合 GDP 时则处于非活化状态。这两种状态转换的主要机制为 Ras 蛋白可被鸟嘌呤核苷酸交换因子(GEF)激活,而其在受到 GTPase 的激活蛋白(GAP)的影响后就会失去活性(图 7 - 2)。NF1 蛋白是 Ras 信号通路的负调控因子,它可以刺激 Ras 的 GTPase,使其活性达到 1 000 倍以上,从而使 Ras 蛋白保持在非活化状态。

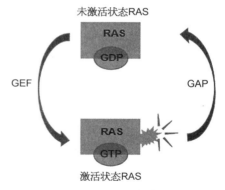

图 7 - 2　RAS 蛋白活性转换机制图

Ras 蛋白在结合 GDP 时,处于非活化状态,其在鸟嘌呤核苷酸交换因子(GEF)作用下,可和 GDP 分离并结合 GTP,进而进入活化状态。GTP 酶激活蛋白(GAP)可将 GTP 水解为 GDP,使 RAS 蛋白回到非活性状态。

(3) 肿瘤中的 *NF1* 突变以及靶向治疗

NF1 基因突变与多种肿瘤密切相关,已有广泛研究。这种突变导致 RAS/MAPK 信号通路过度活化,对肿瘤发展起着重要作用。*NF1* 突变患者可能出现多种肿瘤类型,如神经纤维瘤、皮样神经纤维瘤、神经鞘瘤和嗜铬细胞瘤等。此外,*NF1* 基因突变还与多种癌症的风险增加相关,包括乳腺癌、食管癌、胃癌、结肠癌、肝癌、肺癌、骨肉瘤、甲状腺癌、卵巢癌、非霍奇金淋巴瘤和慢性骨髓性白血病等(图 7 - 3)。

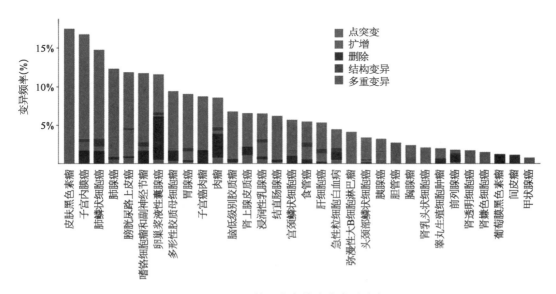

图 7 - 3　*NF1* 基因突变的癌症类型分布

(数据来自癌症基因组数据库 cBioPortal)(参见图版)

在精准医学和靶向治疗的时代,针对 *NF1* 基因突变肿瘤的治疗已经成为研究热点。目前,针对 RAS/MAPK 通路的治疗显示出一定的潜力,临床试验中包括酪氨酸激酶抑制剂、MEK 抑制剂和 mTOR 抑制剂等。在治疗黑色素瘤方面,已有获得美国 FDA 批准的药物,如 MEK 抑制剂曲美替尼(trametinib)和考比替尼(cobimetinib),以及 BRAF 抑制剂维罗非尼(vemurafenib)和达拉非尼(dabrafenib)。此外,还有一些正在临床试验中的未批准药物,包括 RAF 抑制剂、MEK 抑制剂和 ERK 抑制剂等。然而,目前尚未有针对 *NF1* 基因突变黑色素瘤的特定治疗药物。同时,司美替尼(selumetinib)是一种治疗丛状神经纤维瘤的有效药物,它也是一种高效的 MEK 抑制剂,可阻断 *NF1* 缺陷引起的 Ras 信号通路的下游靶标,主要用于无法进行手术治疗的有丛状神经纤维瘤症状的患者。

还有研究发现,*NF1* 基因缺陷可能导致对 RAF/MEK 靶向治疗的耐药性,通过持续激活 MAPK 通路介导对 RAF 和 MEK 抑制剂的耐药性。此外,*NF1* 基因突变对于黑色素瘤的发展也具有一定的影响。*NF1* 基因敲除降低了黑色素瘤对 BRAF 抑制剂的敏感性。临床试验结果表明,*NF1* 突变不仅存在于对 BRAF 抑制剂抗药性的 BRAF 突变肿瘤中,还存在于对 BRAF 抑制剂有固有抵抗性的肿瘤中。

7.4.4　抑癌基因 *APC*

（1）家族性结肠息肉病与 *APC* 基因

家族性结肠息肉病(familial adenomatous polyposis,FAP)是一种遗传性癌症易感综合征,其主要特征是在结肠和直肠形成大量的息肉(数百到数千个),增加了患结肠癌(colorectal cancer,CRC)的风险。*APC* 基因突变与 FAP 密切相关,并被认为是 CRC 的抑癌基因。*APC* 基因位于染色体 5q21-q22 区域,由 21 个外显子组成,编码一种分子量为 310 kD 的蛋白质。在 *APC* 基因的编码序列中,约 75% 位于第 15 外显子,这是 *APC* 基因遗传和体细胞突变中最常见的部位。超过 80% 的散发性结直肠肿瘤中发现了体细胞 *APC* 突变,这些突变导致一个等位基因的功能丧失,同时在发展过程中的肿瘤获得了第二个等位基因的额外突变,即 *APC* 两个等位基因拷贝的突变是 FAP 相关肿瘤和大多数散发性结直肠肿瘤进展早期所需的关键步骤。

（2）*APC* 基因编码蛋白功能及其相关通路

APC 蛋白是一个多功能蛋白,参与调控多个细胞过程和信号通路。它在细胞周期调控、Wnt 信号通路抑制、DNA 修复和细胞黏附等方面发挥重要功能。特别是在 Wnt 信号通路抑制中,APC 通过调控 β-连环素(β-catenin)的转运和结合,抑制 Wnt 靶基因的转录活性,维持细胞正常增殖和分化状态。

APC 在 Wnt 信号通路中扮演着重要的抑制因子角色。它通过多种机制抑制该通路的活性,调节细胞增殖和分化(图 7-4)。首先,APC 与 β-连环素结合,促进其从细胞核转运到细胞质中,减少核内 β-连环素/T-cell factor(TCF)复合物的数量。其次,APC 与 β-连环素一起形成复合物,从某些基因座位上移除 β-连环素,负调控 Wnt 激活的基因表达。例如,APC 与 β-连环素共同与 C 端结合蛋白(CtBP)结合,在某些基因座位上协同促使 β-连环素从该区域移除,进一步抑制 Wnt 信号通路的激活。这些机制协同作用,限制了 Wnt 信号通路的活性,维持细胞正常增殖和分化状态。

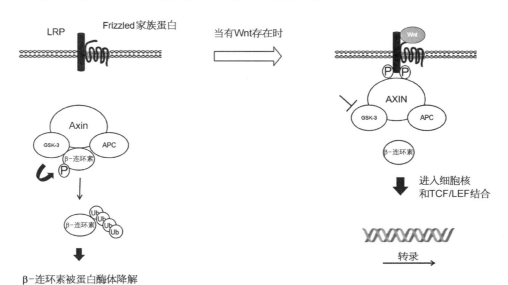

图 7-4 在是否有 Wnt 信号存在的不同情况下,胞内 β-连环素的降解状况

Frizzled 家族蛋白和低密度脂蛋白受体相关蛋白(LDL receptor related protein,LRP)组成的异二聚体为 Wnt 信号受体。当 Wnt 信号不存在时,APC 和 β-连环素同糖原合成激酶-3(GSK-3)相互结合并发生作用。GSK-3 可以磷酸化 β-连环素并导致其发生泛素-蛋白酶体途径的降解;而当 Wnt 信号存在时,LRP 的胞内区域会和 Axin 结合,降低其稳定性,同时抑制 GSK-3 活性,进而无法磷酸化 β-连环素,从而导致其胞内含量上升。

APC 蛋白在细胞周期调控中也扮演着重要角色。它参与调控细胞周期的 G1 期和 S 期,有助于细胞顺利进入有丝分裂。具体而言,APC 通过调节 Wnt 信号通路中的 β-连环素,抑制细胞周期蛋白的过度表达,从而阻止细胞过早进入 S 期。APC 与 β-连环素结合,促进其从细胞核转运到细胞质,阻止 β-连环素-转录因子复合物的形成,从而抑制 Wnt 靶基因的转录活性。这种负调控机制有助于确保细胞周期的正常进行,维持细胞的稳定状态。

除了在细胞周期调控和 Wnt 信号通路抑制中发挥作用,APC 还参与 DNA 修复过程。APC 不仅定位于细胞质中,还能进入细胞核与多个 DNA 修复相关蛋白相互作用。它与多聚酶 β、FEN1 核酸内切酶和 APE1 核酸内切酶结合,抑制这些蛋白在受损 DNA 上的组装,并阻止长修复补丁的形成。此外,APC 可与 DNA 复制相关蛋白 RPA32 相互作用,调控复制应激响应。作为 DNA 依赖的蛋白激酶底物,APC 的磷酸化状态与 DNA 损伤响应和修复密切相关。这些结果表明,APC 蛋白在细胞核中发挥着重要的 DNA 修复调控功能。突变的 *APC* 基因会影响碱基切除修复(base excision repair,BER)和双链断裂修复(double stranded break repair,DSB),从而使 CRC 细胞积累遗传突变。

　　APC 蛋白在细胞黏附中也扮演重要角色。它位于哺乳动物上皮细胞的侧面质膜,并与 β-连环素相互作用,将 E-钙黏蛋白、α-连环素和肌动蛋白细丝骨架连接起来。当 APC 功能异常时,如在某些肿瘤中,细胞膜上 E-钙黏蛋白水平下降,导致 β-连环素与 E-钙黏蛋白结合减弱。全长 APC 表达可以增加细胞膜上的 E-钙黏蛋白水平,促进细胞黏附。此外,全长 APC 蛋白还导致 β-连环素从核和细胞质转位到细胞周边。因此,APC 蛋白通过调控 β-连环素和 E-钙黏蛋白在细胞质和细胞膜之间的分布,在细胞黏附中发挥重要的调控作用。

　　(3) 肿瘤中的 APC 以及靶向治疗

　　肿瘤中的 APC 基因是一个重要的肿瘤抑制基因,其突变或丧失与结直肠癌的发生和发展密切相关。APC 蛋白在细胞内具有多种功能,包括调控细胞周期、参与 Wnt 信号通路、DNA 修复以及细胞黏附等。因此,研究 APC 基因功能对于 APC 突变肿瘤的治疗具有重要意义(图 7-5)。

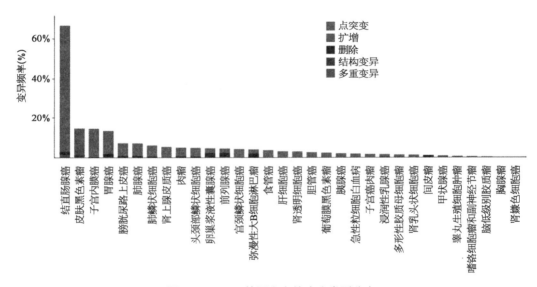

图 7-5　APC 基因突变的癌症类型分布

(数据来自癌症基因组数据库 cBioPortal)(参见图版)

　　目前的研究表明,恢复 APC 基因的表达可以重新建立肿瘤细胞的正常发育和分化状态,这为恢复 APC 正常功能成为治疗策略提供了依据。通过恢复正常的 APC 基因表达,可以调节肿瘤细胞的增殖、黏附和凋亡敏感性等与癌症相关的特征。DNA 甲基转移酶抑制剂在 APC 基因启动子区域发生高甲基化修饰的肿瘤中也显示了一定的疗效。此外,通过使用疱疹病毒颗粒传递野生型 APC,已在细胞培养和小鼠模型中展示了抑制肿瘤细胞增殖和迁移的效果。

　　APC 基因缺失会导致 Wnt 信号通路过度激活,因此,该信号通路也成为肿瘤治疗研究的重点。Wnt 信号通路在 APC 基因缺失的结直肠癌中起到关键的促肿瘤作用,并参与肿瘤干细胞的维持。尽管已进行了大量研究,但目前缺乏针对 Wnt 信号通路的临床应用抑制剂。相对于其他发育信号通路,Wnt 信号通路缺乏可靠向的酶靶点,因此药物研发面临一定挑战。此外,现有的 Wnt 信号通路抑制剂筛选方法可能无法完全模拟内源性 Wnt 活化和抑制的复杂性,难以发现临床相关的靶点。即使是有效的 Wnt 信号通路抑制剂也可能由于该信号通路在维持正常生理过程(如体细胞干细胞的维持)中的重要作用而引起安全性担忧。

目前,在针对 Wnt 信号通路的治疗策略中,一些有前景的抑制剂主要作用于 APC 蛋白参与信号通路上游。研究发现,肿瘤细胞可以依赖内源性 Wnt 配体来调节 Wnt 信号通路,靶向参与所有 Wnt 配体激活过程的脂酰基转移酶 porcupine 的策略已显示出有效抑制结直肠癌细胞增殖和肿瘤形成的能力。目前,porcupine 抑制剂 LGK974 和 ETC－159 已进入临床试验,用于治疗携带 BRAF 突变的结直肠癌和其他实体肿瘤。此外,其他抑制 Wnt 信号传导的药物还包括针对 Wnt 受体 Frizzled 的抗体万替妥单抗(vantictumab)和融合蛋白 ipafricept。

除了针对 Wnt 配体的抑制剂,还有一些药物针对负调控 β－连环素稳定性的细胞质复合物中的其他成分来进行干预。例如,可以通过激活酪氨酸激酶或抑制调节关键组分 AXIN 稳定性的 tankyrase 来促进 β－连环素降解。然而,这些策略在治疗 APC 蛋白缺失的结直肠癌中的疗效仍存在争议。其他一些机制独立于 Wnt 信号通路负调控 β－连环素水平,包括激活维生素 D 信号通路。

此外,还有一些有前景的小分子化合物,用于干扰细胞核内 β－连环素与 TCF/LEF 家族转录因子或和转录共激活因子 CBP 之间的相互作用。这些干扰剂可以直接与 β－连环素结合,从而抑制 β－连环素/TCF 复合物的形成。已经有一些针对 β－连环素与 CBP 相互作用的抑制剂进入临床试验阶段,如 PRI－724,用于治疗新诊断的转移性结直肠癌。另外,PKF115－584 和 CGP049090 等小分子拮抗剂也正在开发,目标是 β－连环素/TCF 复合物,但尚未进行临床试验。此外,正在研究 Traf2 和 Nck 相互作用激酶(TNIK),这是 β－连环素和 TCF7L2 在细胞核转录因子复合物中必需的,作为治疗缺失 APC 的结直肠癌的潜在靶点。最近发现的 TNIK 抑制剂 NCB－0846 尚未进行临床研究。其他更具靶向性的策略旨在调控由 Wnt 信号通路激活的单个基因,特别是 *MYC* 原癌基因。这些策略的特异性可能有助于克服一般的 Wnt 拮抗剂的缺陷,因为 Wnt 信号通路对结直肠上皮和其他组织正常稳态的体细胞干细胞起着重要维持功能。因此,在临床研究中需要考虑这些针对缺失 *APC* 的结直肠癌的治疗候选药物对正常细胞的毒性问题。

7.4.5　抑癌基因 *VHL*

(1) VHL 综合征与 *VHL* 基因

冯希佩尔－林道(VHL)综合征是一种多器官肿瘤综合征,包括最常见的肾癌类型——透明细胞肾细胞癌(ccRCC),以及视网膜、小脑和脊髓的血管母细胞瘤

(hemangioblastoma)、交感神经系统肿瘤和内淋巴囊肿瘤等。该综合征是由 *VHL* 基因突变引起的常染色体显性遗传病。"VHL 综合征"于 1936 年由冯·希佩尔(von Hippel，1863—1932)对视网膜血管瘤的描述(1904 年)以及林道(Arvid Lindau，1892—1958)对小脑和脊髓血管母细胞瘤的描述(1927 年)而产生，自 1970 年代以来，该术语一直被广泛使用。

通过对该疾病的研究，科学家发现了 *VHL* 基因，其转录表达的蛋白产物是 pVHL，并揭示了它在肿瘤发展中的关键作用。几乎在所有患这种疾病的患者身上都可观察到 *VHL* 基因正常功能的失活。在大部分散发的肾癌患者的基因组中也可发现 *VHL* 基因功能的丧失，但是对于这些患者来说，*VHL* 基因的失活并不是因为该基因发生了突变，而是由于该基因相关的启动子区域发生了甲基化修饰，进而沉默了 *VHL* 基因转录表达的活性。通过连锁分析，研究人员将 *VHL* 基因定位于染色体 3p25 区域，随后，在 1993 年，W. M. Latif 等人使用定位克隆策略成功分离出 *VHL* 基因。

(2) *VHL* 基因功能及相关通路发现

2019 年诺贝尔生理学或医学奖授予凯林(William Kaelin)、拉特克利夫(Peter Ratcliffe)和塞门扎(Gregg Semenza)三位科学家，以表彰他们发现细胞在分子水平上感知和适应环境氧气供应的机制。

通常在缺少氧气的环境中，会出现一个关键的生理反应，即促红细胞生成素(EPO)水平的升高，从而令红细胞的数量得以增加。塞门扎和拉特克利夫两个研究小组都对 *EPO* 基因的调控进行了研究，发现了与缺氧状态的生理反应调节有关的特定 DNA 片段，该 DNA 片段位于 *EPO* 基因附近。这两个小组还发现，这种氧感知机制不仅存在于产生 EPO 的肾脏细胞中，而且几乎存在于所有组织中。塞门扎在后续的实验中发现了一种蛋白复合物，它能与上述特定 DNA 片段结合，并在富氧和缺氧环境下产生不同的反应。他将这个复合物命名为缺氧诱导因子(HIF)。随后的研究发现，HIF 包含两种不同的 DNA 结合蛋白，现称为 HIF‐1α 和 ARNT(HIF‐1β)。而在塞门扎和拉特克利夫研究 *EPO* 基因的氧调控机制时，凯林等人则正在研究 VHL 综合征，他们发现在典型的 *VHL* 基因突变的肿瘤中经常有大量新生血管异常形成，且这些肿瘤组织中血管内皮生长因子和 *EPO* 基因表达水平较高。1996 年，凯林通过对 *VHL* 基因缺陷患者细胞的分析，发现一些原本应在缺氧环境下表达的低氧调节基因发生了大量表达，但在引入具有正常功能的 *VHL* 基因后，低氧调节基因的表达水平恢复正常。这一发现是一个重要线索，凯林大胆设想 *VHL* 基因可能以某种方式参与了细胞对缺氧反应的调控。

经过深入研究，拉特克利夫的研究小组发现，在正常的氧气环境中，pVHL 会促使 HIF‐1α 亚单位降解，令其在合成后迅速分解，从而使 HIF‐1 始终保持非活性状态。然而，当细胞处于低氧条件下时，细胞内的 HIF‐1α 将不再被降解，并发挥其正常功能。作为一种关键转录因子，HIF‐1α 可以促进一系列靶基因的转录表达，这些靶基因的转录表达产物通常与红细胞生成、能量代谢、血管生成以及糖原合成等相关,其主要作用是在缺氧部位形成新的血管,为缺氧部位的细胞提供氧气,令细胞能够在短时间内在缺氧环境中存活。而在肿瘤的发生以及进展的过程中,新血管的形成也是必不可少的,血管可以为肿瘤细胞的生长提供氧气和各类营养物质,同时带走肿瘤细胞产生的代谢产物。因此,一旦 *VHL* 发生缺陷并失去活性,细胞的氧调节机制将失控,各种低氧调节基因可能过度表达,进而可能促进肿瘤发生进展。

pVHL 参与降解 HIF‐1α 的具体机制:pVHL 通常会先与其他蛋白结合形成复合物,其主要功能是捕获泛素分子,随后,pVHL 可以识别 HIF‐1α 并给其加上泛素标签,我们知道带有泛素标签的蛋白质会被蛋白酶体识别并降解。然而,pVHL 不能直接和 HIF‐1α 结合。2001 年,凯林和拉特克利夫发现,在氧气充足的情况下,HIF‐1α 的特定位置会发生羟基化修饰即脯氨酰羟基化。通过脯氨酰羟基化酶的催化作用,HIF‐1α 可以存在一个或两个羟基脯氨酸,从而被 pVHL 识别并结合,导致其降解。在低氧条件下,HIF‐1α 内部没羟基脯氨酸,因此无法与 pVHL 结合,从而在细胞内发挥正常功能,并诱导一系列靶基因的转录表达(图 7‐6)。

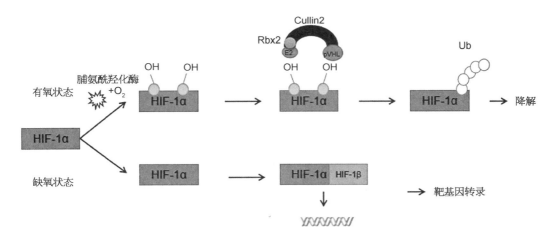

图 7‐6 pVHL 结合并降解 HIF‐1α 的机制

在氧气充足的环境中,在脯氨酰羟化酶的催化作用下,HIF‐1α 存在一个或两个羟基脯氨酸,可被 pVHL 识别并结合,进而导致泛素‐蛋白酶体降解途径的发生;而在低氧条件下,由于不存在羟基脯氨酸,HIF‐1α 无法被 pVHL 结合,这样其作为一种转录因子就能在细胞内发挥其正常的功能,在缺氧组织中诱导一系列靶基因的转录表达。

(3)肿瘤中的 *VHL* 以及靶向治疗

VHL 综合征的患者几乎都表现出 *VHL* 基因的突变失活(图 7‐7),针对 *VHL* 缺陷相关的肿瘤的治疗策略主要包括以下几个方面:① VEGF 靶向治疗。*VHL* 基因的功能缺失可能导致血管生成异常,因此抑制血管生成因子(如 VEGF)的药物可能对某些 VHL 相关肿瘤有益。抑制 VEGF 或其受体 KDR 的药物已在肾癌Ⅲ期临床试验中显示出疗效,并且已有多种药物获得 FDA 批准。然而,单一靶向 VEGF 信号通路的治疗无法完全治愈患者,过度抑制 VEGF 信号也可能带来安全问题。② mTOR 靶向治疗。*VHL* 缺陷可导致 HIF‐1α 始终保持活性,进而过度激活 mTOR 信号通路。mTOR 抑制剂如依维莫司(everolimus)和替西罗莫司(temsirolimus)已在Ⅲ期临床试验中获得美国 FDA 批准,这些药物通过对肿瘤细胞的内源性作用和抗血管生成作用发挥治疗效果。然而,并非所有 *VHL* 缺陷相关的肿瘤都对 mTOR 抑制剂有反应,因此需要进一步研究来确定患者选择标准。③ c‐Met 靶向治疗。c‐Met 在 pVHL 缺陷的肿瘤细胞中活性增强,对其具有重要作用。最近,VEGFR 和 c‐Met 双重抑制剂卡博替尼(cabozantinib)在肾癌患者中显示出较好的疗效。然而,单独的 c‐Met 抑制剂在肾癌中的疗效尚不明确,因此仍需要进一步研究来确定 c‐Met 抑制对肾癌治疗的贡献。④ HIF‐2α 靶向治疗。*VHL* 基因缺失导致高度稳定的 HIF‐2α,它在 VHL 病和相关肿瘤中过度表达。因此,开发针对 HIF‐2α 的抑制剂成为研究的焦点。其中,HIF‐2α 抑制剂如贝伐珠单抗(bevacizumab)已被批准用于 VHL 病相关囊性肾细胞癌的治疗。然而,并非所有 *VHL* 缺陷相关的肾癌都对 HIF‐2α 抑制剂有反应,因此需要预测性生物标志物来优化患者选择。⑤ 谷氨酰胺酶靶向治疗。*VHL* 缺陷的肾癌细胞对谷氨酰胺酶的依赖性较高,谷氨酰胺酶抑制剂可有效抑制其生长。在临床试验中,谷氨酰胺酶抑制剂 CB‐839 已显示出对肾癌的治疗潜力。

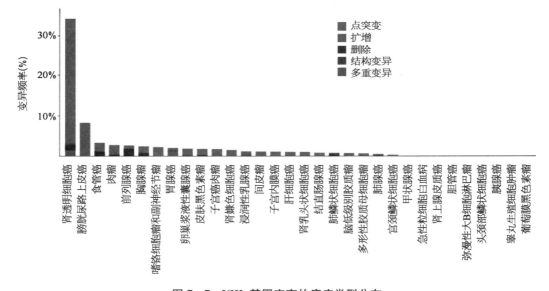

图 7‐7　*VHL* 基因突变的癌症类型分布

(数据来自癌症基因组数据库 cBioPortal)(参见图版)

此外,还有其他正在研究的治疗策略,包括:① 合成致死策略。研究人员正在筛选药物,这些药物可以选择性地杀死携带与癌症相关基因的癌细胞,而对正常细胞没有伤害。合成致死筛选研究已经发现了针对 *VHL* 缺陷细胞的多种化合物,例如 STF‐62247 和 STF‐31。这些化合物能够选择性地诱导 *VHL* 缺陷细胞的细胞死亡或增强对这些细胞的细胞毒性作用。② pVHL 蛋白稳态。正确的折叠和形成复合物对于

pVHL 蛋白的功能至关重要。研究发现,分子伴侣如 TRiC 可以帮助 pVHL 蛋白正确折叠并形成 VCB 复合物。如果折叠不正确或无法形成成熟的复合物,pVHL 蛋白就会通过泛素-蛋白酶体系统被降解。降解 pVHL 需要分子伴侣如 HSP90 的参与。由于不同的分子伴侣途径参与 pVHL 蛋白的折叠和质量控制,因此进一步了解不稳定 pVHL 突变体被定向降解的机制,有助于探索新策略来重新折叠和稳定这些突变体,使其能与 VCB 复合物结合并恢复其抑制肿瘤的活性。③ 蛋白酶体抑制剂。蛋白酶体抑制剂如硼替佐米(bortezomib)和 MG132 可以增加 *VHL* 的表达水平。最近的研究还表明,蛋白酶体抑制剂硼替佐米和卡非佐米(carfilzomib)能够稳定 VHL 的特定突变体(如 pVHLR167Q),并抑制肿瘤的生长。

7.4.6 抑癌基因 *PTEN*

(1) PHTS 综合征与 *PTEN* 基因

PTEN 是人类癌症中最常发生突变的抑癌基因之一。在 1997 年,Ramon Parsons、Peter Steck 和 Hong Sun 等三个独立研究小组几乎同时发现了该基因。最初,*PTEN* 被认定为一种候选的肿瘤抑制基因并编码一种新型蛋白酪氨酸磷酸酶。随后,人们发现 *PTEN* 的遗传突变可导致一系列罕见的常染色体显性遗传病——*PTEN* 错构瘤综合征(*PTEN* hamartoma tumour syndromes, PHTS)。PHTS 患者具有较高的乳腺癌、甲状腺癌和子宫内膜癌等患癌风险,同时也存在认知和行为等缺陷。通过小鼠基因敲除实验进一步证实了 *PTEN* 在多种肿瘤类型中的抑癌作用。此外,研究人员也发现 *PTEN* 突变在多种癌症中都很常见,*PTEN* 也是继 *TP53* 基因后另一个较为广泛地与肿瘤发生关系密切的基因。

(2) *PTEN* 基因及其表达产物的功能与相关通路

作为一种肿瘤抑制基因,*PTEN* 与多种散发性肿瘤密切相关。PTEN 蛋白在细胞生长、增殖、凋亡、黏附、迁移和浸润等方面起着重要作用。*PTEN* 是迄今为止发现的第一个具有蛋白性磷酸酯酶和脂性磷酸酯酶双重活性的抑癌基因。PTEN 蛋白的磷酸酶活性区域与 CDC14、PRL-1 和 BVP 等双重特异性磷酸酶具有很高的序列同源性。这种双重特异性磷酸酶可以让磷酸化的酪氨酸(Tyr)、丝氨酸(Ser)和苏氨酸(Thr)位点发生去磷酸化修饰,而磷酸化和去磷酸化在细胞活动相关的信号通路调控中具有重要的作用,在许多肿瘤发生进展的过程中,都通过影响酪氨酸激酶受体的磷酸化来促进细胞发生异常的生长增殖,因此 PTEN 蛋白可通过拮抗酪氨酸激酶等酶的活性,而对抑制肿瘤进展起到重要的作用。同时,PTEN 在 PI3K-AKT 信号通路中也发挥着重要作用。PI3K 是一种磷脂酰肌醇 3 激酶,其在被激活后能够将细胞膜上的磷脂酰肌醇二酰甘油(PIP2)转化为磷脂酰肌醇三磷酸(PIP3),并进一步激活 AKT 蛋白激酶。而 PTEN 可以逆转该过程,降低 PIP3 的水平,从而抑制 AKT 的活性。AKT 是一个重要的细胞生存和增殖信号传导分子,其活化能够促进细胞生长、增殖和代谢(图 7-8)。因此,*PTEN* 的作用是负调控该

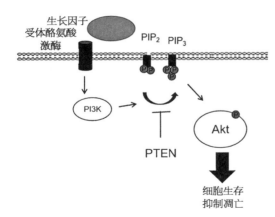

图 7 - 8　PTEN 参与 PI3K - AKT 信号通路

当响应细胞外刺激(例胰岛素、生长因子、趋化因子)时,PI3K 被酪氨酸激酶受体或 G 蛋白偶联受体激活,可让 PIP2 发生磷酸化修饰并生成 PIP3,PIP3 又可让 Akt 发生磷酸化并使其激活。而 PTEN 可通过使 PIP3 去磷酸化,从而阻断 PI3K 信号级联来拮抗 PI3K 的作用。

信号通路,抑制过度的细胞增殖和生长。

PTEN 蛋白还可以通过多种机制进入细胞核。在核内,PTEN 蛋白与细胞周期蛋白 D1(cyclin D1)直接发生相互作用,抑制其在核内积累,从而阻断细胞周期。此外,PTEN 蛋白还与组蛋白乙酰转移酶 p300 形成复合物,促进 p53 蛋白的乙酰化,增强其稳定性和转录活性,调节细胞周期和细胞凋亡。PTEN 蛋白还能与重要的后期促进复合物——APC/C(解旋酶复合物/CDC20 样蛋白 1)结合,增强 APC/C 与其激活因子 CDH1(也称为 FZR)的结合,进而促进 CDH1 - APC/C 复合物对相关底物的降解,如极样激酶 1(PLK1)和极光激酶(AURKs),可增加 CDH1 - APC/C 复合物的抗肿瘤活性。

此外,*PTEN* 在干细胞维持中也起重要作用。研究发现,*PTEN* 的缺失或失活会导致干细胞数量异常变化和功能丧失,进而影响组织稳态和肿瘤发生。*PTEN* 通过调节干细胞的自我更新和分化能力,维持干细胞数量和功能的平衡。

(3) 肿瘤中的 *PTEN* 以及靶向治疗

PTEN 基因在肿瘤中扮演着重要的角色,不仅参与调控细胞增殖和生存,还在免疫应答中起着关键作用(图 7 - 9)。*PTEN* 的缺失导致肿瘤细胞对免疫应答的调节异常,并促进肿瘤的免疫逃逸和进展。因此,针对 *PTEN* 的治疗策略成为克服肿瘤中的免疫抑制从而提高治疗效果的重要途径。

目前,针对 *PTEN* 的治疗方法主要集中在以下几个方面:① 通过增加 *PTEN* 基因的表达或恢复其功能来抑制肿瘤的生长和进展。这可以通过增强 *PTEN* 转录因子的活性、抑制调控 *PTEN* 的 miRNA、解除 *PTEN* 的表观遗传沉默或抑制促进 PTEN 降解的 E3 连接酶等方法实现。② 通过增加 PTEN 的活性来抑制肿瘤细胞的异常信号传导。例如通过促进 PTEN 的二聚化、增强 PTEN 与细胞膜的结合,或通过 CRISPR - Cas9 进行基因编辑修复突变的 *PTEN* 等策略。对于 *PTEN* 缺失的肿瘤,抑制 PI3K - AKT - mTOR 信号通路的成分也可以作为一种靶向治疗策略。③ 由于 *PTEN* 在免疫调节中的重要作用,针对 *PTEN* 的治疗策略还可用于克服肿瘤中的免疫抑制。研究表明,*PTEN* 缺失促使肿瘤细胞产生免疫抑制性信号,抑制免疫细胞的活性,从而削弱对癌细胞的免疫杀伤作用。因此,已有研究将免疫检查点抑制剂与联合治疗、调控 PTEN 下游信号通路以增强免疫应答等方法,应用于克服肿瘤中的免疫抑制。

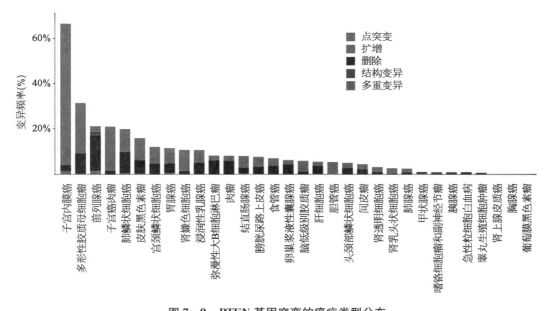

图 7 - 9　*PTEN* 基因突变的癌症类型分布
（数据来自癌症基因组数据库 cBioPortal）（参见图版）

7.4.7　抑癌基因 *BRCA*

（1）遗传性乳腺癌与 *BRCA* 基因

1990 年，Mary - Claire King 课题组在人类基因组第 17 号染色体上发现了与遗传性乳腺癌相关的抑癌基因，并将其命名为 *BRCA1*（breast cancer gene 1）。1994 年，犹他大学遗传学家 Mark Skolnick 成功克隆出乳腺癌/卵巢癌易感基因 *BRCA1*。同年，Michael Stratton 及其同事发现了 *BRCA2*，后续的研究发现 *BRCA2* 基因位于人类的 13 号染色体上，并同样与家族性乳腺癌和卵巢癌的发生密切相关。除了乳腺癌和卵巢癌，*BRCA* 基因突变也与其他肿瘤的风险增加相关，如胰腺癌、前列腺癌、胃癌和其他多种癌症（图 7 - 10）。

（2）*BRCA* 基因功能

BRCA1 和 *BRCA2* 基因在细胞复制、胞内 DNA 修复和细胞生长等过程中起重要作用，特别是在 DNA 同源重组修复（homologous recombination repair，HRR）中是不可或缺的。DNA 双链断裂（DNA double-strand break，DSB）是最常见的 DNA 损伤形式。在正常细胞中，当 DNA 双链断裂发生时，BRCA1 - BARD1 异二聚体通过其 E3 泛素连接酶的能力同 DNA 和 DNA 损伤反应因子相互作用，激活 HRR 通路来修复受损的 DNA（图 7 - 11）。然而，在 *BRCA1/2* 基因缺陷的细胞中，HRR 通路的正常功能丧失，导致其他更容易引发错误的 DNA 修复途径被激活，这可能导致细胞内突变的积累，进而增加患癌的风险。

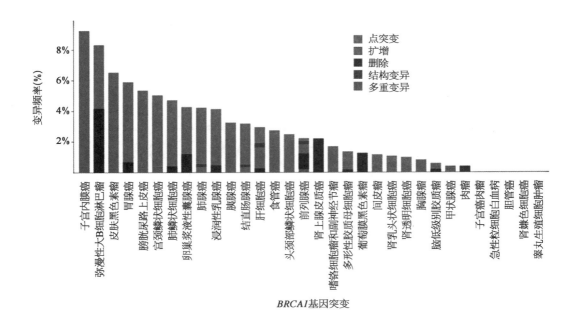

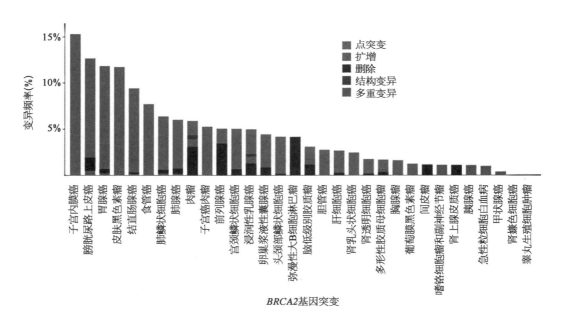

图 7－10 *BRCA1*、*BRCA2* 基因突变的癌症类型分布

（数据来自癌症基因组数据库 cBioPortal）（参见图版）

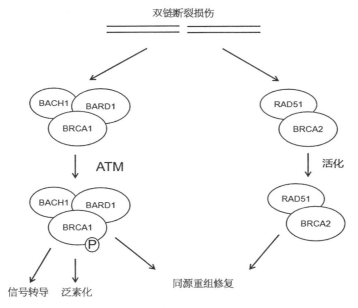

图 7-11 _BRCA_ 基因参与 DNA 修复的简单示意图

BRCA1 可与 BACH1 和 BARD1 相互作用形成多聚体,其正常发挥功能需要
蛋白激酶 ATM 对 BRCA1 进行磷酸化,以响应 DNA 损伤。BRCA2 则直接与
RAD51 相互作用,RAD51 是启动导致链交换的 DNA 相互作用所必需的细胞
重组酶。_BRCA1_ 和 _BRCA2_ 的缺陷都会引起同源重组修复的缺陷。

最近的研究发现 BRCA1 还具有其他功能,包括调控着丝粒周边异染色质聚集和抑
制转录。此外,BRCA1 在复制叉上的活动也是其 DNA 修复功能和肿瘤抑制活性的关
键。BRCA1 能够修复受损的 DNA 并维持正常的复制过程,防止错误复制和异常染色体
结构的形成。此外,BRCA1 的功能缺陷与雌激素依赖性肿瘤的发展有关。

(3) _BRCA_ 突变肿瘤治疗

美国国家癌症研究所(National Cancer Institute,NCI)的数据显示,在美国,所有乳
腺癌患者中,5%~10%的病例可归因于 _BRCA1/2_ 基因的遗传突变,这些突变也约占卵
巢癌患者的 15%,因此研究人员将其作为靶向治疗的重点。合成致死(synthetic
lethality)概念在治疗 _BRCA_ 突变肿瘤时发挥着重要作用,其中聚合腺苷二磷酸核糖聚合
酶[poly-(ADP ribose)polymerase,PARP]抑制剂是一类有效的药物。单链断裂损伤在
增殖细胞中频繁发生,单链断裂损伤主要通过 PARP 依赖性碱基切除修复(BER)途径进
行修复。PARP 抑制剂通过阻断 PARP 蛋白的作用,导致 DNA 损伤修复受阻,引发染色
体不稳定、细胞周期阻滞和细胞凋亡,使用 PARP 抑制剂后,抑制了 BER 修复途径,未修
复的单链损伤可以转变为双链断裂损伤,而同源重组修复(HRR)是修复此类损伤的主要
途径。正常细胞可以完成修复,以确保基因组稳定性和细胞存活,而 BRCA 基因缺陷的
细胞不能修复这些双链断裂损伤,进而令凋亡发生并最终导致细胞死亡。临床试验表明,
对于携带遗传性 _BRCA_ 突变的患者,PARP 抑制剂能够有效治疗。此外,PARP 抑制剂

在非 *BRCA* 突变携带者中也可能具有疗效。除 PARP 抑制剂外,在手术治疗中推荐进行双侧乳房切除术,以降低 *BRCA* 突变患者因乳腺癌而导致的死亡风险。在化疗中,紫杉醇类药物对于 *BRCA1* 突变患者的疗效较差,而铂类药物则显示出较高的治疗敏感性,尤其对于 *BRCA1* 缺陷的肿瘤具有良好的疗效。

7.4.8 抑癌基因 *TSC*

（1）结节性硬化症与 *TSC* 基因

结节性硬化症(tuberous sclerosis complex,TSC)是一种常染色体显性遗传疾病,由 *TSC1* 或 *TSC2* 基因功能丧失突变引起。该疾病特征是在多个器官(如皮肤、脑、眼、肺、心脏和肾脏)出现广泛的肿瘤表型,同时还伴随一些典型症状,如癫痫和智力低下。1997年,*TSC1* 基因首次被确定为结节性硬化症的常染色体显性遗传突变位点。在家族性和散发性 TSC 病例中,已广泛发现 *TSC1* 或 *TSC2* 突变(图 7-12)。

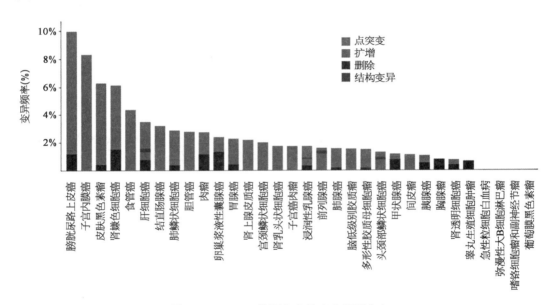

图 7-12 *TSC1* 基因突变的癌症类型分布

(数据来自癌症基因组数据库 cBioPortal)(参见图版)

（2）*TSC* 基因功能以及相关通路

TSC1/TSC2 复合物通过抑制哺乳动物雷帕霉素靶蛋白复合物 1(mTORC1)信号通路来调控细胞生长。mTORC1 是细胞信号传导的关键复合物,受到多种调控影响。Rheb(Ras homolog enriched in brain)是一种小 GTP 酶蛋白,Rheb 蛋白在细胞内通过转换其结合的 GTP 和 GDP 状态来发挥作用。当 Rheb 与 GTP 结合时,其活性增加,可以激活 mTORC1 信号通路。TSC1/TSC2 复合物能让 Rheb 从结合 GTP 的活化的状态转变到结合 GDP 的非活化状态(图 7-13)。当 *TSC1* 或 *TSC2* 基因突变时,复合物失去功能,导致 mTORC1 信号通路的持续激活,造成细胞过度增殖和肿瘤形成。

除了直接调控 mTORC1 通路外,PI3K/Akt 信号通路也能间接影响 TSC‐mTOR 通路。生长因子信号通过激活 PI3K/Akt 通路引起 TSC2 蛋白的磷酸化,减弱 TSC1/TSC2 复合物的 GAP 活性,增加 Rheb‐GTP 的水平,促进 mTORC1 的活化。此外,ERK1/2 和 MK2 等信号通路也能通过磷酸化 TSC2 蛋白抑制其 GAP 活性,间接激活 mTORC1 通路。

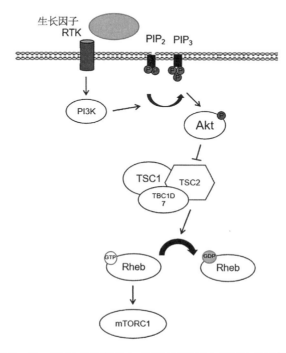

图 7‐13 TSC1/2 直接参与 PI3K/AKT/mTORC1 信号通路

TSC1 在细胞质中可同 TSC2 和 TBC1D7 相互作用并形成多聚体,该多聚体中 TSC2 包含一个 GTP 酶活化蛋白(GTPase activating protein,GAP)结构域,可将 GTP 形式的 Rheb 水解为 GDP 形式的 Rheb,导致 Rheb 失活。发生磷酸化修饰后的 Akt 可以引起 TSC2 蛋白的抑制,使其失去对信号通路的调控作用,进而令 mTORC1 过度活化。Rheb 是 PI3K/AKT/mTORC1 信号通路的中心节点,该信号通路调节一系列不同的细胞活动,包括细胞的生长、细胞分裂、血管生成、细胞凋亡以及细胞的自噬。

(3) *TSC* 缺陷相关肿瘤的靶向治疗

TSC 基因缺陷相关肿瘤的治疗策略主要包括针对 mTORC1 信号通路和内质网应激通路的药物治疗。对于治疗策略的选择基于相关信号通路的重要作用以及对相关肿瘤发病机制的深入理解。

在 *TSC* 缺陷肿瘤中,mTORC1 信号通路起关键作用。由于 *TSC1* 和 *TSC2* 基因突变,mTORC1 信号通路会过度活跃,导致肿瘤细胞异常生长和增殖。因此,抑制 mTORC1 的药物成为治疗 TSC 肿瘤的重要策略之一。第一代 mTORC1 抑制剂如雷帕霉素已被广泛研究和应用,能够抑制 mTORC1 的活性,从而抑制肿瘤细胞的增殖和生长。

然而,第一代抑制剂存在局限性,无法完全抑制 mTORC1 的活性,可能影响治疗的效果。为了克服这一问题,研究人员开始寻找更高效的 mTORC1 抑制剂,以提高治疗效果。

内质网应激通路也在 *TSC* 缺陷肿瘤中发挥重要作用,mTORC1 过度活跃会导致内质网应激,激活细胞内未折叠蛋白的应激响应。持续的内质网应激可能导致肿瘤细胞死亡,因此在治疗相关肿瘤时可考虑针对内质网应激通路。干预内质网应激通路可以增强肿瘤细胞对应激的敏感性,从而实现治疗效果。

TSC 缺失相关肿瘤细胞的能量和营养稳态明显受损。正常情况下,mTORC1 的活跃不会持续很长时间,但 *TSC* 突变相关肿瘤中过度活跃的 mTORC1 对能量匮乏尤为敏感。因此,能量匮乏可能是治疗上可利用的一个潜在靶点。

思考题

1. 简述二次打击学说的含义及其历史意义。

2. 什么是杂合性缺失,其意义和用途有哪些?

3. 简述神经纤维瘤蛋白 1 基因(*NF1*)参与肿瘤抑制的机制。

4. 冯希佩尔-林道基因(*VHL*)是抑癌基因的实验观察证据是什么? *VHL* 参与肿瘤抑制的机制。

5. 为什么家族性癌的致病原因是抑癌基因失活突变,而不是原癌基因功能激活突变?

拓展阅读文献

Aoki M，Fujishita T. Oncogenic roles of the PI3K/AKT/mTOR Axis. Curr Top Microbiol Immunol，2017，407：153 – 189.

Bugter J M，Fenderico N，Maurice M M. Mutations and mechanisms of WNT pathway tumour suppressors in cancer. Nat Rev Cancer，2021，21(1)：5 – 21.

Cheng J，Demeulemeester J，Wedge D C，et al. Pan-cancer analysis of homozygous deletions in primary tumours uncovers rare tumour suppressors. Nat Commun. ，2017，8(1)：1221.

Cheng X，Xu X，Chen D，et al. Therapeutic potential of targeting the Wnt/β – catenin signaling pathway in colorectal cancer. Biomed Pharmacother，2019，110：473 – 481.

Czarnecka A M，Bartnik E，Fiedorowicz M，et al. Targeted therapy in melanoma and mechanisms of resistance. Int J Mol Sci，2020，21(13)：4576.

Ferner R E，Gutmann D H. Neurofibromatosis type 1 (NF1)：diagnosis and management. Handb Clin Neurol，2013，115：939 – 955.

Katoh M，Katoh M. Molecular genetics and targeted therapy of WNT – related human diseases. Int J Mol Med，2017，40(3)：587 – 606.

Lee Y R，Chen M，Pandolfi P P. The functions and regulation of the PTEN tumour suppressor：new modes and prospects. Nat Rev Mol Cell Biol，2018，19(9)：547 – 562.

Lipsick J. A History of cancer research：tumor suppressor genes. Cold Spring Harb Perspect Biol，2020，12(2)：a035907.

Liu Y，West S C. Distinct functions of BRCA1 and BRCA2 in double-strand break repair. Breast Cancer Res，2002，4(1)：9 – 13.

Mallela K，Kumar A. Role of TSC1 in physiology and diseases. Mol Cell Biochem，2021，476(6)：2269 –

2282.

Mendoza P R，Grossniklaus H E. The biology of retinoblastoma. Prog Mol Biol Transl Sci，2015，134：503 – 516.

Peng S，Zhang J，Tan X，et al. The VHL/HIF axis in the development and treatment of pheochromocytoma/paraganglioma. Front Endocrinol (Lausanne)，2020，11：586857.

Salussolia C L，Klonowska K，Kwiatkowski D J，et al. Genetic etiologies，diagnosis，and treatment of tuberous sclerosis complex. Annu Rev Genomics Hum Genet，2019，20：217 – 240.

Wang L H，Wu C F，Rajasekaran N，et al. Loss of tumor suppressor gene function in human cancer：an overview. Cell Physiol Biochem，2018，51(6)：2647 – 2693.

Zhang L，Shay J W. Multiple roles of APC and its therapeutic implications in colorectal cancer. J Natl Cancer Inst，2017，109(8)：djw332.

Zheng F，Zhang Y，Chen S，et al. Mechanism and current progress of poly ADP-ribose polymerase (PARP) inhibitors in the treatment of ovarian cancer. Biomed Pharmacother，2020，123：109661 –.

第8章　视网膜母细胞瘤蛋白及细胞周期调控与癌症

癌症细胞的一个典型特征是不受控制地增殖。细胞周期研究的是细胞从一个变成多个的机制以及影响细胞周期运行的信号通路。细胞周期调控的异常存在于大部分癌症中。本章概述细胞周期调控的分子生物学机制，包括细胞周期蛋白依赖性激酶（CDK）、细胞周期蛋白（cyclin）、CDK 抑制蛋白等的功能与调控；细胞周期检查点的类型及各自的分子调控机制；着重介绍视网膜母细胞瘤蛋白（Rb）的生物学功能、Rb 的调控，以及 Rb - E2F 通路在细胞周期调控中的功能。最后概述靶向细胞周期调控的肿瘤治疗策略。

8.1　细胞周期检查点

8.1.1　细胞周期

细胞理论发展于 19 世纪中叶，主要有三个组成部分：① 每个生物体都由一个或多个细胞组成。② 细胞是所有生物体的基本生命单位。③ 细胞仅由之前存在的细胞产生。19 世纪后期，德国生物学家和细胞遗传学创始人弗莱明（Walther Flemming，1843—1905）描述了有丝分裂中染色体运动的过程。

1960 年代末，哈特韦尔（Leland Hartwell）以出芽酿酒酵母为模型研究细胞周期，他从酿酒酵母的温度敏感致死突变体分离出具有突变基因的酵母细胞。通过这种方法，他成功鉴定了 100 多个专门参与细胞周期控制的基因。这些基因包括编码 S 期促进因子（S phase-promoting factor）和 M 期促进因子（M phase-promoting factor）的基因。哈特韦尔将这些基因命名为 *cdc*（cell division cycle）基因，其中特别重要的基因是 *cdc28*，它控制 G1 期的进展。

纳斯（Paul Nurse）遵循哈特韦尔的方法，使用裂殖酵母作为模型系统，用类似的遗传学方法研究细胞周期调控，最终在裂殖酵母中发现了 *cdc2* 基因，其功能与在出芽酵母中鉴定的 *cdc28* 相同。1987 年，纳斯分离出人 *CDC2* 基因（*CDK1*），该基因编码一种称为细胞周期蛋白依赖激酶（cyclin-dependent kinases，CDK）的蛋白质。*CDK*

基因的功能在真核生物中高度保守,人 CDK 基因在酵母中表达后依然具有类似功能。

1980 年代初期,亨特(Tim Hunt)通过研究海胆发现了第一个细胞周期蛋白分子。细胞周期中另一个重要概念是"检查点"。1980 年代后期,通过研究酵母细胞对辐射的敏感性,哈特韦尔提出了检查点的概念。他观察到,当 DNA 受损时,细胞周期在某个时刻被阻止。细胞周期检查点(cell cycle checkpoint)概念被扩展为:细胞用于检查主要细胞周期事件的完整性和保真度,其中的监测事件包括细胞生长的大小、DNA 复制及其完整性,以及准确的染色体分离。哈特韦尔、纳斯和亨特因其对发现细胞周期关键调节因子的贡献而被授予 2001 年诺贝尔生理学或医学奖。

细胞周期是指细胞从一次分裂完成开始,到下一次分裂结束所经历的全过程,可分为分裂间期与分裂期两个阶段。细胞的生命开始于产生它的母细胞的分裂,结束于它的子细胞的形成,或是细胞自身的死亡。通常将子细胞形成作为一次细胞分裂结束的标志。在这一过程中,母细胞的遗传物质会复制并均等地分配给两个子细胞(图 8-1)。

G1 期是指从有丝分裂结束到 DNA 复制前的一段时期,又称合成前期,这一阶段的特点是物质代谢活跃:主要合成细胞分裂所需要的 RNA、核糖体和蛋白质,细胞体积显著增大。G1 期的意义在于:为 S 期的 DNA 复制作好物质和能量的准备。细胞进入 S 期后,首先合成组蛋白以及 DNA

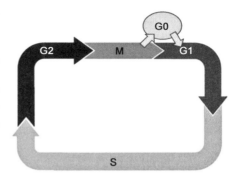

图 8-1 细胞周期各阶段示意图

分裂期(M phase)又可分为前期、中期、后期、末期;G0 期是脱离细胞周期的处于静止状态的时期,细胞在接收到刺激信号后,可以再进入细胞周期,分裂增殖。间期又分为 G1 期、S 期、G2 期。

复制所需要的酶,再进行 DNA 的合成,所以 S 期又称为 DNA 合成期。哺乳动物细胞周期中 DNA 合成阶段大约需要 6~8 h。随后细胞进入 G2 期,又称为 DNA 合成后期,这是有丝分裂的准备期,这一时期大量合成 RNA、微管蛋白、细胞有丝分裂促进因子等蛋白质。M 期由细胞核分裂和胞质分裂两个阶段组成,总体分为前期、中期、后期和末期。前期的特征是染色质(chromatin)缩短变厚并螺旋化为染色体(chromosome);中心体向细胞的两个相对极迁移,在细胞两端形成两极后开始合成微管(microtubule),逐渐形成纺锤体(spindle apparatus);核膜与核仁开始分解。当染色体在细胞中间的中期赤道板(metaphase plate)平面对齐时,中期开始,这也是判断细胞是否处于中期的标志性特征。此时细胞为球形,核膜与核仁完全消失,染色体均移到细胞的赤道平面,从纺锤体两极发出的微管附着于每一个染色体的着丝点上,一旦所有染色体正确对齐并且着丝粒正确附着,姐妹染色单体开始分离,并通过纺锤体微管的向细胞两极迁移。至此,细胞进入有丝分裂后期。后期主要涉及着丝粒附着微管的缩短和中间区域纺锤体的伸长。着丝粒微管的缩短导致每个染色单体向各自的极迁移。后期中,细胞被拉长,位于赤道板周围细胞膜下方的环行微丝束缩窄。末期时,亲本细胞核中的姐妹染色体分离,分别参与产生两个完全相同的子细胞,继而在每组染色体周围形成核膜和核仁,实现子细胞的核质分离。此后,染色体恢复成染色质。

细胞周期的时间长短与物种和细胞类型有关,如:小鼠十二指肠上皮细胞的细胞周期为 10 h,人胃上皮细胞的细胞周期是 24 h,骨髓细胞的细胞周期是 18 h,培养的人成纤维细胞的细胞周期是 18 h,常用的癌细胞模型之一的 HeLa 细胞的细胞周期是 21 h。不同物种、不同类型细胞的 G1 期的长短不同,G1 期的长短是影响细胞周期长短差异的主要原因之一。

根据细胞分裂能力的不同,将细胞分为三类:① 始终处于细胞周期内的增殖细胞群,如造血干细胞,表皮与胃肠黏膜上皮的干细胞。这类细胞始终保持活跃的分裂能力,连续进入细胞周期循环。② 丧失分裂能力的终末分化细胞群,如成熟的红细胞、神经细胞、心肌细胞等高度分化的细胞。③ 处于 G0 期的暂不增殖细胞群,如肝细胞、肾小管上皮细胞、甲状腺滤泡上皮细胞;它们是分化的,并执行特定功能的细胞,故又称 G0 期细胞。在受到特定的信号刺激时,处于 G0 期的细胞会重新进入细胞周期。例如肝部分切除后,原本处于 G0 期的肝细胞会再次进入细胞周期,迅速分裂。

8.1.2　细胞周期检查点

细胞周期的运转涉及一系列分子事件,其中很大一部分事件的发生是自动控制的,如同多米诺骨牌,但是部分分子事件的发生受到内在或外在信号的控制,其中细胞周期检查点(cell cycle checkpoint)指的就是感受内外在信号以及细胞状态的关键节点。每个检查点都充当着细胞周期的潜在终止点,在此期间评估细胞的条件,只有在满足有利条件时才会发生细胞周期各个阶段的进展。细胞周期中有很多检查点,但三个主要的检查点是:G1 检查点,G2 检查点,M 检查点。其中 G1 检查点能够检测外在促细胞增殖的信号,如生长因子信号,其他两个细胞周期检查点主要监测细胞内部状态的信号(图 8 - 2)。

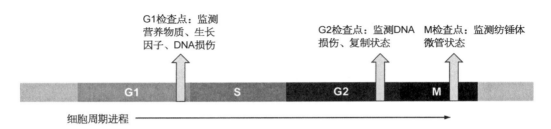

图 8 - 2　细胞周期检查点的类型及功能

1. G1 检查点

G1 检查点也称为限制检查点(restriction checkpoint)、启动检查点、细胞不可逆地进入细胞分裂过程限制点,这是最重要的一个检查点,在酵母中称为起始点(start point),在哺乳动物中称为 R 点(restriction point)。G1 检查点控制细胞由 G1 期的静止状态进入 DNA 合成的 S 期或继续维持在 G1 期。1970 年代早期,特明(Howard Temin)观察到,在静息鸡细胞培养物中添加血清可诱导 G1 转变。该检查点主要监测细胞是否有足够的营养物质和生长因子以完成分裂进程。如果细胞在经过 R 点时存在 DNA 损伤,R 检查点将控制细胞周期停滞于 G1 期,使细胞停止周期并尝试纠正存在的问题,并在细胞情况改善时等待进一步的细胞周期起始信号。

G1 检查点的分子调控机制涉及细胞周期激酶复合物 cyclin D - CDK4/6 和 cyclin E - CDK2,以及 Rb - E2F 复合物。在 G1 期细胞中,低磷酸化的 Rb 与 E2F - DP1 转录因子结合,与 HDAC 形成抑制复合物,从而抑制关键的下游转录事件。cyclin D - CDK4/6 和 cyclin E - CDK2 对 Rb 进行连续磷酸化,从而解离 HDAC 阻遏复合物,进而允许 DNA 复制所需的基因转录,推动 S 期的进展。

2. G2 检查点

G2 检查点包含 DNA 损伤检测检查点,DNA 复制检查点,该检查点监测 DNA 中的损伤和 DNA 复制的进程,确保所有染色体都已准确复制且在细胞进入有丝分裂之前没有受损。否则,G2 检查点会阻止细胞进入有丝分裂期。

G2 检查点可防止 DNA 受损的细胞进入 M 期,同时也会暂停细胞周期,以便进行 DNA 修复。这种调节对于维持基因组稳定性和防止细胞发生恶性转化非常重要。共济失调毛细管扩张症(ataxia telangiectasia mutated,ATM)和 ATR(ATM and Rad3 related)是响应 DNA 损伤的关键激酶。ATR 对 DNA 单链损伤作出反应,而 ATM 对 DNA 双链断裂作出反应。ATM 和 ATR 激活激酶 Chk1 和 Chk2,进而抑制 Cdc25(激活 Cdc2 的磷酸酶)。Cdc2 是一种细胞周期蛋白依赖性激酶,是细胞进入 M 期所需的关键分子。抑癌基因 *TP53* 编码的蛋白也是 G2 检查点调节的重要分子。ATM、ATR 和 Chk2 能激活 p53。p53 靶基因(如 Gadd45 和 p21)参与抑制 Cdc2。另一个 p53 靶基因 14 - 3 - 3σ 与 Cdc2 - cyclin B 复合物结合,使其失活。p53 对 *cyclin B1* 基因的抑制也有助于阻止细胞进入有丝分裂。

3. M 期检查点

M 期检查点又称为纺锤体组装检查点(spindle assembly checkpoint)。这一检查点位于有丝分裂中期到后期之间,作用是在细胞进入不可逆的有丝分裂后期阶段之前,检查所有姐妹染色单体是否都正确附着在纺锤体微管纤维上,确保有丝分裂后期的姐妹染色单体顺利进入两个子细胞。

纺锤体组装检查点的关键调控蛋白有:Bub1、BubR1、MAD2、CENP - E、后期促进复合物(anaphase-promoting complex/cyclosome,APC/C)和 CDC20 等。纺锤体组装检查点能够感受有丝分裂中期发生在纺锤体微管蛋白丝上的应力,并启动 APC/C,该复合物可以降解含有 D 盒的 cyclin B,并分解分离酶抑制蛋白(securin)。后者是一种蛋白质,其功能是抑制分离酶(separase),分离酶进而切割黏连蛋白(cohesin),黏连蛋白是负责姐妹染色单体黏连的蛋白质复合物。一旦这种抑制蛋白通过泛素化和随后的蛋白水解作用被降解,分离酶就会导致姐妹染色单体分离。细胞分裂成两个子细胞后,细胞进入 G1。

8.2　细胞周期调控的分子机制

每一个细胞内都有一个类似于"细胞周期分子时钟"的信号调节网络。这个网络可以接收细胞内外的各种信号,并根据这些信号来决定细胞的生长、分裂和死亡进程。在正常机体中,胚胎细胞能够保持细胞周期的快速进行,而大多数成熟细胞的细胞周期运行则减缓,甚至一些特殊功能细胞进入 G0 期停滞阶段,例如肝细胞。如果成熟细胞的细胞周期运行出现异常,很可能会导致肿瘤的发生。这个细胞周期分子调控网络的核心物质是一组由细胞周期蛋白和细胞周期蛋白依赖激酶两种蛋白质构成的复合物,这个复合物被称为 cyclin‐CDK 蛋白激酶复合物。一旦复合物形成,它会磷酸化底物,从而触发细胞周期的转变。在当前细胞周期发生转变时,当前阶段的细胞周期蛋白会开始降解,导致激酶复合物失活。随后,第二个细胞周期蛋白会合成并形成新的激酶复合物,这个复合物磷酸化其他底物,触发第二次转变,依此类推。细胞周期的每个阶段对应不同的 cyclin‐CDK 激酶复合物,每个阶段磷酸化的底物也不同,这导致不同信号通路的激活。总结来说,在细胞周期的不同阶段,特定的 cyclin‐CDK 复合物会被激活,它们会磷酸化相应的底物,驱动细胞周期的进行。例如,通过磷酸化核纤层蛋白,细胞可以解体核纤层和消失核膜。而将染色体上的组蛋白磷酸化,则会导致染色体的凝缩。因此,CDK 激酶和其调节因子被称为"细胞周期引擎",它们是细胞周期调控系统中的关键组成部分。除了 cyclin‐CDK 复合物外,调控细胞周期的分子机制还包括泛素-蛋白酶体,代表性例子包括依赖 SCF 的泛素化途径以及依赖 APC/C 的泛素化途径。

8.2.1　细胞周期蛋白的周期性表达

根据细胞周期蛋白高峰表达所处的细胞周期,可以分为不同类型(图 8‐3)。在脊椎动物中,存在着多种不同的细胞周期蛋白,包括 cyclin A、B、D、E、F、G 及 H 等。每种类型的细胞周期蛋白在胞质合成后会进入细胞核,与一种或几种特定的 CDK 进行配对。例如,cyclin A1、A2 与 CDK1 结合,cyclin B1、B2 与 CDK1 结合,cyclin D1、D2、D3 与 CDK4 或 CDK6 结合,cyclin E1、E2 与 CDK2 结合。通过与 CDK 的结合,细胞周期蛋白发挥导向作用,帮助蛋白激酶复合体在细胞中正确识别底物(图 8‐3)。

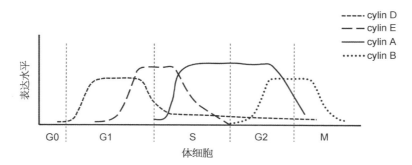

图 8-3　人体细胞细胞周期各阶段特异表达的细胞周期蛋白

8.2.2　细胞周期调控的核心 CDK

　　CDK 是丝氨酸/苏氨酸激酶,它能够通过修饰丝氨酸/苏氨酸蛋白来调节细胞周期。CDK 家族共有约 20 个成员,不同的 CDK 与不同类型的细胞周期蛋白结合后形成多种不同的复合物,它们具有不同的激酶活性。CDK 是相对较小的蛋白质,分子量 34～40 kD,仅包含激酶结构域。没有结合细胞周期蛋白,CDK 几乎没有激酶活性;只有 cyclin - CDK 复合物是活性激酶。在人体细胞中,CDK 除了与细胞周期蛋白结合外,还受到多种调节机制的影响,包括磷酸化调节[参与蛋白有 CAK(CDK - activating kinase)、Wee1、Cdc25],以及细胞周期蛋白依赖激酶抑制蛋白(cyclin-dependent kinase inhibitor protein, CKI)(包括 p21、p16、p27 等)。

　　CDK 的活化一般经过 3 个步骤(图 8 - 4)。首先,细胞周期蛋白与 CDK 中的细胞周期蛋白结合结构域结合,部分打开激酶位点。其次,通过 CAK 的磷酸化作用,CDK 的底物结合位点完全开放。最后,抑制性磷酸基团被移除,CDK 完全活化。Wee1 是一种丝氨酸苏氨酸激酶,在 CDK 的 ATP 结合口袋中增加一个磷酸基团,从而降低 CDK 的激酶活性。被细胞周期蛋白结合并被 Wee1 磷酸化的 CDK 是无活性的。而 CDC25 则能够从CDK 中移除抑制性磷酸基团,从而激活 cyclin - CDK 复合物。CDC25 激活 cyclin - CDK

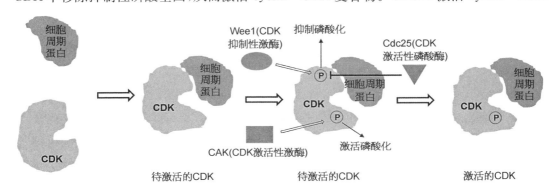

图 8 - 4　CDK 的活性调控机制

CDK 的活性受到激活性磷酸化和抑制性磷酸化的调控,参与的调控蛋白包括 Wee1、CAK、Cdc25。

的同时,也会被 cyclin - CDK 正反馈地激活。同时活化的 cyclin - CDK 复合物也会抑制 Wee1 的活性,防止 Wee1 再次抑制 CDK。这种正反馈调节能够放大调节信号,以确保细胞周期能够不可逆地进行下去。

8.2.3 cyclin - CDK 复合体对细胞周期的调控

细胞周期中的 cyclin - CDK 复合体起到了非常重要的作用。首先,细胞周期蛋白的表达在细胞周期不同阶段中呈现"波浪式"变化。也就是说,在某些时相,细胞周期蛋白的表达会显著增加,而在其他时相则会显著减少。相比之下,细胞中 CDK 的表达在整个细胞周期中保持恒定。这种"波浪式"表达确保了每个细胞周期阶段都有适当的 cyclin - CDK 复合体的存在来推动下一步的进程。细胞周期不同阶段之间的协调也是由 cyclin - CDK 复合物来实现的。在细胞周期的每个阶段,cyclin - CDK 复合物负责触发下一组细胞周期蛋白的表达,并关闭前一阶段的活性复合物。这种连锁反应的形式确保了细胞周期中各个阶段的有序进行(图 8 - 5)。整个细胞周期是一个动态平衡的过程,而 cyclin - CDK 复合体的调控作用则是保持这个平衡的关键。

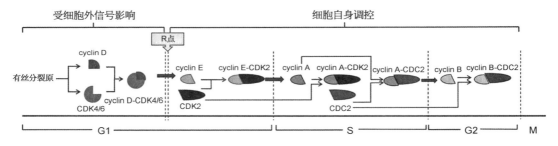

图 8 - 5 细胞周期中 cyclin - CDK 复合物的阶段性变化

G1 期高表达的细胞周期蛋白——cyclin D 和 cyclin E 与 CDK 结合形成复合物,这个复合物的活性会刺激细胞进入 S 期,导致细胞开始进行 DNA 合成和复制。S 期高表达的细胞周期蛋白——cyclin A 与 CDK 结合后形成激酶复合物,这个复合物会促进 DNA 复制的进行,使细胞尽快进入 M 期。M 期高表达的细胞周期蛋白——cyclin B 与 CDK 结合后形成复合物,这个复合物的启动作用会促使纺锤体组装,进而帮助细胞进行有序的染色体分离。最后,后期促进复合物(APC/C)会降解细胞周期蛋白,启动姐妹染色单体的分离。值得注意的是,并非所有细胞的细胞周期蛋白表达都会严格按照以上所述的波浪式变化。例如,在人类胚胎干细胞中,细胞周期蛋白的表达模式明显不同于体细胞。

需要注意的是,D 型细胞周期蛋白的表达除了受细胞周期所处的阶段影响以外,还受到细胞外信号的影响。其中一种重要的细胞外信号是促有丝分裂的生长因子,它对 D 型细胞周期蛋白的表达起着重要作用。例如,cyclin D1 的表达水平受到有丝分裂原集落刺激因子(colony-stimulating factor 1, CSF - 1)的强烈诱导。

CDK 抑制蛋白(CDK inhibitor protein,CKI)可以调节 cyclin‐CDK 复合物的功能,是一类负调控 CDK 活性的蛋白质。目前已发现的 CDK 抑制蛋白可分为 INK4 和 CIP/KIP 两大家族。INK4 家族可以特异性抑制 cyclin D1‐CDK4 复合物和 cyclin D1‐CDK6 复合物的活性,主要包括 p16ink4A,p15ink4B,p18ink4C,p19ink4D,其中 p16ink4A 主要抑制在 G1 期高表达的 CDK4 和 CDK6。而 CIP/KIP 家族成员包括 p57Kip2、p27Kip1、p21Cip1 等,它们的功能是抑制细胞周期中除 CDK4/6 复合体之外的高表达的 cyclin‐CDK 复合物(图 8‐6)。

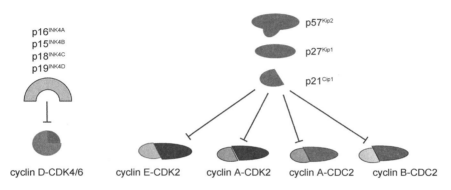

图 8‐6 CDK 抑制蛋白与 cyclin‐CDK 复合物靶向结合情况

当细胞受到促生长信号刺激时,细胞内的 CKI 活性会被抑制,从而利于 CDK 活化。CDK 的活化会导致 Rb 蛋白磷酸化,进而使具有转录活性的 E2F 蛋白从 Rb 上释放出来,进而驱动转录过程,并促进细胞周期的进行。

8.2.4 生长因子及受体信号通路对细胞周期的调控

细胞生长因子通过激活受体酪氨酸激酶(receptor tyrosine kinase,RTK)和下游信号级联,在驱动细胞增殖方面起着重要的作用(图 8‐7)。活性异常的生长因子信号通路经常导致癌症,研究表明细胞生长因子信号是驱动细胞周期进展的主要外在驱动力。

当细胞生长因子与其受体在细胞表面结合时,信号转导开始,促进受体酪氨酸激酶的二聚化和磷酸化激活。受体的 C 末端磷酸化的酪氨酸残基成为募集多个下游信号分子的结合位点,主要包括 Raf/Erk 和 PI3K/Akt。图 8‐8 以表皮生长因子受体(EGFR)为例,阐述生长因子与受体信号通路对细胞周期调节的机制。

1. EGFR 通过 Raf/Erk 通路调控细胞周期

磷酸化修饰的 EGFR 与 SHC/Grb2 相互作用,招募小分子 G 蛋白的正调节因子 Sos 到细胞膜附近,从而激活 Ras。接着,活化了下游的 Raf(rapidly accelerated fibrosarcoma)。接下来,丝裂原活化蛋白激酶(mitogen-activated protein kinase,MEK)通过 Raf 的磷酸化和激活而得以激活,进而激活 Erk(extracellular regulated protein kinases)。一旦 Erk 被激活,它可以刺激 RSK(ribosome S6 protein kinase)的激活和核易位。在细胞核内,RSK 激

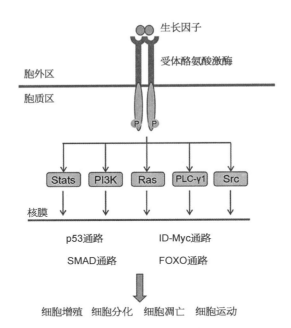

图 8-7　细胞生长因子与细胞表面的受体结合,启动胞内信号通路的过程

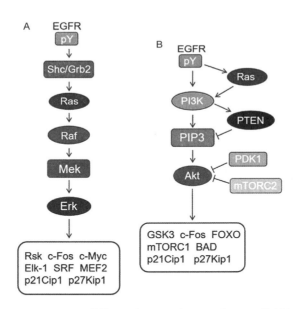

图 8-8　EGFR 下游的 Raf/Erk(A)和 PI3K/Akt(B)信号通路

活了转录因子,包括 c-Fos。与此同时,激活的 Erk 会迁移到细胞核,并激活下游基因表达。

　　Erk 的激活可以通过多种机制促进 G1 期的进展。其中一种机制是诱导 cyclin D-CDK4 复合物的形成。作为 Ras 的下游信号分子,Erk 的激活对于 cyclin D1 基因的转录诱导是必要的。已知 cyclin D1 启动子中含有与功能性转录因子 AP-1 结合的位点。

Erk 信号可以刺激 AP－1 亚基 c－Fos 和 c－Jun 的表达。持续的 Erk 活化还可以通过磷酸化 AP－1 蛋白的 C 末端残基来稳定 AP－1 蛋白。第二种调节机制是通过稳定转录因子 c－Myc 来调控细胞周期进程和细胞凋亡。Erk1 的活化能磷酸化并稳定 c－Myc。c－Myc 能够调控许多直接参与细胞周期的蛋白质,其中包括 CDK4、cyclin D2、Cdc 25A 和 p21。另一种机制是通过抑制 CDK 抑制蛋白 p21Cip1 和 p27Kip1 的活性来实现(图 8－9)。

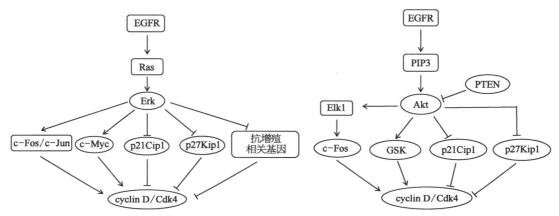

图 8－9　生长因子通过 **Ras/Erk** 通路影响 **cyclin D/**
Cdk4,调节细胞周期进程

[参考 Wang Z. Cells, 2021, 10(12):3327]

图 8－10　生长因子激活 **PI3K/Akt** 通路,
调节 Cyclin D/Cdk4、细胞周
期进程

[参考 Wang Z. Cells, 2021, 10(12):3327]

2. EGFR 通过 PI3K/Akt 通路调控细胞周期

生长因子也可以通过激活 PI3K/Akt 途径来调控细胞周期进程,参与该通路的细胞周期调控蛋白包括:c－Fos、GSK(glycogen synthase kinase)、p27、p21 等,具体的途径如图 8－10。

8.2.5　泛素-蛋白酶体系统对细胞周期中的调控

细胞内的蛋白主要通过两种途径降解,即溶酶体途径和蛋白酶体途径。溶酶体途径包括自噬(autophagy)和异噬(heterophagy),分别吞噬降解细胞内和细胞外的蛋白。细胞内很大一部分蛋白经由泛素-蛋白酶体途径(ubiquitin-proteasome pathway)降解。泛素是一种高度保守的、存在于真核细胞生物的多肽,有 76 个氨基酸。待降解的蛋白一般被单个或多个泛素共价修饰,进而被蛋白酶复合体识别并降解。

蛋白质泛素化降解系统具有很强的选择性,其关键在于细胞内的泛素化修饰酶。泛素化修饰酶有 E1 泛素激活酶(ubiquitin-activating enzyme)、E2 泛素结合酶(ubiquitin-conjugating enzyme)和 E3 泛素连接酶(ubiquitin ligase)。泛素化降解系统的选择性主要决定于 E2 和 E3。

细胞周期蛋白周期性的出现和消失是维持细胞周期正常运转的关键,细胞周期蛋白的降解主要通过泛素-蛋白酶体系统来实现。依据 E3 泛素连接酶的不同,参与细胞周期相关蛋白降解的泛素-蛋白酶体系统可以包含两类:一是 APC/C 依赖的途径,二是 SCF(skp,cullin,F-box containing complex)依赖的途径。APC/C 的底物包括:S、M 期细胞周期蛋白(cyclin A、cyclin B 等),分离酶抑制蛋白等。APC/C 的活性随着细胞周期而动态变化,在 G1、S 期无活性,在 M 期中间活性达到最高,M 期结束活性消失。APC/C 需要和辅助蛋白 CDC20 或者 CDH1 结合,才能分别降解不同的底物。SCF 的底物包括:各种 CDK 抑制蛋白(p21、p27、p57 等)、细胞周期蛋白 D、细胞周期蛋白 E 等。SCF 在整个细胞周期中都具有活性,但是一般只降解磷酸化的底物。

8.3　Rb - E2F 与细胞周期调控及癌症

CDK - Rb - E2F 调控轴构成了推动细胞周期进程、决定基因组复制的时间和准确性,并确保遗传物质准确传递的核心转录机制。该调控轴的最终效应子为转录因子 E2F1 - 8。整个细胞周期中,E2F 转录活性经过转录和翻译调控、翻译后修饰、蛋白质降解、与辅因子结合及亚细胞定位等严格的调控过程。调控轴中的关键成分,如细胞周期蛋白、CDK、CDK - inhibitor 和 Rb 蛋白家族等,在几乎所有类型癌症中都发生变化,导致致癌 E2F 活性增高,从而导致细胞的无约束增殖。

8.3.1　Rb

视网膜母细胞瘤蛋白(retinoblastoma protein,Rb)是首个被发现的肿瘤抑制因子,由 *RB1* 基因编码。*RB1* 基因位于人类第 13 号染色体 q14 区,全长约 200 kb,包含 27 个外显子和 26 个内含子。其转录产物长度约为 4.7kb,翻译后形成由 928 个氨基酸组成、分子量约为 105 kD 的蛋白质,被称为 p105 - Rb,简写为 pRb 或 Rb。Rb 属于一个更大的基因家族,还包括视网膜母细胞瘤样 1(RBL1/p107)和视网膜母细胞瘤样 2(RBL2/p130)两个基因。Rb 主要分布于细胞核内,包括 Rb N、Rb AB 和 Rb C 三个结构域,通过构象磷酸化和去磷酸化等过程发挥其生理功能。Rb 功能丧失通常是癌症发生的重要步骤,在许多肿瘤类型中都存在 *RB1* 基因失活,一般由体细胞自发突变引起的,尤其在小细胞肺癌、胶质瘤、食道癌和肝肿瘤等中。

1971 年,Alfred Knudson(1922—2016)在分析了 48 例视网膜母细胞瘤患者的数据后,提出了一个大胆的假说——“二次突变假说”(Two-hit hypothesis)或称为“Knudson 假说”。他认为视网膜母细胞瘤的发生是由于失去了一个抑制癌变的基因,而不是通过获得癌基因(如感染病毒或发生突变)而引起的。在家族性遗传病例中,如果来自父亲或母亲的染色体上已经缺失了一个“抑癌基因”的拷贝,患病的风险将大大增加,远超自发突变。这意味着只有当来自父母的两条染色体上都发生变异时,才会导致该抑癌基因的失活。Knudson 的理论指导了抑癌基因的发现。因此,他于 1998 年获得了被誉为"诺贝尔奖风向标"的"拉斯克临床医学奖",并于 2004 年获得了被称为"日本诺贝尔奖"的"京都奖"。Knudson 还是美国科学院院士、美国科学与艺术院院士,并担任美国人类遗传学会主席。在 1986 年,Daniel Albert 和 Thaddeus Dryja 对家族性视网膜母细胞瘤和先天性染色体异常视网膜母细胞瘤患者进行了分析,发现该肿瘤的发生与 13 号染色体的 q14 区及酯酶 D(esterase D, DESD)基因紧密相关。随后于 1987 年,Dryja 成功克隆得到了第一个抑癌基因 *RB1*。

8.3.2 Rb 的细胞周期性磷酸化

Rb 是 CDK 的磷酸化底物,鉴于 CDK - cyclin 复合物在细胞周期中的变化,Rb 经历了细胞周期性的磷酸化过程。在 G0 期,大部分 Rb 的丝氨酸和苏氨酸残基处于非磷酸化状态。当细胞进入 G1 期时,CDK - cyclin 复合物磷酸化 Rb 的丝氨酸和苏氨酸残基,此时 Rb 呈现低磷酸化状态。当细胞通过 R 点时,大部分 Rb 的丝氨酸和苏氨酸残基被过度磷酸化,形成高度磷酸化的 Rb。在完成细胞周期前,Rb 将保持过度磷酸化状态,直到 I 型蛋白磷酸酶 PP1 水解其磷酸基团,为 Rb 进入下一个细胞周期做准备。

当 Rb 处于非磷酸化状态或低磷酸化状态时,它能够与转录因子结合,从而抑制其转录激活功能,进而抑制细胞周期的启动。低磷酸化状态的 Rb 与 E2F 结合后,能够招募组蛋白去乙酰化酶到 E2F 蛋白所调控的基因启动子序列上,去乙酰化后的组蛋白核心成分会更加紧密,从而阻止转录调控复合物与启动子序列的结合,最终停止 E2F 调控的相关基因的转录过程,使细胞周期停滞在 G1 期。

RB1 基因的异常包括等位基因缺失、基因突变,以及磷酸化状态改变、病毒癌蛋白、上游途径变化、启动子高甲基化或突变以及杂合性丧失等。*RB1* 基因纯合缺失主要发生在视网膜母细胞瘤、骨肉瘤、小细胞肺癌、非小细胞肺癌、膀胱癌、乳腺癌、软组织肉瘤和肝癌等肿瘤中。*RB1* 的突变主要发生在肺癌、乳腺癌、骨肉瘤和软组织肉瘤等肿瘤中。

8.3.3 E2F 及其调节

E2F 是在 30 多年前被鉴定出的一种宿主因子,其在病毒复制的早期事件中扮演重要角色。E2F 具有诱导宿主细胞增殖的能力,也被称为细胞周期相关转录因子。自从第一个 E2F 基因 *E2F1* 被克隆以来,哺乳动物中其他 7 个 E2F 基因以及其他物种(包括植物、真菌和古细菌)中不同数量的 E2F 基因也被成功鉴定。E2F 已成为调控细胞周期依赖性基因表达的主要转录调节因子,E2F 在几乎所有癌症中的表达水平很高,这通常是由于 Rb 的失活、CDK 的过表达或 CDK 抑制蛋白的失活所致。

E2F 在细胞周期的不同阶段中显示出不同的表达和活动模式。所有 E2F 都具有独特的 DNA 结合域,E2F1 - 6 先与转录因子 TFDP1 或 TFDP2 形成二聚体,再与 DNA 结合。E2F1 - 5 具有反式激活结构域,可与 Rb 结合。E2F4 和 E2F5 可以与 p107 和 p130 结合。

E2F 的表达和活性在转录、mRNA 稳定性、翻译后修饰、与调节蛋白的相互作用和蛋白质稳定性等多个水平上受到严格控制。

Rb、p107 和 p130 等 pocket 蛋白,与 E2F 直接结合是对 E2F 的常见调控方式。pocket 蛋白与 E2F 的相互作用受 CDK - cyclin 复合物的调节,这些复合物在有丝分裂原刺激后磷酸化 pocket 蛋白,导致 pocket 蛋白释放 E2F 并促进 E2F 依赖的转录激活。在细胞周期的 G0 期,pocket 蛋白与 E2F 结合,形成抑制复合物,抑制 E2F 的活性。G1 期早期,CDK - cyclin 复合物对 pocket 蛋白进行磷酸化修饰,使其失去活性。E2F 的转录活性在整个 G1 期逐渐上升,在 G1 - S 期转换时达到峰值,促使 G1 - S 期细胞周期基因的转录,从而推动细胞周期进程。

8.3.4　癌症中 E2F 的角色

E2F1 是细胞周期相关转录因子 E2F 家族的成员之一,也是目前研究最为透彻的 E2F 因子之一。E2F1 参与 DNA 复制、推动细胞周期的正常进行、DNA 修复、细胞增殖、细胞分化和凋亡等多种过程。E2F1 在许多肿瘤组织和细胞中高表达,发挥促癌基因的作用,其表达上调与肿瘤的发生、发展、转移和预后密切相关。在 G1 期,E2F1 特异地结合 Rb 形成复合物,其转录活性被抑制,当 CDK 磷酸化 Rb 后,E2F1 被释放并促使细胞从 G1 期进入 S 期。

在胶质瘤中,随着肿瘤恶性程度的增加,E2F1 的表达也升高,提示 E2F1 的高表达对胶质瘤细胞的生长具有促进作用。抑制 E2F1 的表达,可以显著抑制胶质瘤细胞的增殖和代谢能力。在乳腺癌中,E2F1 的上调不仅能促进细胞生长,还可以增加乳腺癌细胞的致瘤性。在小细胞肺癌中,E2F1 的高表达与该癌症的侵袭和转移能力相关。在小细胞肺癌中,E2F1 通过调控 ZEB2 的表达来促进上皮间质转化,并参与其侵袭和转移过程。

8.4　靶向 CDK - Rb - E2F 的肿瘤治疗策略

Rb 和 E2F 转录因子家族能够形成复合体,靶向下调许多基因的表达,这些基因大多参与关键的细胞周期调控因子的编码。CDK 是一种细胞周期蛋白依赖性激酶,它可以抑制 Rb 的活性。CDK - Rb - E2F 通路在很多肿瘤中存在异常,该通路的关键成分也成为肿瘤治疗的靶点。具体有如下几种靶向该通路的治疗策略(表 8 - 1)。

表 8‐1　几种 CDK‐Rb‐E2F 通路靶向策列比较

方　　案	优　　点	缺　　点
CDK4/6 抑制剂(已获批上市)	诱导多种类型肿瘤细胞周期停滞	对 RB 缺失或 E2F 扩增的肿瘤无效
E2F 活性抑制剂(包括抑制 E2F 活性的截短体蛋白和小分子 E2F 抑制剂)	不会增加 E2F 转录活性;使用小分子化合物或肽,方便药物递送和吸收	尚未开发用于临床,药物递送可能存在问题;特异性不强
E2F 活性驱动的溶瘤病毒	靶向杀伤 E2F 高表达或高活性的细胞;诱导抗肿瘤免疫反应;临床初步试验前景广阔	溶瘤病毒的使用具有潜在副作用;病毒对实体瘤的低渗透现象,会限制疗效

8.4.1　CDK 抑制剂

CDK4/6 抑制剂帕博西林(palbociclib)、瑞博西林(ribociclib)和阿贝西利(abemaciclib)已被美国 FDA 批准上市,并用于癌症治疗。其中,帕博西林是全球首个 CDK4/6 抑制剂,由美国辉瑞公司研发,于 2015 年上市,用于 HER2 阴性的晚期乳腺癌的治疗。瑞博西林于 2017 年获得 FDA 批准,并被认定为突破性疗法,于 2023 年获得国家药品监督管理局(NMPA)的批准,在与芳香化酶抑制剂联合用药时,用于一线治疗女性绝经后激素受体阳性(HR＋)、HER2 阴性的局部晚期或转移性乳腺癌。阿贝西利是第三个获批上市的 CDK4/6 抑制剂,分别于 2017 年和 2020 年在美国和中国获批上市,商品名唯择,是一种口服型靶向 CDK4/6 抑制剂,由礼来公司研发,能够选择性抑制 CDK4/6,恢复细胞周期调控,并阻止肿瘤细胞增殖,它也用于治疗 HR＋、HER2 阴性的晚期乳腺癌,同时还被批准用于某些其他类型肿瘤的治疗。

抑制 CDK4/6 会诱导 Rb 低磷酸化和再激活,从而导致细胞周期停滞。CDK4/6 抑制剂限制肿瘤生长和诱导肿瘤细胞死亡能力部分是由于 E2F 靶基因的表达减少。这些抑制剂的适用性部分取决于肿瘤细胞中发生的致癌突变类型,其中最重要的是完整 RB1 的存在。然而,RB1 可能不需要在所有情况下都存在,因为 CDK4/6 抑制剂在抑制 RB1 缺陷型人肝癌细胞系和 Rb1 基因缺失的肝癌小鼠模型中的肿瘤发生方面仍然有效。在这种情况下,p107 蛋白稳定性在 CDK4/6 抑制后显著增加,表明其他 pocket 蛋白可以补偿 Rb 在介导细胞周期停滞中的缺失。然而,在 Rb 低表达或缺失,或 CCNE1、E2F2 扩增的肿瘤细胞中对 CDK4/6 抑制的反应较差。总之,这些证据表明 CDK4/6 抑制是抑制肿瘤发生的有效方法,这在一定程度上是通过抑制 E2F 活性来实现的。

8.4.2　直接靶向 E2F 活性的肿瘤治疗策略

E2F 活性在肿瘤中往往增强,E2F 自身有望成为肿瘤治疗的靶点。目前已报道 2 种靶向抑制 E2F 的小分子药物。第一个是 HLM006474,它被设计为与 E2F4 - TFDP2 复合物相互作用,并可能抑制多个 E2F。在黑色素瘤细胞系中进行的初步实验发现,HLM006474 减少了与 DNA 结合的 E2F4 量,并降低了总体 E2F4 蛋白水平。HLM006474 下调 E2F 靶点基因的表达,在多种癌细胞系中具有抗增殖和促凋亡活性,并在 3D 皮肤模型中减少肿瘤生长。在体内,HLM006474 已被证明,它在给易患视网膜母细胞瘤的小鼠胚胎施用时可以预防肿瘤的发生。当与 CDK4/6 抑制剂联合测试时,HLM006474 在体外具有减少肺癌细胞增殖的协同作用。另一种 E2F 抑制剂小分子是核苷类似物 ly101 - 4B,通过报告基因筛选分析发现 ly101 - 4B 可以降低 E2F 活性。

一些肽已被设计来干扰 E2F 结合 DNA 的能力。尽管在临床环境中输送肽仍然具有挑战性,但这些肽可有效限制体外肿瘤细胞的生长。最近,开发了一种模拟结合 DNA 的 E2F1 - TFDP1 异二聚体界面结构的七氨基酸肽(HHHRLSH),并被证明可以特异性结合 E2F DNA 结合共有序列。当这种肽与渗透蛋白(增加细胞摄取)偶联时,它可以在体外与 E2F 靶标启动子结合,导致 E2F 靶标表达减少。当通过聚乙二醇化脂质体递送到异种移植模型中时,这种 E2F 竞争肽还能够有效抑制肿瘤细胞生长。截短的 E2F1 蛋白也具有治疗潜力。例如,缺乏反式激活结构域的 E2F1 截短体可以诱导细胞凋亡。这种截短的 E2F1 蛋白在肿瘤细胞和异种移植模型中表达时,能成功诱导肿瘤细胞死亡并阻止肿瘤生长。

8.4.3 E2F 活性驱动的溶瘤病毒

除了靶向抑制 E2F 活性治疗肿瘤外,还可以利用肿瘤细胞内高活性的 E2F 来杀死肿瘤细胞,代表性的策略是 E2F 活性驱动的溶瘤病毒(oncolytic virus)。溶瘤病毒是一种利用病毒来选择性杀伤肿瘤细胞的策略,这种肿瘤选择性的实现是溶瘤病毒设计的关键。有研究将 E2F 响应元件放入溶瘤腺病毒的基因组中,导致在高 E2F 活性的肿瘤细胞中病毒复制以及细胞裂解的增加。这些病毒对正常体细胞的毒性低,但是能够限制小鼠异种移植模型肿瘤生长。其中一些 E2F 反应性溶瘤病毒已经在临床试验中进行了测试,它们对标准疗法耐药的实体瘤患者具有良好的耐受性。用于靶向肿瘤细胞的另一种通用溶瘤病毒策略是驱动抗肿瘤免疫基因的表达,可以通过使用 E2F1 启动子驱动 GM - CSF 在肿瘤细胞中的表达来实现。

思考题

1. 简述 Rb 蛋白参与细胞周期调控的分子机制。
2. 简述细胞周期检查点的类型和各自功能。
3. 简述 Myc 蛋白促进细胞增殖的具体分子机制。
4. 细胞通过细胞周期中的限制检查点之后一般不能逆转,简述这种不可逆的实现机制。

拓展阅读文献

Engeland K. Cell cycle regulation：p53 - p21 - RB signaling. Cell Death Differ，2022，29(5)：946 - 960.

Kent L N，Leone G. The broken cycle：E2F dysfunction in cancer. Nat Rev Cancer，2019，19(6)：326 - 338.

Uzbekov R，Prigent C. A journey through time on the discovery of cell cycle regulation. Cells，2022，11 (4)：704.

Wang Z. Regulation of cell cycle progression by growth factor-induced cell signaling. Cells，2021，10 (12)：3327.

第 9 章　p53 与肿瘤发生和治疗

TP53 基因是人类肿瘤中突变频率最高的基因，也是经典的抑癌基因，其编码的蛋白 p53 在细胞命运决定中扮演着重要角色，包括 DNA 的损伤修复、诱导细胞凋亡和抑制肿瘤的发生。TP53 突变是肿瘤细胞区别于正常细胞的关键差异之一，因此突变的 p53 是一个极具潜力的药物开发靶点。目前已有多种不同形式的 p53 靶向药物进入临床试验。本章概述 TP53 这个传奇抑癌基因的发现、功能与调控，以及 p53 在生理和病理过程中的重要作用，并介绍靶向突变 p53 的治疗策略。

9.1　p53 的发现及功能

9.1.1　p53 的发现

p53 最初发现于 1979 年。当时，来自英国的 David Lane 与 Lionel Crawford 团队、美国的 Daniel Linzer 与 Arnold Levine 团队、法国的 Pierre May 小组，以及美国的 Robert Carroll 小组、英国的 Alan Smith 小组分别进行了独立的实验，并分别发表了关于发现这种蛋白质的论文。因其分子量约为 53 kD 的特点，1983 年首届 p53 国际研讨会上，各研究小组的代表经过讨论一致决定将其命名为"p53"。人类 p53 蛋白由 393 个氨基酸组成，其编码基因被称为 TP53。

在实验动物模型中，常常会使用小型 DNA 肿瘤病毒（如 SV40 病毒）来表达少量的病毒蛋白，从而诱导肿瘤的形成。当宿主的免疫系统意识到这些病毒蛋白时，便会产生针对它们的抗体。以 SV40 为例，已经确定存在两种病毒蛋白，大 T 抗原和小 T 抗原。其中，大 T 抗原在很大程度上影响了 SV40 的转化与致瘤活性。1979 年 3 月，Lane 小组使用了感染了 SV40 病毒的动物血清与 SV40 大 T 抗原进行免疫沉淀反应，成功地沉淀下了一个分子量约为 53 kD 的宿主细胞蛋白，并确认了它能与 SV40 大 T 抗原形成复合物。在随后的两个月里，另外两个科研团队发现，在非病毒诱导的肿瘤中也会产生针对这种蛋白的抗体。Varda Rotter 领导的小组进一步发现，这种蛋白在一种逆转录病毒（艾贝尔森鼠白血病病毒）诱导的肿瘤细胞中过度表达，但在未转化的细胞中几乎无法检测到。因此,研究者们错误地认为这种蛋白能够促进肿瘤发生。随后的研究发现,从小鼠正常组织中克隆得到的野生型 p53 cDNA 并没有促进细胞转化的作用,相反,它抑制了细胞增殖。只有当 *TP53* 基因的可读框内发生点突变时,才会促进细胞增殖。通过对大量人类癌症样本 DNA 的测定以及体外功能分析,最终证实了肿瘤细胞中 *TP53* 的多种突变和缺失。实际上,*TP53* 是各类型肿瘤中最常发生突变的抑癌基因。

在发现 p53 之后,研究者们相继发现了几种由 DNA 或 RNA 病毒产生的癌蛋白,这些蛋白能够与 p53 结合或使其失去功能。其中重要的包括 1992 年 Levine 实验室发现的结合并抑制 p53 功能的蛋白:MDM2(mouse double minute 2)。

9.1.2 p53 的功能

TP53 基因位于人类染色体 17p13.1 区域,全长约 20 kb,编码蛋白 p53,是目前研究得最深入的抑癌基因之一。野生型 p53 蛋白表现出高度的不稳定性,其半衰期约 20 m,它具有反式激活功能和广泛的肿瘤抑制作用,是一种调控转录的序列特异性 DNA 结合蛋白。如图 9-1 所示,p53 蛋白由两个 N-末端反式转录激活结构域(TAD1 和 TAD2)、保守的富含脯氨酸结构域(PRD)、中央 DNA 结合结构域、编码核定位信号的 C 末端以及转录活性所需的寡聚化结构域组成。通过寡聚化区域的聚合,p53 蛋白以多聚体的形式发挥其功能。p53 具有反式激活结构域,使其能够与多种蛋白质结合,或与具有 RRXCXXGXYX 碱基排列方式的 DNA 甚至 RNA 结合。

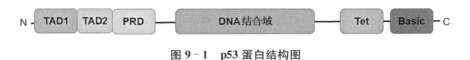

图 9-1 p53 蛋白结构图

p53 在细胞增殖生长中充当负调节因子的角色,它不仅能与某些病毒癌蛋白结合,还能与细胞内的其他转录因子结合,通过激活或抑制多种下游靶基因的转录发挥作用。这些下游靶基因的功能包括诱导细胞凋亡、细胞周期停滞、DNA 修复、调节细胞代谢、促进细胞衰老,以及最近发现的诱导细胞发生铁死亡等。此外,p53 还参与调节碳水化合物、脂肪、蛋白质和矿物质的新陈代谢,控制核酸的生物合成,并控制活性氧(reactive oxygen species,ROS)的产生。p53 不仅直接影响癌细胞的代谢,还在肿瘤微环境的调节中发挥重要作用,特别是调控免疫细胞的功能。通过这些重要功能,p53 在细胞内扮演着关键的调控角色,维护细胞的稳态和健康。

在细胞凋亡方面,当细胞 DNA 受损时,p53 不仅会促使促凋亡基因的转录,如 PUMA、BAX 和 MXA,还能激活其他促凋亡基因,如 FAS、DR4 和 DR5,从而引导细胞走向凋亡。此外,p53 还与凋亡调控因子相互作用,精细地调控凋亡过程。

p53 能够通过细胞周期阻滞和促进 DNA 损伤修复来抑制癌细胞增殖。当细胞受损时,p53 会上调 p21 基因表达,从而抑制细胞周期蛋白激酶的活性,导致细胞停滞在 G1 期,这种阻滞给予细胞在 DNA 开始合成之前修复受损 DNA 的时间。如果受损的 DNA 被成功修复,细胞可以继续进入 S 期,否则将启动细胞凋亡。此外,p53 还调控其他与细胞周期调节相关的下游基因,这使得 p53 成为细胞对抗癌变的重要保护因子。

p53 介导的衰老过程可以由端粒丢失、复制压力或致癌信号的触发,并诱导持续的 p21 表达。这导致 P16INK4a(p16)蛋白的上调,而 P16INK4a 是周期蛋白依赖激酶抑制剂,最终激活视网膜母细胞瘤蛋白(Rb),促使细胞进入衰老程序。

p53 在维护基因组的稳定性过程中发挥着重要作用。DNA 损伤会导致 DNA 序列的错误修复积累,进而引发基因组的不稳定性,可能导致遗传信息发生变化。p53 可参与 DNA 的修复过程,其 DNA 结合结构域本身具有核酸内切酶的活性,可切除错配核苷酸,结合并调节核苷酸内切修复因子 XPB 和 XPD 的活性,影响其 DNA 重组和修复功能。p53 还可通过与 p21 和 GADD45 形成复合物,利用自身的 $3'-5'$ 核酸外切酶活性,在 DNA 修复中发挥作用。

代谢重编程是癌细胞的典型特征,p53 在这方面扮演着关键角色。野生型 p53 通过抑制代谢途径,如有氧糖酵解,来维持正常细胞代谢稳态。然而,突变型 p53 却可能加速代谢重编程,促进癌细胞的增殖。p53 可通过诱导 *AMPK*、*TSC2*、*PTEN*、*TP53* 所诱导的糖酵解和 TIGAR 等因子调节细胞能量代谢,抑制糖酵解,促进氧化磷酸化。同时,p53 也限制了癌细胞对能量物质的摄取,极大地抑制了癌细胞的生长。

p53 在抑制癌细胞的迁移、侵袭和转移中也发挥着关键作用。然而,我们广泛了解到突变型 p53(Mut p53)具有一种称为功能获得性突变(GOF)的活性,该活性在促进癌症转移方面发挥作用。1993 年,Dittmer 的研究发现,突变位点 R175H 或 R273H 的 p53 蛋白,在细胞的软琼脂培养基条件下,增强了细胞形成菌落的能力,并能够在裸鼠中形成异种肿瘤,这首次证明了 Mut p53 的 GOF 活性。越来越多的证据表明,p53 的突变不仅削弱了其抗肿瘤活性,而且还赋予突变 p53 蛋白的致癌特性。与野生型 p53(WT p53)类似,突变型 p53 也可以影响多种细胞过程,尽管突变型 p53 失去了直接与 DNA 中的 p53 结合位点相互作用的能力,但它仍然可以借助其他转录因子来驱动肿瘤促进基因的转录。野生型 p53 和突变型 p53 还可以调节肿瘤微环境,分别使其具有更强的抑癌作用或促癌作用。野生型 p53 可以通过控制外泌体携带的 microRNA 的组成和分泌细胞因子的模式来抑制肿瘤进展,从而分别维持肿瘤相关神经的分化状态和抑制中性粒细胞的浸润。相反,突变型 p53 可以通过增加外泌体中导致巨噬细胞向 M2 状态转变的因子来支持肿瘤进展,从而产生更有利的肿瘤微环境。功能获得性突变的 p53 促进了癌细胞的增殖,例如,突变型 p53 与转录因子 NF-Y 和辅因子 p300 形成三聚体复合物,激活 NF-Y 靶基因的转录,如 cyclin A、cyclin B1、CDK1 和 CDC25C,从而促进细胞周期的进展。突变型 p53 还通过调控非编码 RNA 来促进细胞增殖。一系列的研究表明突变型 p53 通过与多个转录因子和信号通路相互作用,调控细胞周期相关基因的转录,从而促进肿瘤细胞的增殖。

9.1.3　MDM2 - p53 负反馈

MDM2(mouse double minute 2)是 p53 蛋白最著名的互作伴侣之一,于 1992 年被发现。MDM2 与 p53 的反式激活结构域结合,从而抑制 p53 的抑癌功能。MDM2 还具备 E3 泛素连接酶的功能,通过细胞内的泛素途径促使 p53 降解。此外,MDM2 通过与 p53 竞争性结合还可以破坏 p53 的转录功能。1996 年,人们还发现了 MDM4,它与 MDM2 形成的二聚体可以增强 E3 泛素连接酶的活性,同时,MDM4 也能单独与 p53 结合并抑制其活性。

MDM2 抑制 p53 活性,然而 p53 能够作为转录因子上调 MDM2 的表达,这意味着 p53 与 MDM2 之间形成了一个负反馈环路(图 9 - 2)。在正常细胞中,p53 的浓度非常低,几乎无法检测到,然而,一旦细胞受到应激信号(例如紫外线照射),p53 的表达会迅速被激活,激活的 p53 同时转录出 MDM2,MDM2 进而促进 p53 的降解。拥有突变 p53 的肿瘤往往高表达突变的 p53,其原因在于突变的 p53 失去了转录激活 MDM2 的能力,从而导致突变 p53 在肿瘤细胞内的积聚。

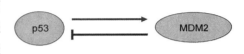

图 9 - 2　MDM2 - p53 负反馈示意图

9.1.4　p53 靶向的基因网络

p53 在调控网络中起着关键作用,这个网络以 p53 - MDM2 复合物为基础,影响数百个基因的转录。MDM2 对各种内在和外在的细胞应激做出反应,它通过蛋白质修饰来调整与 p53 蛋白的亲和力,或改变其对 p53 蛋白底物的连接酶活性。受到应激信号抑制后,MDM2 的活性降低,导致 p53 蛋白寿命延长,并迅速激活其进行转录。MDM2 和 p53 形成了一个中心枢纽,连接、激活并传递 p53 通路信息,接收多种不同的应激信号。在不同信号的调控下,MDM2 与 p53 的相互作用方式不同。有时,MDM2 可能与 p53 结合较弱,导致 p53 的稳定;而在其他情况下,MDM2 可能与 p53 结合更紧密,促使 p53 在蛋白酶体内的降解。如表 9 - 1,十多种不同的应激信号介导了 p53 细胞浓度的增加及其转录激活,其他的细胞应激导致 p53 活性降低。应激信号激活的蛋白质激活 p53 介导的基因转录,这些基因产物参与下游细胞过程,同时也调节 p53 及其依赖转录的基因,形成反馈环路。p53 的活性受到应激、细胞类型、表观遗传标记和应激组合的影响,启动修复应激引起的损伤或消除过多损伤细胞的转录程序。如图 9 - 3,这些反应是一个复杂的细胞信号传导通路网络的一部分,涵盖了广泛的细胞功能。

表 9 - 1 激活或抑制 p53 的应激信号表

	应 激 信 号	调 节 因 子
导致 p53 激活的应激信号	DNA 损伤	ATM, CHK1, ATR, CHK2
	端粒侵蚀	ATM, CHK2
	衰老	RAS, MYC
	代谢	饥饿, NTPs
	缺氧	HIF10α, DNA 损伤
	核糖体生物合成	核糖体蛋白
	癌基因成瘾性	ARF
	表观遗传变化	翻译后修饰
	线粒体自噬	PINK1, PRKN
	氧化还原电位	活性氧, 谷胱甘肽
导致 p53 抑制的应激信号	传染病	HPV 蛋白 E6
	病毒	*H. pylori* CagA
	细菌	iASPP
	炎症	NF - KB, 细胞因子
	压力(糖皮质激素)	SKG1

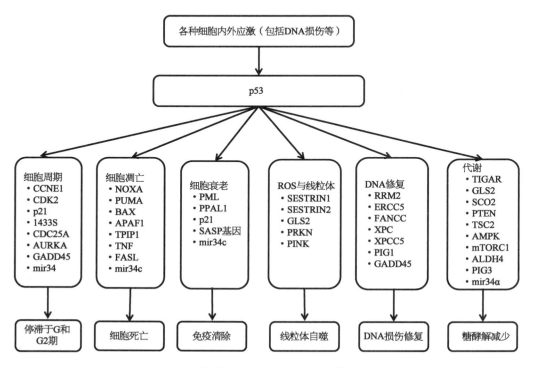

图 9 - 3 不同类型应激下 p53 响应的转录调控图

[参考 Levine A J. Nat Rev Cancer, 2020, 20(8): 471 - 480]

9.2　*TP53* 基因在人类肿瘤中的变异

9.2.1　*TP53* 的热点突变

　　TP53 基因的缺失或突变已被证实是许多肿瘤发生的主要原因之一。在肿瘤中，*TP53* 基因发生的突变类型多种多样，其发生频率可高达 90%。其中最常见的是错义突变，这种突变会导致 p53 蛋白功能的改变，使其过度表达，并且在细胞内积聚。肺癌是一个典型的例子，其 *TP53* 基因异常包括等位基因丢失、基因突变、插入失活以及与病毒癌蛋白的相互作用。突变是其中最常见的情况，约有 60% 的肺鳞癌、40% 的肺腺癌和 90% 的小细胞肺癌患者携带 p53 基因突变。

　　根据突变类型不同，可以将 *TP53* 突变大致分为两类：约 10% 的突变属于基因片段丢失或插入、无义和移码突变，这些突变会阻止 p53 蛋白的产生；90% 的突变属于错义突变，即只导致一个氨基酸替换的全长突变，这些突变会生成具有错误功能的 p53 蛋白，其中大部分丧失了正常的 p53 功能。此外，还有一些肿瘤中的 p53 并没有发生任何突变，但由于 MDM2 的高表达或其他原因导致 p53 蛋白的表达水平非常低，使其无法发挥其正常的作用。p53 的突变可以发生在其基因的各个编码外显子中，但大多数突变发生在 p53 的 DNA 结合域，这削弱了 p53 与目标基因中的 p53 DNA 结合元件的结合能力，从而降低了 p53 的转录活性。有趣的是，30% 的 *TP53* 突变发生在 DNA 结合域的 6 个热点位置，分别是 R175、R245、R248、R249、R273 和 R282。这些突变不仅削弱了 p53 的抗肿瘤活性，还赋予突变的 p53 蛋白一定的致癌特性。

9.2.2　*TP53* 的突变类型

　　在癌细胞中，p53 基因突变主要发生在位于氨基酸残基 102 - 292 之间的 DNA 结合域，这一区域约占 p53 蛋白长度的一半，被视为突变的热点区域。其中大约 10% 的突变是通过无义突变、移码突变和缺失等机制引起的功能丧失突变。这些功能丧失的突变会导致突变蛋白与 DNA 序列基序的特异性结合能力下降，从而改变了 p53 对基因的转录调节。基于 p53 DNA 结合域的结构，可以进一步将错义突变分为两类：一类是破坏直接与 DNA 接触的氨基酸的突变，另一类是改变 DNA 结合结构域构象的突变。许多不同类型癌症中的 *TP53* 突变的 DNA 测序结果表明，在 p53 的 DNA 结合结构域中的 190 个氨基酸中，大部分都存在突变。这表明这些位置对于 p53 蛋白的功能至关重要。表 9 - 2 展示了 *TP53* 突变中 50 种最常见的错义突变，这些数据来自国际癌症研究机构（IARC）的数据库。这些突变大多会破坏蛋白质的结构，其中 VIPUR（Variant Interpretation and Prediction Using Rosetta）评分越高表示突变越有害。有趣的是，这些错义突变的等位基因发生频率范围相当广泛，在最常见的 8 种突变中，有 7 种是由于 5'-甲基化胞嘧啶的突变导致的甲基化 CpG 转换。需要注意的是,在这 50 种最常见的错义突变中,没有一个发生在 DNA 结合区域之外。

表 9-2 TP53 中最常见的 50 种体细胞突变

突变	病例	百分率(%)	VIPUR 评分	突变	病例	百分率(%)	VIPUR 评分
R175H	1 215	5.6	0.742	R280T	108	0.5	0.907
R248Q	949	4.37	0.135	P151S	104	0.48	0.492
R273H	856	3.95	0.655	C141Y	103	0.47	0.953
R248W	765	3.53	0.185	C176Y	103	0.47	0.979
R273C	717	3.31	0.947	R158L	103	0.47	0.0942
R282W	613	2.83	0.656	H193R	101	0.47	0.508
G245S	457	2.11	0.407	E286K	99	0.46	0.699
R249S	442	2.04	0.302	C135Y	94	0.43	0.962
Y220C	396	1.83	0.425	P278S	94	0.43	0.75
V157F	213	0.98	0.737	V173L	93	0.43	0.62
C176F	206	0.95	0.982	C242F	92	0.42	0.874
M237I	198	0.91	0.811	G245C	92	0.42	0.885
E285K	186	0.86	0.654	G266E	92	0.42	0.895
H179R	173	0.8	0.772	C238Y	91	0.42	0.953
Y163C	168	0.77	0.455	Y236C	89	0.41	—
G245D	163	0.75	0.857	P152L	88	0.41	0.419
B-R273L	155	0.71	0.83	G245V	87	0.4	0.884
Y234C	145	0.67	0.131	P278L	86	0.4	0.952
H179Y	133	0.61	0.863	C275Y	85	0.39	0.99
B-R248L	130	0.6	0.319	H214R	85	0.39	—
Y205C	122	0.56	0.727	A161T	83	0.38	0.561
S241F	120	0.55	0.728	V216M	82	0.38	—
V272M	114	0.53	0.888	G266R	79	0.36	0.995
R158H	113	0.52	0.553	V173M	78	0.36	0.513
I195T	108	0.5	0.548	R280K	77	0.35	0.718

  TP53 突变的具体分布可以通过 Cbioportal 数据库获取。基于 Cbioportal 数据库的信息,可以了解到 *TP53* 的突变类型及其占比。根据图 9-4,*TP53* 最常见的突变类型是错义突变,其占比最大。错义突变会导致 p53 蛋白中的某个氨基酸发生改变,可能影响其

功能。除错义突变外,还存在其他类型的突变,例如,截短突变会导致 p53 蛋白的截短,使其失去正常功能。

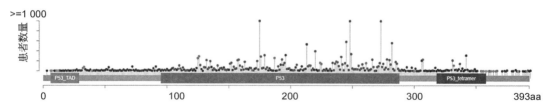

图 9 - 4 源自 Cbioportal 数据库的 p53 突变的分布情况

9.2.3 *TP53* 突变在肿瘤中的分布

TP53 突变在不同肿瘤中的分布具有一定的异质性,虽然在许多肿瘤类型中都观察到 *TP53* 突变,但其发生率和具体的突变类型可能会因肿瘤类型而异。*TP53* 突变在多种常见肿瘤类型中被广泛报道,包括肺癌、结直肠癌、卵巢癌、胰腺癌和胃癌等。在这些肿瘤中,*TP53* 突变的发生率通常较高,并且突变类型也相对多样。图 9 - 5 展示了来自 Cbioportal 数据库部分研究中 *TP53* 突变在不同肿瘤中的分布情况。

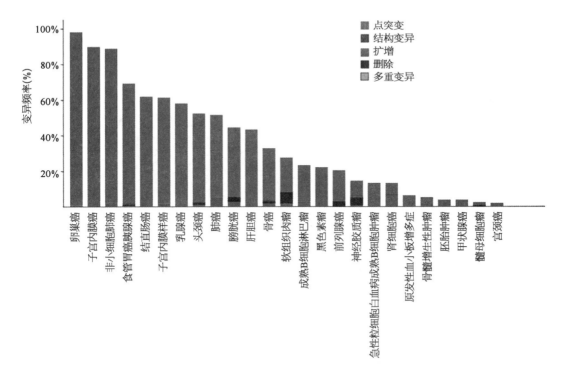

图 9 - 5 *TP53* 在不同肿瘤中的突变情况

(数据引自癌症基因组数据库 cBioPortal)(参见图版)

9.3　p53 蛋白的调控

细胞内存在多种机制来调控 p53 蛋白质的功能。这些调控机制包括基因水平的突变和单核苷酸多态性、转录水平的 p53 表观遗传抑制、mRNA 水平的选择性剪接等。翻译后修饰(PTM)是一类广泛且有效的调控机制。p53 蛋白质的翻译后修饰包括磷酸化、泛素化、乙酰化和甲基化等,此外,还存在磺酰化、糖基化、O - GlcNAc 糖基化、二磷酸腺苷核糖基化、羟基化和 β-羟基丁酰化等较为低频的修饰形式。这些翻译后修饰对于调节 p53 蛋白质的功能起到重要作用。磷酸化、乙酰化和甲基化等修饰可以改变 p53 蛋白的空间构象和相互作用,从而影响其与其他蛋白质的结合以及调节靶基因的转录活性。泛素化修饰通常与蛋白质降解相关,通过将泛素分子结合到 p53 蛋白上,标记其为待降解的目标。综上,p53 蛋白质的稳定性和功能受到多种调控机制的影响,其中翻译后修饰在调节 p53 蛋白质活性和降解中起到重要作用。

9.3.1　p53 的磷酸化修饰

当细胞受到刺激时,p53 蛋白会经历磷酸化修饰。p53 上存在多个位点,如丝氨酸(Ser)和苏氨酸(Thr),可以接受磷酸化修饰,尽管这些位点主要集中在 N 端区域。在未受到刺激的细胞中,野生型 p53 蛋白的 T55 位点和 S378 位点会分别被 TATA - box 结合蛋白相关因子 1(TAF1)和蛋白激酶 C(PKC)磷酸化。前者的磷酸化会促进 p53 的降解,而后者的磷酸化则会导致 p53 从 PAb421 阳性形式转变为 PAb421 阴性形式,并增加 p53 的 DNA 结合活性。另外,通过使用蛋白磷酸酶(PP2A)对 p53 进行去磷酸化操作,可以延长 p53 的半衰期,从而导致细胞周期的滞留。当 DNA 受到各种损伤时,丝氨酸-苏氨酸激酶 VRK1 和 Chk1/2 会磷酸化 p53 的 Thr18、Ser15 和 Ser20 位点,降低 MDM2 对 p53 的抑制作用,从而增加了 p53 的稳定性。当细胞的 DNA 损伤无法修复时,p53 的 Ser46 位点会被磷酸化,进而诱导细胞凋亡。最新研究还发现,CDK4 能够通过磷酸化 p53 的 R249S 位点增强 p53 的核定位能力和 P1N1 结合能力。R249S 是 p53 中常见的突变位点之一,该位点的磷酸化还能使 p53 突变体与癌蛋白 c - Myc 相互作用,从而增加 c - Myc 对 rDNA 转录的依赖性。磷酸化修饰是调控 p53 蛋白功能的重要机制之一,这种修饰可以影响 p53 的稳定性、与 DNA 结合能力和相互作用能力,从而调节细胞的生命周期、细胞凋亡和 DNA 损伤修复等重要生物学过程。

9.3.2　p53 的泛素化修饰

p53 蛋白的羧基末端结构域上存在 6 个可被泛素化的赖氨酸位点,分别是 Lys370、Lys372、Lys373、Lys381、Lys382、Lys386。高活性水平的 MDM2 促进 p53 的多泛素化修饰,导致其被核内降解,而低活性水平的 MDM2 引发 p53 的单泛素化修饰,促进其核定位。除了 MDM2 外,还存在其他特异性作用于 p53 的 E3 连接酶。TRIM 家族(tripartite motif,三结构域蛋白)是一类包含指环结构域的蛋白家族,是 E3 泛素连接酶家族中最大的亚家族之一,广泛参与细胞生理和病理进程的调节。TRIM 家族中的 TRIM69 蛋白能对 p53 进行泛素化修饰,在白内障的发生过程中,TRIM69 的表达受到抑制,导致 p53 活化和白内障形成。同样属于 TRIM 家族的 TRIM59 蛋白与 p53 相互作用并诱导其泛素化和降解,从而促进胃癌的发生。除了 TRIM 家族外,还有其他蛋白参与 p53 的泛素化修饰。例如,指环蛋白 1(RING1)可以直接通过泛素化修饰 p53 来促进癌细胞的增殖和存活。此外,泛素结合酶 E2 T(UBE2T)、RANBP2 - Type and C3HC4 - Type Zine Finger Containing 1(RBCK1)以及组蛋白甲基转移酶 SMYD3,也能通过泛素化修饰促进 p53 降解,进而推动肝癌、肾细胞癌和卵巢癌的发展。

p53 也可以在去泛素化酶(deubiquitinating enzyme, DUB)的作用下去除已有的泛素化修饰位点。疱疹病毒相关的泛素特异性蛋白酶(HAUSP,也被称为 USP7)以及其他去泛素酶如 USP3、USP11、USP15、USP49、OTUD1、OTUD5 和 ataxin - 3,都能够去除 p53 上的泛素化修饰,从而影响其稳定性。此外,细胞中还存在其他类似于泛素化的修饰方式,如类泛素化(sumoylation)和拟素化(neddylation)。尽管这些修饰不能影响 p53 的稳定性,但可以抑制 p53 的转录激活活性。

9.3.3 p53 的乙酰化修饰

环磷酸腺苷反应元件结合蛋白(CREB)的结合蛋白(CBP)和腺病毒 E1A 相关的 300 kD 蛋白(p300)组成了 p300/CBP 家族,是乙酰转移酶(HAT)家族中的重要成员。它们通过对组蛋白进行乙酰化修饰,调节染色体的结构变化。CBP 和 p300 还能够对 p53 蛋白的羧基末端结构域进行乙酰化修饰,包括 Lys370、Lys372、Lys373、Lys381、Lys382 和 Lys386 等位点。这些乙酰化修饰可以增强 p53 与其靶基因位点的结合,进而激活下游通路,如细胞周期停滞、细胞衰老或凋亡。具体机制可以分为以下 3 步:首先,乙酰化修饰阻止位点被泛素化,提高 p53 的稳定性;其次,乙酰化修饰阻止 MDM2 与 p53 反应启动子的结合,消除 MDM2 介导的抑制;最后,乙酰化修饰阻碍 p53 与组蛋白甲基转移酶的 SET 酸性结构域的结合,防止未应激细胞中 p53 的转录活性受到抑制。此外,p53 的 DNA 结合结构域上还存在另一个重要的乙酰化位点,Lys120。这个位点的乙酰化是由组蛋白乙酰转移酶家族中 MYST HAT 家族的 3 个成员 Tip60、MOF 和 MOZ 催化的。Tip60 催化的 Lys120 乙酰化可以选择性地诱导促凋亡基因的表达,如促凋亡因子 PUMA 和 Bax。乙酰化修饰可能改变 p53 的 DNA 结合结构域的构象,从而对靶标启动子产生选择性影响。

乙酰化修饰的 p53 可以通过脱乙酰基酶去除。含有组蛋白脱乙酰酶- 1(histone deacetylase - 1,HDAC1)的复合物能够使 p53 脱乙酰基化,从而强烈抑制 p53 的转录

激活、细胞生长停滞和细胞凋亡。MDM2 通过招募含有 HDAC1 的复合物来促进
p53 的脱乙酰化,使 p53 重新进行泛素化修饰。此外,组蛋白脱乙酰酶－6(histone
deacetylase－6,HDAC6)能够使 p53 的 Lys381 和 Lys382 位点脱乙酰化。选择性抑
制剂 A452 通过阻断 HDAC6 的核定位来维持 p53 的乙酰化修饰水平,并提高其促凋
亡活性。

9.3.4　p53 的甲基化修饰

　　类似于乙酰化,p53 的某些位点也可以被甲基化修饰。SET 结构域蛋白家族中的
SET7 和 SET9 能够特异性地甲基化 p53 的 Lys372 位点,这种修饰可以增强 p53 的稳定
性并限制其蛋白在细胞核内的活动。此外,这种甲基化修饰还与某些靶基因的转录增强
有关,比如 p21 基因的转录。相反,SET8 对 p53 的 Lys382 位点的单甲基化则会减弱 p53
对靶基因的调控。除了上述修饰,组蛋白甲基转移酶 SMYD2 也能够甲基化 p53 的
Lys370 位点,该修饰降低了 p53 与其靶基因启动子的结合,从而抑制了 p53 介导的转录
过程。此外,p53 上的精氨酸残基也可以被甲基化。蛋白质精氨酸甲基转移酶 5
(PRMT5)负责对 p53 的 Arg333、Arg335 和 Arg337 位点上的精氨酸进行甲基化修饰,这
种修饰调节了 p53 对 DNA 损伤的反应,并影响了 p53 靶基因的特异性表达。

　　目前仅发现一种针对 p53 的脱甲基酶,即组蛋白赖氨酸特异性脱甲基酶 1(lysine
specific demethylase 1,LSD1)。LSD1 能够去除 p53 的 Lys370 位点的甲基化修饰,从而
消除 p53 与 p53 结合蛋白 1(p53 binding protein 1,53BP1)之间的相互作用,进而抑制
p53 的功能。

9.3.5　突变型 p53 蛋白的调控

　　在肿瘤组织中,突变 p53 蛋白常常稳定并积累到高水平,这对其执行异常增强功能是
必要的。然而,目前尚不清楚突变 p53 在癌症中积累的机制。最近的研究表明,突变 p53
可以通过翻译后修饰、伴侣蛋白和共同伴侣蛋白的作用,以及应激信号的调控来稳定。
与野生型 p53 不同,突变型 p53 无法通过转录诱导 MDM2 来控制其水平。然而,针对
突变型 p53 敲除小鼠模型的研究表明,突变 p53 蛋白只在肿瘤组织中积累,而在正常组
织中并不积累。MDM2 的敲除促进了正常组织和肿瘤组织中突变 p53 的积累,这表明
突变 p53 本身是不稳定的,与野生型 p53 一样,可以被 MDM2 降解。肿瘤中的某些变
化抑制了 MDM2 对突变 p53 的降解。值得注意的是,研究还表明 MDM2 在培养的癌
细胞中能够泛素化并降解突变 p53。除了 MDM2,其他 E3 泛素连接酶,如 CHIP、COP1
和 Pirh2,也可以泛素化突变 p53 并促进其降解。热休克蛋白 90(heat shock protein 90,
HSP90)与突变 p53 形成复合物,抑制了 MDM2 和泛素连接酶 CHIP 对突变 p53 的泛素
化和降解。HDAC6 激活了 HSP90 的活性,从而抑制了 MDM2 和 CHIP 介导的突变
p53 的泛素化和降解。有趣的是,热休克蛋白 70(HSP70)不仅能够抑制 MDM2 介导的

突变 p53 的泛素化和降解,还能促进突变 p53 R175H 的淀粉样聚集,这两个因素都有助于突变 p53 的稳定。DNA 热休克蛋白家族(HSP40)成员 A1(DNAJA1)通过与泛素连接酶 CHIP 的竞争性结合,稳定突变 p53 蛋白。

此外,一些去泛素酶也被报道参与突变 p53 的调控。举例来说,泛素特异性蛋白酶 10(ubiquitin-specific protease 10,USP10)可以去除野生型和突变型 p53 的泛素化。在肾细胞癌中,USP10 仅在表达突变型 p53 的肿瘤中过表达,而在表达野生型 p53 的肿瘤中无法检测到其表达水平。过表达 USP10 可以抑制 MDM2 介导的突变 p53 泛素化,导致突变 p53 的积累。另外,泛素特异性蛋白酶 15(USP15)在卵巢癌细胞中独立于 MDM2 抑制核输出、泛素化和溶酶体介导的 R175H 突变 p53 的降解。除了泛素化和去泛素化,乙酰化修饰也在突变 p53 的调控中起着重要作用。TRRAP 是几种组蛋白乙酰转移酶复合物的组成部分,通过阻断淋巴瘤中 MDM2 的功能,诱导突变 p53 的稳定。抑制组蛋白脱乙酰酶(HDAC),尤其是 HDAC1/2/3,可以促使突变 p53 的降解。

9.4 p53 的靶向治疗策略

TP53 基因一直是肿瘤领域中备受关注的基因之一,因为超过一半的恶性肿瘤中存在 *TP53* 基因突变。这些突变导致了 *TP53* 抑癌基因功能的丧失,甚至使得 p53 获得了促进肿瘤生长所需的功能。患有 p53 突变的肿瘤通常具有更快的进展速度、较差的抗癌治疗反应和预后。由于突变 p53 蛋白失去了其正常的抗肿瘤活性,并获得了致癌特性,因此靶向 p53 治疗肿瘤是一种具有吸引力的策略。多年来,恢复肿瘤中 p53 功能的药物策略一直在尝试中。然而,这些药物研发项目中很少有能够进入后期临床试验的药物,并且到目前为止,还没有被批准的靶向 p53 的治疗方法。这可能是因为 p53 作为一个核转录因子,不具备典型的药物靶点特征。尽管如此,近年来出现了一些非常有前景的基于 p53 治疗的方法。根据 p53 的状态,p53 治疗可以包括以下几种方式:防止野生型 p53 的降解、抑制突变型 p53 的活性,或者恢复突变型 p53 的野生型功能。根据这些治疗方式,可以采用小分子药物治疗、基因治疗和免疫治疗等不同的方法。

9.4.1 靶向 p53 错义突变肿瘤的小分子药物

p53 处于不同状态的肿瘤需要采用不同的小分子靶向策略。对于携带 p53 错义突变的肿瘤,主要策略是开发能够恢复突变 p53 蛋白野生型构象和活性的小分子药物。而对于保持了野生型 p53 的癌症,主要策略则是解除 p53 受到的负调控,从而释放其全部活性。

目前已经发现了多种针对突变 p53 的小分子药物,包括 CP31398、PRIMA－1、MIRA－1、STIMA－1、APR－246、ReACp53、ADH－6、PhiKan083、PK7088、PC14586、

NSC319726(ZMC1)、COTI－2 和 ATO 等。这些药物具有不同的作用机制和特点。然而,只有少数药物进入临床试验阶段。CP31398 是第一个具有再激活突变 p53 能力的药物,它能够恢复 p53 的转录活性并抑制肿瘤生长。然而,后续研究发现 CP31398 的影响比较复杂,包括非特异性毒性和 p53 非依赖性上调促凋亡蛋白 BAX 的问题。因此,CP31398 未能进入临床研究,但它标志着针对突变 p53 的小分子药物研究的开端。PRIMA－1 是一种能够恢复突变 p53 活性的化合物,通过与突变 p53 结合,触发细胞凋亡并抑制肿瘤形成。实际上,PRIMA－1 是一种前体药物,通过其降解产物 MQ 与突变 p53 蛋白中的半胱氨酸发生共价反应,从而恢复野生型 p53 的构象。此外,PRIMA－1 还通过改变细胞氧化还原平衡和促进细胞凋亡的方式发挥作用。除了 PRIMA－1,还有其他药物如 MIRA－1 和 STIMA－1 也具有再激活突变 p53 的能力。它们通过与突变 p53 中的半胱氨酸结合,稳定其野生型构象,阻止突变 p53 的错误折叠。然而,由于一些如溶解度和对正常细胞有毒性等问题,这些药物尚未进入临床试验阶段。另一种策略是使用小肽来激活突变 p53,通过噬菌体技术,研究人员开发了一组突变型 p53 激活小肽(pCAP),它们能够在携带突变 p53 的癌细胞中表现出野生型 p53 的功能。这些小肽通过与突变 p53 结合并稳定其野生型构象,从而改变 p53 蛋白的动态平衡。

尽管已经发现了许多突变 p53 的重新激活药物,但只有少数药物进入了临床试验。其中,APR－246 是 PRIMA－1 的甲基化衍生物,显示出比 PRIMA－1 更好的活性。临床试验结果显示,APR－246 在治疗携带 p53 突变的骨髓增生异常综合征和急性髓细胞白血病的患者中表现出实质性疗效。目前,APR－246 正在进行更多的临床试验,探索其作为单药或联合用药的疗效。这些药物的研究为突变 p53 相关治疗提供了新的希望,为癌症患者带来了更多的治疗选择。

9.4.2　靶向野生型 p53 肿瘤的治疗策略

在保持野生型 p53 表达的肿瘤中,最广泛采用的 p53 靶向治疗方法是抑制 p53 的降解。其中,MDM2 和 MDM4 是重要的调节蛋白。在许多癌症类型中,特别是在保留野生型 p53 的肿瘤中,观察到了 MDM2 的扩增。因此,寻找抑制 MDM2－p53 结合的小分子药物成为稳定 p53 并使其恢复功能的策略之一。

目前,MDM2 抑制剂主要包括 nutlins、RG7112、RG7388 等。nutlins 能够诱导野生型 p53 癌细胞中的 p53 激活,但对突变型 p53 细胞无影响。RG7112 是一种 nutlin 衍生物,是第一个经临床试验的 MDM2 抑制剂。在难治性复发性急性髓系白血病和慢性骨髓性白血病患者中,RG7112 可触发野生型 p53 的激活,包括 p53 蛋白的稳定,并提高许多 p53 靶基因的表达。RG7112 在许多患者中展示出抗白血病活性,但需要较大剂量,可能导致一些不良反应,如胃肠道不耐受和血小板生成抑制。后来,RG7112 被第三代衍生物 RG7388(idasanutlin)所取代,目前正在进行几项临床试验,评估其在各种癌症中的安全性和疗效。

尽管抑制 MDM2 是一种吸引人的策略,但新的 MDM2 抑制剂是否对正常组织的危害更小仍有待观察。p53 几乎在所有正常组织中都有表达,尤其是在增殖区域。因此,p53 并非癌症特异性靶点。努力寻找一种完全没有副作用的 MDM2 抑制剂可能并不现实,除非能够找到一种组合策略,即使用低剂量、耐受性良好的 MDM2 抑制剂以及癌症特异性模式,或者选择性地将 MDM2 抑制剂传递到癌细胞中。

另一个重要的调节蛋白是 MDM4,与 MDM2 不同,MDM4 没有固有的 E3 泛素连接酶活性,但它可以增强 MDM2 的 E3 连接酶活性,并直接与 p53 结合并抑制其转录活性。MDM4 在许多癌症中扩增,是一个有吸引力的治疗靶点。血液系统恶性肿瘤,包括 AML 和骨髓纤维化,通常保留野生型 p53,并伴有高表达的 MDM2 或 MDM4。MDM4 在白血病干细胞中高度表达,因此 MDM4 抑制剂对白血病治疗非常有希望。近年来,一种称为装订肽(stapled peptides)的技术已经成为小分子药物的替代品,其中包括阻断 MDM2 和 MDM4 与 p53 相互作用的装订肽(如 SAH-p53-8)。SAH-p53-8 能够阻断 MDM2 和 MDM4 与 p53 的相互作用。此外,还引入了针对 MDM2 和 MDM4 的其他双特异性短肽,如 ALRN-6924。

9.4.3 蛋白水解靶向嵌合体的治疗策略

蛋白水解靶向嵌合体(PROTAC)是一种新兴的治疗策略,能够诱导靶分子的降解。PROTAC 是一类小型双功能分子,通过其中一个臂与 E3 泛素连接酶结合,通过另一个臂与目标蛋白结合。通过将目标蛋白准确定位到 E3 连接酶,PROTAC 增强了目标蛋白的泛素化,并促使其被蛋白酶体降解。

PROTAC 的优势在于其催化作用,即使在较低的剂量下也可以实现有效治疗。与传统的小分子抑制剂相比,PROTAC 能够更有效地降解 p53 突变蛋白,并恢复细胞中的正常 p53 功能。这为 p53 突变的肿瘤治疗提供了新的希望。除了针对 MDM2 的 PROTAC,还有其他针对 p53 突变的 PROTAC 正在被研究和开发。这些 PROTAC 可以针对特定的致癌蛋白,如突变的 p53 变体,进行招募和降解,从而抑制肿瘤生长并恢复正常的细胞功能。

9.4.4 靶向截短的 p53

TP53 基因的大约 10% 突变型肿瘤携带无义突变,导致产生截短的 p53 蛋白,通常很快被降解。由于这些截短蛋白的寿命很短,并且缺失了大部分 p53 蛋白的功能区域,因此通过之前提到的方法重新激活 p53 信号通路可能并不可行。为了解决这个问题,人们提出了两种替代方法来激活携带 p53 截短突变的癌细胞中的 p53 信号通路。第一种方法是基于促进翻译通读(translational readthrough)的分子,这些分子可以使翻译过程绕过 RNA 终止密码子,从而产生全长的 p53 蛋白。其中一些化合物包括氨基糖苷类抗生素庆大霉素及其衍生物,例如 G418 和新一代合成衍生物

NB124。通过使用这些化合物治疗，可以促进完整 p53 蛋白的合成，从而促进癌细胞凋亡。第二种方法是抑制无义介导的 mRNA 降解（nonsense-mediated mRNA decay，NMD）过程，NMD 是一种对异常 mRNA 进行降解的质控机制。例如，一些药物针对 NMD 机制中的关键组成部分 SMG7 进行靶向，通过抑制 SMG7 的结构口袋来阻断 NMD 过程。然而，这些药物作为抗癌药物的疗效，尤其是在携带 TP53 无义突变的肿瘤中的作用仍然需要进一步确定。

　　总之，针对携带 p53 截短突变的肿瘤，有两种替代方法来激活 p53 信号通路，一种是利用促进翻译通读的化合物，使翻译过程产生全长 p53 蛋白；另一种是通过抑制 NMD 过程来阻断异常 mRNA 的降解。然而，这些方法在抗癌治疗中的疗效仍需进一步研究，并且需要解决相关的毒性和选择性问题。

9.4.5　靶向获得性功能的突变 p53

　　尽管大多数基于 p53 的药物开发都是为了恢复或维持癌细胞中野生型 p53 的活性，但也有人试图通过靶向突变型 p53 快速降解来消除突变型 p53 获得性功能（p53‐GOF）活性。研究发现，HSP90 可以减弱突变型 p53 的降解，长时间抑制 HSP90 可以提高携带突变型 p53 表达肿瘤小鼠的存活率。然而，随着更好的药物的出现，靶向消除突变型 p53‐GOF 可能会失去吸引力。新的治疗策略可以恢复 Mut p53 的功能，从而重建肿瘤抑制活性，同时废除固有的突变型 p53‐GOF。图 9‐6 总结了靶向 p53 的小分子药物。

9.4.6　基于 p53 的肿瘤免疫治疗

　　近年来，癌症免疫治疗取得了前所未有的成功，这也重新激发了人们对基于 p53 的免疫治疗策略的兴趣。这种策略的主要目标是提高免疫系统对含有不受调控的 p53 的癌细胞的识别和清除能力。该策略的有效性主要基于以下事实：含有 TP53 错义突变的癌细胞通常过度表达 p53，并可能通过主要组织相容性复合体（MHC）在其表面显示更多的 p53 肽段。p53 突变细胞中，p53 蛋白高表达的主要原因是突变的 p53 失去诱导 MDM2 转录的能力，MDM2 的主要生理功能是通过泛素-蛋白酶体降解 p53。

　　从广义上讲，癌细胞中错义突变型 p53 蛋白的过表达预计会增加来自整个 p53 蛋白的各种肽段的呈递。尽管这些肽段中至少有一些可能与野生型 p53 共享，但免疫系统对癌细胞的选择性将依赖于正常细胞仅表达非常低量的 p53（图 9‐7）。在正常组织的非增殖区域中，TP53 通常是沉默的，因此细胞不产生 p53 蛋白，并且不在表面主要组织相容性复合体 MHCI 上呈递 p53 肽段。增殖的正常细胞产生少量 p53 蛋白，并在其 MHCI 上呈现较少数量的 p53 肽段。在表达野生型 p53 的癌细胞中，致癌应激上调了 p53 mRNA 的合成和翻译，导致更多 p53 肽段的显著呈递。这些呈递的肽段在数量和质量上的差异为基于抗体的策略开发提供了基本原理。T 细胞受体（TCR）样抗体可以识别细胞表面主

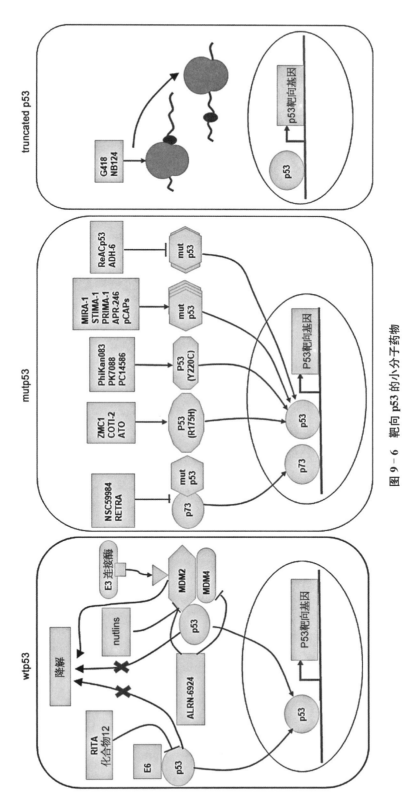

图 9 - 6 靶向 p53 的小分子药物

[引自 Hassin O, et al. Nat Rev Rev Drug Discov, 2023, 22(2): 127 - 144]

要组织相容性复合体 MHCI 上显示的 p53 肽段,从而引发免疫反应。在携带 *TP53* 错义
突变的癌细胞中,p53 蛋白水平更高,此类细胞可能会呈现增加来自蛋白质非突变区域的
肽(野生型 p53 肽)以及包含突变序列的新肽(突变型 p53 肽)。可以设计双特异性抗体,
以识别源自突变型 p53 的新抗原和 CD8[+] T 细胞上的 TCR－CD3 复合物,从而对表达突
变型 p53 的癌细胞产生选择性细胞毒性。这些基于 p53 的免疫治疗策略为我们提供了新
的治疗途径,但仍需进一步的研究和临床实验来验证其有效性和安全性。

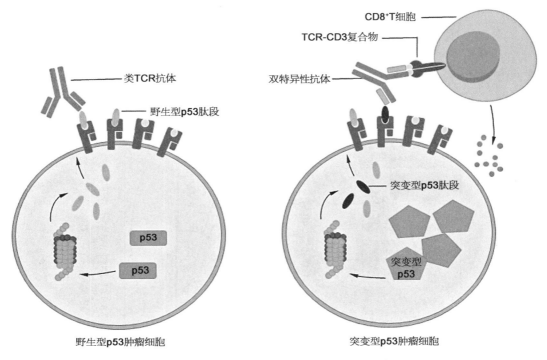

图 9－7　基于抗体的靶向癌细胞中 p53 的新策略

[参考 Hassin O, et al. Nat Rev Drug Discov,2023,22(2):127－144]

9.4.7　基于 p53 的疫苗

　　1990 年代,人们开始探索针对含有大量 p53 的癌细胞的细胞免疫治疗策略,其中一种
方法是通过接种疫苗来提高细胞免疫力。这种疫苗的主要成分是来自野生型 p53 的 10 个
重叠肽合成的长肽(synthetic long peptide,SLP)。在转移性结直肠癌患者中进行的临床试
验显示,SLP 疫苗能够引发主要由 CD4[+] T 细胞组成的 T 细胞反应,并且不良反应较轻。除
了 SLP 疫苗,还有一种使用改良的痘苗病毒 Ankara(MVA)携带野生型 p53 编码序列的疫
苗,在难治性胃肠道癌和卵巢癌患者的早期临床试验中进行了测试。目前正在进行进一步
的临床试验,将 MVAp53 疫苗与抗 PD1 抗体帕博利珠单抗(pembrolizumab)联合应用。此
外,mRNA 疫苗的成功也为 p53 mRNA 疫苗带来了新的希望,通过使用合成的 mRNA,可以

向机体提供编码野生型 p53 的信息,从而激发免疫反应。这种疫苗的优势在于其灵活性和可定制性,能够针对个体患者的特定 p53 突变设计治疗方案。尽管存在一些挑战和限制,这些基于疫苗的策略为我们提供了新的治疗选择,给 p53 突变相关癌症的治疗带来了希望。

9.4.8 p53 特异性抗体

除了上述提到的疫苗治疗外,还有其他基于 p53 的免疫治疗方法正在不断涌现。其中之一是 T 细胞受体模拟物(TCRm)抗体,也被称为 TCR 样抗体,这是一种有潜力的靶向细胞内蛋白质的策略。这些抗体通常是通过噬菌体展示库筛选或杂交瘤筛选产生的,它们可以识别细胞表面展示的 MHC Ⅰ类表位,类似于 T 细胞通过其 TCR 来识别这些表位,从而能够识别细胞内蛋白质的肽段。人类癌症中 *TP53* 错义突变的广泛多样性提供了丰富的潜在新抗原。通过针对这些新抗原引发的免疫反应,可以有针对性地攻击带有特定突变的癌细胞,而不会危及快速增殖的正常细胞。双特异性抗体是另一种非常有前景的癌症免疫治疗方法。最近,一种基于突变型 p53 的双特异性抗体已被开发出来,它可以同时识别来自 p53(Ars175H)热点突变和 TCR - CD3 复合物的新抗原。通过与癌细胞表面的 p53(Arg175H)肽段- HLA 复合物以及 T 细胞表面的 TCR - CD3 复合物具有高亲和力的结合,这种双特异性抗体可以克服新抗原呈递的不足,并有选择地重定向 T 细胞,使其能够识别展示突变肽段的癌细胞。

9.4.9 基于 p53 的基因治疗

第一个获得临床批准的基因治疗方法是基于 p53 的疗法。今又生(gendicine)作为一种重组人 p53 腺病毒,由深圳赛百诺公司研发,在 2003 年获得了中国食品药品监督管理局(CFDA)的批准,用于治疗头颈部鳞状细胞癌(HNSCC)。研究报告表明,当与化疗或放疗结合使用时,今又生的治疗响应率明显超过传统标准护理方法。此外,类似 advexin 和 SCH - 58500 等基于腺病毒的 p53 基因治疗方法,在临床试验中也呈现出出色的疗效。随着更先进、更复杂的病毒载体的引入,p53 基因治疗有望成为更有效可行的治疗方法,并成为联合治疗方案的一部分。此外,研究人员还在探索纳米颗粒作为 p53 基因治疗的载体。通过纳米颗粒将编码野生型 p53 的 DNA 和 RNA 引入癌细胞,从而促进 p53 靶基因的表达和转录,发挥抗癌作用。对于携带 TP53 突变的肿瘤,CRISPR - Cas9 技术结合适当的指导 RNA(gRNA)的递送,可启动碱基编辑,以恢复野生型 *TP53* 序列。不同于病毒,纳米颗粒具有较低的免疫原性,因此对抑制性抗体不敏感,这使得其在体内的循环时间延长,并减少与免疫相关的副作用。此外,相较于肿瘤内注射,纳米颗粒通过静脉注射更适合治疗远程转移。例如,SGT - 53 是 SynerGene Therapeutics 所研发的一种阳离子脂质体,携带着编码野生型 p53 的 DNA,通过选择性地靶向位于肿瘤细胞表面的转铁蛋白,将基因药物引入肿瘤细胞中。此外,将 p53 mRNA 纳米颗粒与免疫治疗相结合,能够提升抗癌效果。

综上所述,近 30 年来,基于 p53 的治疗方法的研究取得了重要进展,这些努力被认为是一项"高风险、高回报"的尝试。近年来,一系列的研究进展逐渐推翻了 p53 不可成药的观点,为针对 p53 的治疗提供了新的希望。表 9-3 列举了部分已进入临床实验药物的 p53 靶向药物。

表 9-3　已进入临床实验阶段的 p53 靶向药物

治 疗 方 案	适 应 证	实验阶段
基于 p53 的基因治疗		
SGT-53 联合吉西他滨/纳帕克利素(SGT-53 plus gemcitabine/nab-paclitaxel)	胰腺癌	Ⅱ期
腺病毒介导的 p53 基因治疗联合免疫疗法(ad-p53 plus immunotherapy)	实体肿瘤,淋巴瘤	Ⅱ期
基于 p53 的免疫治疗		
MVAp53 联合帕博利珠单抗(MVAp53 plus pembrolizumab)	多种癌症	Ⅰ期
DC-p53 联合伊匹木单抗或纳武利尤单抗(DC-p53 plus ipilimumab or nivolumab)	肺癌	Ⅱ期
tedopi 联合纳武利尤单抗和多西他赛(tedopi plus nivolumab and docetaxel)	非小细胞肺癌	Ⅱ期
p53 RNA 疫苗	三阴性乳腺癌	Ⅰ期
MDM2 小分子抑制剂		
伊达那替林联合伊扎美特胶囊加地塞米松(idasanutlin plus ixazomib citrate plus dexamethasone)	多发性骨髓瘤	Ⅰ/Ⅱ期
KRT-232 单药治疗(KRT-232 MT)	胶质母细胞瘤、胶质肉瘤	Ⅰ期
伊达那替林联合放疗(idasanutlin plus radiotherapy)	胶质母细胞瘤	Ⅰ/Ⅱ期
KRT-232 联合放疗(KRT-232 plus radiotherapy)	软组织肉瘤	Ⅰ期
伊达那替林联合阿特伯利珠单抗(idasanutlin plus atezolizumab)	结直肠癌	Ⅰ/Ⅱ期
APG-115 联合帕博利珠单抗(APG-115 plus pembrolizumab)	多种癌症	Ⅰ/Ⅱ期
米拉地曼联合维妥可瑞铂和阿糖胞苷(milademetan plus venetoclax plus cytarabine)	急性髓系白血病	Ⅰ/Ⅱ期
HDM201 联合利博西尼(HDM201 plus ribociclib)	实体肿瘤	Ⅱ期
米拉地米单药治疗(milademetan MT)	实体瘤	Ⅱ期
双重 MDM2-MDM4 小分子抑制剂		
ALRN-6924 单药治疗或 ALRN-6924 加阿糖胞苷(ALRN-6924 MT or ALRN-6924 plus cytarabine)	白血病,脑肿瘤,实体肿瘤,淋巴瘤	Ⅰ期

续　表

治 疗 方 案	适 应 证	实验阶段
ALRN‐6924 加紫杉醇(ALRN‐6924 plus paclitaxel)	多种肿瘤	Ⅰ 期
ALRN‐6924 加卡铂加培美曲塞或 ALRN‐6924 加托泊替康（ALRN‐6924 plus carboplatin plus pemetrexed, or ALRN‐6924 plus topotecan）	肺癌	Ⅰ 期
针对突变型 p53 的小分子靶向药物		
三氧化二砷加地西他滨(arsenic trioxide plus decitabine)	骨髓增生异常综合征，急性髓系白血病	Ⅰ 期
三氧化二砷单药治疗(arsenic trioxide MT)	卵巢癌,子宫内膜癌	不适用
恢复 p53 结构的治疗方式		
APR‐246 加阿扎胞苷(APR‐246 plus azacitidine)	骨髓增生异常综合征	Ⅲ 期
APR‐246 加帕博利珠单抗(APR‐246 plus pembrolizumab)	多种癌症	Ⅰ/Ⅱ 期
葡萄糖酸锑钠单药治疗(sodium stibogluconate MT)	骨髓增生异常综合征，急性髓系白血病	Ⅱ 期

9.5　p53 突变的合成致死靶点

9.5.1　合成致死的概念

合成致死性(synthetic lethality)是一种遗传学概念,最早于 1922 年提出。它指的是当某些基因在同时失活时会导致细胞死亡,而单个基因的失活并不会造成显著影响。这一概念随后在酵母中得到验证,并于 20 年前成为部分疾病治疗药物研发的基础。哈特韦尔和凯林等借助合成致死性概念来发现癌症治疗的新靶点。最初,人们仅限于使用模型生物进行功能丧失筛选,以鉴定与人类疾病相关的合成致死对。然而,随着 RNA 干扰技术的出现,这些概念已广泛应用于人类细胞系,并在癌细胞中进行了大量筛选工作。目前,有多种方法可用于识别基因型,干扰单个基因的表达或进行大规模筛选。其中包括短干扰 RNA(siRNA)库、短发夹 RNA(shRNA)库,以及最近用于 Crispr/Cas9 基因编辑的引导 RNA(gRNA)库。

PARP 抑制剂在 BRCA 突变肿瘤中的成功应用是合成致死理念的第一个临床实例。如图 9‐8 所示,PARP 抑制剂对野生型 BRCA 基因功能正常

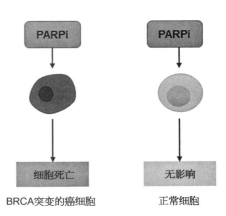

图 9‐8　**PARP 抑制剂对 BRCA 功能缺失细胞的作用示意图**

的细胞影响较小,但能够导致携带 BRCA 突变的肿瘤细胞特异性死亡。自从 PARP1 抑制剂奥拉帕尼(olaparib)成功用于治疗由 BRCA1 和 BRCA2 突变引起的乳腺癌、卵巢癌、胰腺癌和前列腺癌后,基于合成致死性的抗癌疗法受到了广泛关注。

9.5.2　p53 突变的合成致死靶点

长期以来,p53 被认为是不可成药的靶点。然而,合成致死的概念为靶向 p53 提供了一种新的治疗策略。

研究人员进行了与细胞周期相关的 p53 合成致死靶点的筛选。一些与 p53 突变相关的癌细胞失去了诱导 G1 阻滞的能力,而这种阻滞是由正常 p53 及其转录激活的 p21 蛋白质维持的。相反,这些突变细胞通过调控 S 期和 G2 期停滞的机制来免受复制应激累积和有丝分裂灾难的影响。因此,研究人员对调控 S 期和 G2 期停滞的因子进行了筛选,发现其中一些因子对 p53 具有合成致死作用。

合成致死是一种间接靶向 p53 的策略,相较于直接靶向 p53 的药物,合成致死方法的疗效不太依赖于突变 p53 的结构,因此可以在更广泛的条件下使用。根据突变型 p53 的功能丧失(LOF)和功能获得(GOF),可以采用不同的策略。对于突变型 p53 的功能丧失,代偿性诱导的 G2 期阻滞策略具有重要意义。通过抑制获得性致癌信号,可以选择性地消除 p53 功能获得型突变的影响。当细胞承受压力时,正常 p53 通过维持促进生存的途径发挥作用,而突变型 p53 则激活补偿通路以保护癌细胞免受致命压力的影响。因此,这些代偿途径在癌症中变得脆弱,因为这些途径对正常细胞的依赖性较低。正常的 p53 在细胞对 DNA 损伤的反应中,可以通过激活 p21 来诱导 G1 期停滞,从而修复损伤。然而,突变型 p53 的癌细胞更倾向于依赖 S 期和 G2 期停滞来进行 DNA 修复。因此,抑制调节 S 期和 G2 期停滞的因子会导致未配对 DNA 的积累和有丝分裂错误,从而导致癌细胞死亡。对于突变型 p53 的功能获得型,突变型 p53 上调的靶基因通常在正常 p53 情况下被沉默。通过针对这些靶基因,可以选择性地抑制突变型 p53 引起的癌症进展。在能量代谢方面,正常 p53 抑制糖酵解,并促进糖解和氧化磷酸化(OXPHOS)。然而,突变型 p53 具有相反的功能,它会增强糖酵解过程。因此,可以开发针对由突变型 p53 诱导的增强糖酵解的合成致死方法。这些合成致死方法可以通过干扰突变型 p53 的功能或针对突变型 p53 产生的代偿机制来实现,从而达到治疗癌症的目的。

9.5.3　通过细胞周期停滞靶向突变型 p53

细胞周期停滞是一种针对突变 p53 的合成致死策略,通过干扰突变 p53 癌细胞在细胞周期中的停滞机制来诱导细胞死亡。研究已经确定了调节细胞周期中 Intra-S 和 G2 停滞的关键因子,如 ATR,CHK1、MK2 和 WEE1。

ATR 是一种能够识别特定单链 DNA 位点的蛋白质,通过磷酸化 CHK1 来调节细胞周期和 DNA 损伤反应。研究人员使用选择性 ATR 抑制剂 VE-821 首次发现了 ATR

和 p53 之间的合成致死相互作用。最近的临床试验显示,与单独使用吉西他滨(gemcitabine)治疗相比,M6620(一种 ATR 抑制剂)和吉西他滨联合治疗对某些癌症患者的效果更好,这表明 ATR 抑制剂可能能够增强当前化疗的效果。此外,还有其他调节 G2 停滞的因子可能作为突变 p53 的合成致死伴侣。例如,调节 G2/M 检查点的 p38MAPK/MK2 途径在 DNA 损伤应答中被激活,研究表明,使用 F－Se－Ara－C(一种新型阿糖核苷类似物)可以诱导合成致死作用,该类似物可以靶向带有 p53 突变的前列腺癌中的 MK2。另外,Cdc25B 介导的 G2 停滞只在 p53 缺陷细胞中被 MK2 耗竭破坏,而在携带野生型 p53 的细胞中则没有,这证实了 p53 和 MK2 之间的合成致死相互作用。

除了 ATR 和 MK2 之外,Polo 样激酶 1(PLK1)和 WEE1 也是细胞周期调节因子,它们与 p53 之间存在合成致死相互作用。WEE1 是丝氨酸/苏氨酸蛋白激酶家族中的一员,通过磷酸化细胞周期蛋白依赖激酶(CDK)的 Thr14 和 Tyr15 位点来抑制 CDK 的活性,从而阻止细胞进入有丝分裂阶段。WEE1 抑制剂 MK－1775 已被发现对放射治疗增敏具有强效的能力,但这种效应仅在 p53 缺陷的肿瘤中出现。一项针对头颈部鳞状细胞癌(HNSCC)的临床试验证实了 MK－1775、顺铂和多西紫杉醇联合治疗在 WEE1 和 p53 间的合成致死效应上的有效性和安全性。目前,阿斯利康公司开发的药物 Adavosertib AZD1775 是针对 WEE1 和 p53 的合成致死效应最为著名的药物之一。

这些合成致死策略的研究提供了一种针对突变 p53 的治疗方法,能够干扰细胞周期,从而诱导癌细胞死亡。这为开发新的癌症治疗策略提供了希望,并为患有突变 p53 的癌症患者提供了可能的治疗选择。

9.5.4 靶向与能量代谢相关的突变型 p53

p53 在糖酵解和氧化磷酸化中发挥重要作用。在糖酵解途径中,p53 通过抑制多种调节因子来限制糖酵解的进行。例如,p53 可以直接抑制葡萄糖转运蛋白 1/4(GLUT1/4)的表达,或者通过 IKKβ/NF－κB/GLUT3 途径间接抑制 GLUT3 的表达,从而限制细胞对葡萄糖的摄取。p53 通过多种途径刺激 OXPHOS,其中包括激活细胞色素 C 氧化酶 2(SCO2)以维持线粒体复合物 I 的组装,并上调凋亡诱导因子(AIF)以保持线粒体的完整性。

然而,在癌症中,即使在有氧条件下,能量代谢也会从 OXPHOS 重新编程为糖酵解。大多数突变型 p53 失去了维持代谢稳态的能力,并获得了促进糖酵解的额外功能。基于这一现象,将能量代谢与合成杀伤效应结合起来具有重要意义。

研究发现,突变/缺失的 p53 与 2 型 PIP 激酶基因(PIP4K2B)存在合成致死关系。在 p53 缺失的情况下,磷脂酰肌醇 5－磷酸 4 激酶 β(PI5P4Kβ,由 *PIP4K2B* 编码)在维持葡萄糖代谢和活性氧(ROS)稳态中起着至关重要的作用,但在具有野生型 p53 的细胞系中,PI5P4Kβ 的功能是不必要的。

综上,p53 的功能缺失诱导了能量代谢的改变,为针对 p53 变异提供了可行的合成致死策略。

9.5.5　突变型 p53 的其他潜在合成致死途径

靠向突变型 p53 的自噬途径是一项备受关注的研究领域,因为自噬在突变型 p53 中被认为受到抑制。最近的研究发现,突变型 p53 突变体 Arg175H、Arg273H 和 Arg273L 通过阻断 AMPK、激活 mTOR 和稳定 HIF-1 蛋白来抑制自噬过程。抑制 mTOR 以诱导自噬可能是针对突变型 p53 的一种合成致死策略,mTOR 通常在癌细胞中被过度激活。

作为一个重要的高频突变的抑癌基因,p53 对于肿瘤治疗来说是一个具有吸引力的治疗靶点。重新激活肿瘤抑制因子的功能相较于直接抑制致癌因子更具挑战性。基于合成致死性的概念,可通过针对由突变 p53 引起的功能缺陷或获得性致癌功能所导致的特定合成致死来进行治疗。发展针对突变型 p53 的综合致死策略可能为患者带来广泛的益处。

9.6　p53 与细胞死亡控制

9.6.1　细胞死亡概念及类型

细胞死亡是一个重要的生物学过程,对于维持正常体内环境、调控组织发育和抵御疾病具有关键作用。不同类型的细胞死亡途径在生理和病理情况下发挥着不同的功能。以下是几种常见的细胞死亡类型。

细胞凋亡(apoptosis):细胞凋亡是一种高度规范化的细胞死亡形式,通常涉及内源性和外源性途径。内源性途径由 BCL-2 蛋白家族调节,而外源性途径通过肿瘤坏死因子受体超家族激活。细胞凋亡在调节组织发育、维持内稳态和清除受损细胞方面起着重要作用。

坏死性凋亡(necroptosis):坏死性凋亡是一种程序性细胞坏死形式,是宿主防御病原入侵的守门人,可驱动炎症,通过 RIP1 和 RIP3 介导,具有细胞质内容物泄漏和细胞器肿胀的特征。近年来,坏死性凋亡被认为是调控肿瘤发生和进展的重要事件。

自噬(autophagy):自噬是一种降解细胞内大分子结构和器官的高度保守过程,在细胞和组织稳态中起着关键作用。在肿瘤中,自噬对抑制肿瘤形成和促进肿瘤生长具有双重作用,这取决于自噬水平的变化以及对肿瘤细胞自噬活性的诱导或抑制。

铁死亡(ferroptosis):铁死亡是一种依赖铁的细胞死亡形式,最初于 2012 年提出。铁死亡特征是铁依赖的脂质过氧化物损伤导致的细胞死亡,最终导致细胞衰竭。铁死亡受多种细胞代谢途径的调控,包括氧化还原稳态、铁代谢、线粒体活性以及氨基酸、脂质和糖的代谢。针对铁死亡的药物调节在治疗耐药性癌症、缺血性器官损伤和与脂质过氧化相关的退行性疾病方面具有潜力。

细胞焦亡(pyroptosis)：细胞焦亡是一种由焦孔素(gasdermin,GSDM)介导的炎症性调节性细胞死亡形式。它表现为细胞不断胀大,直至细胞膜破裂,导致细胞内容物的释放和强烈的炎症反应。细胞焦亡在抗感染和内源性危险信号方面发挥重要作用,相较于细胞凋亡,细胞焦亡发生更迅速并伴随大量促炎因子的释放。

程序性细胞死亡(PCD)：程序性细胞死亡是多种生理环境中必不可少的生物过程,包括胚胎发育、组织稳态的维持和宿主对病原体的免疫防御。与损伤后未编程的细胞破裂和裂解相反,PCD 由不同的分子信号通路控制,其参与机体中不需要的细胞或因感染或转化而受损的细胞的去除。

坏死(necrosis)：坏死通常被认为是一种非程序化的、不受调节的细胞死亡过程,其特征包括细胞肿胀、细胞膜完整性丧失、细胞内容物溢出和离子梯度的消散,从而引发炎症反应。坏死的早期事件包括细胞内钙离子增加和活性氧浓度增加,最终导致不可逆的细胞损伤。

炎症性程序细胞死亡(PANoptosis)：这是一种炎症性程序细胞死亡,受到PANoptosome 复合物的调控,具有细胞焦亡(pyroptosis)、凋亡(apoptosis)和/或坏死性凋亡(necroptosis)的关键特征,但是 PANoptosis 不能被细胞焦亡、凋亡和坏死性凋亡中任意一种死亡方式单独表征。

铜死亡(cuproptosis)：博德研究所的科学家揭示铜毒性涉及特定线粒体代谢酶的破坏,从而引发一种不寻常的细胞死亡机制。这种机制可以解释与遗传性铜过载疾病相关的病理学,并提出利用铜毒性治疗癌症的新方法。

9.6.2　p53 介导的细胞死亡

细胞凋亡调控是 p53 的一个重要生物学功能。野生型 p53 可以通过调控 BCL - 2 家族成员,如 BCL - 2 和 BCL - X,促进线粒体诱导的细胞凋亡。p53 的转录和细胞质凋亡活性都依赖于其 DNA 结合域,肿瘤相关突变往往会使 p53 的凋亡诱导功能丧失。p53 还调节其他促进细胞凋亡的转录靶点,包括外在细胞凋亡途径介质,如 FAS、DR4 和 DR5。此外,p53 还激活腺苷受体 ADORA2B 的表达,通过内在凋亡途径使细胞对缺氧引起的细胞外腺苷水平升高或化疗产生的细胞凋亡敏感。

除了细胞凋亡,p53 还参与其他形式的细胞死亡机制相关,包括坏死性凋亡、细胞焦亡、铜死亡和铁死亡等。最近的研究还揭示了 p53 在调节铁死亡方面的新功能,p53 通过抑制胱氨酸摄取,降低胱氨酸蛋白酶的活性,从而促进细胞对铁死亡的敏感性。此外,p53 还参与调控 Fe - S 簇的生物合成,这可能是 p53 调控铜死亡的一个机制。p53 还通过调控胞内谷胱甘肽(GSH)的合成,影响细胞对铜死亡的敏感性。GSH 不仅是抗氧化剂,还是重要的内源性铜离子螯合剂。在应激条件下,p53 还可以增加细胞的 Ca^{2+} 负荷,诱导细胞凋亡。此外,p53 也参与调节自噬和内质网应激诱导的细胞凋亡。综上所述,p53 是一个多功能的蛋白质,参与调节多种细胞死亡机制。通过转录调控和直接调节蛋白相互作用,p53 调节细胞的生存和死亡决策。对 p53 功能的深入理解可以为针对癌症的治疗提供新的治疗策略。

思考题

1. p53 存在哪些修饰,这些修饰对 p53 的功能产生什么影响?
2. 简述靶向 *TP53* 突变肿瘤的治疗策略。
3. 简述细胞死亡类型有哪些。

拓展阅读文献

Baugh, Evan H, et al. Why are there hotspot mutations in the TP53 gene in human cancers? Cell Death and Differentiation, 2018, 25(1): 154 – 160.

Hassin O, Oren M. Drugging p53 in cancer: one protein, many targets. Nat Rev Drug Discov, 2023, 22 (2): 127 – 144.

Hu J, Cao J et al. Targeting mutant p53 for cancer therapy: direct and indirect strategies. J Hematol Oncol, 2021, 14(1): 157.

Jiang L, Kon N, et al. Ferroptosis as a p53 – mediated activity during tumour suppression. Nature, 2015, 520(7545): 57 – 62.

Levine, Arnold J. p53: 800 million years of evolution and 40 years of discovery. Nature Reviews Cancer, 2020, 20(8): 471 – 480.

Liu Y, Gu W. The complexity of p53 – mediated metabolic regulation in tumor suppression. Semin Cancer Biol, 2022, 85: 4 – 32.

Marine, J-C, Lozano G. Mdm2 – mediated ubiquitylation: p53 and beyond. Cell Death and Differentiation. 2010, 17(1): 93 – 102.

Tang Z, Zeng M et al. Synthetic lethality between TP53 and ENDOD1. Nat Commun, 2022, 13(1): 2861 –.

Uehara I, Tanaka N. Role of p53 in the regulation of the inflammatory tumor microenvironment and tumor suppression. Cancers (Basel), 2018, 10(7): 219.

第 10 章　细胞永生化

细胞永生化是指细胞获得无限增殖的能力。一些单细胞生物如裂殖酵母,以及特定的人类细胞(如胚胎干细胞)具有天然的永生化能力。然而,正常的已分化的人类体细胞在体外培养时,存在固定的极限传代次数(约为 60 多代),这种现象被称为海弗里克极限(Hayflick limit)。每次线性 DNA 复制后,末端 DNA 由于难以被复制而缩短。端粒是线性 DNA 末端的特殊结构成分,其主要功能是维护线性 DNA 末端的稳定性,在细胞永生化过程中起着重要作用。端粒酶能够恢复端粒的长度,在细胞永生化、衰老和肿瘤发生过程中发挥重要作用。肿瘤起源于体细胞,突破细胞增殖的海弗里克极限,实现永生化是肿瘤细胞恶性发展的前提之一。在癌症治疗领域,也有许多治疗方法针对肿瘤细胞的端粒维持过程。本章探讨细胞永生化的基础知识、发生机制以及其在癌症等领域的应用。了解细胞永生化的过程和机制对于揭示肿瘤生长的本质以及开发相关治疗方法具有重要意义。

10.1　细胞衰老

细胞通过增殖分裂实现持续的更新,但正常细胞的增殖能力是有限的。除了干细胞外,体细胞在完成其既定命运或受到突发影响后最终会死亡,这是所有体细胞的命运。肿瘤细胞必须突破正常细胞既定命运的限制,通过异常的细胞分裂获得无限增殖能力,才能完成多阶段的致瘤过程。因此,细胞的永生化(cell immortalization)是肿瘤生长的决定因素之一。它使得肿瘤细胞能够无限增殖。

10.1.1　海弗里克极限

动物体细胞不是永生的,多细胞生物始于受精卵,在发育和成熟过程中经历一系列复杂的遗传和表观遗传调控后获得特定的命运,最终分化成不同类型的细胞,组成形态完备的组织器官。基于秀丽隐杆线虫(*Caenorhabditis elegans*)等的研究显示,不同谱系细胞(cell lineage)的命运并不相同,在增殖过程中会分化成不同类型的细胞,完成使命或达到

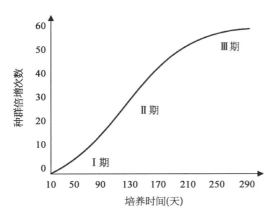

图 10-1 细胞体外培养时的增殖能力

海弗里克极限后,细胞会通过凋亡或坏死等方式终止其生命周期。

1961 年,美国生物学家海弗里克(Leonard Hayflick)发现,体外培养的正常人成纤维细胞在适宜条件下分裂一定次数(约 60 次)后会出现衰竭状态,利用种群倍增次数来衡量人类成纤维细胞在培养过程中的增殖能力(图 10-1),细胞增殖曲线呈现出平缓的 S 形。细胞从活组织移植到培养物中后不久进入 I 期,经过一段时间的适应,细胞能够稳定地增殖,进入 II 期,之后细胞似乎不再增殖,进入 III 期。此时的细胞仍然保持代谢活性,但它们进入了一种无法逆转的细胞周期停滞状态,这种状态的细胞可以存活长达一年。海弗里克根据这个现象提出了细胞衰老(cell senescence)的概念。这一发现打破了当时学界普遍接受的细胞永生的观点。正常细胞在衰老之前分裂的次数也被称为海弗里克极限。

10.1.2 细胞衰老

细胞衰老是指随着时间推移或外界应激压力,细胞的正常生理功能和增殖能力逐渐衰退,导致脱离细胞周期的过程。这一概念被海弗里克提出后,其重要性受限于实验手段而被忽视,在细胞衰老与人体的衰老联系起来后,对细胞衰老的研究才越来越得到重视。近年来,衰老细胞在衰老和疾病发展中的作用研究更加深入,一些研究表明,清除积累的衰老细胞可以改善组织和器官功能,延缓衰老进程,这为治疗衰老和相关疾病提供了新的策略方向。

细胞内信号通路能够调控细胞衰老,如 p53-p21-Rb、p16^{INK4A}-Rb 信号通路。p53 是一种肿瘤抑制因子,它在细胞衰老中扮演着决策性的转录因子角色。当细胞遭受持续的应激时,会引发 DNA 损伤并激活 DNA 损伤修复,产生的应激信号通过 ATM、ATR 等激酶级联作用,激活 p53 肿瘤抑制通路(图 10-2)。在 DNA 损伤的情况下,激活的 p53 转录因子参与调节下游基因,促进 Rb 与 E2F 复合物形成,从而诱导细胞周期停滞,细胞进入衰老状态。

导致细胞衰老的因素有很多,按照诱发因素进行分类,衰老可以分为:① 端粒诱导的细胞衰老。端粒缩短和功能异常可能会引起细胞 DNA 损伤应答(DNA damage response,DDR),从而导致细胞衰老发生。② 癌基因诱导的衰老。*RAS*、*RAF* 等癌基因的活化在特定条件下可诱导细胞发生衰老。除了癌基因的激活之外,抑癌基因如 *PTEN* 的失活,也可以诱导细胞发生衰老。癌基因诱导的细胞衰老现象,已被认为是体内抵抗肿瘤发生的重要屏障。③ 氧化应激诱导的细胞衰老。活性氧自由基(reactive oxygen

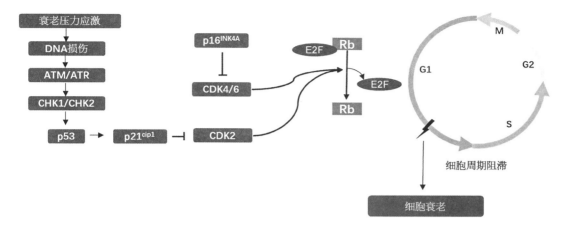

图 10 - 2　p53 - Rb 信号通路调控细胞衰老

[改自 Hu，et al. Aging and Disease，2022，13(1)：103 - 128]

species，ROS)通过两种方式诱导细胞衰老：第一种方式是 ROS 氧化细胞内的 DNA、脂类物质、蛋白质等生物大分子，从而破坏细胞的结构和功能，诱导细胞发生衰老；第二种方式是 ROS 直接作为细胞内第二信使，调节细胞内的信号传导通路，诱导细胞发生衰老。④ 治疗诱导的细胞衰老。肿瘤的放化疗都可以诱导细胞发生衰老现象。因为大多数常见抗癌疗法都会导致 DNA 损伤，是非恶性细胞和癌细胞衰老的主要诱导剂。以上分类中由端粒缩短带来的衰老也称为复制性衰老(replicative senescence)，由生理刺激导致细胞在海弗里克极限之前就发生了衰老的现象称为过早衰老(premature senescence)，也称为加速衰老(accelerated senescence)。

10.1.3　细胞衰老标志物

检测衰老细胞时，其最明显的特征是细胞形态的改变。衰老细胞往往更大且呈扁平形状，可观察到非常大的细胞质，呈现"油煎蛋"形状。此外，衰老细胞常出现广泛的空泡化，有时还可能出现多核现象。在人体中，随着年龄增长，皮肤中的角质细胞干细胞失去了增殖能力，皮肤的角质细胞层变薄，皱纹结构产生。在线虫中，年轻线虫的角质层在透射电子显微镜下观察，呈现出薄而均匀分布的环状图案，而 7 天龄的成年线虫的角质层则增厚，皱纹更深且呈环状分布不太均匀，外观也更加明显。

除细胞形态外，还有许多分子水平的细胞衰老标志物(表 10 - 1)。目前使用最广泛的是衰老相关 β-半乳糖苷酶(senescence-associated beta-galactosidase，SA - β - gal)、衰老相关异染色质簇(senescence-associated heterochromatic foci，SAHF)等，SAHF 是由异染色质聚集形成的浓缩区域，由组蛋白修饰和重新排布引起的染色质重塑所形成，在正常细胞中，SAHF 通常在 DNA 修复成功后数小时内消失。但在衰老细胞中则无法修复，因此被作为细胞衰老的标志物。

表 10 - 1　细胞衰老标志物

标　志　物	检　测　方　法
β-半乳糖苷酶	在 pH 6 时,检测 β-半乳糖苷酶活性,可用普通光学显微镜观察到蓝色的反应底物
细胞周期相关蛋白,如 p16、p21、p53、RB	蛋白质印迹,免疫组化,免疫荧光
衰老相关异染色质簇(SAHF),衰老细胞通常包含 30～50 个 SAHF	DAPI 亮染、macroH2A、HP1 和 H3K9Me2/3 免疫组化
衰老细胞分泌因子,如 IL - 6、IL - 8、IL - 1、VEGF 和 MMP 等	酶联免疫吸附测定法
脂褐素	标记后通过光学显微镜或组织化学方法在溶酶体中观察到

　　部分衰老标志物具有普遍的有效性,部分则与特定的衰老类型有关,因此可以使用多标记方法检测,确保能更准确地在原位检测衰老细胞。标志物与衰老细胞特征相关,衰老细胞在细胞周期停滞、大分子损伤、衰老相关分泌表型因子和代谢失调 4 方面的特征如下。

　　(1) 细胞周期阻滞

　　不可逆转的细胞周期停滞是细胞衰老最基本特征之一,也是体外鉴定细胞衰老最基本最不可或缺的指标之一,因此细胞周期蛋白可用于衰老状态的检测。阻滞可由有害刺激或异常增殖引起,也可被端粒缩短、致癌信号转导和 DNA 损伤所诱导。在肿瘤细胞中,某些情况下可发生细胞周期再入。

　　(2) 大分子损伤

　　衰老细胞的大分子损伤包括 DNA 损伤、蛋白质损伤和脂质损伤。

　　DNA 损伤。细胞衰老所体现出的第一个分子表征是端粒缩短,结构稳定性丧失,产生端粒功能障碍诱导的病灶,激活 DDR,细胞周期阻滞。同时也会造成基因组不稳定,积累体细胞突变、基因拷贝数变异和染色体非整倍性,这可能会影响一些基因,并导致细胞、组织的异常和产生与年龄相关的生物体缺陷。基因组不稳定性是大多数恶性肿瘤的促成特征,积累的基因组变异最终可能导致向癌细胞的恶性转化。

　　蛋白质损伤。蛋白质毒性是个体衰老和细胞衰老的标志,因此蛋白质损伤有助于识别衰老细胞。ROS 是蛋白质损伤的一个重要诱因,它能氧化蛋氨酸和半胱氨酸残基,改变蛋白质的折叠结构及其功能。同时,被 ROS 羰基化的氨基酸发生聚集,与糖和脂类交联形成的脂褐素,也是细胞衰老的标志物之一。老年斑就是脂褐素造成的脂质损伤。脂质对于细胞膜的完整性、能量的产生和信号转导都是必不可少的。一些与衰老相关的疾病会影响脂质代谢,导致脂质结构改变。然而,由于衰老相关脂质谱的高度变异性,脂质指标作为衰老标志物的应用十分受限。

（3）衰老相关分泌表型因子

衰老细胞会分泌大量的分子，包括促炎细胞因子和趋化因子、生长调节剂、血管生成因子和基质金属蛋白酶等，它们统称为衰老相关分泌表型（senescence-associated secretory phenotype，SASP）因子，SASP 因子是衰老细胞的一个典型标志之一，这些因子通过与免疫系统协作，改善细胞微环境的同时，影响邻近细胞的增殖与分化，对器官衰老和肿瘤的发生发展产生双向性的调控，并促进细胞与周围环境的交流，最终影响衰老细胞的命运（图 10-3）。

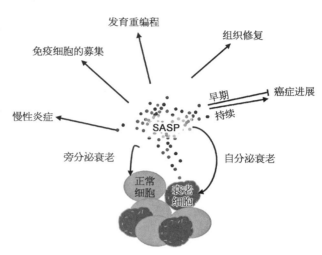

图 10-3 衰老相关分泌表型（SASP）相关的影响

SASP 因子可以自分泌方式加强细胞衰老，也可以旁分泌方式诱导周围细胞衰老，称为旁分泌衰老；SASP 因子还参与组织修复和发育重编程等过程。SASP 因子可以通过多种机制抑制肿瘤的生长和蔓延，如招募免疫细胞、限制肿瘤新生血管的形成以及调节肿瘤微环境，但当 SASP 因子持续存在时，会诱发癌症进展或慢性炎症。因此，SASP 可以解释衰老细胞的一些有害的、促衰老的影响。SASP 也可以将未成熟的免疫抑制性骨髓细胞募集到前列腺和肝脏中，并通过驱动血管生成和转移来刺激肿瘤发生。

（4）代谢失调

衰老细胞中的线粒体功能减弱，ATP 生成受阻，同时还会产生大量的 ROS。衰老细胞中的溶酶体数量和大小均有增加，逐渐增多的功能失调的溶酶体可能会试图使细胞通过产生更多的新溶酶体来平衡，以期克服细胞能量不足或废物降解增多的问题。SA-β-gal 的产生可能与溶酶体功能障碍有关，它会在溶酶体中积累。Satyanshu Dimri 等人于 1995 年发现 SA-β-gal 是衰老的"产物"，即衰老的发生过程中不一定会表达它，但因为它可靠且易于检测，因此常作为衰老标志物之一。

10.1.4 细胞衰老与肿瘤

衰老在肿瘤抑制和癌症发展中具有重要作用。衰老被视为一种有效的肿瘤抑制机制，早在 2000 年前后的研究中就已发现，衰老可以抑制过度生长的受损细胞，阻止它们增殖。而且，免疫系统能够及时清除转化为衰老状态的细胞，从而防止癌细胞的形成。然而，衰老也是癌症的重要危险因素，并与肿瘤的转移和复发密切相关。随着年龄的增加，突变在细胞中会积累得更多，增加了患癌症的风险。也如上述介绍，当细胞表现出 SASP

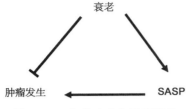

图 10-4　细胞衰老与肿瘤发生

状态时,例如释放促炎细胞因子,衰老细胞可能会转化为具有促进肿瘤进展能力的促炎细胞,从而推动癌症的发生发展(图 10-4),如 IL-6 和 IL-8 促进上皮间充质转化(epithelial-mesenchymal transition),CXCL5 和 VEGF 促进血管生成,IL-6 通过激活 Gr-45 髓系细胞抑制 CD3,CD1T 细胞介导的癌细胞免疫清除,CCL2 通过激活 CCR2 髓系细胞抑制癌细胞的自然杀伤细胞介导的免疫清除等。

在一些肿瘤前体细胞和转移过程中存在衰老标志物。例如,在发育不良痣(黑色素瘤的良性前体)、前列腺癌、结直肠癌和肝癌病变前体细胞中都检测到衰老标志物的存在,这表明这些肿瘤前细胞可能已经进入衰老状态。

10.2　肿瘤细胞永生化

10.2.1　肿瘤演化历程

细胞永生化(cell immortalization)是指细胞获得持续生长增殖能力的特性,细胞永生化是肿瘤恶性发展的先决条件之一。致死性恶性肿瘤通常约有 10^{12} 个细胞,这是一个较大的细胞数量。根据理论上的肿瘤细胞增殖模型,肿瘤细胞每一次分裂产生的新细胞均存活,则最少需要 40 代细胞发生分裂(2^{40} 约等于 10^{12})才能形成致命的肿瘤。但是真实的机体环境中,增殖的每一代细胞都会有一定的损耗,这是由于机体内防御机制切断了肿瘤细胞增长所需的生长因子或氧气等物质供应造成的。

考虑到实际肿瘤演化过程的复杂性,肿瘤演化到致使患者死亡的阶段最少需要分裂约 70 代。因而为了形成肿瘤,初期的癌细胞必须突破在正常情况下限制它们增殖潜能的屏障,即打破海弗里克极限。一般而言,癌症细胞是永生的,但并非所有永生的细胞都是癌细胞。事实上,正常细胞也有可能具有永生化的能力,例如胚胎干细胞和诱导性多能干细胞。

10.2.2　海拉细胞永生的秘密

1951 年,一位 31 岁的美国妇女 Henrietta Lacks 死于梅毒和侵袭性宫颈癌,她的宫颈肿瘤组织被送至 George Gey 的实验室,并被从中分离出肿瘤细胞,该细胞被命名为 HeLa 细胞。Gey 发现 HeLa 细胞生长迅速且繁殖能力惊人,约 24 h 一个细胞周期,且无停止迹象。Gey 在未经通知死者家属和获得许可的情况下将 HeLa 细胞邮寄到世界各地的实验室,作为癌症模式细胞用于科学研究,HeLa 细胞成为全球第一个永生细胞系。至今,HeLa 细胞已增殖至约 5 000 万吨。Lacks 也被誉为"细胞之母",她的细胞为科学界提供了宝贵的研究资源,为癌症等疾病的治疗和研究做出了巨大贡献。

那么，HeLa 细胞有什么独特之处呢？首先，Lacks 感染了人类乳头瘤病毒（human papilloma virus，HPV），该病毒的 DNA 插入了她的 11 号染色体，导致 *TP53* 基因关闭，从而引发癌症。*TP53* 是一种肿瘤抑制基因，其编码的蛋白质负责抑制突变和防止肿瘤的发生。*TP53* 基因一旦发生突变，就失去了对细胞生长、凋亡和 DNA 修复的调控功能，导致细胞发生癌变。在所有恶性肿瘤中，超过 50% 的情况下都存在 *TP53* 基因的突变。其次，HeLa 细胞的端粒酶活性异常增强，这也支持了 HeLa 细胞的永生。并且，HeLa 细胞的基因组数量以及染色体的结构异常，HeLa 细胞通常有 76~80 条染色体，远超出正常人类细胞的染色体数量。HeLa 细胞自身也有很大的遗传异质性，利用 HeLa 细胞系进行实验研究时，要考虑到其遗传异质性，采取相应的措施以确保实验结果可靠性和可重复，谨慎推断其对其他肿瘤细胞的普适性。

10.2.3　体细胞永生化的天然屏障

阻止体细胞永生化的第一道天然屏障是细胞内外的各种压力信号通过 Rb、p53 信号通路抑制细胞周期的进展。Rb 和 p53 是细胞周期和 DNA 损伤修复的重要调控因子。当细胞受到内外部的各种压力信号时，Rb 和 p53 会被激活，抑制细胞周期的进展以保护细胞免受损害。

SV40 病毒的大 T 抗原能诱导多种细胞类型的恶性转化。大 T 抗原是一个六聚体蛋白，通过与多个细胞信号通路相互作用，改变细胞的生长、增殖和分化等特性，包括干扰细胞周期调控、促进 DNA 复制以及抑制细胞凋亡等，促进肿瘤的发展。大 T 抗原通过与细胞周期调控蛋白相互作用干扰细胞周期调控，例如与 Rb 结合，干扰宿主细胞的细胞周期。它可以抑制 Rb 蛋白的功能，使细胞进入 S 期并启动 DNA 复制。大 T 抗原还具有复制起始活性，它能与细胞内的复制相关蛋白相互作用，协助启动 DNA 复制过程。通过与复制起始位点结合并展开 DNA 链，大 T 抗原为病毒的 DNA 复制提供支持。大 T 抗原可以抑制宿主细胞的凋亡过程。它与细胞凋亡调控蛋白如 p53 和 Bcl-2 家族蛋白相互作用，阻止细胞凋亡的启动，从而保持感染细胞的存活状态。SV40 大 T 抗原能使细胞进入永生化的增殖状态，已被证明是诱导许多不同细胞类型永生化的最简单和最可靠的工具，广泛应用于各种人类细胞类型的永生化，一个例子是 HEK293T（也称 293T）。

体细胞永生化的第二道天然屏障是体细胞的端粒随着细胞增殖而变短，端粒长度限制了体细胞的分裂次数，关于肿瘤细胞如何突破端粒长度的限制，将在下一节详细介绍。总之，正常已分化体细胞的增殖受到海弗里克极限的限制，而永生细胞可以无限增殖。

10.3　端粒与端粒酶

我们机体细胞内的染色体 DNA 有稳定的线性结构，但外源线性的 DNA 分子无法在细胞内稳定存在,这是因为缺少端粒。端粒是存在于线性 DNA 末端的 DNA -蛋白质复合物,在染色体复制和细胞分裂过程中起着关键的保护作用,端粒还参与了染色体的空间结构和调节基因表达等功能,它可以与其他核蛋白相互作用,形成复杂的染色质结构,维持染色体的整体稳定性。端粒酶能够逆转录端粒 RNA,在染色体末端添加新的端粒序列,在染色体复制过程中补充端粒序列,防止染色体末端的缩短。端粒和端粒酶在维持染色体稳定性和保护遗传信息方面起着重要的作用,对于细胞的正常功能和健康至关重要。本节介绍端粒与端粒酶的发现以及它的结构与功能。

10.3.1　端粒的发现

　　1938 年,Hermann Muller 利用 X 射线照射果蝇产生突变体,注意到正常染色体的末端与 X 射线照射后断裂形成的染色体末端不同,正常染色体末端稳定,未观测到断裂缺失或者倒位。因此,Muller 先见性地认为正常染色体的末端需要被封闭起来,并命名为端粒(telomere)。1941 年,麦克林托克(Barbara McClintock,1902—1992)(图 10 - 5)在研究玉米染色体时注意到,减数分裂后期,染色体发生断裂后融合形成"桥"。在随后的有丝分裂过程中,这种断裂-融合-桥循环(breakage-fusion-bridge cycle,BFB 循环)不断重复(图 10 - 6),尤其在细胞分裂活跃的组织(如发育中的胚乳)中更频繁。且由于断裂发生的位置不同,这个循环会导致许多基因的重复或缺失,这也是玉米出现斑点的原因之一。

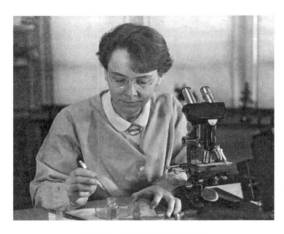

图 10 - 5　麦克林托克

1983 年,麦克林托克由于对转座子的开创性研究获得了诺贝尔生理学或医学奖,成为遗传学领域第一位独立获得诺贝尔奖的女性科学家。

　　具体来说,BFB 始于一条染色体的双链断裂(double strand breaks,DSB)造成的端粒丢失,断裂造成的 DSB 在 DNA 复制之前没有修复,那么姐妹染色单体都将缺乏端粒,就可以融合形成一个拥有两个着丝粒的染色体,在细胞周期的后期,两个着丝粒将被拉向相反的方向以形成桥状结构,直到着丝粒被拉得彼此远离以至产生断裂。如果这种断裂没有发生在两条染色体最初融合的确切位置,那么将导致各种染色体畸变,例如染色体物质的进一步复制、缺失、倒置和易位,还可能包括染色体外 DNA (extrachromosomal DNA,ecDNA)的形成。这种染色体末端融合事件更倾向于发生在姐妹染色单体的末端。

　　BFB 循环是基因组不稳定的一种机制,常见于肿瘤发生过程中,可导致基因扩增并推动基因组快速进化。对肿瘤细胞拷贝数变异特征(copy number alteration signature)的分析显示，BFB 造成的拷贝数变异具有：每 10 Mb 的断点（breakpoint）数量少、基因组片段长，且每个染色体臂发生两次断裂的组分的权重最高等特点。

既然染色体的断裂末端这么容易相互融合，那么为什么细胞染色体自然末端不容易相互融合呢？细胞染色体的自然末端和非正常的 DNA 断裂末端也许有一些结构上的差异，应该有一个特殊的结构来避免染色体之间的相互融合，而失去这个结构会造成染色体末端融合。

在细胞增殖过程中，DNA 的复制是由 DNA 聚合酶进行的。DNA 聚合酶只能在

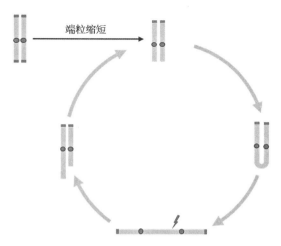

图 10-6　端粒缺失引发的染色体"断裂-融合-桥-断裂"循环

$5'$-$3'$ 方向上合成新的 DNA 链，这导致前导链的复制是连续进行的，而滞后链的复制则是不连续的。滞后链的合成需要使用 RNA 引物来启动合成，然后用相应的 DNA 片段替换并连接，最终形成完整的 DNA 链。然而，在滞后链的末端，存在一个问题：当 DNA 聚合酶到达滞后链末端时，由于没有足够的空间来组装最后一部分冈崎片段，会导致末端处的 DNA 缺失一段，这个缺失的末端部分被称为末端悬垂（telomere overhang）。在每次细胞分裂时，由于无法合成不连续链中接近 $3'$ 的部分以及受到一些外源因子的作用，会损失约 $50\sim300$ 个碱基，染色体末端会随着细胞分裂次数增加而持续收缩。

1970 年代初，俄罗斯生物学家 Alexey Olovnikov 和美国科学家沃森分别意识到染色体无法完全复制其末端这一事实，Olovnikov 提出了一个假设，即每次细胞或 DNA 复制时，DNA 序列都会因为末端损失而逐渐减少。当这种丢失达到一个临界水平时，细胞的分裂就会停止，这符合海弗里克提出的细胞分裂具有有限次数的观点。

10.3.2　端粒的结构与功能

之后的研究发现，线性染色体末端通过形成特殊的三维结构，保护着染色体末端的完整性，这种结构就是端粒，也被称为末端保护复合物或末端保护帽。它由多个蛋白质组成，将末端突起包裹起来，防止其与其他染色体末端发生非正常的融合。失去了端粒的染色体末端容易相互融合，可能导致染色体重排、染色体异常和细胞功能异常等问题。末端保护复合物的存在确保了染色体末端的稳定性和完整性，并在细胞增殖过程中对染色体起到重要的保护作用。

端粒的研究最早始于四膜虫（tetrahymena），一种单细胞真核生物，它在淡水中生活且体长只有约 $50~\mu m$，具有快速繁殖和易存活的特点，每代繁殖大约需要 3 h。四膜虫细胞核的大小不同，其中小核含有 5 对染色体，负责保存四膜虫用于传宗接代的遗传信息，

而大核则负责生活所需的营养供应。与其他生物细胞相比,四膜虫大核中的染色体数量非常庞大,近万条染色体提供了大量的端粒。相比之下,每个人类细胞只含有 92 个端粒,并且四膜虫的端粒在细胞分裂过程中不会缩短。

伊丽莎白·布莱克本(Elizabeth Blackburn)和约瑟夫·高尔(Joseph Gall)的研究推断出四膜虫的端粒是由许多重复的 5′- CCCCAA - 3′ 6 个碱基序列组成的。与此同时,杰克·绍斯塔克(Jack Szostak)正试图在酿酒酵母中构建人工染色体,但构建的染色体总会被降解,他与布莱克本合作,在 DNA 两端整合了四膜虫端粒序列,成功构建了具有端粒保护的人工染色体。

端粒由端粒 DNA 重复序列和庇护蛋白(shelterin proteins)一起构成,人类端粒 DNA 由串联重复数千次的 5′- TTAGGG - 3′ 6 核苷酸重复系列构成,这些重复序列形成鸟苷酸四链体(G - quadruplex,G4)并在末端形成 T 环(T - loop),以复杂的结构保证染色体末端的稳定性(图 10 - 7)。

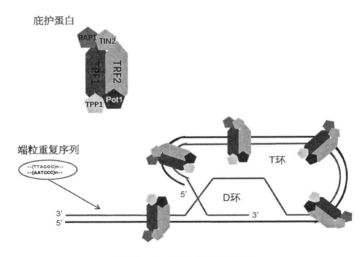

图 10-7　端粒结构示意图

庇护蛋白由 6 种蛋白质组成:TRF1&2(telomeric repeat binding factors 1 & 2),RAP1(repressor/activator protein 1),TIN2(TERF1 - interacting nuclear factor 2),TPP1(telomere protection protein 1)和 POT1(protection of telomere protein 1)。端粒重复序列被 TRF1,TRF2 和 POT1 识别结合,TRF1 和 TRF2 识别双链 DNA 位点,而POT1 识别染色体末端或内部位点的单链端粒重复序列。RAP1,TIN2 和 TPP1 为复合物提供保护,蛋白质 TIN2 在稳定六单元复合物中起着至关重要的作用。

G4 是一种广泛存在于真核细胞基因组的特殊结构。在富含鸟嘌呤的 DNA 片段中,4 个鸟嘌呤通过 Hoogsteen 键形成平面正方形结构,多个平面结构通过金属离子螯合在一起形成 G4(图 10 - 8)。G4 在调控基因表达和维持基因组稳定性等生物学过程中扮演着重要角色,其中富集于人体端粒末端和原癌基因启动区域的 G4 最受关注。G4 的静态结构已经得到解析,但 G4 的折叠和去折叠动力学特别是其折叠路径研究依旧不清晰,图 10-8 展示了一种可能的折叠方式的模型。

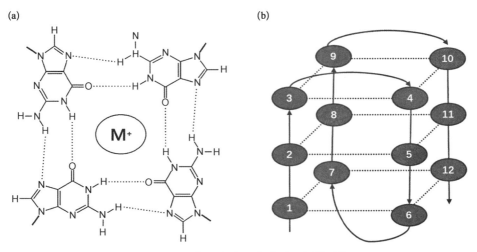

图 10-8 端粒重复序列鸟苷酸四链体结构

(a) G4 结构示意图,DNA 链围绕着金属离子中心堆叠在一起;(b) 一种可能的 DNA 链 G4 结构排布情况,椭圆球形为 DNA 链上的鸟氨酸。

端粒 DNA 保护机制涉及 T 环和 D 环的形成。T 环是在端粒末端形成的结构,其大小可从几个碱基对到几千个碱基对不等(图 10-7)。T 环的形成是通过端粒庇护蛋白(TRF2 和 TRF1)与双链 DNA 的结合来实现的。同时,单链 DNA 结合蛋白 POT1 也参与维持 T 环的稳定性。T 环的存在具有多重功能,包括保护 DNA 免受降解、防止端粒单克隆 DNA 序列被错误地识别为双链 DNA 中的未配对碱基,以及防止染色体之间的端粒融合。D 环是由两条拆卸的双链 DNA 链和被塞入的 $3'$ 悬垂的单链 DNA 组成。D 环的形成是通过 $3'$ 悬垂的单链 DNA 侵入由庇护蛋白稳定的 D 环来实现的。

简而言之,端粒通过 T 环、G4 结构及庇护蛋白稳固地结合在染色体末端,起到保护 DNA 的作用。

10.3.3 端粒酶的结构与功能

布莱克本发现将带着四膜虫端粒 DNA 的人工染色体导入到酵母后,却被加上了酵母的端粒,同源重组并不能解释这个现象,于是布莱克本和她的学生卡罗尔·格雷德(Carol Greider)猜测存在一种特殊的酶用于延伸端粒,那么其端粒不会因细胞增殖而缩短的四膜虫中一定存在大量的这种酶,因此,四膜虫成为很好的研究对象。格雷德将四膜虫的核抽提液与体外的端粒 DNA 进行温育,在不断优化条件后终于纯化到了端粒酶(telomerase)。布莱克本、格雷德和绍斯塔克因其对端粒介导的染色体保护以及端粒酶在端粒长度维持中作用的贡献而获得 2009 年诺贝尔生理学或医学奖。

端粒酶是一种端粒特异的 RNA 依赖性 DNA 聚合酶,由端粒酶逆转录酶(telomerase reverse transcriptase, TERT)亚基和端粒酶 RNA 片段(telomerase RNA component, TERC)及其他辅助蛋白组成(图 10 - 9)。TERC 是 451 个核苷酸组成的非编码 RNA,它是端粒酶的核心组分,是合成端粒 DNA 的模板。不同生物的端粒酶 RNA 模板不同,其合成的端粒序列也不同,因此将带着四膜虫端粒 DNA 的人工染色体导入到酵母后,被加上了酵母的端粒序列。端粒酶的主要作用是修复端粒的末端,补充细胞分裂过程中丢失的末端 DNA。端粒酶在维持染色体稳定性方面扮演着重要角色,其作用机制有助于防止染色体融合、损伤和诱导染色体不稳定,同时保持遗传物质的完整性。

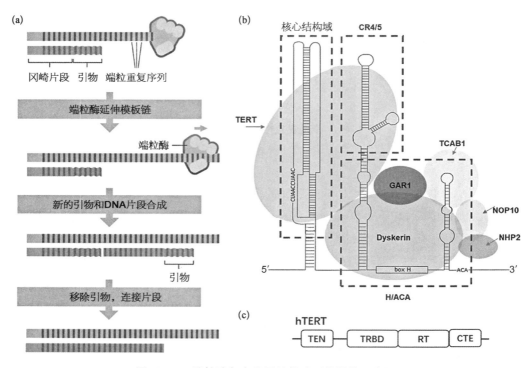

图 10 - 9　端粒酶复合物及端粒酶延伸端粒示意图

(a) 端粒酶延长端粒示意图;(b) 端粒酶与其 RNA 组分结合示意图;(c) hTRET 蛋白结构域示意图。

人端粒酶逆转录酶(human telomerase reverse transcriptase,hTERT)基因位于 5 号染色体(5p15.33),该酶包括 4 个结构域(图 10 - 9):端粒酶 N 端区域(telomerase essential N - terminal, TEN)、TERC 结合区域(telomerase RNA - binding, TRBD)、逆转录酶区域(reverse transcriptase, RT)和 C 端延伸区域(C - terminal extension, CTE)。

人类 TERC 基因位于 3 号染色体(3p26.3),TERC 的二级结构包括:① 核心结构域,由逆转录模板区域(reverse transcription template region)和伪结区域(pseudoknot region)互补配对构成,作为端粒 DNA 合成的模板同时稳定整个 TERC 的结构。② CR4/5(Cajal body-related 4/5),这个区域形成一个茎环结构,它在 TERC 的折叠和稳定性中起着重要作用,并与 TERT 相互作用。③ H/ACA 区域,两个双链 RNA 结构单元(helix)和一个保守的 ACA 三核苷酸序列组成,其中一个双链 RNA 结构单元内的保守序列形成一个 H 型的二级结构(hairpin),而另一个双链 RNA 结构单元位于 H 型结构的侧面,形成一个 C 状的结构,参与端粒酶的定位、稳定以及逆转录活性等方面的调控(图 10 - 9)。

在 DNA 的延长过程中,TERT 的 TEN 域与 TPP1 相互作用从而被招募到端粒,以其 RNA 组分 TERC 与端粒末端配对,并参照 RNA 模板经 TERT 催化逆转录酶合成端粒 DNA,之后向前滑动继续合成,端粒酶需要重复利用该模板实现数十个重复序列的连续合成。每完成添加一个重复序列,RNA 模板会与 DNA 链分离,移动,并再次配对到该 DNA 链的末端,开启下一轮重复序列的合成(图 10 - 9)。

在不同生物体中,端粒酶的活性和表达模式存在差异。在小鼠中,端粒酶在个体性成熟之前保持活性,而在人类中,端粒酶在人类胚胎细胞中高度激活,并持续活性直到大约第 20 周,之后,端粒酶逐渐开始下降。在正常人体细胞中,端粒酶的活性在胚胎分化时期就被抑制了,只有在癌细胞、部分干细胞中才能检测到端粒酶活性。肿瘤细胞通过重新激活 *TERT* 基因来表达端粒酶,从而导致端粒长度的增加和维持,进而赋予细胞无限增殖的特性,促进了肿瘤的发生。

10.3.4 端粒功能障碍

当人体端粒维持相关基因发生缺陷时,可能引起退行性疾病,如先天性角化病(dyskeratosis congenita)、特发性肺纤维化(idiopathic pulmonary fibrosis)、溃疡性结肠炎(ulcerative colitis)等。

端粒功能障碍可能由端粒过度缩短或相关蛋白(如 POT1、TRF2)异常引起。增殖组织端粒随着细胞分裂而缩短,当端粒长度达到临界值或庇护蛋白功能受损时,T 环不稳定,导致染色体末端融合或降解。细胞会启动 DNA 损伤反应(DNA damage response,DDR),导致细胞凋亡或复制衰老的发生。在非增殖的有丝分裂后组织中,端粒功能障碍可由端粒内不可修复的 DNA 损伤驱动。在这两种情况下,持续的 DDR 激活维持衰老表型,其特征是增殖停滞和 SASP 激活。此外,这也可能导致下一个复制周期中细胞分裂不平衡、染色体不稳定以及恶性肿瘤风险的增加。

端粒被称为细胞的分裂时钟(mitosis clock),端粒长度与细胞衰老有一定关系,但与物种的寿命关系并不密切。比如实验室小鼠的端粒非常长,通常在 50 kb 左右,但小鼠的寿命只有约 3 年。相比之下,人类的端粒要短得多,一般在 15 kb 左右,但寿命却可长达约 80 年,因此,端粒长度与物种寿命之间没有直接关联。端粒的长度在性别和族裔等因素中存在差异,但这些因素的影响都较小,不超过 1%。生活习惯也会影响端粒缩短的速度,例如吸烟和酗酒会加快端粒的缩短速度。环境因素也可以影响端粒长度,长期处于高生活压力、焦虑或劳累状态下的人,例如照顾生病孩子的母亲,其端粒长度明显较短。鳉鱼和斑马鱼被广泛用作端粒生物学研究的模型,它们的端粒长度与人类相似,并且表现出与人类细胞模型相似的端粒功能障碍表型。

端粒的稳定性和端粒酶活性与恶性肿瘤的发生存在密切的关联。在癌症的发展过程中，人类的端粒缩短会产生两种相反的影响。首先，端粒的缩短可以通过激活未受保护的染色体末端的 ATM 和 ATR 激酶来诱导增殖停滞，从而发挥肿瘤抑制作用。这种机制可以阻止癌细胞的无限增殖和扩散，起到一定的抑制肿瘤发展的作用。然而，当端粒缩短到一定限度，可能会触发 DDR 和复制性衰老，导致端粒危机的发生。端粒危机可诱发广泛的基因组不稳定状态，癌细胞可以通过重新激活端粒酶来摆脱这种危机状态。然而，在端粒危机期间发生的基因组不稳定性也可能会推动癌症的进展。端粒酶并不是导致细胞癌变的直接原因，它的激活通常发生在癌变之后，但端粒酶在肿瘤细胞生长和增殖过程中具有决定性的作用，可以使细胞逃逸衰老，实现永生化。

大约 85%～90% 的肿瘤显示出端粒酶阳性的特征，其中包括 95% 的肺癌、70% 的黑色素瘤、50% 的肝脏和膀胱癌等。在各肿瘤类型中，TERT 启动子区域的突变频率非常高。这些被称为 TERT 启动子突变（TERT promoter mutations，详见第 4 章）的突变可以在早期和晚期肿瘤中被检测到，这类启动子上发生的热点突变能够增加 *TERT* 基因的转录。

10.3.5　端粒酶非依赖的替代端粒延长机制

端粒酶并不是维持端粒长度的唯一机制，干细胞在增殖时可以通过端粒姐妹染色单体交换（telomere sister chromatid exchange）来延长端粒长度。在肿瘤细胞中，正如前面提到，10%～15% 的肿瘤为端粒酶阴性，这类肿瘤通过不依赖端粒酶的端粒延长（alternative lengthening of telomeres，ALT）机制来维持端粒长度。ALT 最初在酵母中被发现，主要存在于肉瘤、胶质母细胞瘤和神经内分泌胰腺癌等肿瘤中。依赖 ALT 通路的癌细胞通常端粒处的 DNA 损伤水平更高，而这可能促进了端粒处 DNA 损伤的修复。因此，ALT 作为一种癌细胞中维持端粒的机制，也有望成为肿瘤治疗的靶点。

ALT 介导的端粒延长机制包括通过同源重组或不等端粒姐妹染色单体交换（unequal telomere sister chromatid exchange，T-SCE）。第一种方法即同源重组中（图 10-10a），姐妹染色体端粒之间的不等 DNA 交换，会产生一个更长的端粒和一个更短的端粒，子细胞会继承这种特殊长度的端粒。继承更长端粒的细胞的增殖能力优于短端粒的细胞，拷贝模板可以是来自其他染色体的端粒序列或染色体外端粒的重复 DNA 游离分子。第二种方法中（图 10-10b），端粒 DNA 通过端粒模板来合成，由于端粒 DNA 复制在 T-SCE 期间具有不均匀性，因此子细胞具有不同长度的端粒和增殖能力，因此，一个子细胞会获得显著延长的端粒，而另一个则会缩短端粒并缩短寿命。这可能解释了为何 ALT 阳性细胞中有高度异质的端粒长度。

ALT 阳性肿瘤中，早幼粒细胞白血病（promyelocytic leukemia，PML）核小体与端粒共定位形成结构特异的 ALT 相关 PML 核小体（ALT-associated PML bodies，APB），

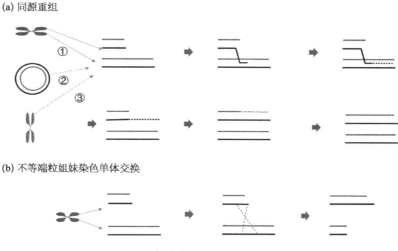

(a) 同源重组

(b) 不等端粒姐妹染色单体交换

图 10 - 10 端粒酶非依赖性替代端粒延长机制

APB 上可以同时聚集多个端粒,并富集 DNA 损伤修复蛋白,APB 小体是 ALT 阳性端粒 DNA 延伸的枢纽结构,对于 ALT 的发生至关重要。与 ALT 阴性肿瘤相比,ALT 阳性肿瘤 的端粒复制压力更大,端粒的复制压力和 DNA 损伤被认为是 ALT 通路的激活信号,可以促 进 APB 的形成,从而进一步引发断裂诱导复制(break-induced replication,BIR)完成端粒的 延伸。与正常的 DNA 复制过程不同,BIR 通过全保留复制的方式来进行 DNA 的合成。

10.4 永生化与肿瘤治疗

10.4.1 端粒与细胞衰老

端粒功能障碍与多种疾病存在关联。当端粒长度达到临界水平时,它们无法有效结 合足够的端粒封顶蛋白,并被视为暴露的 DNA 末端。这会激活 DNA 损伤反应,通过诱 导细胞周期抑制蛋白 p21 和 p16 来阻止细胞增殖。端粒短缺一般会造成持续的 DNA 损 伤信号,导致永久性 DNA 损伤引发的增殖停滞。这一过程启动并维持细胞衰老,成为导 致机体衰老和多种年龄相关疾病的关键因素。在端粒上活化的 DNA 损伤反应会导致端 粒相关 DNA 损伤斑(telomere-associated DNA damage foci)或端粒诱导的 DNA 损伤斑 (telomere-induced DNA damage foci)的形成,它们被认为是细胞衰老的标志物。在端粒 功能障碍情况下,某些类型细胞可能因发生细胞凋亡或自噬而死亡。

10.4.2 消除衰老肿瘤细胞的治疗策略

端粒损耗是衰老细胞的分子标志之一。考虑到衰老与肿瘤的关系,抗衰老药物也可 应用于抗肿瘤治疗当中,临床模型显示,暴露于化疗药物或放疗会增加衰老标志物阳性细

胞的存在,了解和利用衰老来改善癌症治疗是癌症研究的重大挑战之一。消除衰老肿瘤细胞的治疗策略主要分为以下两类:

第一类是选择性杀死衰老细胞的策略。这种策略通过使用一类叫作"senolytics"药物来清除衰老细胞,从而延缓或减轻与衰老相关的疾病症状。目前已经发现了一些 senolytics 药物,比如达沙替尼(dasatinib)、非瑟酮(fisetin)和槲皮素(quercetin)。这些药物主要通过干扰衰老细胞信号通路来抑制衰老细胞抗凋亡通路,从而选择性清除衰老细胞。主要的抗凋亡通路包括 Hsp90,Bcl-2 家族蛋白,p53,PI3K/Akt/mTOR 信号通路等。此外,SA-β-Gal 激活型的半乳糖包被的纳米粒子前药策略,基于衰老细胞表面的特定受体的 CAR-T/Vaccine/ADC 疗法,以及干扰 FOXO4-p53 结合的促凋亡多肽等也在研发中。

第二类是消除衰老细胞 SASP 产生和分泌的策略,被称为"senomorphic 疗法"。这种策略通过使用 SASP 抑制剂(senomorphics)来直接或间接地减弱衰老细胞的 SASP。这些抑制剂可通过抑制 NF-κB、JAK-STAT 信号转导通路或其他参与 SASP 诱导和维持的通路,减少衰老细胞产生的炎症因子。

此外,在现实应用时也在探索组合拳策略,这种策略首先通过诱导肿瘤细胞衰老,然后再选择性地杀死衰老的癌细胞。但这种靶向衰老肿瘤细胞的组合拳式疗法还存在待解决的问题,如缺乏能够高效诱导肿瘤细胞衰老而不诱发正常细胞衰老的药物、没有单一的标志物可以明确地区分衰老和其他生长停滞状态等。

10.4.3 靶向端粒维持的肿瘤治疗策略

抑制端粒维持的肿瘤治疗策略包括靶向端粒酶与阻碍 ALT。

(1)免疫疗法

肽或 DNA 疫苗提供免疫原性 TERT 表位,刺激针对表达端粒酶的癌细胞的免疫应答。这些含有 TERT 表位的肽被注射到肿瘤患者的皮下,在那里树突状细胞将抗原呈递给淋巴结中的 CD4+ T 辅助细胞 1(TH1)。这些 TERT 特异性 TH1 细胞迁移到肿瘤中,在那里它们刺激 CD8+ T 细胞对表达 TERT 的癌细胞的杀伤活性。

(2)端粒酶抑制剂

小分子可以与 TERT 结合并抑制其催化活性,导致端粒逐渐磨损。

(3)G4 稳定剂。

G4 稳定剂通过阻断端粒 G4 DNA 的解离来抑制端粒酶功能。已开发了许多 G4 稳定配体,包括端粒抑素(telomerase inhibitor)、TMPyP4[tetra(N-methyl-4-pyridyl)porphyrin]、RHPS4(rapidly accelerated fibrosarcoma homologues protein stabilizer 4)和吡咯烷脲(pyridostatin),它们在抑制端粒酶结合和加工性的能力上有较大差异。

(4)破坏端粒酶定位

端粒酶自卡哈尔体(Cajal bodies)中组装完成后需要由 TCAB1 和端粒相关蛋白亚基

的介导运送到端粒位置,阻断此过程会影响端粒酶募集从而引起端粒功能障碍。

（5）阻碍端粒酶非依赖性端粒替代延长机制

ALT 阳性的癌症类型通常具有侵袭性,并且对治疗方案易产生抗性。靶向 ALT 有望为这类肿瘤带来新的治疗策略,如 FANCM 抑制剂 PIP‐199 选择性靶向杀伤 ALT 阳性细胞。

思考题

1. 简述海弗里克极限的意义、可能机制,以及肿瘤细胞突破海弗里克极限的途径。

2. 简述断裂‐融合‐桥‐断裂循环的表现形式、发生原因以及后果。

3. 简述靶向细胞衰老和端粒的肿瘤治疗策略。

拓展阅读文献

Ahuja D, Saenz-Robles M T, Pipas J M. SV40 large T antigen targets multiple cellular pathways to elicit cellular transformation. Oncogene, 2005, 24(52): 7729 – 7745.

Chaib S, Tchkonia T, Kirkland J L. Cellular senescence and senolytics: the path to the clinic. Nat Med, 2022, 28(8): 1556 – 1568.

Haider S, Tyekucheva S, Prandi D, et al. Systematic assessment of tumor purity and its clinical implications. JCO Precis Oncol, 2020, 4: 995 – 1005.

Lopez-Otin C, Blasco M A, Partridge L, et al. Hallmarks of aging: an expanding universe. Cell, 2023, 186(2): 243 – 278.

Lopez-Otin C, Blasco M A, Partridge L, et al. The hallmarks of aging. Cell, 2013, 153(6): 1194 – 1217.

Munoz-Espin D, Serrano M. Cellular senescence: from physiology to pathology. Nat Rev Mol Cell Biol, 2014, 15(7): 482 – 496.

Rotondo J C, Mazzoni E, Bononi I, et al. Association between simian virus 40 and human tumors. Front Oncol, 2019, 9: 2234 – 2943X.

Sarandi E, Georgaki S, Renieri E, et al. Telomeres and telomerase. Reference Module in Biomedical Sciences. Elsevier. 2022, 8: 947 – 960.

Shammas M A. Telomeres, lifestyle, cancer, and aging. Curr Opin Clin Nutr, 2011, 14(1): 28 – 34.

Sohn E J, Goralsky J A, Shay J W, et al. The molecular mechanisms and therapeutic prospects of alternative lengthening of telomeres (ALT). Cancers (Basel), 2023, 15(7): 2072 – 6694.

Yeager T R, Neumann A A, Englezou A, et al. Telomerase-negative immortalized human cells contain a novel type of promyelocytic leukemia (PML) body. Cancer Res, 1999, 59(17): 4175 – 4179.

第 11 章　肿瘤的发生发展与演化

肿瘤是从正常体细胞演化而来的,这个过程通常需要几十年的时间。肿瘤演化历程中发生了几次独立的驱动事件? 研究独立驱动事件的方法包括分析肿瘤发生率和发生年龄的关系,以及对肿瘤基因组的驱动变异进行生物信息学分析。然而,不同的方法常常得出不同的结论,关于肿瘤需要多少个独立驱动事件仍然是一个有争议的科学问题。肿瘤的发生是一个漫长的克隆演化过程,与物种演化有一定的相似性,但也存在本质上的差异。物种演化历程中表现出明显的负选择,而肿瘤演化主要表现为中性演化和正选择。此外,本章还将简要介绍肿瘤干细胞理论的提出、发展和现状,以及肿瘤干细胞对肿瘤演化的影响。最后讨论慢性炎症对肿瘤发生发展的影响、机制以及对肿瘤治疗的影响。

11.1　肿瘤演化中的独立驱动事件

11.1.1　肿瘤发生发展中需要几次独立驱动事件

人类肿瘤发生所需的驱动事件数量一直是癌症研究的基本科学问题之一。早在 1920 年代,有研究推测癌症的发生需要一系列的遗传突变,但是需要多少突变才能形成癌症一直是一个未解决的科学问题。1950 年代初期开始有研究依据癌症发病率、发病年龄来计算癌症发生需要的独立驱动事件数量。

1971 年,美国科学家 Alfred Knudson 依据肿瘤患者发病年龄与发病率的曲线,推断出散发性(一般只发生在单侧眼睛中)视网膜母细胞瘤的发生需要 2 次独立的事件,而家族性(一般同时发生在双侧眼睛中)的视网膜细胞瘤发生只需要 1 次独立的事件,这就是"两次打击假说"(图 11 - 1)。这是一项富有创造力和远见的科学发现,因为该发现导致了后续的第一个肿瘤抑制基因 *Rb* 的发现与克隆,Alfred Knudson 也因为提出"两次打击假说"获得 1998 年的拉斯克奖。

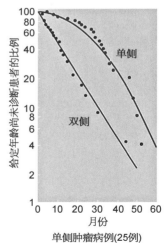

单侧肿瘤病例(25例)
双侧肿瘤病例(23例)
两次打击理论曲线
一次打击理论曲线

图 11 - 1　Alfred Knudson 观察视网膜母细胞瘤的发病年龄与发病率的曲线关系

常见肿瘤相比视网膜母细胞瘤更复杂,它们的发生需要几次独立的事件呢? 常见肿瘤的发病率一般随着年龄增长而增加。假定肿瘤的发生需要 r 个独立的驱动事件,这 r 个事件以各自恒定速率在体细胞中出现,其速率分别是 K_1,K_2……K_r(每时间单位)。另外假定体细胞在没有获得全部 r 个驱动事件之前的增殖速度保持不变。那么肿瘤发生速率(I)与年龄(t)之间关系可以表示为:$I=kt^{(r-1)}$。等式两边同取 ln 后,$\ln I=\ln k+(r-1)\ln t$。因而依据曲线的斜率可推断肿瘤背后独立事件的个数。依据以往数据分析统计结果,结直肠癌的 $r=6$,意味着结直肠癌的发生需要 6 个独立的驱动事件。

实际上肿瘤背后的驱动事件往往很复杂,上述部分假设可能不成立,比如,部分中间突变对肿瘤前体细胞的增殖没有影响。没有一成不变的突变速率,DNA 突变速率在不同的人、不同的组织器官中均存在很大差异。另外,可能的肿瘤驱动事件既包括 DNA 变异,也包括表观修饰、肿瘤微环境状态变化(图 11-2);不同肿瘤驱动事件之间存在交互影响,找到完全独立的驱动事件很难,对其数目量化也很难。因而目前还不能仅仅依靠肿瘤发生率与发病年龄曲线,来精确推断常见肿瘤背后的独立驱动事件数量。

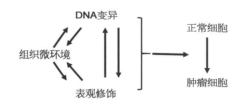

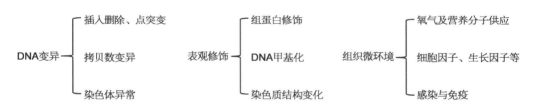

图 11-2 肿瘤发生关联因素的复杂性

除了基因组 DNA 变异外,表观遗传修饰及组织微环境因素,均有可能促进肿瘤的发生发展。

肿瘤基因组研究为系统研究肿瘤发生背后的独立驱动事件提供了新视角。依据生物信息学分析方法能够将肿瘤基因组测序中得到的 DNA 变异分为驱动变异(driver mutation)和乘客变异(passenger mutation)两类。全基因组测序以及后续的驱动变异分析标明,常规肿瘤平均有 4~5 个驱动变异。部分肿瘤(约占总数的 5%)中没有发现驱动变异,这提示了肿瘤发生的复杂性。可能的原因包括:一些非编码驱动变异不容易被发现,驱动结构变异不易被发现和确认。

11.1.2 促癌剂与肿瘤

促癌剂(tumor promoter)是不诱变 DNA 的致癌剂,相比较而言,肿瘤启动因子

(tumor initiator)一般是指诱变 DNA 的诱变剂。非诱变剂,包括有利于细胞增殖的各类分子,对肿瘤发生也有重要贡献。如 12 - O - tetradecanoylphorbol - 13 - acetate(TPA),通常也称为 tetradecanoyl phorbol acetate 或 phorbol 12 - myristate 13 - acetate(PMA)。TPA 是一种强效的促癌剂,通常用于生物医学研究以激活蛋白激酶 C(PKC)。TPA 与经典 PKC 亚型的一种天然激活剂二酰基甘油(diacylglycerol)具有结构相似性,因而能激活 PKC。TPA 最初是在巴豆植物中发现的,巴豆是一种在东南亚发现的灌木,接触这种植物会引发类似接触毒藤(poison ivy)后引发的皮疹。TPA 的立体化学结构如图 11 - 3,它在细胞中的主要功能是激活蛋白激酶 C - α(PKC - α)。TPA 是皮肤类肿瘤发生的强效促进剂。

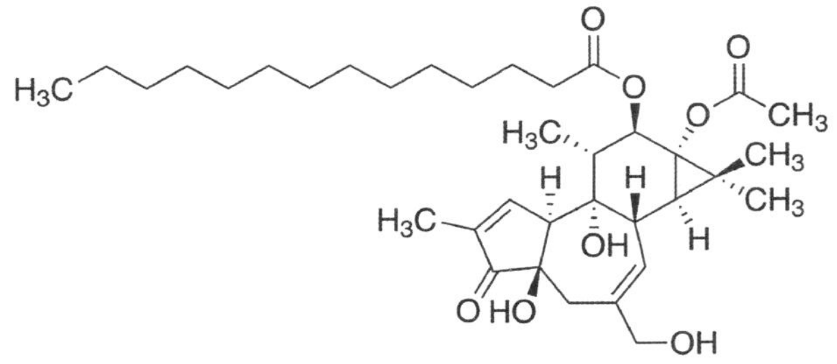

图 11 - 3 TPA 分子结构

雌激素对乳腺癌的影响是复杂的。尽管如此,很明显,雌激素,或许还有其他激素,如黄体酮(progesterone)甚至催乳素(prolactin),能够促进细胞增殖,以及乳腺癌发展。统计表明:女性月经开始的年龄越早,结束的年龄越晚,则乳腺癌的发病率越高。因为月经伴随着激素的调节,激素在某些情况下就如同促癌剂一样,促进细胞增殖。

11.1.3 肿瘤发生演化的中间状态

研究肿瘤发生发展的中间状态能够为肿瘤演化提供客观的第一手证据,然而大部分处于演化中间状态的肿瘤不容易被发掘并取材研究,然而结肠癌是个例外。由于结肠镜技术的普及加上结肠癌发病率高,通过结肠镜能够相对容易地获得处于不同发展阶段的结肠癌细胞,进而分析肿瘤演化中发生的关键分子事件(图 11 - 4)。

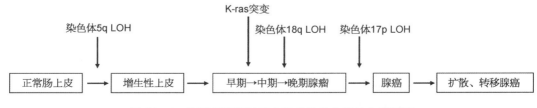

图 11 - 4 结肠癌演化过程中染色体杂合性缺失的演变

通过检查大多数染色体长臂和短臂上的染色体扩增、删除事件,可以分析代表结肠癌进展中各阶段的组织样本中的 DNA 杂合性缺失(loss of heterozygosity，LOH)状态。每个经历了 LOH 的染色体区域都被认为含有抑癌基因，其缺失为进化的癌前结肠上皮细胞提供了生长优势(图 11-5)。后续的肿瘤基因组研究也为解析肿瘤演化状态提供了新的视角(图 11-6)。

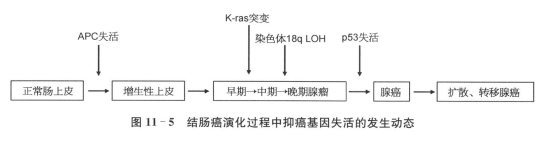

图 11-5　结肠癌演化过程中抑癌基因失活的发生动态

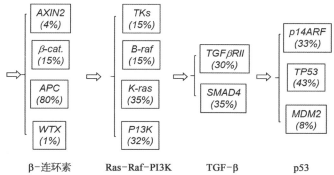

图 11-6　结肠癌基因组测序展示发生在关键信号通路的基因组 DNA 变异

11.1.4　区域性癌变

　　一些受散发性肿瘤影响的组织器官偶尔会长出多个看起来明显独立产生的肿瘤——这种现象称为区域性癌变(field cancerization)。1953 年，Danely Slaughter 等人为了解释他们在 783 名癌症患者中发现的多灶性(而不是孤立的)头颈部鳞癌的统计富集，首先提出了区域性癌变的概念。

　　Slaughter 等人发现纳入的所有头颈部鳞癌患者的肿瘤边界组织均有病理学改变，且有 11% 的病例发现了两处或两处以上的恶性病变。他们推测肿瘤周围的显微镜下异常(但组织学上良性)组织斑块遭受了"致癌剂对上皮区域进行促癌症转化生长的预处理"。在随后的几十年里，分子生物学的出现促进了癌症的遗传分析，揭示了区域性癌化中存在含有驱动变异的细胞克隆，如在一个特殊的例子中，一名患者的双肺都存在同样的 *TP53* 突变的克隆扩增。从本质上说，区域性癌变的发生说明癌症发生发展不是一蹴而就的，它需要经历多个步骤和中间状态。

　　自 Slaughter 等人提出区域性癌变理论以来，随着 20 多年来分子生物学技术的快速发展,已有越来越多的实验研究提供了大量证据来支持区域性癌变理论。这一理论已经从最初关于头颈部鳞状细胞癌发生机制的假设,发展为一个关于肿瘤发生机制的重要理论,并且研究范围已经扩展到包括口咽、喉、肺、食道、子宫、阴道、结肠、乳腺、膀胱和皮肤在内的十余个组织和器官。

区域性癌变理论的产生源于研究人员发现头颈部鳞状细胞癌患者经常在多个部位发生恶性损害或癌前病变。目前,区域性癌变的概念常用于解释以下几种临床现象:① 呼吸道、消化道黏膜的广泛区域都可能受到癌前病变的影响。② 上皮区域的多种原发肿瘤因受到广泛的癌前病变影响而频繁复发。③ 上呼吸道、消化道上皮可能发生与远处肿瘤组织学相关的原发肿瘤。

11.2　肿瘤演化

11.2.1　肿瘤异质性

肿瘤异质性(tumor heterogeneity)是指不同的肿瘤细胞可以显示不同的形态和表型特征,包括细胞形态、基因表达、代谢、运动、增殖和转移潜能等。肿瘤异质性既发生在肿瘤之间,即肿瘤间异质性,也发生在肿瘤内部,即肿瘤内异质性。最低水平的肿瘤内异质性是 DNA 复制不完善的简单结果:每当细胞(正常或癌变)分裂时,就会产生一些突变——导致癌细胞群多样化。癌细胞的异质性给设计有效的治疗策略带来了重大挑战。然而,对理解和表征异质性的研究可以更好地理解疾病的原因和进展。反过来,这有可能指导创建更精准的治疗策略,这些策略结合异质性知识可以产生更高的疗效。深度高通量 DNA 测序,以及单细胞分离分析是研究肿瘤内部异质性的关键技术手段(图 11 - 7)。

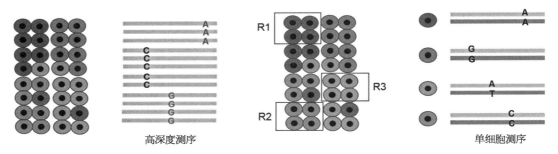

图 11 - 7　研究肿瘤内异质性的方法

11.2.2　肿瘤演化路径模型

肿瘤内异质性已在人类癌症中得到广泛报道,但我们对这种遗传多样性如何随时间演化的知识仍然有限。研究肿瘤演化的一个核心挑战是难以从同一癌症患者身上收集不同时间段的样本。因此,大多数研究都是从单个时间点样本推断肿瘤的演变,提供非常间接的信息。这些数据导致产生了几种相互竞争的肿瘤演化模型:线性演化(linear evolution)、分支演化(branching evolution)、中性演化(neutral evolution)和间断演化(punctuated evolution)(图 11 - 8)。每个模型对突变的时间和克隆的选择做出不同的假设,因此对癌症患者的诊断和治疗具有不同的意义。此外,最新的研究表明,具体肿瘤中的演化模型可能会随着肿瘤进展而变化,这增加了肿瘤演化分析的复杂性。

肿瘤演化很难在人类患者身上进行直接研究。核心问题是患者不能在疾病进展期间的多个时间点进行符合伦理的活检(biopsy)。因此,大多数研究都是从单个时间点样本推断演化史。这种方法在概念上是可行的,因为瘤内异质性提供了肿瘤自然史中发生突变的永久记录。

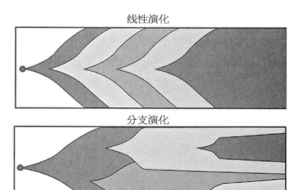

线性演化

分支演化

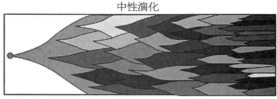

中性演化

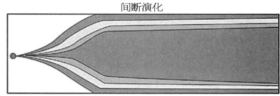

间断演化

肿瘤演化时间

图 11 - 8 常见肿瘤演化路径模型

[参考 Davis A, et al. Biochim Biophys Acta Rev Cancer, 2017, 1867(2): 151 - 161]

研究人员可以应用系统发育推断来重建肿瘤细胞谱系,并对随时间发生的突变进行排序。然而,这种方法提供了肿瘤细胞如何演化的不完整图景,特别是当中间克隆在进展过程中不持久时。因此,关于肿瘤演化的一般模型存在很多争论。

11.2.3 肿瘤演化路径对肿瘤诊断治疗的影响

肿瘤演化路径对癌症患者的临床诊断、预后和治疗具有重要的意义。从诊断角度来看,线性演化和间断性演化意味着临床取样时的异质性有限,简化了诊断分析,因为单个活检样本代表了整个肿瘤。相反,分支演化和中性演化都表明肿瘤内部异质性范围广泛,需要来自不同空间区域的多采样方法,来检测肿瘤中所有临床上可操作的DNA 变异。

肿瘤内异质性本身已被证明是有用的预后或预测生物标志物。来自患者肿瘤的"多样性指数"可能有助于预测肿瘤预后。肿瘤演化路径同样也与癌症患者的治疗密切相关。线性演化和间断性演化提示肿瘤是同质的,利于靶向治疗,然而,分支演化和中性演化模型暗示广泛的肿瘤内部异质性,从而给靶向治疗带来挑战。

抗演化疗法(anti-evolution therapy)是一种值得期待的治疗方法,该方法靶向肿瘤的演化轨迹,而不仅仅是具体的肿瘤驱动癌基因靶点。肿瘤内部异质性的驱动因素一般来自 DNA 变异因素,如 DNA 同源重组修复异常、DNA 错配修复异常、APOBEC 家族蛋白活性等。可以选择针对性的治疗策略,靶向不同 DNA 变异因素诱发的肿瘤演化,如 PARP 抑制剂在同源重组修复缺陷肿瘤中有选择性杀伤能力,免疫治疗对 DNA 错配修复以及 APOBEC 表达驱动演化的肿瘤具有较好治疗效果。后续需要依据具体肿瘤的演化轨迹,研究设计更为精准的治疗策略。

11.2.4　达尔文进化论与木村资生中性进化论

达尔文(Charles Darwin,1809—1882)是英国杰出的生物学家,进化论的主要奠基人。达尔文学说指出,物种的起源和发展都是通过小的遗传变异的自然选择来增加个体的能力,来竞争、生存和再生。达尔文学说的中心是选择,特别是自然选择。

1968 年日本人木村资生(Motoo Kimura,1924—1994),根据分子生物学的研究,主要是根据核酸、蛋白质中的核苷酸及氨基酸的置换速率,以及这些置换所造成的核酸及蛋白质分子的改变并不影响生物大分子的功能等事实,提出了分子进化中性学说(neutral theory of molecular evolution),即中性进化论。简单地说,这一学说认为多数或绝大多数突变都是中性的,即无所谓有利或不利。因此这些中性突变不会诱发自然选择与适者生存,生物的进化主要是中性突变在自然群体中进行随机的"遗传漂变"的结果,而与选择无关。这是中性学说和达尔文进化论的不同之处。

11.2.5　肿瘤演化中的正选择、负选择和中性选择

肿瘤演化过程中,基因组 DNA 变异经历了怎样的演化历程?怎样通过实验去研究肿瘤演化的历程? dN/dS 方法是一种常用的计算分子演化状态的方法。在遗传学中,dN/dS 也称为 Ka/Ks,用于估计同一时期特定位点的非同义替换(nonsynonymous substitutions)和同义替换(synonymous substitutions)之间的比率。该比率用于估计相对于中性变化的非中性变化在蛋白质编码基因的选择压力程度。dN(Ka)是在给定的时间段内,每个非同义位点的非同义替换数;dS(Ks)是同一时期内,每个同义位点的同义替换次数。

中性突变一般面临中性选择;优势突变一般被正选择;有害突变一般经历净化选择(purify selection)或负选择。非同义突变改变氨基酸序列,在很多情况下是有功能的突变,一般会受到正选择或负选择;同义突变不改变氨基酸序列,一般认为是中性突变。因此,dN 可用来衡量不同基因的不同突变率;dN/dS 比率表示有害突变和有益突变之间的平衡。结果解读:当 dN/dS>1,正选择或达尔文选择;当 dN/dS<1,负选择或净化选择;

当 dN/dS＝1,中性选择。

dN/dS 方法的局限性在于精确度有限,且存在系统性的偏差。基因组中非编码序列占比达 98%,但是发生在非编码区域变异的选择性很难利用此方法定量研究。dN/dS＝1 具有多种可能的解释性,如同时存在正、负选择或只有中性选择。很多发生在蛋白质编码区域的同义突变有功能,非同义突变有时也没有功能。因而,dN/dS 分析时需要严格校准本底的噪声信号,得到的结果也需要谨慎解释。

11.2.6 dN/dS 演化结果分析

分析不同物种 DNA 序列,会发现 dN/dS＜1,提示物种演化中,表现出显著的负选择信号,也就是说,物种演化中,很多对个体有害的突变会在个体生存繁衍过程中随着个体的死亡而消失。相比正常体细胞基因组 DNA 序列,分析肿瘤时发现 dN/dS＞1,表明肿瘤发生过程中,有着显著的驱动变异带来的正选择信号(图 11-9)。

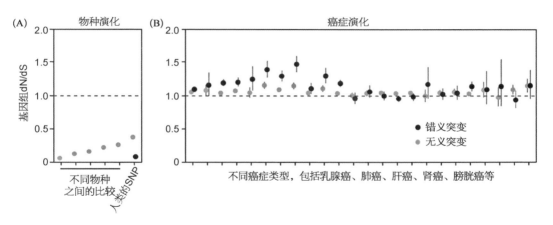

图 11-9　分析比较物种演化过程(A)和不同类型癌症演化过程(B)中的 dN/dS 数值分布

[数据来源：Martincorena I, et al. Cell, 2017, 171(5)：1029-1041. e21.]

与物种进化不同,在癌症发展过程中,正选择胜过负选择。平均而言,每个肿瘤中在肿瘤演化过程中通过负选择丢失的编码碱基取代不到 1 个,而每个肿瘤携带大约 4 个被正选择的编码替换。

负选择意味着对肿瘤发生发展有害的 DNA 变异会被选择性清除,肿瘤演化过程中是否存在显著的负选择信号,目前还是一个有着争议的问题。dN/dS 方法目前不能给这个问题带来明确答案。DNA 变异能够编码肿瘤新抗原(neoantigen),免疫原性强的新抗原会给肿瘤细胞带来负选择压力。以分布富集分数(enrichment score)为基础的负选择信号定量方法,实现了个体水平上对新抗原介导的负选择信号的定量,且在泛肿瘤水平上发现显著的免疫编辑负选择信号(图 11-10),为肿瘤演化分析提供了新的方法和新思路。

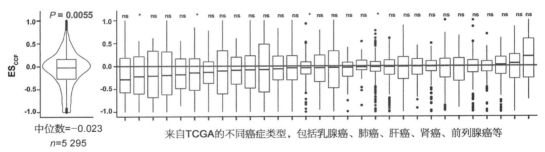

图 11-10 利用分布富集分数(ES_CCF)对肿瘤新抗原介导的负选择信号进行定量分析,结果显示,泛肿瘤水平以及部分癌症类型中存在显著的负选择信号

〔数据来源:Wu T, et al. Cancer Res,2022,82(12):2226-2238〕

11.3 肿瘤干细胞理论

11.3.1 肿瘤干细胞

　　一般而言,肿瘤细胞是已经转化(transformed)的细胞,具有无限增殖的潜力。但是研究表明,并不是肿瘤组织里面的所有肿瘤细胞都具有无限增殖并启动克隆性肿瘤组织的能力。肿瘤干细胞(cancer stem cell)是肿瘤细胞中具有与正常干细胞相关的特征,特别是能够产生特定肿瘤样本中发现的所有肿瘤细胞类型潜力的细胞。因此,肿瘤干细胞具有致瘤性(形成肿瘤),这与癌症组织中其他非肿瘤干细胞的不同之处。类似于普通组织干细胞,肿瘤干细胞也具有自我更新和分化的潜力。理论上肿瘤干细胞是肿瘤复发和转移的关键决定因素,开发针对肿瘤干细胞的特异性疗法有望从根源上消灭启动肿瘤复发和转移的关键细胞,从而改善癌症患者的生存和生活质量(图 11-11)。目前能明确通

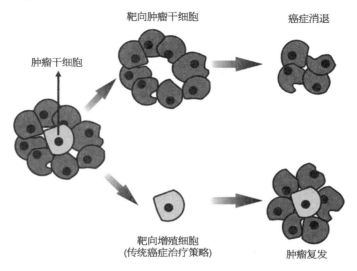

图 11-11 靶向肿瘤干细胞有望从根源上消除肿瘤的复发和转移

过靶向肿瘤干细胞而对癌症治疗具有显著效果的策略尚有待开发。

John Dick 在 1990 年代后期首次在急性髓性白血病中发现了肿瘤干细胞。自 2000 年代初以来,肿瘤干细胞一直是癌症研究的一个热点。肿瘤干细胞这个术语是在 2001 年由 Tannishtha Reya、Sean Morrison、Michael Clarke 和 Irving Weissman 在一篇高被引的论文中首次提出的。

肿瘤干细胞是一小群具有自我更新能力和分化潜能的肿瘤细胞,它赋予了肿瘤的复发、转移、异质性、多药耐药性和辐射耐药性。几种多能转录因子,包括 Oct4、Sox2、Nanog、KLF4、MYC;一些细胞内信号通路,包括 Wnt、NF－κB、Notch、Hh、JAK－STAT、PI3K/AKT/mTOR、TGF/Smad 和 PPAR;细胞外因子,包括血管微环境、缺氧、肿瘤相关巨噬细胞(tumor-associated macrophages,TAM)、肿瘤相关成纤维细胞(cancer-associated fibroblasts,CAF)、肿瘤相关间充质干细胞(mesenchymal stem cell,MSC)、细胞外基质和外泌体等,都是肿瘤干细胞的重要调节因子。针对这些途径的药物、疫苗、抗体和 CAR－T 细胞也已开发出来靶向肿瘤干细胞。但是已被批准的、通过直接靶向杀伤肿瘤干细胞来治疗肿瘤的策略还有待进一步开发。

11.3.2　肿瘤发生演化的理论模型

干细胞都具有自我更新以及分化为其他类型细胞的能力,肿瘤干细胞也具有这两种能力。肿瘤组织里面的肿瘤细胞的异质性除了体现在基因组 DNA 变异上的差异外,表观遗传差异也是肿瘤细胞内部异质性的重要体现。干细胞与普通细胞的核心差异是表观遗传修饰差异,肿瘤干细胞理论丰富了肿瘤异质性的内涵,给肿瘤治疗带来新的思路。

在干细胞主导的肿瘤演化模型中,肿瘤干细胞自我更新,并增殖分化为大部分肿瘤细胞。与肿瘤干细胞模型对应的肿瘤随机演化模型中,随机获得驱动变异的肿瘤细胞成长为肿瘤的主要克隆(图 11－12)。实际的肿瘤演化过程很复杂,这两种演化模型可能都存在。

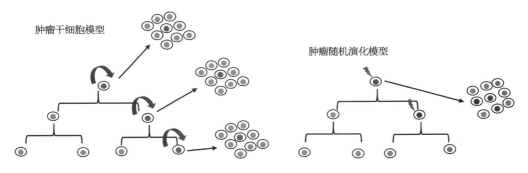

图 11－12　肿瘤演化中的干细胞模型和随机演化模型

11.3.3　有关肿瘤干细胞理论的争议

最早获得肿瘤干细胞存在的证据是在 1997 年,当时,Dominque Bonnet 和 John Dick

分离出白血病细胞亚群,该亚群表达表面标记 CD34,但不表达 CD38。他们确定 CD34$^+$ CD38$^-$ 亚群能够在免疫缺陷的 NOD/SCID 小鼠中引发组织学上与供体相似的肿瘤。实体瘤的肿瘤干细胞样细胞随后于 2002 年被报道,它是从成人脑神经胶质瘤中分离出来的在体外形成球形克隆的细胞,且这些克隆形成细胞能在裸鼠颅内形成类似于原发肿瘤的肿瘤。近年来,几乎在所有类型肿瘤中都发现了肿瘤干细胞。通常,正常组织干细胞特异性标记物被用于从实体瘤和血液肿瘤中分离癌症干细胞。最常用于肿瘤干细胞分离的标志物包括:CD133(也称 PROM1)、CD44、ALDH1A1、CD34、CD24 和 EpCAM(epithelial cell adhesion molecule,也称 epithelial specific antigen,ESA)。

对人类黑色素瘤的研究提示了癌症干细胞的复杂性。据报道,在一项初步研究中,人类黑色素瘤中肿瘤干细胞占肿瘤总细胞数的比例小于百万分之一。2008 年 Sean Morrison 和他的同事进行了一项富有洞察力的实验,他们的研究结果表明,黑色素瘤的肿瘤起始细胞的表观频率在很大程度上取决于异种移植的实验条件。在 NOD/SCID 免疫缺陷鼠中,0.000 1%~0.1%的黑色素瘤细胞能启动肿瘤的生成,然而如果用免疫缺陷更严重的小鼠模型 NOD/SCID Il2rg$^{-/-}$ 作为移植受体鼠,约 1/4 未经选择的人黑色素瘤细胞能够在受体鼠形成肿瘤。这项研究结果表明,至少在某些类型的肿瘤中,大部分肿瘤细胞在成瘤能力上并没有显著差异,也就是说不存在肿瘤干细胞。

11.3.4 癌症发生频率与组织干细胞分裂次数

众所周知,不同组织的癌症发病率存在极大差异;例如,个体一生中患上肺癌的平均概率是 6.9%、患甲状腺癌的概率是 1.08%、患大脑和其他神经系统肿瘤概率是 0.6%、骨盆骨(pelvic bone)肿瘤概率为 0.003%,喉软骨(laryngeal cartilage)肿瘤概率为 0.000 72%。其中一些差异与众所周知的风险因素有关,例如吸烟、饮酒、紫外线或人乳头瘤病毒(HPV),但这仅适用于暴露于强效诱变剂或病毒的特定人群。这种暴露无法解释为什么消化道内组织患癌的风险最多可相差 24 倍[大肠(4.82%)、胃(0.86%)、食道(0.51%)、小肠(0.20%)]。此外,小肠上皮细胞肿瘤发生概率只有脑肿瘤发生率的 1/3,尽管小肠上皮细胞暴露于比受血脑屏障保护的大脑细胞高得多的环境诱变剂中。

另一个已知的致癌因素是遗传基因变异。然而,只有 5%~10% 的癌症具有可遗传的致癌基因变异,但即使可以识别易感个体的遗传因素,它们导致不同器官发生癌症的概率差异的方式也不清楚。例如,相同的遗传突变 APC 基因导致家族性腺瘤性息肉病(familial adenomatous polyposis)综合征患者患结直肠癌和小肠癌的易感性不同,但在这些个体中,直肠中的癌症比小肠中的癌症更常见。

2015 年 Cristian Tomasetti 和 Bert Vogelstein 发现,许多不同类型癌症的终生风险与维持组织稳态的正常自我更新细胞的分裂总次数密切相关,其相关系数达到 0.81。其研究结果提示,大部分($0.81^2=65\%$)肿瘤的发生原因来自干细胞分裂过程中的随机变异,其他的环境或遗传因素相比内在的自发变异,只起到较小的作用(图 11-13)。该研究结果表明,肿瘤的发生主要受到组织器官内在的干细胞增殖次数的影响,而其他因素的贡献占比相对较小。

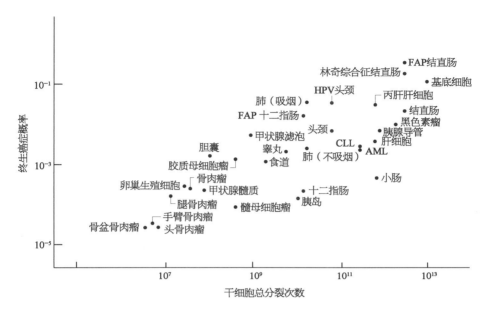

图 11-13 给定组织一生中干细胞分裂次数与该组织终生患癌症风险之间的关系

[数据来源:Tomasetti C,Vogelstein B. Science,2015,347(6217):78-81]

11.4 炎症与癌症

11.4.1 慢性炎症概述

要了解炎症在癌症演变中的作用,首先需要了解炎症的定义以及它在生理和病理过程中的作用。例如在伤口愈合和感染时(图 11-14),组织受损后,机体会启动伤口愈合过程,这涉及白细胞(包括中性粒细胞、单核细胞和嗜酸性粒细胞)的激活和定向迁移,它们从静脉系统到达损伤部位,同时组织的肥大细胞也发挥着重要作用。中性粒细胞协调其他炎症细胞聚集到组织受损部位和临时细胞外基质区域,这个基质区域形成了支架,促使成纤维细胞和内皮细胞在其上增殖和迁移,为正常微环境的重建提供了基础。中性粒细胞的具体迁移步骤包括:激活和上调细胞因子和白细胞激活分子介导的整合素信号;通过 α4β1 和 α4β7 整合素分别与血管细胞黏附分子 1(VCAM-1)和黏膜地址素细胞黏附分子 1(MAdCAM-1)紧密结合,将中性粒细胞固定在血管内皮表面;通过内皮细胞迁移到损伤部位,这可能受到细胞外蛋白酶(如基质金属蛋白酶)的促进。

趋化因子(chemokines)能吸引特定的白细胞群,招募下游效应细胞并决定炎症反应

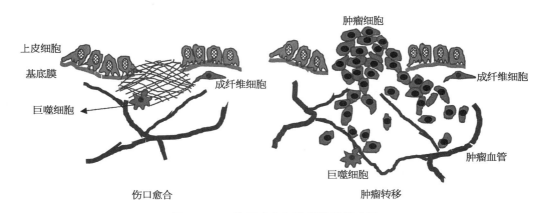

图 11 - 14　伤口愈合与肿瘤转移模式图

[参考 Coussens L M，Werb Z. Nature，2002，420(6917)：860 - 867]

的演变过程。在炎症部位持续存在的细胞因子及趋化因子在慢性疾病的发展中很重要。促炎细胞因子 TNF - α(tumour necrosis factor - α)控制炎症细胞群以及介导炎症过程的许多方面。TGF - β1 也很重要，对炎症和修复过程有着重要的影响。正常的炎症反应，例如与伤口愈合相关的炎症，通常是自限性的，然而炎症反应调控的异常会导致肿瘤等疾病的发生发展。

中性粒细胞(有时是嗜酸性粒细胞)通常最先到达急性炎症反应的部位。在趋化因子的引导下，单核细胞在组织中分化为巨噬细胞，然后迁移到组织损伤的位置。一旦巨噬细胞被激活，它们将成为生长因子和细胞因子的主要来源，对局部微环境中的内皮细胞、上皮细胞和间质细胞产生深远的影响。在急性炎症中，肥大细胞也非常重要，因为它们会释放储存的和新合成的炎症介质，如组胺、细胞因子、与高硫酸化蛋白聚糖复合的蛋白酶以及脂质介质(lipid mediator)。

11.4.2　慢性炎症促进肿瘤发生发展

很多常见的人类肿瘤起源于慢性炎症，例如慢性乙肝病毒(hepatitis B virus，HBV)和丙肝病毒(hepatitis C virus，HCV)感染会导致肝硬化和肝癌的发生，HPV 的慢性感染可引发宫颈癌，而消化道幽门螺杆菌感染则可诱发胃癌。事实上，越来越多的证据表明感染是许多恶性肿瘤发生的原因之一(表 11 - 1)，全世界超过 15％的恶性肿瘤与感染有关。持续感染会导致宿主体内的慢性炎症。白细胞和其他吞噬细胞通过产生活性氧和活性氮诱导增殖细胞中的 DNA 损伤，这些活性氧和活性氮通常由这些细胞产生以对抗感染。活性氧和活性氮进一步反应形成诱变剂过氧亚硝酸盐(peroxynitrite)。因此，炎症细胞释放的高活性氮和活性氧，以及随后产生的诱变剂，与增殖上皮细胞中的 DNA 相互作用，会导致体细胞基因组的 DNA 发生变化，例如点突变、缺失或重排，进而促进肿瘤的发生和发展。

表 11－1 慢性炎症相关的肿瘤及其已知感染源

感 染 类 型	癌 症 类 型	感 染 源
慢性胆囊炎	胆囊癌	细菌、胆结石
胃炎/溃疡	胃癌	幽门螺杆菌
慢性肝炎	肝癌	乙肝病毒、丙肝病毒
单核细胞增多症	B 细胞非霍奇金淋巴瘤、伯基特淋巴瘤	Epstein-Barr 病毒
宫颈感染	宫颈癌	人类乳头瘤病毒
慢性阻塞性肺疾病	肺癌	
慢性前列腺炎	前列腺癌	
炎症性肠病	结肠癌	
艾滋病	非霍奇金淋巴瘤、鳞状细胞癌、卡波西肉瘤	人类免疫缺陷病毒，人类疱疹病毒 8

慢性炎症与恶性肿瘤存在关联。其中一个典型例子是患有炎症性肠病（inflammatory bowel diseases），例如慢性溃疡性结肠炎（chronic ulcerative colitis）和克罗恩病（Crohn disease）的个体中发生的结肠癌。感染丙肝病毒易患肝癌，部分膀胱癌和结肠癌的风险增加与感染血吸虫有关，而感染慢性幽门螺杆菌是导致胃癌的主要原因之一。一般认为慢性炎症导致 DNA 损伤是促进肿瘤发生的关键原因。巨噬细胞和 T 淋巴细胞表达的巨噬细胞迁移抑制因子（migration inhibitory factor，MIF）能够加剧炎症细胞诱导的 DNA 损伤。MIF 是一种细胞因子，可抑制 p53 的转录及其功能，而 p53 功能被抑制能促进突变的累积以及肿瘤的发展。

由乙肝或丙肝病毒感染引起的肝癌，其背后的分子机制还没有完全研究清楚。尽管有证据表明病毒 DNA 能够整合到肿瘤细胞中，但在 HBV、HCV 病毒基因组中没有发现明确的致癌基因序列。此外，没有证据表明病毒整合会激活经典的细胞癌基因或使细胞肿瘤抑制基因失活。HCV 核心蛋白与信号转导和转录激活因子 3（signal transducer and activator of transcription 3，STAT 3）蛋白相互作用，STAT 3 蛋白是一种参与介导细胞因子信号转导的转录因子。这种相互作用诱导关键酪氨酸残基的持续磷酸化，导致 Bcl－xL 和 cyclin－D 的表达上调与细胞增殖。因此，肝细胞中的慢性病毒复制可能改变局部细胞因子表达和受感染细胞的凋亡或增殖信号，同时对病毒蛋白的免疫反应导致组织处于慢性炎症状态。涉及炎症、IL－6 和 STAT3 的类似途径同样也参与了幽门螺杆菌驱动的胃癌发生。

11.4.3 抗炎症药物抑制部分肿瘤发生

阿司匹林（aspirin），也称乙酰水杨酸（acetylsalicylic acid）（图 11－15），常用于治疗疼痛、发烧和感染。阿司匹林最早在柳树叶中被发现，柳树叶用于疾病治疗已有 2 000 多年

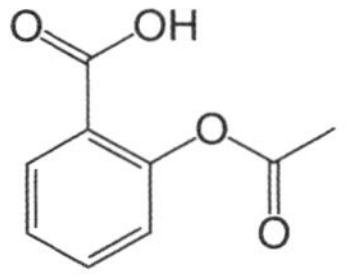

图 11 - 15
阿司匹林分子结构

历史。拜耳公司的化学家 Felix Hoffmann 在 1897 年首次用化学方法制造阿司匹林。Edward Stone 于 1763 年完成了用柳树皮提取物治疗发烧的首次研究。阿司匹林是全球使用最广泛的药物之一,估计每年消耗 40 000 吨。

1971 年,英国药理学家约翰·文(John Vane)证明阿司匹林可以抑制前列腺素的产生。由于这一发现,他与苏恩·伯格斯特龙(Sune Bergström)和本特·萨米尔松(Bengt Samuelsson)共享了 1982 年诺贝尔生理学或医学奖。阿司匹林不可逆地抑制环氧合酶 1(cyclooxygenase - 1,COX1)和环氧合酶 2(cyclooxygenase - 2,COX2)。阿司匹林被认为可以降低罹患癌症和死于癌症的总体风险。阿司匹林这种作用对治疗结直肠癌特别有益,它还可以略微降低患子宫内膜癌、乳腺癌和前列腺癌的风险。

COX 正式名称为 prostaglandin-endoperoxide synthase(PTGS),是一种将花生四烯酸合成前列腺素(包括血栓烷和前列腺素)的酶,是动物型血红素过氧化物酶家族的一员,也称为前列腺素 G/H 合酶。催化的特定反应是花生四烯酸通过短寿命的前列腺素 G2 中间体转化为前列腺素 H2。

前列腺素是一类具有生理活性的不饱和脂肪酸,广泛存在于身体各种组织和体液中。最初是从人精液中提取的,现在可以通过生物合成或全合成方法制备,并被用作临床药物。前列腺素的基本结构是前列腺烷酸。天然的前列腺素包含 20 个碳原子的不饱和脂肪酸。前列腺素具有强大的局部血管扩张作用,可以抑制血小板聚集,还可以作为炎症介质促进炎症的发生。

11.4.4　慢性炎症促进肿瘤发生发展的机制

大量流行病学观察表明,非甾体抗炎药(nonsteroidal anti-inflammatory drug,NSAID),如阿司匹林和舒林酸(sulindac),具有降低多种肿瘤发病率的作用。例如,一项研究表明,服用低剂量非甾体类抗炎药的人(阿司匹林片剂,每天一次或两次服用 15 年)的肿瘤发病率,与相应对照组相比,肺癌发病率为 68%,女性乳腺癌发病率为 70%,结直肠癌(年轻男性)发病率为 35%。

炎症刺激包括慢性感染、器官损伤、刺激物(如烟草烟雾)、细胞坏死和衰老等,它们导致炎症细胞聚集在炎症区域。这些细胞和邻近的内皮细胞释放 TNF - α 和各种细胞因子,共同激活上皮细胞中的 NF - κB 通路,产生更多的 TNF - α、抗凋亡蛋白(如 Bcl - XL、IAP - 1 和 IAP - 2)和促有丝分裂蛋白(如 Myc、细胞周期蛋白 D1)以及 COX2。

慢性炎症易导致肿瘤的发展,并促进肿瘤发生的所有阶段。肿瘤细胞以及周围的基质细胞和炎症细胞相互作用,形成炎症性组织微环境。微环境内的细胞具有高度可塑性,不断改变其表型和功能特征,最终促进肿瘤的发生发展(图 11 - 16)。

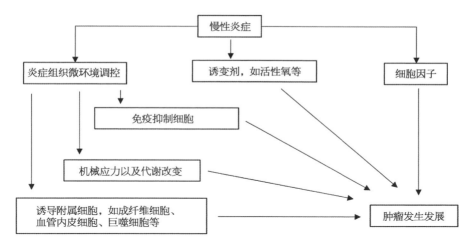

图 11 - 16 慢性炎症与肿瘤的发生发展

慢性炎症能够通过释放活性氧、活性氮等诱变剂直接促进肿瘤发生发展。炎症组织微环境内免疫细胞释放的炎症实体，如细胞因子和生长因子，可通过加快增殖和提高对细胞死亡和应激的抵抗力，直接影响癌前病变和癌细胞，从而促进肿瘤生长和进展。炎症信号可以塑造组织微环境，通过 Treg、未成熟的骨髓细胞和其他抑制因子的作用诱导免疫抑制；增强组织微环境内其他促肿瘤辅助细胞(如成纤维细胞、骨髓细胞和新血管内皮细胞)的募集、增殖和功能发挥；改变组织微环境的机械和代谢功能。总之，炎症驱动的各种变化最终能促进肿瘤的发生发展。

11.4.5　炎症调控与肿瘤治疗

肿瘤的发展及其对治疗的反应受炎症调节。炎症可能促进或抑制肿瘤进展，并对肿瘤治疗产生相反的影响。慢性炎症促进肿瘤进展、抵抗治疗，而急性炎症反应通常会刺激树突状细胞(DC)的成熟和抗原呈递，从而导致抗肿瘤的免疫反应。此外，多种信号通路[如 NF - kB、JAK - STAT、toll 样受体(TLR)通路、cGAS/STING 和 MAPK]、炎症因子、生长因子和炎性小体，以及炎症代谢物(如前列腺素、白三烯、血栓烷等)，已被确定为炎症启动和消退的关键调节剂。目前已开发出局部照射、重组细胞因子、中和抗体、小分子抑制剂、DC 疫苗、溶瘤病毒、TLR 激动剂等，用来特异性调节炎症，用于癌症治疗。

急性炎症是对有害刺激的初始反应，持续存在的炎症因子可能诱发慢性炎症。先天免疫细胞(内皮细胞、中性粒细胞、巨噬细胞、肥大细胞、NK 细胞和 DC)和适应性免疫细胞(T 细胞、B 细胞)，以及促炎因子(血管活性胺、血管活性肽、补体片段和一些细胞因子，如 IL - 1、IL - 6、IL - 15、IL - 17、IL - 23、TNF - α 和 IFN - γ)，对于炎症的发生很重要。此外，趋化因子是招募炎症细胞到炎症区域所必需的。然而，抗炎细胞(如 M2 巨噬细胞、Th2、Treg、MDSC)、一些细胞因子(IL - 4、IL - 10、IL - 13 和 TGF - β)和 specialized pro-resolving mediator(SPM)参与炎症的消退。炎症对大多数癌症的影响是双刃剑，同时癌症也会影响炎症过程。免疫系统通常识别并清除病原体和肿瘤细胞，从而抑制肿瘤生长。然而，在慢性炎症期间，炎症细胞和细胞因子可能作为肿瘤促进剂，影响细胞的存活、增殖、侵袭和血管生成。

　　基于炎症与肿瘤的密切关系,靶向炎症是提高抗癌治疗效果的重要途径。利用炎症进行癌症治疗有两个方面。首先,激活抗癌免疫细胞(如 DC、NK 细胞、NKT 细胞、CTL 细胞、Th1 细胞和 B 细胞)可以增强免疫系统对癌症的杀伤能力;其次,通过抑制促癌免疫细胞(如肥大细胞、TAM、MDSC、TAN、嗜酸性粒细胞、Th2 细胞、Th17 细胞、Treg 细胞和 Breg 细胞)或通过靶向关键信号通路将其转化为抗肿瘤类型,可以阻碍免疫抑制作用并延缓癌症的进展。例如,消除 MDSC 中未折叠蛋白反应介质 PERK,可以逆转其促肿瘤作用,并引发抗肿瘤 T 细胞的产生。此外,肠道微生物群在炎症和癌症中也发挥着重要作用,尤其是在炎症性肠病和结直肠癌之间。微生物群通过直接或间接的方式(如多糖 β-葡聚糖、LPS、脱氧胆酸、短链脂肪酸、丁酸盐和丙酸盐)影响免疫细胞(例如 M2-TAM、TAN、Treg 细胞、DC 和 $CD8^+IFN-\gamma^+$ T 细胞)的分化和功能,从而可能改变它们对肿瘤的影响。因此,肠道菌群是治疗与炎症相关的癌症的有效靶点,粪便菌群移植则成为改善肠道微生物组的有效方法。

　　炎症靶向抗癌治疗的本质是促进抗癌炎症同时抑制促癌炎症。在肿瘤个体化精准治疗实践中,炎症调控的应用仍需要进一步深入研究。

思考题

1. 简述研究肿瘤发生背后独立驱动事件的方法。
2. 简述肿瘤演化与物种演化的区别与联系。
3. 举例说明促癌剂和肿瘤启动因子的区别和联系。
4. 什么是区域性癌变? 背后的原因是什么?
5. 简述研究肿瘤干细胞的意义,及其他与正常组织干细胞的区别和联系。
6. 慢性炎症促进肿瘤发生发展的分子细胞机制是什么?

拓展阅读文献

Amirouchene-Angelozzi N, Swanton C, Bardelli A. Tumor evolution as a therapeutic target. Cancer Discov, 2017, 7 (8): 805 – 817.

Bonnet D, Dick J E. Human acute myeloid leukemia is organized as a hierarchy that originates from a primitive hematopoietic cell. Nat Med, 1997, 3(7): 730 – 737.

Coussens L M, Werb Z. Inflammation and cancer. Nature, 2002, 420(6917): 860 – 867.

Curtius K, Wright N A, Graham T A. An evolutionary perspective on field cancerization. Nat Rev Cancer, 2018, 18(1): 19 – 32.

Knudson A G. Two genetic hits (more or less) to cancer. Nat Rev Cancer, 2001, 1(2): 157 – 162.

Martincorena I, Raine K M, Gerstung M, et al. Universal patterns of selection in cancer and somatic tissues. Cell, 2017, 171(5): 1029 – 1041.

Quintana E, Shackleton M, Sabel M S, et al. Efficient tumour formation by single human melanoma cells. Nature, 2008, 456(7222): 593 – 598.

Tomasetti C, Vogelstein B. Cancer etiology. Variation in cancer risk among tissues can be explained by the number of stem cell divisions. Science, 2015, 347(6217): 78 – 81.

Turajlic S, Sottoriva A, Graham T, et al. Resolving genetic heterogeneity in cancer. Nat Rev Genet,

2019，20(7)：404 - 416.

Wu T，Wang G，Wang X，et al. Quantification of neoantigen-mediated immunoediting in cancer evolution. Cancer Res，2022，82(12)：2226 - 2238.

Yang L，Shi P，Zhao G，et al. Targeting cancer stem cell pathways for cancer therapy. Signal Transduct Target Ther，2020，5(1)：8.

Zhao H，Wu L，Yan G，et al. Inflammation and tumor progression：signaling pathways and targeted intervention. Signal Transduct Target Ther，2021，6(1)：263.

第 12 章　基因组稳定性与癌症

基因组不稳定性是肿瘤细胞的重要特征，也是肿瘤发生发展的重要驱动因素。本章简要介绍了基因组稳定性的研究历史，概述了机体避免 DNA 损伤累积的机制。DNA 损伤的来源包括内源性损伤，如 DNA 氧化、水解脱氨和 DNA 聚合酶复制错误，以及外源性损伤，如电离辐射、紫外线和化学试剂（例如烷化剂和铰链剂）。概述了机体修复 DNA 损伤的机制。还讨论了 DNA 修复基因变异在肿瘤发生中的作用，包括错配修复缺陷和遗传性非息肉病性结直肠癌，核苷酸切除修复异常和常染色体隐性遗传病着色性干皮病（xeroderma pigmentosum）。

12.1　基因组稳定性维持

12.1.1　基因组稳定性维持的研究

2015 年，托马斯·林达尔（Tomas Lindahl）、保罗·莫德里克（Paul Modrich）和阿齐兹·桑贾尔（Aziz Sancar）因为他们在 DNA 修复机制方面的研究成果获得诺贝尔化学奖。1960 年代末，林达尔开始研究 DNA 的稳定性，他估计基因组每天可能会发生数千起潜在的灾难性损伤，因此他得出结论，一定存在着某种分子机制来修复这些 DNA 的损伤。基于这一思路，林达尔开辟了全新的研究领域。他开始使用细菌 DNA 来寻找修复酶，并成功发现一种能够修复受损胞嘧啶的细菌酶。他在 1974 年发表了这一成果。随后，林达尔研究了"碱基切除修复（base excision repair）"这一具体的分子机制，发现糖基化酶参与了该修复过程中的第一步，这种酶与他在 1974 年在细菌中发现的酶非常相似。碱基切除修复在人身上也存在，1996 年，林达尔还在体外重建了人类的碱基切除修复过程。

桑贾尔对一种特殊现象产生了兴趣：细菌在受到致命紫外线照射后，再经过可见蓝光照射后，居然能存活下来。1976 年，桑贾尔使用当时尚不完善的工具，成功克隆出参与细菌紫外线诱发 DNA 损伤修复的关键酶——光解酶（photolyase）的编码基因。

　　莫德里克早年研究了几种作用于 DNA 的酶,包括 DNA 连接酶、DNA 聚合酶和限制性内切酶 Eco RI。随后,在 1970 年代末,他将注意力转向了 Dam 甲基化酶,这种酶能给 DNA 加上甲基基团。他证明了这些甲基基团可以像路标一样发挥作用,帮助特定的限制性内切酶在正确的位置切断 DNA 链。他的研究表明 DNA 的错配修复是一种自然过程,通过识别未甲基化的 DNA 链作为错误的标记,在 DNA 复制过程中修复错配。

　　TEL1 基因是由加州大学圣迭戈分校的 Richard Kolodner 团队于 1986 年首次在酿酒酵母中发现的。初步的研究表明 TEL1 基因在酵母中起到调控端粒长度的作用。随后的研究揭示了 TEL1 在 DNA 损伤应答和修复中的功能。后来发现,TEL1 与人类共济失调毛细血管扩张症突变(ATM)基因同源,ATM 是细胞中 DNA 损伤信号转导的一个关键分子。

　　1990 年,Mary - Claire King 团队确定了家族性乳腺癌致病基因 BRCA1 位于 17 号染色体的 17q21。1994 年,Mark Skolnick 团队克隆并测序了 BRCA1 基因。随后 BRCA2 也被发现并克隆。1997 年,BRCA1 和 RAD51 被发现共定位,这一发现首次提示了 BRCA1 参与同源重组修复。后续研究进一步阐明了 BRCA1/2 在同源重组修复中的具体机制。2005 年,BRCA 缺失细胞首次被报道对 PARP 抑制剂具有选择敏感性,从而推动了 PARP 抑制剂的临床开发。2014 年,奥拉帕利(olaparib)成为首个获得美国 FDA 批准的 PARP 抑制剂,用于治疗既往接受过至少三线化疗、携带 BRCA 突变的晚期卵巢癌患者。PARP 抑制剂的开发是"合成致死"理念的成功案例。

　　总体来说,对基因组稳定性维持的研究始于 1950 年代 DNA 双螺旋结构的发现。随着时间的推移,更多关键的基因和分子机制不断被发现,使得我们能够更加深入地了解 DNA 修复和其他与基因组稳定性相关的问题。

12. 1. 2　生物体避免突变累积的策略

　　生物体可以通过以下方式来避免突变的累积。

　　首先,干细胞的分裂次数很少,通过扩增子细胞产生高度分化的细胞,以完成细胞的更新,从而确保基因组的稳定性。

　　其次,干细胞在解剖学上远离可能导致基因组不稳定的因素。以小肠干细胞为例,干细胞深深地嵌入隐窝中,并通过黏液与肠腔中的潜在诱变物质隔离,避免受损伤。

　　第三,干细胞通过快速启动凋亡来对抗大量的遗传损伤。例如,在小鼠小肠隐窝中,遭受 X 射线照射引起的遗传损伤会导致干细胞快速启动凋亡,而不是停止增殖或试图修复损伤。这是因为虽然 DNA 修复非常高效,但很难实现精确修复,那可能会在染色体 DNA 上留下未修复的残留物或导致 DNA 变异。

　　此外,还有其他一些避免突变累积的方法,例如干细胞可以通过蛋白质泵将潜在诱变物质从细胞内排出。

12.2 DNA 损伤

DNA 损伤是由内源性或外源性因素引起的。一般来说，内源诱变因素通常比外源诱变剂对基因组具有更强的影响，并且这种影响是持续性的。

12.2.1 DNA 暴露在水和氧中产生自发性损伤

DNA 与氧和水长期反应会导致 DNA 损伤，这被称为自发性损伤。图 12-1 显示了 DNA 中水解和氧化损伤的主要位点。

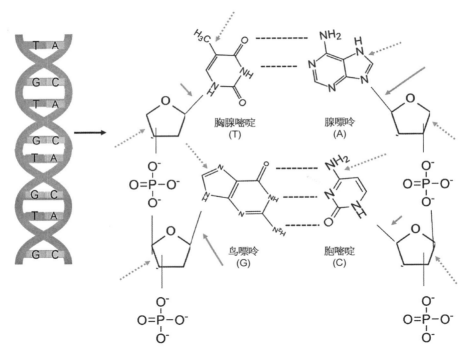

图 12-1 DNA 序列及容易被水解或氧化的位点展示

长实线箭头指示水解去嘌呤的主要位置，短实线箭头显示其他水解攻击的部位，虚线箭头表示氧化损伤的主要部位。

胞嘧啶、腺嘌呤、鸟嘌呤、5-甲基胞嘧啶上的氨基可以自发水解脱落，分别转化为尿嘧啶、次黄嘌呤（HX）、黄嘌呤和胸腺嘧啶（图 12-2）。

由于氨基的丢失，部分脱氨基产物会在 DNA 的半保守性合成过程中引发突变，这些会导致碱基对发生改变。在半保守 DNA 合成过程中，U 代替 T，HX 代替 G。图 12-3 展示了正在进行复制的 DNA 分子，其中 U 和 HX 已经错配，第二轮 DNA 复制才刚刚开始。当第二个复制分支继续进行时，模板链上包含 A 和 C 的复制将导致 GC 和 TA 碱基

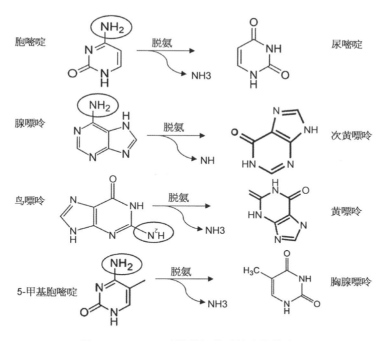

图 12 - 2　DNA 碱基脱氨基后的产物模式图

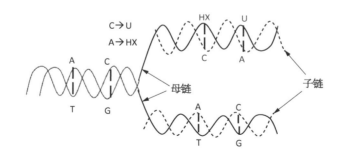

图 12 - 3　碱基脱氨基后的产物在 DNA 半保留复制过程中诱导突变

对分别转化为 AT 和 CG 碱基对。

12.2.2　DNA 中的尿嘧啶

　　尿嘧啶通常仅存在于 RNA 中,但也会因为胞嘧啶的脱氨基作用而出现在 DNA 中。胞嘧啶可以自发地脱氨基生成尿嘧啶。在基因组演化的早期阶段,DNA 取代了 RNA 成为主要的信息存储方式,因为 DNA 更加稳定。在 DNA 中,使用胸腺嘧啶(5 - 甲基尿嘧啶)替代尿嘧啶。一个主要优势是,DNA 中存在胸腺嘧啶而不是尿嘧啶,这样细胞可以将胞嘧啶的脱氨基产物(尿嘧啶)识别为不正确的碱基,从而有利于 DNA 信息的稳定传递。

　　测量胞嘧啶水解脱氨基的速率可以在生理离子强度和 pH 缓冲液的条件下,在升高的温度下进行孵育,已经确定了这些反应的速率常数以及其对温度的依赖性。计算结果显示,37℃下,单链 DNA 中胞嘧啶的脱氨基速率为 $k=2\times10^{-10}/s$,这意味着在实验条件下,胞嘧啶的半衰期约为 200 年。

一种情况是在特定的 RNA 编辑过程中,mRNA 中的特定 C 会被转化为 U。例如,APOBEC1(apolipoprotein B mRNA editing enzyme, catalytic polypeptide 1)会将载脂蛋白 B 的 mRNA 中第 6666 位的 C 转化为 U,这样就产生了编码乳糜微粒脂蛋白成分的 mRNA。

另一种转化过程发生在脊椎动物的抗体发展过程中。抗体基因最初通过非同源末端连接(non-homologous end joining)来组装免疫球蛋白 V、D 和 J 基因片段,为了产生具有更高特异性的抗体,会通过体细胞超突变进行亲和力优化。在超突变阶段,会引入碱基替换突变到抗体编码序列及其周围的短区域。这种替代机制由 AID(activation-induced deaminase)基因编码的胞嘧啶脱氨酶启动。AID 酶在单链 DNA 中具有强烈的胞嘧啶脱氨基活性,这种单链 DNA 在基因转录时会短暂出现。

12.2.3　5-甲基胞嘧啶脱氨基为胸腺嘧啶是一个诱变事件

在某些生物中,胞嘧啶会自然发生修饰。人类体细胞中的许多突变是由 $5'-CG-3'$ 序列中的 GC 转变为 AT 引起的。5-甲基胞嘧啶在 DNA 中的脱氨基作用导致了胸腺嘧啶的形成,进而导致了 TG 错配。TG 错配是 DNA 损伤中修复能力较差的一种,因为去除胸腺嘧啶的 DNA 修复机制必须准确区分不匹配的 T-G 和正确的 T-A 碱基对。否则,DNA 中的所有胸腺嘧啶都有可能被错误地清除。

12.2.4　腺嘌呤和鸟嘌呤也可以脱氨基

在生理条件下,腺嘌呤和鸟嘌呤的脱氨基也会发生,但发生频率远低于胞嘧啶脱氨。当温度升高且 pH 为 7.4 时,单链 DNA 中腺嘌呤转化为次黄嘌呤的比例约为胞嘧啶转化为尿嘧啶的 2%。

12.2.5　DNA 碱基的丢失

核酸中的碱基可能因为共价键断裂而丢失,但 DNA 的糖-磷酸骨架仍保持完整,这样产生的位点通常被称为无嘌呤或无嘧啶位点(apurinic/apyrimidinic site,AP 位点)。RNA 中的核糖还原为 DNA 中的脱氧核糖会导致糖基键更容易水解。因此,在酸性条件下,DNA 的降解主要是通过嘌呤残基上的 N-糖基键(N-glycosyl)断裂的,而不是通过两个完整核苷酸之间的磷酸二酯键直接断裂(图 12-4)。

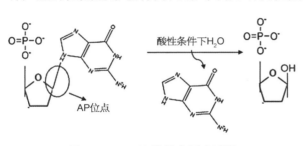

图 12-4　DNA 降解去嘌呤过程

当 DNA 糖基化酶修剪不适当的碱基的 N-糖基键时,AP 位点充当碱基切除修复的中间步骤。正常修复机制下,AP 位点只会短暂存在,然而,在修复缺陷的细胞中,AP 位点会积累。尿嘧啶切除是 AP 位点的主要内源性来源。

12.2.6　DNA 氧化损伤

在双链 DNA 中,最常见的氧化损伤是脱氧鸟苷氧化成为 8-氧代-2′-脱氧鸟苷(8-oxo-2′-deoxyguanosine,8-oxo-dG),因为鸟嘌呤的单电子还原电位低于 DNA 中的其他核苷(图 12-5)。正常情况下,大约每 4 万个鸟嘌呤中就有 1 个以 8-oxo-dG 形式存在于基因组中。这意味着,在人类细胞的基因组中,任何时候都可能存在超过 3 万个 8-oxo-dG。DNA 氧化的另一种产物是 8-oxo-dA,其出现频率约为 8-oxo-dG 的 1/10。

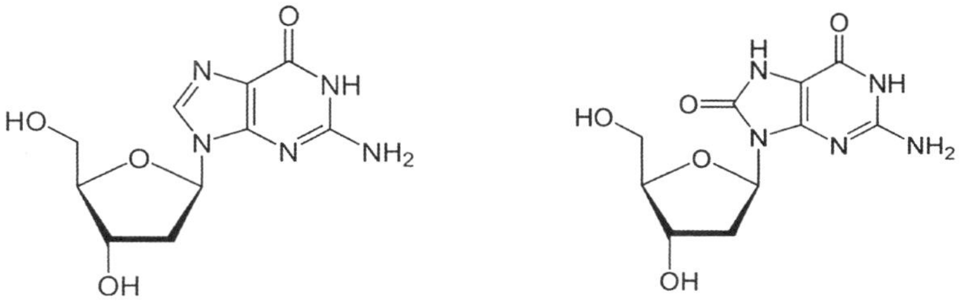

脱氧鸟苷　　　　　　　　8-oxo-dG

图 12-5　DNA 中脱氧鸟苷氧化成为 8-oxo-dG

大多数氧化损伤的碱基通过碱基切除修复途径从 DNA 中被清除。DNA 中氧化碱基的清除速度相当快。例如,接受电离辐射的小鼠肝脏中,8-oxo-dG 的数量增加了 10 倍,但多余的 8-oxo-dG 的半衰期仅为 11 min。

12.2.7　DNA 复制中错误碱基的掺入

DNA 复制是 DNA 损伤和变异的重要来源。基因组复制会产生低频错配碱基,聚合酶在 10^5 个已聚合的核苷酸中平均产生 1 个复制错误。随后,聚合酶的校对(proofreading)功能将错误率降低到 $1/10^7$ 个。在 DNA 延伸链完成后,错配修复蛋白会重新检查新合成的 DNA 链。其中,未被聚合酶校对捕捉到且错配修复酶无法修复的错配碱基占 1/100。因此,在 DNA 复制过程中,仅产生 $1/10^9$ 的突变率。如果错配修复机制存在缺陷,将大大增加基因组 DNA 的突变率,从而促进肿瘤的发生发展。

部分 DNA 聚合酶具备校对功能,例如 DNA 聚合酶 δ。当 DNA 聚合酶 δ 的校对功能发生突变时,细胞基因组中的 DNA 突变显著增加,并且这些突变具有一定的特征和分布模式。可以通过突变模式(mutational signature)分析来检测这些突变(详见第 16 章)。

细胞在 DNA 复制过程中,除了有一定概率产生错配碱基外,还存在其他危险因素。

例如,在每个细胞的 S 期,细胞基因组中会发生 10 个双链断裂事件,这些断裂可能发生在距离复制叉较近的位置。然而,细胞具备有效的机制来修复 DNA 双链断裂。如果这些断裂不能够被修复,将导致严重后果,如染色体断裂和易位。

12.2.8　电离辐射造成 DNA 损伤

电离辐射对 DNA 的损伤可分为直接损伤和间接损伤。直接损伤是指 DNA 分子直接被带电粒子电离或激发,导致 DNA 分子破坏。间接损伤则是指粒子与 DNA 周围的其他化学物质(例如水分子)作用,产生大量自由基,从而对 DNA 结构造成破坏。

电离辐射的主要来源是宇宙辐射和地球上自然产生的放射性核素。身体内部暴露主要由放射性核素的衰变引起,其中 K‑40 是在组织中自然积累的主要来源。在美国,外部和内部剂量共同提供的有效剂量率为每年 $1\sim3$ 毫西弗(mSv)(一次常规剂量的胸部 CT 是 $3\sim5$ mSv)。

下面简单介绍水的辐射分解过程。细胞中的 DNA 存在于含有大量分子、无机离子和水的环境中。水是生物体中的重要组成成分,水受辐射分解产生的基团是 DNA 受间接损伤的主要来源,这里存在两个主要反应。

当光子能量足够高时,水分子就会被电离:

$$H_0O \xrightarrow{h\nu} H_2O \cdot {}^+ + e_{aq}^-$$

被电离的水分子迅速失去一个质子,生成一个羟基:

$$H_2O \cdot {}^+ \rightarrow H^+ + \cdot OH$$

整个过程中会产生 3 种基团,包括 H^+ 自由基、羟基自由基和电子。羟基自由基对 DNA 损伤中尤为突出,损伤时间为 $0.1\sim1$ 秒。

各种由电离辐射引发的自由基会攻击碱基或糖磷酸骨架,导致碱基损伤或单双链断裂。当羟基自由基与 DNA 糖链反应时,会引起链的断裂。大约 20% 与 DNA 反应的羟自由基会攻击骨架中的糖链。低线性能量传递(liner energy transfer,LET)辐射(如 X 射线或 γ 射线)的 1Gy 剂量可导致 600 至 1 000 条单链断裂和 16 至 40 条双链断裂,而 DNA 中受损的胸腺嘧啶残基数量约为 250 个。

由于辐射对 DNA 的损害作用,科学家目前利用 X 射线、质子和重离子等特性,对肿瘤进行照射,以摧毁肿瘤细胞。这其中,导致肿瘤细胞死亡的主要原因是 DNA 双链断裂。这些断裂既可以由辐射能直接在 DNA 上沉积而产生,也可以是在 DNA 周围几微米范围内,通过辐射激发水分子而导致。未被修复的双链断裂会导致癌细胞功能紊乱并最终死亡。聚集性的辐射能量沉积可以引起多次双链断裂,同时伴随单链断裂、DNA 交联以及在染色质中引起较大的区段事件。

不同类型的辐射会有所差异,其中重离子是最具杀伤力的。值得一提的是,相较于传统辐照,质子和重离子等治疗手段由于布拉格峰效应的存在,能够定向损伤肿瘤细胞的DNA,而对正常细胞只造成较小伤害。通过将质子峰对准肿瘤病灶,使病灶处接受最大剂量,从而实现对肿瘤细胞的定向杀灭作用。

总而言之,电离辐射会导致 DNA 发生多种不同类型的损伤。为了修复由电离辐射引起的 DNA 损伤,机体也进化出了一系列修复方式。

12.2.9　紫外线辐射

实际上,DNA 损伤修复研究起始于紫外线(UV)辐射对 DNA 损伤的研究。细胞暴露于 UV 辐射是探索 DNA 损伤的生物学后果及其修复和耐受的最广泛使用的模型之一。UV 辐射是一种造成 DNA 损伤的机制,其优点之一是 UV 辐射很容易通过普通杀菌灯而获得,而且准确测量其强度的仪器也很易得。此外,UV 辐射在生物学上通常具有实际意义,因为生物体从一开始就必须应对太阳 UV 辐射的遗传毒性效应。

UV 辐射按波长分为 3 类:UV - A(320～400 nm)、UV - B(295～320 nm)和 UV - C(100 ～295 nm)(图 12 - 6)。太阳 UV 辐射主要由 UV - A 和 UV - B 组成,因为在波长低于 300 nm 时,UV 对大气臭氧层的穿透力会急剧下降。大多数实验室研究涉及杀菌灯发出的 UV - C 光,其峰值发射波长为 254 nm,这接近于 DNA 在 260 nm 处的吸收峰,不能被蛋白质有效吸收。因此,与其他 DNA 损伤剂相比,UV - C 对 DNA 的损伤相对更为特异。

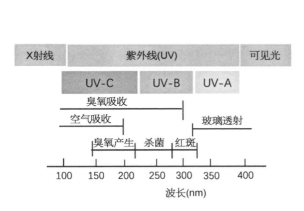

图 12 - 6　UV 辐射的种类及功效

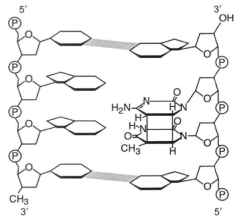

图 12 - 7　环丁烷嘧啶二聚体(CPD)是 UV 照射后的主要 DNA 损伤类型

环丁烷嘧啶二聚体(cyclobutane pyrimidine dimer,CPD)是 UV 辐射引起的常见DNA 损伤产物。当 DNA 暴露在 UV - C 辐射下,最常见的光产物是相邻嘧啶之间通过共价键形成一个四元环,这样形成的结构称为环丁烷嘧啶二聚体(图 12 - 7)。CPD 的形成受 DNA 序列背景的影响,其中,胸腺嘧啶二聚体数量最多,胞嘧啶二聚体最少。

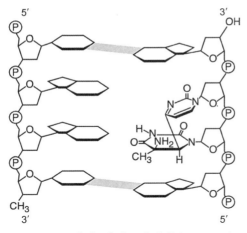

图 12 - 8 嘧啶-嘧啶酮光产物(6 - 4 PP)是 UV 照射后产生的另一种 DNA 损伤类型

另外一种光产物为嘧啶-嘧啶酮光产物(pyrimidine-pyrimidone photoproduct),也称为 6 - 4 PP。该光产物将相邻一对 5 -嘧啶的 C6 位置与 3 -嘧啶的 C4 位置连接起来。由于病变内的嘧啶平面几乎垂直,因此导致 DNA 双螺旋结构产生明显的扭曲(见图 12 - 8)。

紫外线照射会导致基因组 DNA 发生特定的变异,形成所谓的"变异模式"(mutational signature)(详见第 16 章)。这种变异模式主要出现在受紫外线影响导致的肿瘤类型,例如黑色素瘤。在由阳光暴露引起的皮肤癌中,发现了突变模式 SBS7a/SBS7b/SBS7c/SBS7d,推测这些突变模式是紫外线暴露导致的。比如,SBS7a 可能是两种已知主要 UV 光产物之一(CPD 或 6 - 4 PP)的结果(图 12 - 9)。

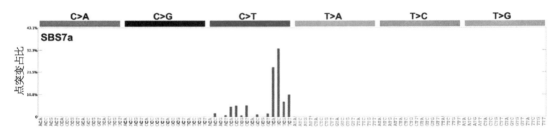

图 12 - 9 UV 照射下皮肤癌 DNA 突变模式

12.2.10 烷化剂

在第一次世界大战中,有毒的芥子气(二氯二乙硫醚)被当作化学武器使用,造成了巨大的伤亡。然而,意想不到的是,芥子气后来竟可以被用作淋巴瘤和白血病的治疗药物。芥子气是烷化剂的一种。烷化剂是对有机大分子中的亲核中心具有亲和力的亲电子化合物。实验室研究中,它经常被用于研究 DNA 修复,烷化剂也被用于癌症的化疗。烷化剂可为单官能团或双官能团,前者有一个与 DNA 中的一个亲核中心共价相互作用的单一反应基团;后者有两个反应基团,使得每个分子都有可能与 DNA 中的两个位点发生反应。

烷化剂的来源:① 环境来源:DNA 烷化剂有自然来源,例如氯甲烷(MeCl),它是一种丰富的环境诱变剂和致癌物。② 正常代谢来源:细胞内含有 s -腺苷甲硫氨酸(SAM),是体内酶促 DNA 甲基化反应的甲基供体。在体外,SAM 也是一种弱的非酶 DNA 甲基化剂,可能导致细胞 DNA 甲基化水平异常。③ 人工合成来源:例如芥子气。肿瘤基因组中突变模式 SBS11 表现出与烷化剂相关的特征。根据患者病史显示,之前接受烷化剂替莫唑胺治疗与 SBS11 突变模式的出现有关(图 12 - 10)。

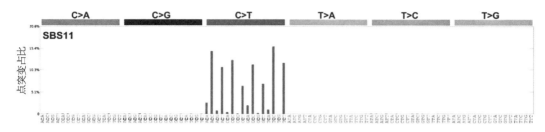

图 12 - 10　SBS11 突变模式与烷化剂相关

双官能团烷化剂可与 DNA 中的两个不同亲核中心发生反应。若这两个位点位于相反的多核苷酸链上,则会导致链间 DNA 交联(图 12 - 11)。

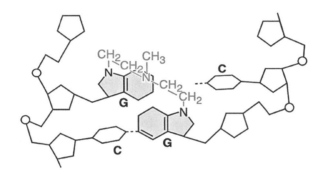

图 12 - 11　双官能团烷化剂造成链间 DNA 交联的模式图

如果这些位点位于 DNA 双链的同一多核苷酸链上,则反应产物称为链内加合物:

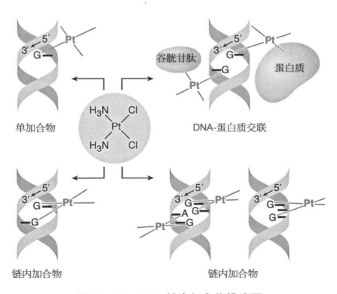

图 12 - 12　DNA 链内加合物模式图

链间 DNA 交联是 DNA 损伤的一种重要类型,它们阻止 DNA 链的分离,从而阻碍 DNA 复制和转录。因此,许多药物如丝裂霉素 C、氮芥、顺铂以及某些光活化的补骨脂素被广泛应用于癌症化疗。链间 DNA 交联有几种可能的内源性来源。亚硝酸是在酸性条件下由亚硝酸盐形成的,因此可能在胃中由饮食中的亚硝酸盐形成。亚硝酸主要诱导在 CG 序列鸟嘌呤的外环 N2 氨基之间形成链间 DNA 交联。此外,链间 DNA 交联也可由醛类引起。例如,正常细胞糖酵解的产物之一是乙醛,它可以被乙醇脱氢酶还原为乙醇,从而引起链间 DNA 交联的形成。

12.3　DNA 修复

细胞内的 DNA 损伤能够通过多种方式被修复。许多碱基损伤可以通过酶催化的直接逆转来修复。错配的碱基、被诱变化学试剂或活性氧共价修饰的碱基也可以通过切除来修复,涉及的修复机制包括:碱基切除修复、核苷酸切除修复,以及错配修复。DNA 链断裂修复包括单链断裂修复(single-strand break repair)和双链断裂修复(double-strand break repair)。有些单链断裂是由各种切除修复机制(如碱基切除修复、错配修复)间接造成,而有些是由诱变剂或细胞内生理活动直接引发的。双链断裂修复包括同源重组修复和非同源末端连接。

12.3.1　损伤碱基的光致复活

已知环丁烷嘧啶二聚体(CPD)和嘧啶-嘧啶酮光产物(6-4 PP)是光照射下导致碱基损伤的主要形式。这两种光产物,以及 DNA 中其他数量较少的光产物,都会干扰 DNA 的复制和转录。自生命出现以来,紫外线辐射一直是 DNA 损伤的主要来源,因此许多生物进化出多种多样的 CPD 和 6-4 PP 修复机制也就不足为奇了。其中一种最早进化而来的机制是特定的 DNA 修复模式,称为酶促光激活,或简称光激活。在此过程中,具有 CPD 和 6-4 PP 特征的 DNA 链中,两个相邻嘧啶残基的共价连接被逆转,生成天然嘧啶单体(图 12-13)。

这种损伤的逆转是由一种特定的酶——光解酶(photolyase)催化的,该酶

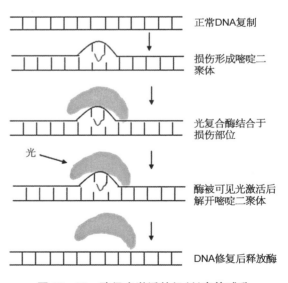

正常DNA复制

损伤形成嘧啶二聚体

光复合酶结合于损伤部位

光

酶被可见光激活后解开嘧啶二聚体

DNA修复后释放酶

图 12-13　酶促光激活的机制(高等哺乳动物没有该机制)

需要特定波长范围的光来进行激活(光致复活)。简单来说,就是通过光激活光解酶,嘧啶二聚体得以修复。光解酶一般由两个非共价结合的化学分子组成,称为发色团(chromophore),用于吸收特定波长的光。其中一种发色团是黄素腺嘌呤二核苷酸(flavin adenine dinucleotide,FAD),另一些光解酶中的第二发色团是一种蝶呤,称为 5,10‑亚甲基四氢叶酰聚谷氨酸(5,10‑methenyltetrahydrofolyl polyglutamate,MTHF)。

12.3.2　碱基切除修复

碱基切除修复(base excision repair,BER)是防止各种形式氧化、烷基化和自发性 DNA 损伤的主要保护系统。研究显示癌细胞比正常细胞更容易受到氧化损伤的威胁,因此癌细胞 DNA 修复可能更依赖于 BER。因此,BER 蛋白可以作为癌症易感性和预后的标志物,同时也可以作为抗癌治疗的直接靶标。

BER 通常由 DNA 糖基化酶启动,它们识别并切除受损碱基,形成无碱基位点。然后,脱嘌呤/嘧啶核酸内切酶切割 DNA 主链,产生具有 3′羟基和 5′脱氧磷酸末端的单链断裂中间体。修复过程中,BER 主要采用短补丁(short-patch)修复机制。具体来说,就是 DNA 聚合酶 β 使用未受损链作为模板,将缺失的核苷酸填充到间隙中,最后由 DNA 连接酶 III 连接切口。此外,在 BER 的长补丁(long-patch)途径中,通过增殖细胞核抗原(proliferating cell nuclear antigen,PCNA)介导,Flap 核酸酶(FEN)切割 5′‑ flap 结构,然后 DNA 连接酶 I 连接切口完成修复(图 12‑14)。

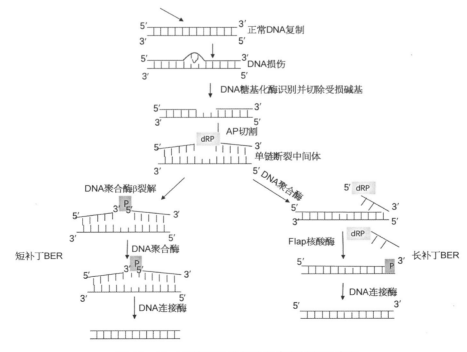

图 12‑14　碱基切除修复的多步骤过程示意图

219

DNA 糖基化酶 MYH 基因的突变会增加对结肠癌的易感性,表明 BER 的缺陷会促进人类肿瘤发生发展。

与 BER 相关的治疗方法之一是聚腺苷二磷酸核糖聚合酶[poly -（ADP ribose）polymerase, PARP]抑制剂。PARP 家族由 17 个成员组成,它们可以催化底物分子的聚腺苷二磷酸核糖[poly -（ADP ribose）],这种修饰对于 BER 的完成非常重要。抑制 PARP 活性会导致 BER 无法顺利进行,使得在 DNA 复制过程中产生的单链损伤转变为双链损伤。这种双链 DNA 损伤会选择性地导致同源重组基因缺陷型细胞（例如 BRCA 缺失细胞）的死亡。因此,PARP 抑制剂的开发与应用是"合成致死"治疗策略成功的代表。

12.3.3　核苷酸切除修复

已知存在 3 种修复单链 DNA 损伤的切除修复途径:核苷酸切除修复（nucleotide excision repair, NER）、碱基切除修复（BER）和 DNA 错配修复（mismatch repair, MMR）。其中,BER 通路用于识别 DNA 中特定的非大块损伤,利用特定糖基化酶去除受损碱基并进行修复。MMR 途径专门针对不匹配的沃森-克里克（Watson - Crick）碱基对。

核苷酸切除修复（NER）是一种重要的 DNA 修复机制,主要用于修复嘧啶二聚体以及结构较大的致癌物- DNA 加合物和各种导致 DNA 螺旋扭曲变形的损伤。NER 能有效消除 UV 引起的 DNA 损伤,这类损伤导致大量 DNA 加合物形成,主要包括胸腺嘧啶二聚体和 6 - 4 PP 光产物。在 NER 中,损伤被识别后,会去除包含该损伤的短单链 DNA 片段,而未受损的单链 DNA 则被保留下来,DNA 聚合酶以其为模板合成短的互补序列。最终,DNA 连接酶连接这些片段,完成 NER 并形成双链 DNA。NER 可以分为两个子通路:全局基因组 NER（GG - NER 或 GGR）和转录耦合 NER（TC - NER 或 TCR）。尽管这两个子通路在识别 DNA 损伤的方式上有所不同,但它们的具体修复机制是相同的。

12.3.4　错配修复

细胞主要通过两种策略来发现和修复 DNA 复制过程中产生的错误核苷酸。首先,DNA 聚合酶本身具备校对功能;其次,在 DNA 聚合酶完成复制后,紧随其后的是一组复杂的错配修复酶,这些酶检测合成的 DNA,并修复 DNA 聚合酶校对机制忽略的错配 DNA 序列（图 12 - 15）。在 MMR 缺陷的细胞中,会存在大量的突变。

原核和真核细胞都拥有避免突变的重要系统,能够修复 DNA 中不匹配的碱基对。错配修复系统在维持基因组稳定性方面发挥着至关重要的作用,并且这种错配修复能力的丧失会带来多种重要的生物学后果,其中包括增加哺乳动物对癌症的易感性。

DNA 中的碱基对不匹配可由几个过程引起。其中最常见的是由于 DNA 复制错误导致错误的脱氧核苷酸插入。在这种情况下,错误配对的正确碱基位于新复制 DNA 的

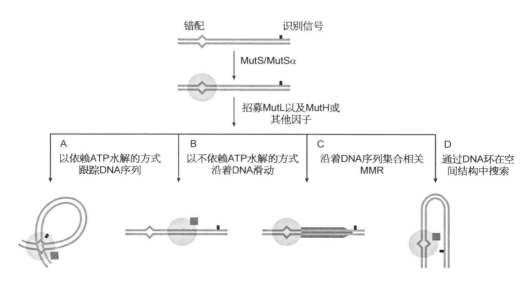

图 12‑15　DNA 错配修复过程示意图

亲本链中,而错误的碱基位于子链中。MMR 的分子机制与碱基切除修复和核苷酸切除修复相关。然而,为了避免错配修复引发突变,必须区分错配碱基中的正确碱基和错误碱基。由于这两个错配碱基在化学结构上都是 DNA 的正常组成部分,无法通过酶扫描 DNA 的异常化学结构来实现。复制过程中亲本链和子链 DNA 甲基化差异,能确保错配修复只发生在子链中的错配碱基上(图 12‑16)。

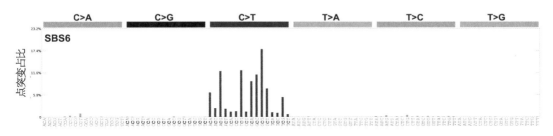

图 12‑16　SBS6 突变模式和错配修复缺陷相关

12.3.5　同源重组修复

同源重组修复(homologous recombination repair,HRR)是一种重要的 DNA 双链断裂修复方式,它通过使用同源 DNA 模板修复双链 DNA 断裂。HRR 主要在细胞周期的 S 和 G2 期发生,是一种维持基因组完整性和保证遗传信息高保真性的 DNA 修复机制。

HRR 的 DNA 修复过程如下:首先,核酸外切酶切除由双链 DNA 断裂形成两条 DNA 链中其中一条。然后,每条生成的单链 DNA(ssDNA)链会侵入未受损的姐妹染色单体,解开其双螺旋结构,侵入的 ssDNA 链与未受损的同源染色体互补配对。接着,使用同源染色单体的 DNA 链作为模板,DNA 聚合酶将来自受损染色单体的 ssDNA 链朝着 5′到 3′的方向拉长。延伸的 ssDNA 链然后从姐妹染色单体中释放出来,并相互配对。通过 DNA 聚合酶和连接酶进一步延长,它们一起重建野生型的 DNA 序列(图 12 - 17)。已知参与 HRR 的 DNA 修复蛋白包括 RAD51、BRCA1 和 BRCA2 等。

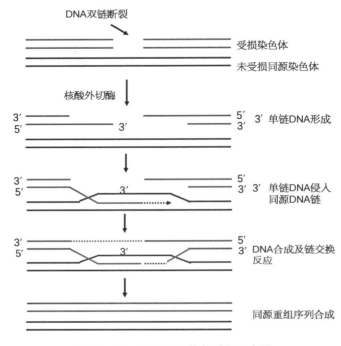

图 12 - 17　同源重组修复过程示意图

12.3.6　非同源末端连接

非同源末端连接(non-homologous end joining,NHEJ)是一种修复 DNA 双链断裂的途径。与同源重组修复(HRR)不同,后者需要同源序列来指导修复,NHEJ 之所以被称为"非同源",因为它直接连接断裂末端而不需要同源模板。NHEJ 在非分裂细胞和增殖细胞中均有活性,而 HRR 在非分裂细胞中活性低。

NHEJ 通常由称为微同源性(microhomology)的短同源 DNA 序列引导。这些微同源性通常存在于双链断裂末端的单链悬垂中。当悬垂完全兼容时,NHEJ 通常会准确修复断裂。然而,由于双链断裂的不兼容末端更为常见,NHEJ 往往会导致发生核苷酸丢失、染色体易位、端粒融合等基因组不稳定性事件。参与 NHEJ 的关键蛋白包括 Ku70、Ku80、DNA - PKcs、XRCC4 等(图 12 - 18)。

NHEJ 在 V(D)J 重组中起着关键作用,V(D)J 重组是脊椎动物免疫系统中 B 细胞抗体和 T 细胞受体(TCR)多样性产生的决定过程。V(D)J 重组连接了抗体或 TCR 的可变

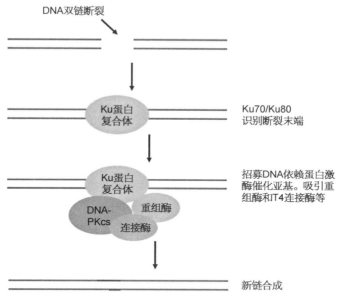

DNA双链断裂

Ku蛋白
复合体   Ku70/Ku80
识别断裂末端

Ku蛋白
复合体   招募DNA依赖蛋白激
酶催化亚基。吸引重
DNA-   重组酶   组酶和T4连接酶等
PKcs
连接酶

新链合成

图 12‑18　非同源末端连接修复 DNA 过程示意图

区(variable，V)、多样区(diversity，D)和连接区(joining，J)等区域,而这些 DNA 连接需
要 NHEJ。NHEJ 的不保真性也是决定抗体或 TCR 多样性的一个因素。携带 NHEJ 基
因(如 DNA‑KKcs、Ku70、Ku80 等编码基因)失活变异的患者无法产生功能性 B 细胞和
T 细胞,因而患有严重联合免疫缺陷(severe combined immunodeficiency，SCID)。

12.4　DNA 损伤修复与癌症

12.4.1　DNA 损伤检测

为确保 DNA 修复的高效性和准确性,细胞对其进行了精细的调控,包括 DNA 修复
机制本身以及细胞周期的调控。细胞周期检查点在细胞周期中扮演着关键角色,它们能
够检测和响应 DNA 损伤,确保细胞在 DNA 修复完成前不会进入下一个细胞周期阶段。
其中,G2/M 检查点是细胞感知内部 DNA 损伤的关键检查点。

DNA 损伤的检测和信号传递是细胞周期检查点的核心机制。当 DNA 损伤发生时,
细胞通过激活共济失调毛细血管扩张突变(ATM)蛋白激酶和共济失调毛细血管扩张突
变基因 Rad3 相关(ATM and Rad3‑related，ATR)蛋白激酶来进行检测和信号传递。
ATM 和 ATR 属于 PI3K 样蛋白激酶家族,它们能够感知 DNA 损伤信号,并通过磷酸化
特定底物来启动 DNA 损伤应答。ATM 主要响应 DNA 双链断裂和其他严重的 DNA 损
伤,而 ATR 主要响应单链 DNA 损伤和 DNA 复制障碍。一旦 ATM 或 ATR 被激活,它

们会进一步激活 CHK1 和 CHK2 蛋白激酶,这些蛋白激酶可以进一步激活 p53 蛋白,导致细胞周期停滞,并激活 DNA 修复机制。

12.4.2 错配修复缺陷和遗传性非息肉病性结直肠癌

遗传性非息肉病性结直肠癌(hereditary nonpolyposis colorectal cancer,HNPCC),又称林奇综合征(Lynch syndrome),是一种常染色体显性遗传病。该病与结肠癌及其他癌症密切相关,包括子宫内膜癌、卵巢癌、胃癌、小肠癌、肝胆管癌、上泌尿道、大脑和皮肤肿瘤。HNPCC 的标志是 DNA 错配修复的缺陷,导致单核苷酸突变率升高和微卫星不稳定性。

HNPCC 涉及 4 个主要基因(*MLH1*、*MSH2*、*MSH6* 和 *PMS2*),这些基因通常编码形成二聚体发挥功能的蛋白质。MLH1 蛋白与 PMS2 蛋白形成 MutLα 二聚体,协调与错配修复相关的其他蛋白质结合,如 DNA 解旋酶、单链 DNA 结合蛋白(RPA)和 DNA 聚合酶。MSH2 蛋白与 MSH6 蛋白二聚化,后者通过滑动钳模型识别错配,这是一种用于扫描 DNA 错配的蛋白质。

林奇综合征通常通过检测种系基因来进行诊断。检测的基因包括 *MMR* 基因(*MLH1*、*MSH2*、*MSH6* 和 *PMS2*)或上皮细胞黏附分子(epithelial cell adhesion molecule,EPCAM)。*MLH1* 和 *MSH2* 的突变是最常见的,约占所有病例的 $80\%\sim$ 90%;而 *MSH6* 和 *PMS2* 基因的突变约占林奇综合征病例的 $10\%\sim20\%$。*EPCAM* 基因的突变很少见,约占病例的 3%。需要指出的是,*EPCAM* 虽然不属于 *MMR* 基因家族,但其结构的改变可能导致发生林奇综合征,因为 *EPCAM* 与 *MSH2* 基因相邻。在林奇综合征中,*EPCAM* 3′端序列的缺失会通过调节启动子活性导致 *MSH2* 基因失活。

MMR 缺陷最早与 HNPCC 相关联,但同时也与多种非 HNPCC 和非结肠肿瘤相关,例如子宫内膜癌、卵巢癌、胃癌、宫颈癌、乳腺癌、皮肤癌、肺癌、前列腺癌、膀胱癌以及神经胶质瘤、白血病和淋巴瘤。

12.4.3 微卫星不稳定性

微卫星(microsatellite)是基因组中的一类短串联重复 DNA 序列,其重复单元一般由 $1\sim6$ 个核苷酸组成,重复次数一般在 $5\sim50$。微卫星 DNA 又称短串联重复(short tandem repeats,STR)或简单重复序列(simple sequence repeat,SSR)。由于其核心重复单元重复次数的差异,微卫星具有群体多态性,微卫星序列约占人类基因组总序列的 3%。

微卫星不稳定性(microsatellite instability,MSI)是指肿瘤中微卫星位点与正常组织相比,由于重复单元的插入或缺失而出现新的微卫星等位基因。MSI 的发生是由于 DNA 错配修复功能缺陷所导致的。微卫星不稳定性目前是肿瘤临床中的一个重要标识物,可以指导肿瘤患者选择后续治疗,例如预测肿瘤免疫治疗临床效果。

检测 MSI 可以使用以下方法：① 使用引物，PCR 扩增 BAT25，BAT26，D2S123，D5S346 和 D17S250 等微卫星位点，通过毛细管电泳检测分析肿瘤和正常组织 DNA 扩增后的片段长度。若 MSI 超过 30%（5 个位点中有 2 个以上位点），则称为 MSI－H；若少于 30%（1 个位点），则考虑为微卫星低度不稳定（MSI－L）；若没有不稳定现象，则为微卫星稳定（microsatellite stability，MSS）。② 检测 MMR 功能缺陷的常用方法是免疫组化，主要检测 4 个已知 MMR 蛋白（MLH1、MSH2、MSH6 和 PMS2）是否在细胞核中呈阳性表达。如果 4 个蛋白中有至少 1 个不表达，则被称为错配修复缺陷（deficient mismatch repair，dMMR）；如果所有 4 个蛋白均呈阳性表达，则被称为错配修复功能完整（proficient mismatch repair，pMMR）。

12.4.4　范科尼贫血

范科尼贫血（Fanconi anaemia）是一种罕见的遗传性血液系统疾病，在亚洲人群中的发病率约为 1/16 万，男女发病比例约为 1.2：1。患者不仅表现出典型再生障碍性贫血的出血倾向等特征，还伴随多种发育异常，如皮肤棕色色素沉着、骨骼畸形和性发育不全。此外，范科尼贫血患者也是许多肿瘤的高危人群，尤其是白血病、头颈部肿瘤、胃肠系统肿瘤以及生殖道肿瘤。

范科尼贫血是一种常染色体隐性遗传病，意味着需要父母各有一个突变等位基因才能引起这种疾病。其致病基因包括一系列参与 DNA 损伤修复蛋白编码的基因，目前已经发现 20 多个。此外，乳腺癌易感基因 BRCA1 和 BRCA2 也是范科尼贫血的致病基因，分别对应 FANCS 和 FANCD1。

12.4.5　毛细血管扩张共济失调症

共济失调毛细血管扩张症（ataxia telangiectasia）是一种罕见的、复杂且预后差的神经皮肤综合征，也是一种神经退行性常染色体隐性遗传疾病。患者在 1 岁左右发病，他们在行走、站立或坐着时会摇摆不定；在学龄前后期和学龄初期，会出现眼睛难以以自然的方式从一个地方移动到另一个地方的问题。此外，患者还会出现口齿不清和吞咽困难问题。由于免疫缺陷原因，患者易死于感染。该病患者对诱变剂（如 X 射线）特别敏感，其 DNA 修复通路异常，因而易患各种肿瘤，主要包括淋巴瘤和白血病，也可能发生其他类型的肿瘤。该遗传疾病的致病基因是 ATM，ATM 编码的蛋白参与 DNA 损伤信号的转导。

12.4.6　着色性干皮病

着色性干皮病（xeroderma pigmentosum，XP）是一种常染色体隐性遗传病，全球发病率约为 1/10 万。该病会导致患者的细胞修复 DNA 损伤的能力下降，特别是紫外线引起的损伤。症状包括在短暂的阳光暴露后就会被严重晒伤，皮肤出现雀斑、干燥和色素沉着等变化。此外，还可能伴随神经系统问题，如听力损失、协调能力差、智力功能丧失和癫痫发作。

　　并发症方面,患者面临患皮肤癌的高风险。大约有一半没有采取预防措施的患者在 10 岁时就患有皮肤癌,同时还可能患有其他癌症,如脑癌。着色性干皮病患者对紫外线极其敏感,其患皮肤癌的风险是一般人的 2 000 多倍,患舌尖鳞状细胞癌的风险则高达 10 万倍。目前尚无法治愈着色性干皮病,患者主要依靠避免阳光照射来延缓疾病发生。

　　着色性干皮病的诱因是未被修复的 DNA 损伤,其类型主要包括胸腺嘧啶二聚体和嘧啶-嘧啶酮光产物,一般由核苷酸切除修复系统来修复。这种疾病的遗传基础至少涉及 8 个基因(如 XPA、XPB、XPC 等),这些基因编码的蛋白参与核苷酸切除修复的过程。

思考题

　　1. 简述 PARP 抑制剂选择性杀伤同源重组缺陷肿瘤细胞的机制。

　　2. 简述机体避免突变累积的机制。

拓展阅读文献

Driscoll D M, Wynne J K, Wallis S C, et al. An in vitro system for the editing of apolipoprotein B mRNA. Cell, 1989, 58(3): 519 – 525.

Farmer H, McCabe N, Lord C J. et al. Targeting the DNA repair defect in BRCA mutant cells as a therapeutic strategy. Nature, 2005, 434(7035): 917 – 921.

Hall J M, Lee M K, Newman B, et al. Linkage of early-onset familial breast cancer to chromosome 17q21. Science, 1990, 250(4988): 1684 – 1689.

Li G M. Mechanisms and functions of DNA mismatch repair. Cell Res, 2008, 18(1): 85 – 98.

Lindahl T, Nyberg B, Heat-induced deamination of cytosine residues in deoxyribonucleic acid. Biochemistry, 1974, 13(16): 3405 – 3410.

Scully R, Chen J, Plug A. et al. Association of BRCA1 with Rad51 in mitotic and meiotic cells. Cell, 1997, 88(2): 265 – 275.

Sobocińska J, Kolenda T, Teresiak A. et al. Diagnostics of mutations in MMR/EPCAM genes and their role in the treatment and care of patients with lynch syndrome. Diagnostics (Basel), 2020, 10(10): 786 – 790.

第 13 章　肿瘤血管生成

在肿瘤的发生发展过程中,其内在的遗传或表观遗传改变以及周围微环境都起着重要作用。肿瘤细胞与其周围微环境的动态相互作用与肿瘤进化、耐药性、转移等过程密切相关。血管作为肿瘤微环境中的重要组成部分,对于肿瘤细胞的生存和增殖起着至关重要的作用。肿瘤细胞需要氧气和营养物质才能生存和增殖,因此它们需要靠近血管才能进入血液循环系统。从 1970 年代开始,科学家就开始研究肿瘤血管生成的机制。随后,成功发现了多个血管生成相关的因子,并发现抑制血管生成信号通路可能阻断新血管的形成,从而抑制甚至杀灭肿瘤。这一发现引起了研究界的极大兴趣,并开辟了临床上肿瘤抗血管生成疗法。

13.1　肿瘤血管生成研究历史

从 1970 年代到 20 世纪末,肿瘤生物学研究取得了极大的进展。这在很大程度上要归因于对肿瘤研究的还原主义方法,即从分子的层面理解肿瘤细胞,再去理解肿瘤组织。然而,随着研究的深入,越来越多的证据表明,肿瘤实际上是一个系统性的、复杂的组织疾病。

肿瘤组织往往是由多种相互依存的正常细胞和肿瘤细胞共同组成的。这些正常细胞包括成纤维细胞、内皮细胞、巨噬细胞、淋巴细胞、脂肪细胞等。1961 年,一项皮肤癌自体移植的研究使得科学家开始关注间质细胞在肿瘤生长中的作用。通过自体移植实验表明,与肿瘤细胞一起移植的肿瘤相关间质细胞的存在对于支持肿瘤生长至关重要。临床上一些癌症病例中,非肿瘤细胞构成的肿瘤间质甚至可以占到肿瘤组织的 90%。多项研究表明,这些非肿瘤细胞实际上是肿瘤发生发展的积极参与者,它们的生物学作用几乎与肿瘤细胞一样重要。因此,癌症不仅仅是一种肿瘤细胞的疾病,而是肿瘤细胞与非肿瘤细胞之间的共同作用的产物。肿瘤细胞周围不同类型细胞、胞外基质、血管、信号分子等共同组成了肿瘤微环境(tumor microenvironment,TME)。肿瘤微环境研究已成为癌症治疗领域的热点之一,它对于深入理解肿瘤的生物学机制以及开发新的治疗策略具有重要意义。

血管生成(angiogenesis)是当前肿瘤微环境研究中的重点,与肿瘤发展密切相关。

"血管生成"概念首次在 1787 年由一名英国医生 John Hunter 提出。从概念提出到 19 世纪,科学家对血管的研究主要集中在形态学方面。直到 1971 年,Judah Folkman 的研究才揭示了血管生成与肿瘤的密切联系,这一发现对肿瘤治疗和癌症生物学的发展产生了深远的影响,他也成为肿瘤血管生成领域的先驱。他的研究源于 1960 年代,当时 Folkman 在军队负责研究血液替代品。他将血红蛋白溶液灌注到兔的颈动脉和狗的甲状腺中,并将小鼠黑色素瘤植入腺体,之后微小的肿瘤会长到约 1 mm^3,且所有肿瘤最后都以相同的大小停止生长。但当这些微小的肿瘤被移植到同系小鼠体内时,肿瘤会爆炸性地生长。出于好奇,Folkman 在显微镜下检查了肿瘤,并在重新移植的肿瘤细胞内发现了一个微小血管网络,但在原来的甲状腺里的肿瘤中没有看到任何血管系统。1969 年的一项视网膜母细胞瘤的临床报告又再次让 Folkman 意识到肿瘤生长与血管生成密切相关。在该病例中,一个超过 1 cm^3 的高度血管化的大肿瘤从视网膜突出到玻璃体中,并转移到了眼睛的前房区,这些转移的小肿瘤都是淡白色、无血管的,且大小都大致相同,约为 1 mm^3。于是,他提出血管生成是肿瘤发展的必要条件,并预测,如果没有新生毛细血管的持续补充,肿瘤将无法生长超过 2 mm^3。

在 Folkman 提出肿瘤血管生成理论后,科学界对肿瘤依赖并可调控血管生成仍存在争议。传统观点仍然认为,肿瘤中的血管是由于炎症引起的。1970—1980 年间,有几项重要的研究表明 Folkman 的判断是正确的。第一项研究是角膜新生血管实验。Michael Gimbrone 等通过将肿瘤植入兔角膜的基质层,证明肿瘤细胞可以分泌一种"促进血管生成"的分子,并发现从边缘开始生长的新毛细血管在 8~10 d 后会穿过无血管的角膜基质到达肿瘤边缘。这种新生血管不是由于炎症引起的,因为角膜没有变得浑浊或水肿。当肿瘤提取物被植入角膜以模拟肿瘤植入物时,提取物也可以促进血管的生成。另一项研究是鸡胚绒毛尿囊膜实验。Dianna Ausprunk 等发现,肿瘤细胞或者肿瘤细胞提取物可以促进受精鸡胚的绒毛尿囊膜上的血管生成。此后,随着多个促血管生成因子的发现,Folkman 的理论逐渐被认同,血管生成被认为是肿瘤的 6 大显著特征之一。血管生成是一个复杂过程,涉及内皮细胞、血管生成因子、胞外基质等之间的相互作用,它是血管生成因子与抑制血管生成因子之间的协调平衡。

从关注血管到靶向血管来治疗肿瘤,经历了上百年的研究(表 13 - 1)。本章将从肿瘤微环境出发,结合肿瘤系统复杂的组织疾病特征,来介绍肿瘤组织中非肿瘤细胞的类型与功能,重点介绍微环境中新血管生成的机制与调控,以及抗肿瘤血管生成相关治疗的现状与展望。

表 13 - 1 肿瘤血管生成研究重要进展

时　间	事　件
1787 年	John Hunter 首次提出血管生成
1907 年	Edwin Goldman 报道肿瘤具有诱导新生血管的能力,并实现了血管的可视化

时　　间	事　　件
1939—1966 年	有研究发现在皮下、透明耳腔或仓鼠颊囊中植入肿瘤,有新生的血管形成
1971 年	Judah Folkman 首次提出肿瘤生长依赖于血管供应,这成为后来肿瘤血管生成研究的基础
1973 年	Michael Gimbrone 等人首次在体外培养并传代血管内皮细胞
1974—1976 年	Denis Gospodarowicz 等发现了第一个促血管生成因子 bFGF
1980 年	Danielle Brouty-Boye 等首次发现可在体内抑制血管生成的抑制剂——干扰素 α
1983—1989 年	Napoleone Ferrara 等发现第二个重要的肿瘤血管生成的关键因子——VEGF
1985 年	Doug Hanahan 等开发了转基因 Rip1‐Tag2 小鼠模型,首次描述了血管生成开关的机制,该小鼠模型是重要的抗血管生成药物测试模型
1999 年	Jocelyn Holash 等首次提出肿瘤中存在一种非传统的血管生成过程——血管选定,该过程与抗血管生成治疗的耐药性密切相关
2001 年	Rakesh Jain 提出肿瘤血管正常化假说,该理论成为抗血管生成治疗与其他肿瘤治疗方式联合使用的理论基础
2004 年	VEGF 抗体药物贝伐珠单抗是美国批准的第一个用于抗肿瘤血管生成的药物
2020 年	美国 FDA 批准了阿特珠单抗(PDL1 抗体)和贝伐珠单抗用于联合治疗晚期肝癌。目前联合抗血管生成药物与肿瘤免疫疗法是临床研究的热点

13.2　肿瘤微环境的组成与功能

　　肿瘤微环境是一个复杂且不断变化的实体。微环境中的细胞组成在不同类型肿瘤中有所不同,但通常包括免疫细胞、基质细胞、血管和细胞外基质(图 13‐1)。肿瘤细胞和这些成分之间的交互作用影响着肿瘤的生长和进展。

13.2.1　免疫细胞

　　免疫细胞是肿瘤微环境中的关键组成部分,它们可以促进或者抑制肿瘤的生长。免疫细胞分为两类:适应性免疫细胞和先天免疫细胞。适应性免疫(adaptive immunity)是通过接触特定抗原并产生可识别、针对特定病原体的免疫过程,该反应主要涉及 T 细胞和 B 细胞。先天免疫(innate immunity)是一种非特异性的防御机制,它在异物抗原进入体内的几小时内开始发挥作用。执行先天免疫反应的细胞主要是巨噬细胞、中性粒细胞和树突状细胞等。

　　免疫细胞与肿瘤微环境的关系是复杂多变的,它在不同的情况下对肿瘤的生长可能有不同的作用。肿瘤可能通过选择性地消耗或调节特定的免疫细胞亚群来逃避免疫监视,甚至可通过操纵免疫细胞亚群来促进肿瘤的生长。肿瘤微环境中的免疫景观可以分

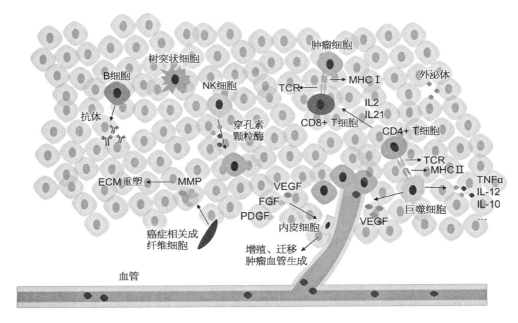

图 13-1　肿瘤微环境示意图

肿瘤微环境由多种类型细胞及非细胞成分构成,包括肿瘤细胞、内皮细胞、成纤维细胞、巨噬细胞、免疫细胞等。
T 细胞受体(TCR),细胞外基质(ECM),基质金属酶(MMP),主要组织相容性复合体(MHC Ⅰ 和 MHC Ⅱ),血管
内皮生长因子(VEGF),血小板衍生生长因子(PDGF),成纤维细胞生长因子(FGF),肿瘤坏死因子(TNFα),白
细胞介素 2/10/12/21(IL 2/10/12/21),自然杀伤(NK)细胞。

为 3 类:免疫清除、免疫平衡和免疫逃逸。

1. T 细胞

T 细胞是一类重要的免疫细胞,其主要作用是通过特异性识别抗原并引发免疫反应,
来保护机体免受外来病原体和异常细胞的侵袭。在肿瘤微环境中,T 细胞可以根据其在
免疫应答中的功能不同,分为几个亚群,不同亚群对肿瘤发挥不同作用。

细胞毒性 T 细胞(cytotoxic T cell, CTL)通过识别癌细胞表面的肿瘤特异性抗原,对
其进行杀伤来抑制肿瘤生长,还通过分泌干扰素 γ 抑制血管生成。

辅助性 T 细胞(helper T cell, Th cell)可以辅助 T 细胞、B 细胞和其他免疫细胞的增
殖分化,协调免疫细胞间的相互作用。初始 CD4$^+$ T 细胞在肿瘤微环境中可分化为多种
Th 细胞。Th1 细胞是一种促炎性 CD4$^+$ T 细胞,它通过分泌白细胞介素-2(interleukin
2,IL-2)和干扰素 γ(interferon γ, IFN-γ)支持 CD8$^+$ T 细胞。Th2 细胞可以合成 IL-
4,IL-10 和 IL-13 等。

调节性 T 细胞(regulatory T cell, Treg)通常用于抑制炎症反应和控制自身免疫。
在肿瘤微环境中,Treg 非常普遍,它通过抑制抗肿瘤免疫反应来促进肿瘤的发展。Treg
可通过直接和间接的方式促进血管生成。直接作用下,Treg 可产生比其他 T 细胞亚群更
多的血管内皮生长因子(VEGF),尤其是在低氧条件下。间接作用方面,Treg 通过抑制效

应细胞产生抗血管生成因子,来促进血管生成。它们可以阻断 IFN－γ 和 CXCL－10 等具有抗血管生成特性的细胞因子的产生。通过抑制这些抗血管生成因子的产生,Treg 间接地促进肿瘤微环境中的血管生成。此外,Treg 还通过与纤维细胞和内皮细胞等基质细胞的相互作用,间接支持癌细胞的生存和生长。

2. B 细胞

B 细胞通过合成和分泌抗体,介导先天性免疫应答。除分泌抗体之外,活化的 B 细胞还具有抗原呈递功能,并能分泌多种细胞因子参与免疫调节。通常,B 细胞会聚集在肿瘤边缘,且常常在淋巴结中与肿瘤微环境密切接触。与 T 细胞相比,在肿瘤微环境中浸润的 B 细胞相对较少。B 细胞的抗肿瘤作用包括呈递抗原给 T 细胞、产生抗肿瘤抗体和分泌细胞因子(如 IFN－γ),促进细胞毒性免疫反应。B 细胞可能会产生促癌作用,调节性 B 细胞通过产生细胞因子(包括 IL－10 和 TGF－β),促进巨噬细胞、中性粒细胞和细胞毒性 T 细胞中的免疫抑制表型,从而促进肿瘤侵袭。

3. 巨噬细胞

巨噬细胞是先天免疫系统中至关重要的一种抗原呈递细胞(antigen presenting cell, APC)。它通过吞噬病原体并将抗原呈递给其他免疫细胞来调节免疫反应,同时它在伤口愈合和组织修复中也起到重要作用。在肿瘤微环境中,巨噬细胞能够极化成不同的功能状态,即 M1 和 M2 表型。M1 巨噬细胞具有促炎特性,并参与抗肿瘤的免疫反应;相反,M2 巨噬细胞表现出免疫抑制和促进肿瘤的特性。M1 和 M2 极化状态之间的平衡受到肿瘤微环境中各种因素的调节,如细胞因子、趋化因子和生长因子。

M2 巨噬细胞在肿瘤微环境中普遍存在,已被证明它通过多种机制促进血管生成。这些巨噬细胞分泌各种促血管生成因子,包括血管内皮生长因子(VEGF)、血小板衍生生长因子(PDGF)、转化生长因子 β(TGF－β)和碱性成纤维细胞生长因子等。这些因素协同作用,诱导新血管的形成。此外,M2 巨噬细胞通过重塑细胞外基质和促进内皮细胞的募集和活化来促进血管生成。它们产生蛋白酶,如基质金属蛋白酶,降解细胞外基质,使内皮细胞迁移并形成新的血管。M2 巨噬细胞还通过分泌各种细胞因子和生长因子,来增强内皮细胞的存活、增殖和血管形成。

肿瘤微环境中巨噬细胞和其他细胞类型之间的串扰进一步放大了促血管生成信号。巨噬细胞可以与肿瘤细胞、成纤维细胞、内皮细胞和免疫细胞相互作用,形成支持血管生成的动态网络。例如,巨噬细胞可以对来自肿瘤细胞的信号做出反应,并分泌促进内皮细胞募集和血管形成的因子。相反,肿瘤细胞可以释放吸引和激活巨噬细胞的因子,进一步刺激血管生成。

4. 自然杀伤细胞

自然杀伤细胞通常在血液中循环,寻找病毒感染的宿主细胞和肿瘤细胞。从功能上讲,自然杀伤细胞可以分为两类,一类直接参与肿瘤细胞的细胞介导杀伤,另一类分泌炎性细胞因子。自然杀伤细胞在循环中高效杀伤肿瘤细胞,可以参与阻止转移,但在肿瘤微环境内的杀伤能力较弱。

5. 中性粒细胞

中性粒细胞是对付许多病原体的第一道防线。在肿瘤微环境中,中性粒细胞可促进或抑制肿瘤生长,这取决于肿瘤类型和发展阶段。当肿瘤开始生长时,中性粒细胞被招募到肿瘤微环境中,通过释放细胞因子和活性氧(ROS)促进肿瘤细胞凋亡。在肿瘤发展后期,中性粒细胞也可浸润到肿瘤组织(已经在胃癌、黑色素瘤等肿瘤中证实)中,通过改变细胞外基质、释放 VEGF 和产生基质金属蛋白酶 9(MMP - 9),来促进血管生成和肿瘤进展,从而促进肿瘤生长。值得注意的是,中性粒细胞不仅有促血管生成的功能,也可抑制血管生成。这是因为中性粒细胞可能存在具有不同活性特点的亚群,其中一部分产生血管抑制素参与抗血管生成过程。

6. 树突状细胞

树突状细胞(DC)在肿瘤微环境中作为抗原递呈细胞具有关键的作用,可以识别、捕获和呈递抗原给 T 细胞。然而,在肿瘤微环境中,DC 的命运受到各种因素的影响,可能促进或抑制抗肿瘤免疫应答。不成熟的 DC 具有转分化为内皮样细胞的能力,并分泌多种因子,如 VEGF、IL - 6、IL - 8、IL - 10、TGF - β 等,这些因子都有助于肿瘤血管生成。此外,不成熟的 DC 还能通过产生 TGF - β 诱导 Treg,从而形成具有耐受性的肿瘤微环境。低氧也会进一步阻碍 DC 迁移,并促使 DC 转化为促血管生成的表型。相反,成熟的 DC 表现出抗血管生成的特性。它们释放诸如 IL - 12 和 IFN - α 等细胞因子,以及抑制血管生成的趋化因子,包括 CXCL9、CXCL10、CCL21,以及血小板应答蛋白- 1(thrombospondin 1,TSP1)等阻碍血管生成,抑制肿瘤生长。

13.2.2　基质细胞

基质细胞(stromal cell)在肿瘤微环境中起着重要作用。肿瘤细胞会招募周围的内源性基质细胞来促进肿瘤形成。基质细胞的组成在不同肿瘤类型中差异很大,包括内皮细胞、成纤维细胞、脂肪细胞和星状细胞等。一旦被招募到肿瘤微环境中,这些支持细胞会分泌多种因子影响血管生成、肿瘤的增殖、侵袭和转移等。

1. 内皮细胞

内皮细胞(endothelial cell)在肿瘤微环境中起着重要作用。内皮细胞通过参与新血管的形成维持肿瘤组织中的代谢平衡。肿瘤细胞与肿瘤微环境之间的相互作用导致正常的内皮细胞转变为肿瘤内皮细胞。最近的研究显示,内皮细胞也是癌相关成纤维细胞(cancer-associated fibroblast,CAF)的重要来源之一。持续的缺氧微环境和细胞因子的分泌可以通过诱导骨髓来源的内皮祖细胞向肿瘤组织移动,来促进肿瘤血管生成。

肿瘤内皮细胞和正常内皮细胞之间有明显的表型差异。肿瘤内皮细胞的特征不仅在于尺寸大小增加,而且还呈现染色体数量的非整倍体、中心体异常和 MAPK 等通路的高度激活,这会增强细胞的存活能力。这些特征有助于前期其表现出更高的血管生成因子表达(如 VEGFR1、VEGFR2、VEGFR3、VEGF－D、tie－2 和血管生成素 1)、黏附分子表达(如 ICAM－1、VCAM－1 和 E－selectin)以及分泌因子的表达,使其具有前期血管生成表型和慢性炎症状态。

内皮细胞的激活是出芽式血管生成中一个重要的过程。VEGF 激活其酪氨酸激酶受体 VEGFR1 和 VEGFR2,很可能是该过程的起始因素。内皮细胞激活导致一部分内皮细胞从亲本血管中分离出来,该过程需要获得尖端细胞表型,并可引导周边内皮细胞形成茎状细胞。尽管两种细胞类型均已显示对 VEGF 有反应,但尖端细胞似乎会迁移而不是增殖,茎状细胞主要响应这种生长因子并增殖。内皮细胞激活的一个关键步骤是诱导内皮细胞具有尖端细胞表型以及茎状细胞表型。这其中,Notch 信号通路对于区分尖端和茎状细胞生成所需的功能等级至关重要,Notch 通路可以使内皮细胞能通过改变 VEGF 受体的水平来差异"读取"相同的 VEGF 梯度。

总之,肿瘤内皮细胞具有更高的增殖能力、自我维持能力、迁移能力和代谢水平,这些特征不仅可以通过促进血管生成输送营养和氧气,而且可通过表达各种分泌因子来积极促进肿瘤的进展和治疗的耐药性。

2. 成纤维细胞

成纤维细胞是肿瘤基质的主要成分之一,在促进癌细胞与肿瘤微环境之间的交流方面起着关键作用。受伤时,通常静止的成纤维细胞可被可逆地诱导形成肌成纤维细胞,它积极参与伤口愈合。肌成纤维细胞主要通过 TGF－β 信号的激活,并具有促进增殖、收缩、分泌表型以及细胞外基质形成等对伤口愈合至关重要的功能。肿瘤被形象地称为"永不愈合的伤口",因为肿瘤微环境中的成纤维细胞的行为与其在伤口愈合过程中的行为具有很多类似之处(图 13－2)。

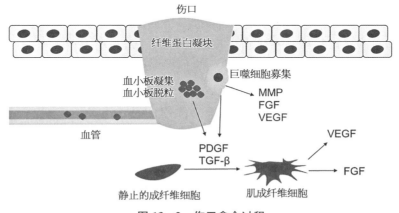

图 13－2　伤口愈合过程

受伤后,携带血小板和红细胞的纤维蛋白凝块填充伤口部位。伤口愈合过程与炎症过程相关,伤口处的巨噬细胞释放 TGF－β 和 TGF－α。同时,血小板在最初血块形成过程中释放 TGF－β 和 PDGF,刺激成纤维细胞的增殖,并诱导它们转化为肌成纤维细胞(活化的成纤维细胞)。由于肌成纤维细胞具有收缩性,它会将伤口的两侧拉在一起。肌成纤维细胞还会释放血管生成因子,特别是 VEGF 和 FGF 等,刺激伤口部位下方基质中新血管的形成。

在肿瘤微环境中,肿瘤细胞和基质细胞分泌因子(如 TGF - β、PDGF 和 FGF2 等)会将成纤维细胞转化为癌相关成纤维细胞。癌相关成纤维细胞可能来源于多种细胞,包括正常成纤维细胞,也包括周围的内皮细胞、周细胞、星状细胞、骨髓来源的间充质细胞和脂肪细胞等。根据来源不同,这种活化的成纤维细胞的功能也是多样的。癌相关成纤维细胞在肿瘤微环境中的积累常常与许多癌症类型的预后不良有关。例如,在结直肠癌中,癌相关成纤维细胞的存在与疾病复发密切相关。尽管存在这种关联,但也已证明癌相关成纤维细胞既可以促进又可以抑制肿瘤发生。比如,某些癌症类型(如乳腺癌、肺癌)在有密集的纤维组织或"纤维化"时,预后和总体生存期得到改善。

在肿瘤微环境中,癌相关成纤维细胞产生大部分细胞外成分,包括生长因子、细胞因子和细胞外基质成分。这些细胞主要以 4 种方式塑造肿瘤微环境:促进肿瘤增殖和转移、促进新生血管生成、重塑细胞外基质和抑制免疫。值得注意的是,癌相关成纤维细胞可以在肿瘤微环境中通过调节免疫细胞的功能,来抑制肿瘤免疫反应。它们释放出的趋化因子可以吸引免疫细胞进入肿瘤区域,但也可以调节这些免疫细胞的活性,使它们从抗肿瘤状态转化为抑制状态。

3. 脂肪细胞

脂肪细胞是一种专门负责能量平衡并贮存过剩能量的细胞。在肿瘤微环境中,它们通过代谢物、酶、激素、生长因子和细胞因子的分泌发挥作用。乳腺组织主要由白色脂肪组成,因此,脂肪细胞在乳腺癌肿瘤微环境中扮演了关键的角色。肿瘤细胞能够刺激脂肪细胞进行脂肪酸分解代谢,产生的游离脂肪酸可供癌细胞摄取,并用于能量生产、细胞膜形成、脂质生物活性分子生成和外泌体形成等。脂肪细胞可以分泌促血管生成分子,例如 TNF - α、IL - 6 或 VEGF。脂肪细胞还通过分泌多种 MMP,如 MMP - 1、MMP - 7、MMP - 10、MMP - 11 和 MMP - 14 等,在改变细胞外基质方面扮演重要角色。超过 40% 的癌症患者超重,肥胖成为许多癌症,包括乳腺癌、胰腺癌和卵巢癌的主要危险因素。脂肪组织的扩张依赖血管生成。脂肪细胞将脂质储存在脂滴中,并且随着脂滴的增大,脂肪细胞的氧气利用率下降。这种轻度缺氧状态可以诱导脂肪细胞分泌多种促血管生成信号。此外,脂肪组织还可通过旁分泌信号,促进乳腺癌细胞转移至肝脏和肺部。因此,脂肪细胞在肿瘤微环境下对肿瘤的进展和转移产生重要影响。

4. 星状细胞

星状细胞是位于肝脏和胰腺内的静止的间充质细胞。组织受损后,星状细胞被激活,进入细胞周期,并被诱导转化为肌成纤维细胞。星状细胞的特征之一是在脂滴中沉积维生素 A。在肝癌的肿瘤微环境中,肝星状细胞促进肿瘤内部的信息交流。肝癌细胞可以产生关键的信号分子 TGF - β,并触发星状细胞的激活。激活的星状细胞可以修饰细胞外基质,产生促血管生成因子,如 VEGF 和 MMP - 2。脂滴是肝星状细胞的关键结构,可用于生成新的细胞外基质并通过 MMP 的产生来重构它。胰腺导管腺癌是胰腺癌的最常见形式(占胰腺癌的 95%),其特征是形成密集的纤维组织或纤维化。当胰腺星状细胞处于静止状态时,它们通过产生细胞外基质蛋白和降解酶参与细胞外基质的修饰。维生素 A 缺乏会导致胰腺星状细胞被激活,促进细胞因子和趋化因子的分泌以及增强迁移和增殖潜力。活化的胰腺星状细胞在促进胰腺导管腺癌肿瘤的纤维化表型和缺氧微环境方面发挥着关键作用。

13.2.3 细胞外基质

细胞外基质(ECM)是肿瘤微环境中重要的非细胞成分,它由胶原蛋白、纤维连接蛋白、弹性蛋白和层黏连蛋白等多种成分组成,为细胞提供了一个重要的细胞支架。肿瘤中大量的胶原沉积导致纤维化,并与患者的预后密切相关。许多肿瘤微环境中的细胞都会分泌 ECM 成分,但癌相关成纤维细胞是最主要的来源。胶原蛋白是 ECM 的主要成分之一,MMP 是降解 ECM 蛋白的蛋白酶,可通过重塑 ECM 来促进肿瘤的进展和转移。除了机械支撑作用外,ECM 还是一个重要的细胞信号调控中心,如在 ECM 中含有生长因子、细胞因子和蛋白质酶等,它们可以被 MMP 等降解蛋白酶释放出来,通过这些因子的作用,ECM 可以调节肿瘤细胞增殖、侵袭、转移和血管生成等。

13.2.4 外泌体

外泌体(exosome)是肿瘤微环境中一种大小在 $30\sim200$ nm 的微囊泡,其成分包括蛋白质、RNA、DNA 和脂质等。在肿瘤微环境中,外泌体在促进肿瘤细胞与基质细胞之间相互作用方面起着关键作用。功能上,外泌体已被证明能够促进炎症、肿瘤进展、血管生成和转移。缺氧状态似乎会加剧肿瘤细胞产生外泌体,并促进基质细胞向癌相关成纤维细胞的转化。外泌体的研究对于深入理解肿瘤微环境的相互作用机制和肿瘤进展的分子机理具有重要意义。

13.3 肿瘤血管生成的过程、机制与调控

由于肿瘤代谢旺盛,生长中的实体瘤更加依赖血管来提供营养和氧气,并处理代谢废物。正常生理状态下,成年人体内的血管生成大多处于静止状态,主要在伤口愈合和女性生殖周期中会短暂且受到严格监控地激活。1970 年代,Folkman 发现快速生长的肿瘤内往往有着丰富的新生肿瘤微血管,并提出肿瘤进展需要启动血管生成。同时,他还分离出多种肿瘤分泌的诱导血管生成的因子,并推断抑制血管生成因子可以抗肿瘤。

肿瘤血管生成是一个十分复杂的过程。肿瘤生长初期主要依靠周围组织的弥散作用获取营养,此时肿瘤的生长也较为缓慢。之后通过内皮细胞、血管生成因子与抑制因子,以及胞外基质之间的相互作用,肿瘤组织内出现了新生的毛细血管,新血管使肿瘤获得了足够的营养,并帮助肿瘤快速生长、侵袭和演进。

13. 3. 1　血管生成的过程和调控

1. 血管结构

血管是循环系统的组成部分,它将血液输送到人体的各个部位,并带走组织中的废物和 CO_2。人体中有 5 种类型的血管:动脉(将血液从心脏输送到其他组织);小动脉;毛细血管(血液和组织之间发生物质的交换);小静脉;静脉(将血液从毛细血管输送回心脏)。

血管起源于中胚层。血管和心脏的胚胎发育始于出生后第 3 周,大约在发育的第 8 周,胎儿可以通过血管系统进行循环。血管形成有两种主要发生机制:血管发生(vasculogenesis)和血管生成(angiogenesis)。血管发生是胚胎中血管形成的过程。前体细胞和各种生长因子之间的相互作用驱动了血管发生中的细胞分化。前体中胚层细胞及其受体对成纤维细胞生长因子 2(FGF2)产生反应,成为成血管细胞。血管生成细胞受体对 VEGF 产生反应,诱导进一步分化为内皮细胞,然后这些内皮细胞聚结,形成一个中空血管。由血管生成形成的第一血管包括背主动脉和主静脉。血管生成是新血管从已有血管的内皮层衍生出来的过程,涉及 VEGF 等促进血管生成因子,这个过程是成人新生血管形成的主要方式。

2. 血管生成开关

在肿瘤临床治疗中,经常可以观察到缺乏活性血管形成的小型休眠肿瘤。这些肿瘤想要继续发展,就需要启动新生血管的生成。肿瘤可以通过占用预先存在的血管或通过引发各种分子和细胞机制诱导新的血管形成来实现血管化。这些机制可以简要描述如下:血管内稳态受大量促血管生成和抑制血管生成因子的调节。当这些因子处于平衡状态时,血管处于静止状态,内皮细胞不发生增殖;但是当促血管生成信号占优势时,血管形成被诱导启动,这个过程在肿瘤中被称为血管生成开关(angiogenic switch)。

在血管生成开关方面最广泛研究的小鼠模型之一是 Douglas Hanahan 实验室开发的胰岛素瘤 Rip1‐Tag2 模型。该模型携带了胰岛素基因启动子驱动表达的 SV40 大 T 抗原和小 T 抗原。在这个模型中,肿瘤最初是非血管化的细胞簇。然而,其中一部分后来发展成有小型血管生成的肿瘤,并可以进展为大型血管化的肿瘤。Rip1‐Tag2 转基因小鼠肿瘤发生的过程至少说明癌前进展存在不同的阶段,即增生阶段和随机血管生成阶段,同时血管生成发生在侵袭性恶性肿瘤出现之前。

3. 血管生成的基本过程

血管生成是指从已有血管中长出新的血管。肿瘤存在多种类型的血管生成方式,例如经典的出芽血管生成、套叠式血管生成等(图 13‐3)。此外,还存在一种非血管生成性肿瘤(non-angiogenic tumor),这种肿瘤可以在没有新血管形成的情况下生长,它们的生长可以通过两种主要机制实现。其中一种方法是通过肿瘤细胞浸润正常组织,利用预先存在的血管,这被称为血管选定;另一种不太常见的方法是血管生成拟态,即肿瘤细胞分化为类似血管的结构,这两种方式可被看成是一种十分特殊的血管生成方式。

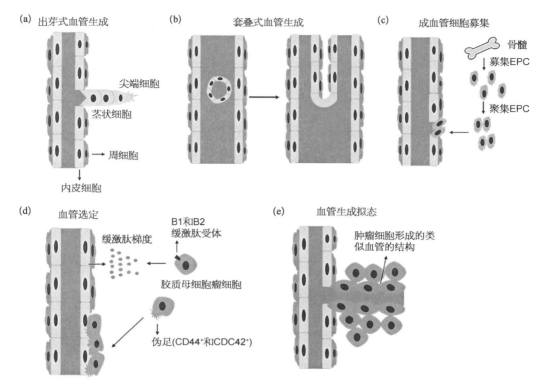

图 13-3 肿瘤血管生成方式

肿瘤中的新生血管形成是通过以下一种或多种机制发生的:(a)出芽式血管生成,通过形成尖端细胞并生长,最终与现有血管或新形成的新血管融合;(b)套叠式血管生成,将原有血管一分为二形成新的血管系统;(c)成血管细胞募集,通过募集循环的内皮祖细胞(EPC)在肿瘤中形成血管;(d)血管选定,肿瘤细胞沿着缓激肽梯度移动,劫持预先存在的血管;(e)血管生成拟态,肿瘤细胞形成类似血管的网络结构。

(1)出芽式血管生成

出芽式血管生成(sprouting angiogenesis)指新生血管通过出芽方式从已存在的内皮细胞形成新毛细血管(图 13-3a)。该过程主要包括 3 个阶段:① 内皮细胞周围的细胞外基质和基底膜被由血管生成信号激活的蛋白酶局部降解,内皮细胞增殖并抑制其相邻的细胞,然后侵入周围的基质成为尖端细胞(tip cell)。② 尖端细胞沿着趋化路径继续迁移,同时形成茎状细胞(stalk cell)。③ 通过迁移的内皮细胞极化,形成管状血管结构并连接到其他血管。

(2)套叠式血管生成

套叠式血管生成(intussusceptive angiogenesis)指通过在血管内腔中形成间质柱状结构并插入到已有的血管中,将预先存在的血管分裂成两个新的血管(图 13-3b)。这一过程在出生后肺部毛细血管重塑中首次被观察到。套叠式微血管生长是一个快速的过程,可以在数小时甚至数分钟内发生,因为它不需要内皮细胞的增殖。因此大多数肿瘤通过这种方式快速形成血管。该过程主要包括 4 个阶段:① 两侧相对的内皮细胞的膜通过接触形成腔内桥,从而连接内皮细胞。② 内皮细胞膜变薄,执行内皮间连接的重组。③ 形成间质柱,周细胞(pericyte)和肌成纤维细胞侵入并覆盖新形成的间质壁。④ 柱子的直径增加,内皮细胞收缩,形成两个分离的血管。在 c-neu 转基因小鼠的乳腺肿瘤中,较小的肿瘤区域常通过出芽式生成血管,而在较大的肿瘤区域中,经常观察到套叠式血管生成。通常,这两种形式的血管生成会同时出现。

(3) 成血管细胞募集

成血管细胞募集(vasculogenesis and recruitment of endothelial progenitor cell)指通过内皮祖细胞(endothelial progenitor cells,EPC)的分化和结合诱导新生血管的形成(图 13-3c)。1997 年前,人们认为新血管的生成只通过发芽和套叠这两种机制发生。在发现富含 CD34 的单核血细胞亚群后,人们对这种血管发育模式有了新的认识。这些细胞能够在体外培养中适应成具有内皮细胞表型的黏附细胞,它们被命名为 EPC 或成血管细胞(angioblasts)。EPC 大多是单能成体干细胞,具有自我更新、增殖的能力;它通过生长因子、细胞因子和缺氧相关信号通路,从骨髓募集处到损伤部位,在那里它们分化为成熟的内皮细胞,并将自身整合到活跃的新生血管形成部位。

(4) 血管选定

血管选定(vessel co-option)是一种非血管生成过程,最初由 Holash 等人提出,用于描述在某些胶质瘤和肺转移的模型中观察到的肿瘤细胞利用预先存在的血管而不是诱导新血管生成的现象(图 13-3d)。在恶性胶质瘤中,肿瘤细胞沿着内皮细胞释放的缓激肽(bradykinin)浓度梯度朝着血管移动。一旦癌细胞到达血管,就会产生伪足,并通过 CDC42 介导的过程紧贴于血管旁的周细胞。

(5) 血管生成拟态

血管生成拟态(vascular mimicry)指一种恶性肿瘤细胞通过形成类似血管的结构来获取足够的血液供应和营养(图 13-3e)。肿瘤的生长需要血液供应。高度侵袭性和转移性黑色素瘤细胞能够在体外形成高度图案化的血管通道,该血管通道由基底膜组成,在缺乏内皮细胞和成纤维细胞的情况下,该基底膜用过碘酸希夫(periodic acid-schiff,PAS)试剂染色呈阳性。这些在体外形成的通道在形态学上与高度侵袭性原发性葡萄膜黑色素瘤、皮肤黑色素瘤的垂直生长期,以及转移性葡萄膜和皮肤黑素瘤的组织学制剂中的 PAS 阳性通道相同。与正常的血管生成不同,血管生成拟态不需要内皮细胞。这些结构由恶性肿瘤细胞本身组成,并通过分泌多种蛋白质来促进管状结构的形成和稳定。血管生成拟态已在多种肿瘤类型中观察到,被认为是肿瘤进展和恶化的一个重要因素。

4. 参与血管生成的重要分子及相关通路

在血管生成过程中,促血管生成因子和抑制血管生成因子在调节血管生成方面起着重要作用。促血管生成因子如血管内皮生长因子和成纤维细胞生长因子等,可以通过激活血管内皮细胞和外周血管前体细胞的生长和迁移,促进血管新生。而抑制血管生成因子如血管内皮生长因子抑制剂和血管紧张素等,可以抑制血管生成过程(图 13-4)。因此,参与血管生成的重要分子及相关通路的研究对于发展抑制肿瘤生长和转移的治疗方法具有重要意义。

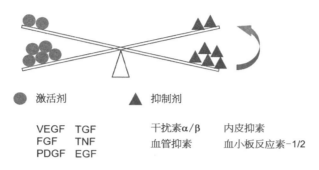

图 13-4　血管生成开关平衡示意图

血管生成受到血管生成激活剂和抑制剂的平衡严格控制。血管生成开关的稳定性决定了后续血管生成过程开始的时间,当血管生成激活剂比血管生成抑制剂多时,血管生成开关将打开,从而开启血管生成。在这个过程中,每一步都是由不同类型的血管生成刺激因子或抑制剂的平衡严格介导的。

（1）FGF

成纤维细胞生长因子(fibroblast growth factor,FGF)家族由 22 种分子组成,分别为FGF-1~FGF-23(FGF15 最初在发育中的小鼠脑中被发现,目前未在人类中发现FGF15)。除 FGF11、FGF12、FGF13 和 FGF14 外,所有 FGF 均与酪氨酸激酶受体FGFR1,FGFR2,FGFR3 和 FGFR4 有高亲和力的相互作用。其中,FGF1 和 FGF2 因其等电点不同,通常被分别称为酸性成纤维细胞生长因子(acidic FGF,aFGF)和碱性成纤维细胞生长因子(basic FGF,bFGF)。1970—1980 年代,Judah Folkman 实验室就尝试在肿瘤中使用肝素-琼脂糖层析来分离并纯化促血管生成分子。1974 年,Gospodarowicz第一个分离出 FGF,并证明它是 3T3 成纤维细胞和血管内皮细胞的有丝分裂原,但他没有纯化到 FGF。1985 年,Frederick Esch 等人从牛垂体中纯化出 bFGF。

FGF 是分泌性糖蛋白,被固定在细胞外基质中。FGF 需要被肝素酶、蛋白酶或特定的 FGF 结合蛋白释放出来才可以进行信号传递。被释放的 FGF 随后与细胞表面的肝素硫酸蛋白聚糖结合,稳定 FGF-FGFR 相互作用。通过 FGFR 信号传递的 FGF 调节广泛的生物功能,涉及肿瘤细胞和周围基质。这些效应包括细胞增殖、对细胞凋亡的抵抗、增强运动能力和浸润性、促进转移以及增加血管生成。bFGF 是在生理条件下和肿瘤进展期间最为重要的促血管生成介质之一。bFGF 通过肿瘤和基质细胞释放或从细胞外基质中动员后以一种旁分泌的方式作用于内皮细胞。研究表明,bFGF 可以与 VEGF 一起促进血管生成,诱导 MMP、纤溶酶原激活剂和胶原酶的分泌,这些分子负责降解和重构细胞外基质。此外,最近的研究发现,肿瘤中,FGF 的表达与抗血管生成治疗的耐药性有关。实际上,激活促血管生成的 FGF 信号通路已被认为是肿瘤细胞逃避靶向 VEGF 治疗的机制之一。

（2）VEGF

血管内皮生长因子是一类分泌的蛋白，最初被鉴定为血管通透性因子（vascular permeability factor，VPF），它在血管生成和内皮细胞生长中具有活性，包括诱导内皮细胞增殖，促进细胞迁移，抑制细胞凋亡和诱导血管通透性。VEGF 主要包括 5 类：VEGFA，VEGFB，VEGFC，VEGFD 以及 PIGF（placental growth factor，胎盘生长因子）。VEGF 的生物学功能由 3 种主要的 VEGF 受体介导，包括 VEGFR1（Flt-1）、VEGFR2（KDR）、VEGFR3（Flt-4），以及两种非蛋白激酶共受体介导，包括 neuropilin-1 和 neuropilin-2（NRP-1 和 -2）。其中 VEGFR1 和 VEGFR2 调节血管生成和血管通透性，VEGFR3 主要调节淋巴管生成（图 13-5）。

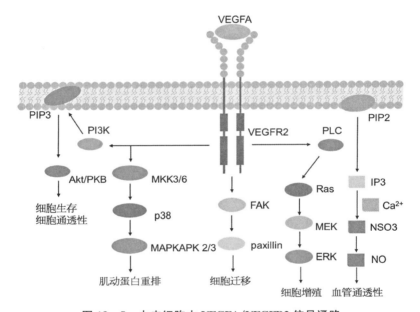

图 13-5　内皮细胞中 VEGFA/VEGFR2 信号通路

VEGFA 与 VEGFR2 结合后，几个关键的酪氨酸残基被磷酸化，并通过介导 PLCγ-PKC-NOS-NO 或 MEK-ERK 参与细胞通透性和内皮细胞的增殖；通过 PI3K-Akt 途径介导细胞存活和通透性；通过调节 SHB-FAK 蛋白和 SHB-PI3K-Rac 途径参与细胞渗透、增殖和迁移；通过 MKK3/6-p38-MAPKAPK2/3 和 FAK-paxillin 途径介导细胞骨架重排和细胞迁移。

VEGF 是第 2 个被发现的促血管生成因子。1983 年，Donald Senger 和 Harold Dvorak 从促进腹水积聚的肿瘤细胞中纯化出 VPF。1989 年，Judah Folkman 实验室的 Rosaland Rosenthal 从不表达 bFGF 的肿瘤中分离并纯化出另一种血管生成蛋白。与此同时，Genentech 公司的 Napoleone Ferrara 也从垂体细胞中纯化出相同的新型血管生成蛋白，并最终正式将其命名为 VEGF。

在癌症中，VEGF 主要由肿瘤细胞和周围基质产生和分泌，与肿瘤进展、血管密度、侵袭性、转移和肿瘤复发有关。VEGF 在缺氧过程中上调，并通过激活主要在内皮细胞表达的 VEGF 受体 2（VEGFR2）来协调血管形成。VEGFR2 的激活启动了几种信号通路，包括 PLCγ - PKC - MAPK、PLCγ - PKC - eNOS - NO、Src - PI3K - Akt、FAK - paxillin、PI3K - Akt 和 NCK - p38 - MAPKAPK2/3 等途径，导致特定的内皮反应，如细胞存活、增殖、迁移、侵袭、血管通透性和血管炎症，这些细胞过程的紧密协调对于新血管的成功建立至关重要（图 13 - 5）。在肿瘤血管生成过程中，肿瘤细胞分泌的 VEGF 可以通过 ERK 和 PI3K/Akt 途径诱导内皮细胞增殖和存活。同时，VEGF 还通过促进 MT - MMP、MMP - 2、MMP - 9 等的表达来降解基底膜和细胞外基质，使内皮细胞迁移并形成毛细血管。

血管通透性对于正常组织稳态至关重要，也被认为是 VEGF 诱导血管生成的先决条件。VEGF 通过多种机制诱导血管通透性，包括重塑内皮细胞的交界处、诱导内皮细胞形成微孔和释放内皮细胞囊泡血管细胞器（vesiculo-vascular organelle，VVO）。在某些病理条件下，这些机制的失调会导致血管通透性过高，可能对肿瘤微环境产生直接影响。此外，渗漏的血管系统可能有助于肿瘤细胞逃逸到血流中，促进远处转移。血管通透性与血管炎症密切相关，尽管 VEGF 不是一种炎症细胞因子，但 VEGF 可以通过 PLCγ/钙调神经磷酸酶诱导内皮细胞中转录因子 NFAT 的激活，促进类似于 IL - 1β 的炎症基因表达模式。此外，VEGF 介导的 Akt 下游 NF - κB 的激活可以诱导炎症型反应，促进白细胞的吸引，从而促进血管生成过程。

（3）PDGF

血小板衍生生长因子（platelet derived growth factor，PDGF）是一种由许多类型细胞如激活的血小板、内皮细胞、上皮细胞、神经胶质细胞，以及炎症细胞分泌的多肽生长因子。PDGF 家族成员包括 PDGF - A、PDGF - B、PDGF - C 和 PDGF - D，通过作用于成纤维细胞、外周细胞、平滑肌细胞、神经胶质细胞或系膜细胞等一系列细胞，靶向发挥生物学作用。PDGF 信号通过 PDGFRα 和 PDGFRβ 两种细胞表面酪氨酸激酶受体的转导，调节许多生物学功能，包括通过促进血管成熟和帮助周细胞招募诱导 VEGF 上调来调节血管生成。PDGF 家族的所有成员在体内都显示出强大的促进血管生成活性，其中 PDGF - B/PDGFRβ 轴研究得最为透彻。PDGF 在血管功能中的重要性是通过 PDGF - B/PDGFRβ 通路缺失的小鼠表现出微血管渗漏和微出血而得以证实。PDGF 和 PDGFR 通过自分泌刺激肿瘤细胞生长和在间质细胞上的旁分泌刺激，诱导肿瘤相关的血管生成，参与了癌症的发生发展。在一个胶质瘤模型中，PDGF - B 通过刺激肿瘤相关内皮细胞中的 VEGF 表达和在新形成的血管中招募周细胞来增强血管生成。

（4）TNF

肿瘤坏死因子（tumor necrosis factor，TNF）是一种由巨噬细胞分泌的细胞因子，参与对细菌内毒素（如脂多糖）的典型反应。许多证据表明，TNF 参与了炎症细胞和成纤维细胞的趋化，从而导致炎症反应的持续，而且 TNF 可以诱导内皮细胞表达多种分子，包括黏附分子、整合素和 MMP，TNF 对血管生成的影响一直存在争议。例如，TNF 可以在体外抑制内皮细胞的增殖和迁移，也被报道可下调血管 VEGFR2 的活性和表达；另一方面，

TNF 也被证明可以上调 VEGFR2 的表达并促进内皮细胞的迁移,在体内的情况也不太清楚。TNF 可以促进角膜的血管生成,而 TNFR1 的丧失则会导致视网膜和皮肤伤口的血管生成增强。进一步的研究表明,在 TNFR1 敲除小鼠中,暂时性缺血后下肢的血管生成得到了增强,而 TNFR2 敲除小鼠中则减少了血管生成。

（5）TGF

转化生长因子-β(transforming growth factor - β, TGF - β)是组织形态发生的重要调节因子,同时对大多数细胞类型的增殖具有强烈的抑制作用。半数缺乏 TGF - β 基因的小鼠在子宫内死亡,并显示出血管发生缺陷的表型,这与内皮前体细胞中丰富的 TGF - β 基因表达一致。TGF - β 对血管内皮细胞具有多种影响:在体内,TGF - β 诱导血管生成,而在体外,它抑制内皮细胞的增殖、迁移和蛋白酶活性,与 FGF - 2 对这些内皮细胞功能的刺激作用产生拮抗作用,并下调 VEGFR2 的表达。值得注意的是,TGF - β 诱导内皮细胞凋亡。抑制凋亡会终止 TGF - β 诱导的体外血管生成,表明 TGF - β 对内皮细胞的凋亡作用是其促血管生成活性的重要组成部分。TGF - β 在缺氧组织的血管生成过程中也发挥着作用。例如,在梗死期间,新血管形成主要发生在缺血性半暗带(ischemic penumbra),与 TGF - β 的 mRNA 和蛋白的高水平相关。同样,在器官移植过程中,VEGF 和 TGF - β 在脱血缺氧组织中的水平也会增加。

（6）EGF

表皮生长因子(epidermal growth factor,EGF)及其受体 EGFR 在肿瘤血管生成中发挥了重要作用。EGFR 家族包括 4 种成员:EGFR、人表皮生长因子受体 2(human epidermal growth factor receptor 2,HER2)、HER3 和 HER4。EGFR 的过度表达或持续性激活在人类肿瘤中很常见,它与肿瘤增殖、存活和转移的增加有关,这使得 EGFR 成为抗癌治疗中有吸引力的靶点。EGF 与 EGFR 的结合可以激活内皮细胞和肌细胞、促进血管生成。该过程与下游信号通路如 Ras - MAPK 和 PI3K - AKT - mTOR 被激活有关。此外,EGF 也可以通过诱导 VEGF 等血管生成相关因子的产生来促进血管生成。

（7）细胞黏附分子

细胞黏附分子(cell adhesion molecule,CAM)是细胞表面的糖蛋白,介导细胞与相邻细胞及周围细胞外基质之间的相互作用。CAM 属于不同的蛋白质家族,具有不同的结构和功能特性。在生理条件下,特定 CAM 的表达仅限于特定的细胞类型。除了在维持静止组织结构方面具有关键的稳态作用外,CAM 还必须适应在某些生理和病理过程中发生的微环境变化。在肿瘤中,CAM 的表达和功能受到肿瘤生长引起的组织变化以及周围基质变化的调节。这使得内皮细胞能够离开静止状态,重新进入血管生成级联反应。多项研究还指出,各种 CAM,如整合素、黏附素、选择素和免疫球蛋白家族的成员,在肿瘤血管生成的每个步骤中发挥作用,不仅通过介导细胞-细胞和细胞-基质相互作用,还通过参与调节新形成血管的扩展和成熟的信号事件来发挥作用。

（8）蛋白酶 MMP

MMP 是锌离子依赖的蛋白溶解酶,对位于细胞外基质上的广泛底物表现出特异性蛋白酶活性。人类中有 23 种 MMP 的同源基因,其中至少有 14 种可在血管内皮中表达。MMP 已经被证明在调控肿瘤中相关的血管生成、淋巴管生成过程中发挥了作用。MMP 具有促血管生成和抗血管生成的双重效应,参与降解 ECM 底物的关键步骤。其中,MMP－2 和 MMP－9 引起了 ECM 的动态重塑,通过蛋白酶剪切激活和去活化,释放诱导细胞调节的生物活性物质。MMP 的活化可被多种促血管生成因子诱导,如 VEGF,bFGF,TGF 等。MMP－1 可以通过促进 VEGFR2 的表达和内皮细胞增殖,刺激丝氨酸/苏氨酸蛋白激酶 MARK2,并激活转录因子 NF－κB 参与血管重塑和血管生成。

（9）mTOR

PI3K/AKT/mTOR 通路在大多数人类癌症中被激活。PI3K 是一类磷脂酰肌醇 3－激酶,它将磷脂酰肌醇的肌醇环上的 $3'-$OH 磷酸化。肿瘤中,PI3K 的激活可能通过 RAS 突变、生长因子受体如 EGFR 的表达增加或 PTEN 的缺失而发生。磷脂酰肌醇 3,4,5－三磷酸(phosphoinositide－3－kinases,PIP3)是由 PI3K 产生的重要的脂类第二信使,在几个信号转导通路中发挥着关键作用。PIP3 激活丝氨酸/苏氨酸激酶 PDK1 和 AKT。磷酸酯酶和 PTEN 基因编码一种磷酸酯酶,对抗 PI3K 的作用,从而降低激活的 AKT 水平。AKT 通过 mTOR 的磷酸化来控制蛋白质合成和细胞生长。

mTOR 通路对血管生成的影响是多方面的。mTOR 通路可以参与调节 HIF－1/HIF－2,这些是低氧应激反应基因的转录因子。有研究发现,mTORC1 通过直接磷酸化 STAT3 的 Ser727 增强 HIF－1α mRNA 的转录。mTORC1 通过 p70S6K1 和 eIF4E 结合蛋白 1(eIF4E－binding protein 1,4E－BP1)的活性调节 HIF－1α 翻译。虽然缺氧是 HIF－1α 上调的主要刺激因素,但 EGFR 和 PI3K 途径的激活也可促进 HIF－1α 的上调,从而导致 VEGF 的上调(图 13－6)。

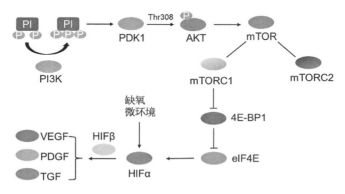

图 13－6　PI3K/AKT/mTOR 通路在血管生成中的作用

当生长因子和细胞因子与受体结合时,PI3K 被激活,进而磷酸化 AKT。AKT 可以通过 Rheb 等来激活 mTOR。mTOR 由两种主要复合物组成:复合物Ⅰ(mTORC1)和复合物Ⅱ(mTORC2)。mTORC1 磷酸化下游 p70S6 激酶 1 并调节 4E－BP1,从而防止其阻碍 eIF4E,并使 40 S 核糖体亚基被募集到 mRNA 中,引发蛋白质翻译,调节几个细胞过程,如缺氧相关的 HIF1α,并最终导致与血管生成相关蛋白(如 VEGF、PDGF、TGF 等)的上调。由生长因子调节的 mTORC2 磷酸化不同蛋白质,从而调节肌动蛋白细胞骨架和细胞迁移。

mTOR 通路与血管生成调节之间的密切联系也在内皮细胞中得以体现。多项研究显示,雷帕霉素在减少增殖、迁移、管状结构形成和增加细胞凋亡方面具有抗血管生成的功能。mTOR 抑制剂替西罗莫司可以抑制体外和体内血清和(或)VEGF 驱动的内皮细胞增殖和血管形成。内皮细胞中 mTORC 相互作用因子的敲低实验证实了 mTOR 在血管生成中的作用:敲低 mTORC1 的负调节蛋白 TSC1 增强了内皮细胞的增殖,而敲除 mTORC1 的正调节蛋白 Rictor 则抑制了细胞增殖。

13.3.2　肿瘤缺氧与血管生成

大多数实体肿瘤都具有处于低氧微环境这一普遍和显著的特征。低氧对癌细胞的生物学行为和恶性表型产生了深远影响,可以通过复杂机制介导癌症化疗、放疗和免疫治疗耐受,并与各种癌症患者的不良预后密切相关。

1. 低氧信号通路

肿瘤细胞为了在低氧环境下生存,可以通过转录因子的协同作用重编程代谢、蛋白质合成和细胞周期。其中,肿瘤细胞能够在低氧环境中存活的主要原因之一是激活 HIF 通路。HIF 家族有两个不同的亚单位:α(HIF - 1α、HIF - 2α 和 HIF - 3α)和 β(HIF - 1β)。HIF - 1α 广泛表达于所有身体组织中,而 HIF - 2α 和 HIF - 3α 仅存在于特定组织中。在缺氧、铁螯合剂和二价阳离子等因素的刺激下,HIF - 1α 这种氧不稳定蛋白质会变得稳定。在低氧条件下,HIF - 1α 的 mRNA 水平不会变化,但 HIF - 1α 蛋白质水平会增加。常氧条件下 HIF - 1β 在哺乳动物细胞中是恒定表达的。由于存在氧依赖的脯氨酸羟化酶家族(proline hydroxylase family,PHD),在有充足氧的条件下,HIF - α 蛋白会发生羟化,并与冯希佩尔-林道综合征(von Hippel-Lindau syndrome)肿瘤抑制蛋白(pVHL)相互作用,促进 HIF - 1α 泛素-蛋白酶降解。PHD1 的表达抑制了 HIF - 1α,并抑制了肿瘤生长。然而,在低氧条件下,PHD 的酶活性被抑制,防止了 HIF - α 的羟基化和泛素-蛋白酶体降解,导致 HIF - α 在细胞内异常堆积。细胞内 ROS 浓度升高的情况下,也会诱导 HIF - 1α 蛋白的持续表达。积累的 HIF - 1α 与 HIF - 1β 结合并进入细胞核,结合靶基因启动子区的缺氧应答元件(hypoxia response element,HRE),启动一批与低氧适应有关基因的表达(图 13 - 7)。HIF 受多种信号通路的调节,包括 PI3K - mTOR 信号通路、JAK - STAT3 信号通路、NF - κB 通路、MAPK 通路、Wnt/β - 连环素通路、Notch 通路以及 IDH1 - R132H - FAT1 - ROS - HIF - 1α 信号通路等。

2. 缺氧与血管生成

肿瘤血管对肿瘤微环境中的细胞至关重要。然而,肿瘤血管通常是功能失调的、渗漏的、不规则的,并有异常的外周细胞导致血管灌注效率低下。此外,肿瘤微环境中的快速氧气消耗促进了 HIF 的稳定性,以及从癌细胞和基质细胞分泌的促血管生成因子 VEGF 的上调,推动了无序的新血管形成。缺氧引起的异常肿瘤血管也会限制药物输送,增强肿瘤的进展和转移。

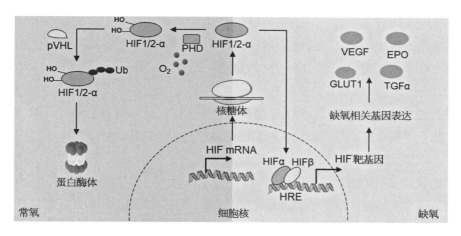

图 13-7　低氧和正常氧下的 HIF 通路

在常氧条件下,PHD 使 HIF1/2-α 亚基的两个脯氨酸残基羟基化,启动与 pVHL 的结合,随后进行
泛素化和蛋白酶体降解。缺氧条件下,PHD 被抑制,HIF-α 亚基转移到细胞核中与 HIF-β 结合。
HIF-α 和 HIF-β 形成异二聚体转录因子复合物,定位于其靶基因的缺氧反应元件上,上调缺氧相
关基因的表达。

（1）缺氧对内皮细胞的影响

缺氧的肿瘤微环境导致 HIF 的激活,并通过促进内皮细胞分泌促血管生成因子,如
血小板源性生长因子(PDGF)、表皮生长因子(EGF)和血管内皮生长因子(VEGF)等来启
动血管生成。有研究发现,在缺氧应答期间,内皮细胞普遍从 HIF-1 转换到 HIF-2。
在缺氧的急性期间,HIF-1 活性被启动,而 HIF-2 则主导对长期缺氧的适应。在 Tie2[+]
内皮细胞中 HIF-1α 缺失会影响内皮细胞的增殖、趋化等,并引起肺癌模型中肿瘤血管
密度的抑制以及肿瘤生长的减缓。业已证明,缺氧可以诱导内皮细胞表达 VEGF,
VEGFR1 和 VEGFR2,而失去 HIF-1α 可以阻止这些基因的诱导,从而破坏缺氧诱导的
VEGF 自分泌。在乳腺癌遗传模型中,内皮细胞特异性的 HIF-1α 缺失减少了肺转移,
并导致携带肿瘤的小鼠循环肿瘤细胞的减少。同样地,内皮细胞中 HIF-2α 的缺失也会
改变生理条件下的血管功能,抑制肿瘤血管生成,增加肿瘤细胞凋亡。在皮肤癌模型中,
具有 HIF-2α 缺失的内皮细胞的肿瘤,显示出更多的毛细血管数量以及较少的大血管数
量。然而,这些小血管无法成熟为功能性的血管,导致灌注缺陷。这表明 HIF-2α 在血
管萌发和重塑中具有重要功能。总之,这些研究表明,HIF-1α 和 HIF-2α 在肿瘤血管
生成中具有补偿效应,HIF-1α 促进血管生长,而 HIF-2α 负责血管成熟。

（2）缺氧对 ECM 的影响

缺氧通过 HIF 活性调节 ECM 的稳态,涉及胶原蛋白合成、修饰和降解。例如,在缺
氧条件下,依赖于 HIF-1α、胶原蛋白羟脯氨酸-4-羟化酶(prolyl 4-hydroxylase,P4H)
和 ECM 所需的胶原蛋白赖氨酸羟化酶(procollagen lysyl hydroxylase 2,PLOD2)等必需
酶在癌细胞中被诱导合成。P4H 和 PLOD2 的表达升高与肿瘤细胞对 ECM 的黏附和移
动增加相关。在胰腺癌中,敲低星形细胞中的 PLOD2 可以限制纤维结构的形成,并抑制

了肿瘤细胞的定向移动。在非小细胞肺癌细胞系中,HIF-1α 与突变 p53 形成复合物,导致 *ECM* 基因的特异性转录。缺氧能够提高体内外胶原蛋白合成和沉积的速率。此外,缺氧已被证明能够诱导乳腺癌细胞分泌赖氨酰氧化酶(lysyloxidase,LOX)和 LOX 样蛋白(LOXL)。LOX 和 LOXL 是氨基氧化酶,能够交联和稳定胶原蛋白,这些酶参与重塑肿瘤转移位点的 ECM,促进转移微环境形成。LOX/LOXL 的表达重塑了转移位点的 ECM,有助于招募骨髓来源的细胞,这种作用依赖于肿瘤细胞中 HIF-1α 和 HIF-2α 的活性。

(3) 缺氧对浸润肿瘤的 T 细胞的影响

缺氧对不同亚型的 CD4[+]辅助 T 细胞和 CD8[+]效应 T 细胞,具有直接和复杂的影响,这可能导致免疫治疗的疗效降低。缺氧通路还与淋巴管密切相关。原发性恶性肿瘤中 HIF-1α 水平的升高与肿瘤周围淋巴管密度和乳腺癌患者死亡率密切相关。在食管癌中,HIF-1α 水平与淋巴结转移相关。不同的研究表明,HIF-1α 直接参与淋巴管生成的调节。特别是,HIF-1α 通过激活不同的生长因子(包括 VEGF-C 和 PDGF),诱导淋巴转移。其中,VEGF-C 是主要的淋巴管生成驱动因子之一,其表达与 HIF-1α 的表达相关,但尚不清楚 VEGF-C 诱导是否需要 HIF-1α。HIF1 对淋巴管形成的贡献还可以通过 VEGF-A 介导。但是,有证据表明 HIF-2α 在淋巴管生成中发挥相反的作用,因为在异种移植模型中,HIF-2α 的敲低增加了淋巴管生成。

13.3.3　肿瘤血管与正常血管的区别

肿瘤血管在组织结构和功能上是不均匀的(图 13-8)。正常血管系统会按良好分化的动脉、小动脉、毛细血管、小静脉和静脉等级排列,而肿瘤血管则是不均匀分布的。肿瘤

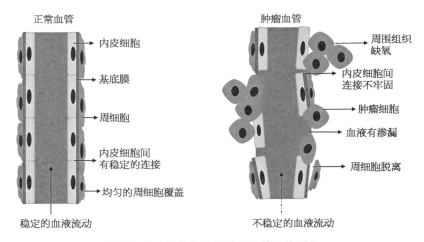

图 13-8　正常血管和肿瘤血管结构对比

肿瘤血管的基底膜结构异常,基底膜与内皮细胞结合松散,周细胞与内皮细胞结合松散。肿瘤血管周围组织会缺氧。肿瘤血管中的血流是混乱的,且肿瘤血管有渗漏。肿瘤血管系统缺乏小动脉-毛细血管-小静脉这样的层次系统。

血管经常呈蛇形走向,分支不规则并形成动静脉分流。肿瘤内的血液流动也不是沿着恒定的单向路径行进的。而且,并不是所有的血管都能持续灌注,甚至同一血管中血液流动可能交替进行。肿瘤血管在肿瘤与宿主接触界面处比在中央区域更为丰富。此外,随着肿瘤的生长,血管密度往往会降低,导致形成缺血区域,最终导致坏死。

肿瘤血管异常与局部、不平衡地过度表达促血管生成因子(如 VEGF)相关。正如前所述,肿瘤血管生成与伤口愈合有许多类似之处,在某种程度上,肿瘤可被视为"不愈合的伤口"。其中,一些相似之处包括局部高水平的 VEGF 表达,但也存在一些显著差异,如正常情况下,随着伤口愈合,VEGF 的过度表达会停止,这是因为促进愈合伤口 VEGF 表达的缺血刺激会随着新血管的形成和局部氧浓度的恢复而减少,相比之下,肿瘤会继续不断地过度表达 VEGF,因为在肿瘤细胞中,VEGF 的表达不仅受缺血的驱动,还受到癌基因、肿瘤抑制基因的缺失、激素等因素的影响。

VEGF 产生肿瘤特有的异常血管至少有 2 个条件需要满足:① 局部存在的 VEGF总量。在视网膜模型中,VEGF - A 的增加会导致血管增大。② 表达的不同 VEGF - A亚型以及它们相对于目标血管的 VEGF - A 分布。已鉴定出 7 种主要的 VEGF - A 亚型,最常检测到的是 VEGF - A121、165 和 189(数字代表氨基酸残基数量)。

总之,肿瘤可以通过局部过度表达促血管的生长因子,特别是 VEGF - A,诱导其血管形成。肿瘤新生血管与正常血管发育存在显著差异,在组织结构和功能方面都有显著不同,对这种机制的研究具有潜在的临床和治疗意义。

13.4　肿瘤抗血管生成的临床研究

13.4.1　抗血管生成治疗的历史和发展

抗血管生成治疗是一种新兴的癌症治疗方法,旨在切断肿瘤生长所需的营养供应。这种治疗方法的历史可以追溯到 1970 年代,当时研究人员发现某些肿瘤生长需要新生血管的供应,这个过程被称为血管生成。这一发现引起了人们对肿瘤治疗的新思考,即通过干扰血管生成来"饿死"肿瘤。

自 1980 年代开始,研究人员开始探索使用抗血管生成因子来治疗肿瘤。研究比较早的一种抗血管生成因子是 VEGF 抑制剂。研究表明,选择性地抑制在肿瘤中高表达的VEGF,可以阻止肿瘤生长。该项研究使得科学界无比兴奋,开发了一种新的肿瘤治疗方法,即抗血管生成疗法。此后,越来越多的抗血管生成治疗方法被开发出来,并被应用于多种癌症治疗中。例如,小分子酪氨酸激酶抑制剂(tyrosine kinase inhibitor, TKI)和mTOR 抑制剂等药物,可以通过不同的方式干扰血管生成和肿瘤生长。此外,一些新型的抗血管生成剂,如 VEGF 受体抑制剂、PDGF 受体抑制剂和 FGFR 抑制剂等,也正在研发中。

但在随后的研究中,科学家发现使用血管生成抑制剂后,很多肿瘤会变得耐药。1990年代,肿瘤生物学家 Rakesh Jain 注意到一个现象:血管生成抑制剂可以使肿瘤内的血管趋向于"正常化"。2001 年,Jain 发表了"血管正常化"(vascular normalization)的假说。该假说认为:抗血管生成药物的使用可以抑制肿瘤中复杂血管网络的生成,使得肿瘤无序的血管结构和血流更趋近于正常组织,从而改善一部分营养物质和氧气的供应。这一方面可以让肿瘤得以继续生长,恢复它们对化疗的敏感性;另一方面,血管的正常化还改变了肿瘤微环境中的酸性和缺氧这种免疫抑制环境,恢复部分免疫应答。这种新的理论为之后抗血管生成治疗联合其他治疗,如化疗、免疫疗法等,提供了理论基础。

总的来说,抗血管生成治疗是一种具有潜力的治疗方法,它通过不同的机制干扰血管生成和肿瘤生长,为癌症治疗提供了新的思路和方法。

13.4.2 临床批准的抗血管生成药物

目前有十几种被认为具有抗血管生成特性的抗癌治疗药物得到了批准(表 13 - 2)。这些药物可以干扰肿瘤血管生成和生长的关键细胞信号通路,其中 VEGF/VEGFR 抑制剂是最为主要的抗血管生成药物。根据目前主要的抗血管生成药物的机理,可以将临床上使用的药物分成 3 类:特异性针对促血管生成生长因子及其受体的单克隆抗体;多种促血管生成生长因子受体的小分子酪氨酸激酶抑制剂;通过其他机制间接抑制血管生成的药物。

表 13 - 2 美国 FDA 批准的抗血管生成药物

中文名	英文名和商品名	主要靶点	FDA 批准的适应证	分 类
贝伐珠单抗	bevacizumab, avastin	VEGF	转移性结直肠癌、非小细胞肺癌、晚期乳腺癌、胶质母细胞瘤、转移性肾细胞癌和晚期卵巢癌	单克隆抗体
雷莫芦单抗	ramucirumab, cyramza	VEGFR2	晚期或转移性胃或胃食管结合处腺癌、转移性非小细胞肺癌和转移性结直肠癌	
阿昔替尼	axitinib, inlyta	VEGFR1/2/3	一线靶向治疗晚期肾细胞癌	小分子酪氨酸激酶抑制剂
卡博替尼	cabozantinib, cometriq	c - Met 和 VEGFR2	甲状腺髓样癌	
乐伐替尼	lenvatinib, lenvima	FGF、VEGF、PDGFR - α	放射性碘治疗后晚期不可手术的甲状腺癌	
帕唑帕尼	pazopanib, votrient	VEGF、PDGFR	一线靶向治疗晚期肾细胞癌	
瑞戈非尼	regorafenib, stivarga	VEGFR1/2/3、PDGFR、FGFR	三线治疗转移性结直肠癌	

中文名	英文名和商品名	主要靶点	FDA 批准的适应证	分 类
索拉非尼	sorafenib, nexavar	VEGFR1/2/3、PDGFR - β	一线靶向治疗晚期肾细胞癌、晚期肝细胞癌、放射性碘治疗无效的晚期甲状腺癌	
舒尼替尼	sunitinib, sutent	VEGFR1/2/3、PDGFR - β	一线靶向治疗晚期肾细胞癌、胃肠道间质瘤、胰腺神经内分泌肿瘤	
替西罗莫司	temsirolimus, torisel	mTOR	一线治疗晚期肾细胞癌,复发或难治的曼特尔细胞淋巴瘤/非霍奇金淋巴瘤	其他
依维莫司	everolimus, afinitor	mTOR	一线治疗晚期肾细胞癌,胰腺神经内分泌肿瘤,颅内巨细胞星形细胞瘤	
阿柏西普	ziv - aflibercept, zaltrap	VEGF - A/B、PlGF - 1/2	耐药或进展的转移性结直肠癌	
重组干扰素 α	interferon - α	具有抗血管生成活性的内源性细胞因子	毛细胞白血病、恶性黑色素瘤、滤泡性淋巴瘤、艾滋病相关的卡波西肉瘤	
重组人血管内皮抑素	rhEndostatin, endostar/endu	阻断内皮细胞中 VEGF 诱导的 KDR - Flk - 1 酪氨酸磷酸化,下调 MMP - 2/9	非小细胞肺癌	

单克隆抗体药物主要包括贝伐珠单抗(bevacizumab)和雷莫芦单抗(ramucirumab)。贝伐珠单抗是 FDA 批准的第一个血管生成抑制剂,也是现在临床上使用最广泛的抗血管生成药物之一。它是一种单克隆抗体,可特异性地抑制 VEGF,用于治疗各类转移性癌症,包括转移性结直肠癌、乳腺癌、非小细胞肺癌、胶质母细胞瘤、肾细胞癌、卵巢癌、宫颈癌等。雷莫芦单抗是一种 IgG1 类的重组单克隆抗体,可选择性结合 VEGFR2,阻止受体的激活。目前,其在特定类型肿瘤包括肺癌、肝癌、胃癌、结直肠癌等治疗方面已经获得了美国 FDA 的批准。

另一类在临床上广泛使用的抗血管生成药物是小分子酪氨酸激酶抑制剂。VEGFR1、VEGFR2 或 VEGFR3 均为表达在淋巴和血管内皮细胞上的酪氨酸激酶受体。VEGF - A 与 VEGFR 的结合可触发受体内部酪氨酸激酶结构域的二聚化和跨磷酸化,导致酪氨酸激酶的激活以及下游细胞增殖和内皮细胞存活信号通路的激活。通过特异性抑制剂抑制这些信号通路就可以抑制细胞增殖和内皮细胞存活。目前临床上广泛使用的酪氨酸激酶抑制剂主要包括阿昔替尼(axitinib)、卡博替尼(cabozantinib)、帕唑帕尼(pazopanib)、乐伐替尼(lenvatinib)、瑞戈非尼(regorafenib)、索拉非尼(sorafenib)等。

此外,还有其他临床上正在使用的抗血管生成药物。例如,替西罗莫司(temsirolimus)是一种水溶性的雷帕霉素二酯类似物,也是第一款作用于 mTOR 的抗肿瘤药物,可通过抑制 HIF-1 依赖的 VEGF 在乳腺癌和多发性骨髓瘤中的产生,从而抑制血管生成。依维莫司(everolimus)是另一种 mTOR 选择性抑制剂。它可直接作用于肿瘤细胞,通过抑制肿瘤细胞生长和增殖,以及直接影响血管细胞增殖和生长因子产生的方式,来抑制血管生成。阿柏西普(ziv-aflibercept)也被称为 VEGF-Trap,是一种常用的抗 VEGF 药物。它是一种重组的 115 kDa 蛋白质,由人类 IgG1 的 Fc 片段和 VEGFR1、VEGFR2 的第二和第三细胞外域组成。它主要用于实体肿瘤和转移肿瘤的治疗中,同时也可被改制为等渗溶液,进行眼内注射,治疗眼部新生血管病变相关疾病。与其和自身受体结合的亲和力相比,阿柏西普分子的结构使它有更高亲和力去竞争性地结合所有 VEGF-A 和 VEGF-B 亚型,以及 PlGF-1 和 PlGF-2。重组干扰素 α 可抑制 VEGF 和 bFGF,在接种后 24 h内,可在体内观测到肿瘤微环境中的内皮细胞损伤。

13.4.3　抗血管生成治疗的局限性和不良反应

抗血管生成治疗是通过靶向肿瘤血管生成途径来抑制肿瘤生长和扩散,其中包括抑制血管内皮生长因子(VEGF)和其受体(VEGFR)的信号通路、抑制血小板源性生长因子受体(PDGFR)的信号通路等多种机制。虽然抗血管生成治疗是一种有效的抗肿瘤治疗方法,但仍存在一些局限和不良反应。

抗血管生成治疗的局限性主要表现在以下几个方面:① 部分肿瘤对抗血管生成药物不敏感。例如,单用索拉非尼在晚期胃癌患者中的总体响应率仅为 3% 左右,而单用舒尼替尼治疗晚期胃癌患者的总体响应率更是低于 5%,因此其对某些肿瘤可能无效。② 肿瘤血管生成途径非常复杂,单一靶向药物难以对其产生完全的抑制作用。抗血管生成药物可能会抑制一种或几种血管生成途径,但往往难以同时抑制所有途径,从而可能无法完全阻断肿瘤血管生成。③ 抗血管生成药物可能会引起肿瘤细胞对放疗和化疗的耐药性,从而导致降低治疗效果。

抗血管生成治疗的不良反应也比较多,主要包括:① 骨髓抑制。抗血管生成药物可能抑制造血功能,导致贫血、白细胞减少和血小板减少等。② 高血压。由于抗血管生成药物可能会引起血管收缩,从而引起高血压,严重时可能导致心脏、肾脏等器官受损。③ 蛋白尿。抗血管生成药物可能引起肾小球损伤,导致尿中蛋白质排放增加,严重时可能导致肾功能减退。④ 手足综合征。抗血管生成药物可能引起手掌和脚底出现红肿、疼痛、脱皮等症状,严重时可能影响患者的日常生活和工作。⑤ 胃肠道反应。抗血管生成药物可能引起恶心、呕吐、腹泻等胃肠道反应。

因此,在使用抗血管生成药物进行治疗时,需要充分考虑其局限性和不良反应,并进行个体化治疗方案的设计和监测,以最大限度地减少患者的不良反应,提高治疗效果。

13.4.4 联合治疗——从血管破坏到血管正常化

抗血管生成治疗最初仅仅关注于抑制新血管的形成和破坏已存在的血管,以"饿死"肿瘤细胞。目前,该治疗方法作为一种较为有效的肿瘤治疗策略已被广泛使用。但是,单一的抗血管生成药物疗法其实对大多数癌症患者的治疗效果仍不理想。这是因为抗血管生成导致产生了治疗上的悖论,即过度的抗血管生成治疗不仅可能切断肿瘤内部的血液供应,而且可能同时会阻止抗癌药物和免疫细胞进入肿瘤内部。完全阻断肿瘤内部的血流供应可能会导致肿瘤微环境的极端缺氧,这可能会加速肿瘤细胞的局部侵袭和远处转移,甚至诱导严重的免疫抑制。为了解决这个问题,Jain 等人提出了"血管正常化"理论,即通过适度的抗血管生成治疗,可以在肿瘤微环境内使抗血管生成信号和促血管生成信号保持平衡,实现血管的"正常化",使氧气、药物和免疫细胞能够有效地进入肿瘤,从而实现治疗效果的最大化。基于该理论,将抗血管生成药物与其他治疗策略相结合,包括免疫检查点抑制剂(immune checkpoint inhibitors,ICI)、化疗、靶向治疗、过继细胞疗法(adoptive cell transfer,ACT)、肿瘤疫苗、放射治疗等,成为当前临床研究中的重点。

当前,抗血管生成治疗已与多种其他治疗方法成功组合,显示出协同增效作用。抗血管生成治疗与 ICI 联合,可增强体内的抗肿瘤效应,改善肝癌和肾癌患者的疗效。与肿瘤疫苗联合,可增强溶瘤病毒的浸润和抗肿瘤作用,临床研究显示该联合用药是通过靶向肿瘤微环境(TME)促进肿瘤疫苗递送,从而延长患者生存期。抗血管生成治疗与 ACT 联合,可使肿瘤血管系统正常化、缓解缺氧 TME、增强 ACT 对肿瘤的浸润,从而增强 ACT 对肿瘤的识别和杀伤能力。抗血管生成治疗与化疗联合,可以短暂刺激紊乱的血管功能正常化,提高化疗药物的递送和抗肿瘤效果。临床研究还显示抗血管生成药物与放疗联合使用,可改善肿瘤缺氧环境,提高放疗对多种实体瘤的疗效。抗血管生成治疗的联合策略为肿瘤精准治疗提供了更多选择,其协同增效作用值得进一步探索。

13.5　小结

肿瘤微环境是一个由肿瘤细胞、非肿瘤细胞、分泌因子和细胞外基质构成的异质性集合体,其组成成分也因肿瘤类型而异。肿瘤细胞可以通过刺激宿主组织中非肿瘤细胞发生分子、细胞和物理水平的变化来支持肿瘤的生长和进展。

现在普遍认为,肿瘤微环境不是一个肿瘤发生发展的旁观者,而是癌症进展的积极推动者。在肿瘤生长早期,肿瘤细胞和肿瘤微环境成分之间发展出一种动态和相互作用的关系,这种关系支持肿瘤细胞的生存、局部侵袭和转移扩散。肿瘤细胞可以通过各种方式来诱导周围的宿主细胞参与到肿瘤微环境中来,从而形成一个支持肿瘤生长的特殊环境。

肿瘤血管生成是肿瘤微环境中的一个重要特征。为了克服缺氧和酸性微环境,肿瘤可以通过促进微血管生成,来恢复氧气和营养供应。肿瘤生长从无血管状态转变为有血管状态的过程,需要多种细胞因子和信号分子的协同作用,其中最为重要的是 VEGF。在肿瘤组织中,VEGF 主要由肿瘤细胞和基质细胞分泌,通过与其受体 VEGFR 结合,刺激内皮细胞增殖和迁移,并促进血管生成。此外,VEGF 还可以通过增加血管通透性和抑制免疫细胞活性等途径支持肿瘤生长。

肿瘤组织中基质细胞对肿瘤血管生成起着重要作用。这些细胞可以分泌多种生长因子和细胞外基质分子,如纤维连接蛋白、透明质酸、基质金属蛋白酶等,来促进肿瘤血管生成。此外,基质细胞也可以通过与免疫细胞的相互作用来调节肿瘤血管生成。

针对肿瘤血管生成,目前已经有多种抗血管生成的治疗方法应用于临床实践中。最早被应用的是 VEGF 抗体和 VEGFR 抑制剂,这些药物可以阻断 VEGF/VEGFR 信号通路,从而抑制肿瘤血管生成。此外,一些多靶点的血管生成抑制剂如瑞戈非尼、阿昔替尼等也被应用于肿瘤治疗中。目前,联合其他治疗方式是抗血管生成临床治疗的研究热点,这是因为传统的抗血管生成"饿死"肿瘤的治疗方式往往会引发肿瘤耐药。基于"血管正常化"理论,联合其他方式的治疗策略将成为今后抗血管生成临床研究的重点之一。

总之,肿瘤血管生成对肿瘤的生长和进展起着至关重要的作用。在肿瘤组织中,多种细胞因子和信号分子(如 VEGF),参与肿瘤血管生成的过程,基质细胞也对肿瘤血管生成起着重要作用。针对肿瘤血管生成的治疗方法在不断地发展和完善,包括 VEGF 抗体、VEGFR 抑制剂、多靶点抑制剂等。深刻理解肿瘤微环境,尤其是肿瘤组织中血管生成机制,有利于寻找更多肿瘤靶向治疗靶点,以及开发更多安全有效的肿瘤治疗手段。

思考题

1. 什么是肿瘤微环境? 列举肿瘤微环境中的主要构成。
2. 肿瘤血管生成包含哪些方式? 简要描述每种血管生成的特点。
3. 简述什么是血管生成开关,并列举促进血管生成的分子。
4. 比较肿瘤血管和正常血管的区别。
5. 简述抗血管生成临床治疗的局限性并分析原因及改进策略。

拓展阅读文献

Anderson N M, Simon M C. The tumor microenvironment. Curr Bio, 2020, 30(16): R921 - R925.

Chen Z, Han F, Du Y, et al. Hypoxic microenvironment in cancer: Molecular mechanisms and therapeutic interventions. Signal Transduct Target Ther, 2023, 8: 70.

Donnem T, Reynolds A, Kuczynski E, et al. Non-angiogenic tumours and their influence on cancer biology. Nat Rev Cancer, 2018, 18: 323 - 336.

Eelen G, de Zeeuw P, Simons M, et al. Endothelial cell metabolism in normal and diseased vasculature. Circ Res, 2015, 116: 1231 - 1244.

Hosein, A N, Brekken R A, Maitra A. Pancreatic cancer stroma: An update on therapeutic targeting strategies. Nat Rev Gastroenterol Hepatol, 2020, 17: 487 - 505.

Jiang X, Wang J, Deng X, et al, The role of microenvironment in tumor angiogenesis. J Exp Clin Cancer

Res，2020，39：204 -.

Li X，Sun X，Carmeliet P. Hallmarks of endothelial cell metabolism in health and disease. Cell Metab，2019，30：414 - 433.

Lugano R，Ramachandran M，Dimberg A. Tumor angiogenesis：causes, consequences, challenges and opportunities. Cell Mol Life Sci，2020，77：1745 - 1770.

Tucker W D，Arora Y，Mahajan K. Anatomy, Blood Vessels. StatPearls Publishing，2023.

Viallard C，Larrivée B. Tumor angiogenesis and vascular normalization：Alternative therapeutic targets. Angiogenesis，2017，20(4)：409 - 426.

Weinberg R W，Robert A. The biology of cancer. New York：W. W. Norton & Company，2013.

Zhang J，Yang P L，Gray N S. Targeting cancer with small molecule kinase inhibitors. Nat Rev Cancer，2009，9：28 - 39.

第 14 章　肿瘤转移及其机制

肿瘤转移是肿瘤细胞从原发处转移到身体其他部位的过程,对患者的预后有重大影响。一旦肿瘤细胞转移到远离原发处的部位,治疗难度显著增加,患者的生存率明显下降。转移瘤通常更难治疗,可能需要采取综合性的治疗策略,如手术切除、放疗、化疗、靶向治疗等。

转移是一个复杂的过程,包括以下多个步骤:癌细胞从原发肿瘤脱离,侵入周围组织,进入血液或淋巴系统,通过循环系统传播到其他器官,并在新的部位定植形成转移肿瘤。这一过程涉及多种分子机制的调控,包括癌细胞的上皮-间质转化、癌细胞与细胞外基质的相互作用、新血管的形成以及免疫逃逸等。

与原发肿瘤相比,转移肿瘤具有较低的瘤内异质性和较高的基因组复杂变异,如拷贝数变异程度。然而,在转移肿瘤中,常规癌基因和抑癌基因的变异与原发肿瘤相比并无显著差异。因此,深入研究肿瘤转移的分子机制可以为预防和治疗提供重要的理论基础,提升转移肿瘤患者的预后和生存质量。

14.1　肿瘤侵袭和转移

肿瘤转移是一个复杂的生物学过程。在此过程中,原发肿瘤的癌细胞从原位分离,进入循环系统,随后扩散至身体其他部位,它们在那里有可能形成新的肿瘤并继续生长。肿瘤细胞转移是癌症晚期的关键特征之一,也是导致癌症相关死亡的主要原因。转移涉及多个步骤,包括侵袭、迁移、进入血管、在循环系统中存活、从血管外渗以及最终在远端器官定植。

当肿瘤细胞转移到其他部位时,新形成的肿瘤称为继发性或转移性肿瘤,其细胞与原发肿瘤中的细胞相似。举个例子,如果乳腺癌扩散到肺部,那么形成的继发性肿瘤由异常的乳腺细胞组成,而不是异常的肺细胞,这样的肿瘤被称为转移性乳腺癌,而不是肺癌。转移在癌症分期系统(如 TNM 分期系统)中是一个关键要素,用"M"表示。癌症的总体分期通常分为 5 个阶段,分别是 0 期、Ⅰ 期、Ⅱ 期、Ⅲ 期和 Ⅳ 期,远处转移的癌症属于 Ⅳ 期,一旦癌症发生转移,治愈的可能性通常大大降低。

14.1.1　肿瘤转移路径

肿瘤转移的主要途径有:血行转移(hematogenous metastasis)、淋巴道转移(lymphatic metastasis)和种植转移(transcoelomic metastasis)。

血行转移是肉瘤的典型转移途径,也是某些类型癌症的首选传播途径。例如肾细胞癌和甲状腺滤泡癌起源于肾脏。由于血管壁较薄,静脉受侵袭的可能性较动脉更高,并且转移往往遵循静脉流动的模式。具体而言,血行转移通常遵循不同的模式,取决于原发肿瘤的位置。例如,结直肠癌主要通过门静脉扩散到肝脏。

淋巴道转移是指肿瘤细胞转移到原发肿瘤附近的淋巴结,并最终转移到身体的其他部位。"阳性淋巴结(positive node)"用来描述恶性肿瘤检测呈阳性的区域淋巴结。在进行检查或切除肿瘤的手术时,通常会进行活检以检查肿瘤部位附近至少一个淋巴结,该淋巴结称为前哨淋巴结(sentinel lymph node)。淋巴道转移是上皮细胞来源癌症(carcinoma)最常见的转移途径,而肉瘤(sarcoma)则不常通过这种途径转移。不过,肿瘤细胞局部扩散到原发肿瘤附近的淋巴结并不一定意味着远端转移。淋巴系统最终会从胸导管和右淋巴管汇入全身静脉系统,这也意味着淋巴道转移细胞最终也可通过血液途径扩散。

种植性转移是指恶性肿瘤穿透腹膜、胸膜、心包或蛛网膜的表面扩散到体腔。比如,卵巢肿瘤可以通过腹膜扩散到肝脏表面。

14.1.2　肿瘤转移研究的历史

对于肿瘤转移的研究由来已久。早在 1889 年,英国医生 Stephen Paget(1855—1926)提出了"种子与土壤假说"(图 14-1)。他检查了735 名乳腺癌患者的病理数据,指出这些患者的转移器官分布是非随机的。他认为,转移器官的选择并非偶然,而是由一些肿瘤细胞(即"种子")优先在特定器官(即"土壤")的微环境中生长,"种子"只有在适宜的"土壤"中才会发生转移。"种子与土壤假说"得到了许多实验证据的支持,但也存在一些明显不支持的证据。例如,乳腺癌很少从一侧乳腺转移到另一侧乳腺,尽管两侧乳腺的"土壤"几乎相同。此外,还有观点认为决定肿瘤转移模式的主要因素是原发肿瘤部位的血管和淋巴引流的解剖结构,即"解剖/机械假说"(anatomical/mechanical hypothesis)。举例来说,由于肝脏门静脉系统独特的静脉引流结构,肝脏成为胃肠道肿瘤血源性转移的最常见部位。目前的观点认为,肿瘤细胞的成功转移既受到靶

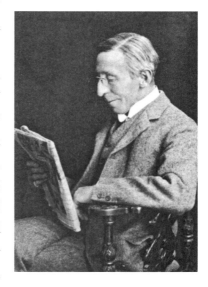

图 14-1　英国医生 Stephen Paget

器官微环境"土壤"的限制,也受到原发肿瘤和靶器官之间的血管、淋巴管分布的影响。

20 世纪中期,研究人员开始关注肿瘤细胞转移的机制,并取得了几个关键发现。Judah Folkman 在 1950 年代提出了血管生成的概念,发现血管形成是肿瘤生长和转移的关键步骤。1970 年代开始,研究人员发现了许多与肿瘤侵袭和转移相关的分子和细胞生物学机制,例如上皮-间质转化、肿瘤和微环境的互作,以及一批新的肿瘤转移促进和抑制基因。

近几十年来,随着技术的进步,人们对肿瘤转移背后的细胞和分子机制有了更深入的了解。例如,正电子发射断层扫描(PET)和核磁共振成像(MRI)等成像技术的发展,使临床医生能够可视化转移性肿瘤并监测治疗反应。随着基因组 DNA 测序以及大数据分析技术的进步,系列原发肿瘤和转移肿瘤基因组序列比较实验分析,揭示了转移肿瘤的一些关键特征,例如克隆异质性下降和拷贝数增多等。但其背后的机制以及靶向治疗策略等仍需进一步研究。

14.1.3　肿瘤转移与生存率

对大多数癌症患者而言,一旦确诊为转移性疾病,意味着病情已经到了晚期。最初被诊断为肿瘤尚未扩散至基底膜的患者通常有较高的 5 年生存率,那些在诊断时还未出现远处转移的患者(例如,只累及区域淋巴结的癌症患者),其总体生存率也较高。尽管近几十年来癌症患者整体死亡率有所下降,但 2005—2015 年间,诊断时已出现远处转移的患者总体死亡率并未显著改变(图 14-2)。

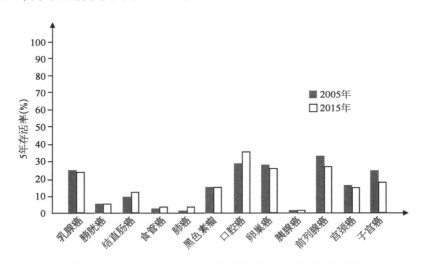

图 14-2　2005 年和 2015 年肿瘤转移与患者生存率对比

[数据来源:Steeg P S. Nat Rev Cancer, 2016, 16(4):201-218]

14.1.4　转移肿瘤相关的基因组 DNA 变异

不同的肿瘤细胞有不同的转移能力。深入比较转移肿瘤和未转移原发肿瘤之间的差异有助于理解肿瘤转移的本质特征,从而帮助设计针对性的治疗策略。基因组 DNA 变异是决定肿瘤行为的关键内部因素,近年来大规模比较基因组研究开始揭示转移肿瘤的基因组 DNA 变异特征。常见的肿瘤驱动变异,如 *TP53*、*RAS* 等突变频率,在转移肿瘤和原发肿瘤中并没有显著差异,提示这些常见的癌基因或抑癌基因变异并不是驱动肿瘤转移的关键因素。2023 年的一项研究汇总比较了 7 108 个不配对的原发和转移肿瘤的全基因组 DNA 测序信息,结果显示,相较于原发肿瘤,转移肿瘤有着较低的瘤内异质性。在原发肿瘤和转移肿瘤中,点突变差异不大,然而基因组 DNA 拷贝数变异在转移肿瘤中显著上升,提示拷贝数变异可能是驱动肿瘤转移的关键因素之一,但其中的分子细胞机制还有待深入研究。

14.2 肿瘤转移的过程与机制

肿瘤转移过程中,受体器官并非仅是循环肿瘤细胞的被动接收者,而是在转移、扩散甚至发生之前它们就被原发肿瘤有选择性地主动修饰。也就是说,原发性肿瘤转移需要形成转移前生态位(pre-metastatic niche),建立转移前生态位涉及微环境调控信号的释放、传递和响应。原发肿瘤会释放信号分子,直接或间接改变靶器官细胞的行为,促进其分泌黏附因子、炎性因子、基质金属蛋白酶等,最终形成有利于肿瘤细胞转移定植的微环境。

原发肿瘤的成功转移一般需要经历以下步骤:① 转移过程开始于肿瘤细胞生长,招募炎症细胞,诱导血管生成,并开始建立转移前生态位。② 肿瘤细胞开始侵入周围基质,该过程可通过上皮-间质转化(EMT)实现。③ 原发性肿瘤中的免疫细胞与肿瘤细胞相互接触,肿瘤细胞有时会利用浸润性免疫细胞的侵入功能进入脉管系统。进入脉管系统的单个细胞通常沿着脉管内皮滚动,但可以形成同型(肿瘤细胞-肿瘤细胞)或异型(肿瘤细胞-免疫细胞/血小板)栓子(emboli)。在承受血流冲击后,肿瘤细胞会选择性地黏附到内皮细胞上,或者在血管直径太小而无法穿过时停滞。④ 一旦停滞,黏附的肿瘤细胞就会离开血管并与转移前生态位相互作用,这些靶器官微环境会允许肿瘤细胞的增殖和定植。⑤ 定植(colonization)取决于肿瘤细胞和组织特异性因素的组合。肿瘤细胞会选择性地定植在不同的组织,并可能发生进一步的转移过程。

14.2.1 肿瘤细胞的侵袭和迁移

肿瘤侵袭和迁移是癌症发展中的两个重要特征。肿瘤侵袭是指癌症细胞渗透和浸润周围组织,包括侵入邻近的结构,如血管和淋巴管,并通过循环系统扩散到身体其他部位,这一过程称为癌症的转移。肿瘤迁移是指肿瘤细胞在组织或器官内的移动。当肿瘤细胞脱离原发处移动到同一器官内的不同位置或不同器官时,就是发生了转移。肿瘤转移导致的癌症扩散使肿瘤治疗更加困难,并增加了肿瘤复发的风险。

关于肿瘤侵袭和迁移的机制研究对于开发有效的癌症治疗方法至关重要,通过研究可以发现肿瘤的新治疗靶点,开发出可预防或减缓肿瘤发展的药物。

1. 关键细胞和分子参与者

肿瘤侵袭和迁移是一个复杂的过程,涉及多种细胞和分子的协同作用。其中关键分子包括:① 基质金属蛋白酶,参与降解细胞外基质,使癌症细胞能够渗透并侵袭周围组织。② 整合素,这些跨膜蛋白有助于将癌症细胞锚定在细胞外基质上,并调节细胞迁移。③ 细胞骨架成分,肌动蛋白在塑造细胞、维持细胞形状和支持迁移方面起着至关重要的作用。④ 黏附分子,例如钙黏蛋白和选择素。⑤ 转录因子,例如 SNAIL、ZEB、TWIST,在调节基因表达和促进上皮-间充质转化中发挥关键作用,同样对肿瘤迁移十分重要。⑥ 非编码 RNA,例如 microRNA,可以参与调节肿瘤侵袭和迁移相关的基因表达,从而促进肿瘤的发展。此外,一些炎症细胞分泌的分子也参与肿瘤转移过程,如巨噬细胞分泌细胞因子和生长因子,促进肿瘤的生长、侵袭和迁移。

肿瘤迁移涉及多种关键细胞:① 迁移过程中,CD4$^+$ T 细胞扮演双重角色。一方面,其 Th1 亚型通过帮助增强抗肿瘤细胞的毒性,促进 CD8$^+$ 细胞和 B 细胞,并通过产生 IFN-γ 和 TNF-α 直接杀死癌细胞来发挥抗肿瘤功能;另一方面,Th2 亚型则分泌抗炎介质,具有促进肿瘤发展的功能。② 肿瘤相关巨噬细胞(TAM)是一群高度可塑的免疫细胞,既有促肿瘤又有抗肿瘤的功能。TAM 包含不同来源的巨噬细胞子集,有些来自卵黄囊,有些来自骨髓,并在肿瘤中共存。TAM 的促肿瘤功能包括促进血管生成、免疫抑制、转移形成和治疗抵抗,同时,TAM 也可以通过直接吞噬癌细胞或激活抗肿瘤免疫反应来抑制癌症进展。③ 中性粒细胞具有抗肿瘤或促肿瘤发生的功能。④ 在癌症中,单核细胞发挥促肿瘤和抗肿瘤功能,单核细胞可以产生杀肿瘤介质并刺激自然杀伤细胞。同时,在肿瘤微环境中,它们有助于免疫抑制、细胞外基质重塑、血管生成和癌细胞内渗。⑤ 成纤维细胞和巨噬细胞最初可以帮助抑制肿瘤生长,但随着肿瘤的进展,可能受到肿瘤细胞的影响,从而获得促进肿瘤发展的功能。研究发现许多免疫相关的细胞类型都具有双重功能,即具有抗肿瘤和促肿瘤功能。

这些细胞和分子以复杂的方式相互作用,共同推动肿瘤细胞的侵袭和迁移。了解这些过程的分子机制以及不同参与者之间的相互作用,对于制定有效的治疗策略十分有益。

2. 细胞外基质的作用

细胞外基质(ECM)是由蛋白质和碳水化合物构成的复杂网络,为细胞和组织提供结构支持,并在细胞信号传递和调节中起关键作用。在肿瘤侵袭和转移过程中,ECM 成为细胞运动的物理屏障,并影响细胞行为的信号源。癌症细胞需要降解 ECM 以穿透周围组织并进入循环系统,而这一过程由基质金属蛋白酶(MMP)介导,它们能够分解 ECM 的特定成分。此外,ECM 还通过与细胞表面受体(如整合素)相互作用,影响肿瘤细胞行为,促进肿瘤细胞的迁移、侵袭和增殖。ECM 还通过调节参与细胞行为的相关基因表达,如参与肿瘤细胞上皮-间充质转化(EMT)的相关基因,影响肿瘤的行为。

ECM 在肿瘤侵袭和转移中扮演着复杂而多方面的角色,既是肿瘤侵袭和转移的物理屏障,又是影响肿瘤细胞行为的信号源。研究肿瘤细胞与 ECM 之间的相互作用对于开发预防或减缓癌症传播的新治疗策略至关重要。

3. 上皮-间质转化

上皮-间质转化(epithelial-mesenchymal transition,EMT)是一种过程,上皮细胞通过失去细胞极性和细胞-细胞黏附获得迁移和侵袭特性,从而转变成间充质细胞。EMT 对于许多正常的发育过程至关重要,包括中胚层形成和神经管形成。此外,EMT 也在伤口愈合、器官纤维化以及肿瘤转移过程中发挥作用。肿瘤细胞在侵袭前已表现出 EMT 特征,使其具备迁移、侵袭和转移的能力。

EMT 是一个可逆过程,在此过程中,细胞黏附分子和细胞骨架的表达发生改变,细胞逐渐发展出运动侵入特性,使其能够以高度动态和可塑的方式在上皮和间充质状态之间转换。其相反过程称为间充质-上皮转化(MET),它在发育过程(例如心脏发育、肾脏形态发生和体节形成)以及癌症期间经常发生。EMT 在生物体内参与胚胎发生、炎症、纤维化、伤口愈合、肿瘤发展及其他生理或病理过程。EMT 的变化过程包括多个连续步骤,如顶端极性的丧失、前后极性的增加、细胞黏附的减少以及间充质特性的获得。EMT 的生物学过程可分为 EMT 1 型、2 型和 3 型,分别与胚胎发生、组织再生和癌症进展相关。

EMT 过程受到 EMT 转录因子(如 Snail、ZEB、Twist 等)和 miRNA 表达,以及表观遗传和蛋白质翻译后修饰的调节。Snail 家族的 3 个转录因子(Snail1、Snail2 和 Snail3)和基本螺旋-环-螺旋(BHLH)家族的转录因子(Twist1 和 Twist2)可以下调上皮基因的表达,并上调间充质基因的表达。锌指结构的 ZEB 转录因子家族(ZEB1 和 ZEB2)可以通过结合 E-box 来调控相关基因的激活或抑制转录。非编码 miRNA 也可以选择性地结合 mRNA 来调控相关基因的表达。多种 miRNA 对 Snail 家族的调控对 EMT 有影响,因此 miRNA 表达的变化会影响 EMT 的病程和转移。同时,TGF-β、Wnt、Notch、PI3K-AKT 等多种信号通路也参与了 EMT 的调控过程(图 14-3)。

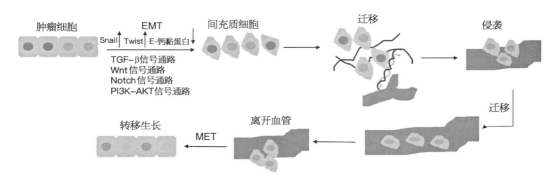

图 14-3　EMT 和 MET 过程示意图

14.2.2　侵入血管

侵入血管是肿瘤血行转移的重要步骤之一。一旦肿瘤细胞侵入血管,它们便可迁移到身体其他部位,建立新的肿瘤并继续生长。原发肿瘤中新形成血管的渗透性较高,有利于肿瘤细胞侵入血管并扩散。肿瘤转移和血管生成之间存在协同作用。肿瘤细胞可以刺激血管生成,促进新血管的生长;反过来,新血管的增长又支持肿瘤细胞的扩散。研究肿瘤转移和血管之间的关系有助于推动了抗血管生成疗法的发展,其目标是通过抑制新血管的生长来限制肿瘤细胞的扩散,延缓肿瘤进展。

1. 进入血管的机制

肿瘤细胞通过一种称为经内皮细胞迁移或水肿的过程进入血管。该过程包括以下步骤:① 细胞附着,肿瘤细胞首先通过与黏附分子(如选择素和整合素)的相互作用附着到血管内层(内皮)。② 内皮细胞激活,肿瘤细胞通过激活底层内皮细胞,使其更具渗透性。这使得肿瘤细胞能够通过细胞间的空隙进入血液。③ 跨细胞迁移,基质金属蛋白酶(MMP)的表达促进了这一过程,MMP 降解细胞外基质,使细胞穿透基底膜进入血流。④ 在循环中生存,进入血液的肿瘤细胞必须能够有效避开免疫系统,并在血液循环中存活,直到抵达第 2 个部位。在那里,肿瘤细胞发展出新的肿瘤。这一过程通常是通过抑制免疫细胞表面分子的表达来实现。⑤ 跨内皮细胞迁移的多个步骤均受到多种不同因素的调节,包括肿瘤细胞中特定基因的表达、存在的生长因子和细胞因子,以及血流施加的机械力。

总之,肿瘤细胞跨内皮细胞迁移是一个复杂的过程,涉及多种细胞和分子的共同调控,是肿瘤细胞从原发部位向次级部位扩散的关键步骤。研究其潜在机制对制定预防或减缓肿瘤进展的策略至关重要。

2. 影响血管内病变的因素

肿瘤转移过程中的血管内病变可能受到多种因素的影响,包括:① 肿瘤细胞状态。肿瘤细胞在形成血管内病变并在循环中存活的能力取决于其特定的状态,例如特定基因的表达、突变的存在及其对凋亡的抵抗力。② 内皮细胞状态。血管内皮细胞的通透性和反应性会影响肿瘤细胞进入血管并形成血管内病变的能力。③ 血流动力学。血流速度可以影响肿瘤细胞和内皮细胞之间的相互作用,并影响血管内病变的形成以及病灶的稳定性。④ 免疫系统。免疫系统可以通过识别和破坏进入血液循环中的肿瘤细胞,在血管内病变的形成和病灶的稳定中发挥作用。⑤ 次级部位的微环境。次级部位的微环境中存在生长因子和细胞因子等物质,它们可以影响肿瘤细胞形成新肿瘤和形成血管内病变的能力。⑥ 抗癌治疗。如化疗和放射治疗,可以通过杀死或抑制肿瘤细胞的生长、改变血流动力学和调节免疫系统来影响血管内病变的形成和病灶的稳定性。

肿瘤转移期间的血管内病变受到多种因素的影响,全面了解其潜在机制对于制定有效的预防或减缓肿瘤扩散的策略至关重要。

14.2.3 肿瘤细胞在循环系统中的生存

肿瘤细胞在循环系统中的生存也称为转移过程,这是一个复杂的多步骤过程,涉及肿瘤细胞从原发处扩散到身体其他部位。当肿瘤细胞脱离原发性肿瘤进入血液并传播到远处的器官,就在那里形成继发性肿瘤。

肿瘤细胞在循环系统中的生存也是一个具有挑战性的过程,它面临许多障碍。主要的挑战之一是如何避免免疫系统的检测和攻击。进入血液的肿瘤细胞会接触免疫细胞,免疫细胞可以识别并攻击它们。为了逃避免疫系统,肿瘤细胞可能会改变其表面蛋白或表达抑制免疫反应的分子。

另一个挑战是循环系统恶劣的生存条件。肿瘤细胞必须能够承受血流的剪切力,以及氧气和营养物质可用性的变化。为了生存,肿瘤细胞可能会经历新陈代谢方面的变化,转向无氧呼吸,或激活特定的生存途径。一旦肿瘤细胞到达远处的器官,它们必须能够侵入并定植周围的组织。这一过程涉及肿瘤细胞和组织的细胞外基质之间的相互作用,以及免疫细胞的募集和新血管的形成。

1. 肿瘤细胞应对免疫挑战

人体免疫系统可通过多种机制杀死循环系统中的肿瘤细胞,包括:① 抗体介导的杀伤,抗体能够识别和结合肿瘤细胞表面的特定蛋白质,然后标记它们,使之被免疫细胞摧毁。这称为抗体依赖性细胞介导的细胞毒性(ADCC),涉及激活相关免疫细胞(如 NK 细胞),以杀死肿瘤细胞。② 细胞毒性 T 细胞介导的杀伤,细胞毒性 T 淋巴细胞能够识别和杀伤呈递有异常表达或突变蛋白抗原的肿瘤细胞。T 细胞通过其 T 细胞受体识别这些蛋白质抗原,然后激活免疫反应,摧毁肿瘤细胞。③ 自然杀伤细胞介导的杀伤,NK 细胞可以识别并杀死异常细胞,例如,它们可以识别并杀死通过下调表面蛋白表达以逃避免疫检测的肿瘤细胞。④ 巨噬细胞介导的杀伤,巨噬细胞能够吞噬并摧毁外来或异常细胞,包括肿瘤细胞。同时,巨噬细胞通过产生有毒分子,如活性氧和 NO 杀死肿瘤细胞。⑤ 补体介导的杀伤,补体系统是血液中的一组蛋白质,它们能够识别并摧毁外来或异常细胞,包括肿瘤细胞。补体系统可以激活一系列抗肿瘤蛋白质,这些蛋白质可以直接杀死肿瘤细胞,或标记它们,让其他免疫细胞识别并摧毁。

总的来说,免疫系统具有多种杀死循环系统中肿瘤细胞的机制,最终的杀伤过程和效果取决于免疫细胞的类型和肿瘤细胞的特性。然而,一些肿瘤细胞可能逃过了免疫检测和破坏,导致形成转移瘤。制定增强对肿瘤细胞免疫反应的策略是一个有前景的研究领域,目前已开发出增强癌症免疫反应的免疫疗法。

2. 逃避免疫监测的策略

肿瘤细胞在循环系统中已经演化出多种机制来逃避免疫监视,最终在远处器官建立转移。其中的关键机制包括:① 免疫抑制。肿瘤细胞可以释放免疫抑制因子或表达抑制免疫细胞功能的表面分子,从而阻碍 T 细胞、自然杀伤细胞和树突状细胞的功能,使免疫细胞无法识别和攻击肿瘤细胞。② 免疫编辑。肿瘤细胞可以调节抗原表达,降低或不表达免疫细胞所识别的抗原,从而逃避免疫细胞的检测。③ 肿瘤微环境的改变。肿瘤细胞可以改变周围环境,使得微环境对免疫细胞不利,例如通过诱导缺氧、产生酸性环境或吸引免疫抑制细胞,如调节性 T 细胞和骨髓来源抑制细胞(MDSC)。④ 肿瘤异质性。肿瘤由具有不同遗传和表观遗传特征的肿瘤细胞组成,这使得免疫系统更难以识别和攻击肿瘤。⑤ 免疫检查点的激活。肿瘤细胞可以激活免疫检查点,如 PD-1、CTLA-4 和 LAG-3,从而抑制免疫细胞的功能,阻止它们对肿瘤细胞的杀伤。

　　总的来说,肿瘤细胞可以利用这些机制的组合来逃避循环系统中的免疫检测,从而在远处器官扎根并形成转移,了解这些机制对于制定有效的免疫治疗策略非常重要。

14.2.4　肿瘤细胞的外渗

　　外渗(extravasation)是肿瘤细胞离开血管,进入周围组织形成继发肿瘤的关键步骤。这个过程是肿瘤转移中的重要环节,使得肿瘤细胞可以逃避免疫细胞的检测,从循环系统逸出,并在远处器官中形成继发肿瘤。

　　1. 外渗的机制

　　肿瘤细胞外渗的关键步骤包括:① 黏附:肿瘤细胞通常通过特定黏附分子之间的相互作用附着在血管壁的内皮细胞上。② 外渗,一旦黏附到内皮细胞上,肿瘤细胞就可以穿过内皮屏障进入周围组织。这一过程涉及细胞外基质的降解和内皮细胞之间间隙的形成,使肿瘤细胞能在细胞之间移动并进入组织。③ 迁移,肿瘤细胞进入组织后,必须迁移通过组织,到达适合生长和增殖的部位。④ 定殖,一旦肿瘤细胞到达合适的位置,它们就可以增殖并形成继发肿瘤(图 14-4)。

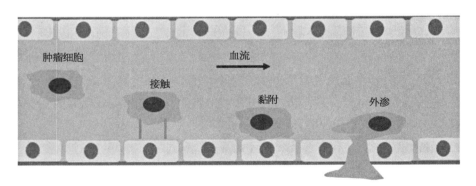

图 14-4　肿瘤细胞血管外渗过程

　　2. 影响外渗的因素

　　影响肿瘤细胞外渗的因素有很多,主要包括以下几点:首先是血管通透性,它直接影响肿瘤细胞脱离血流的能力。炎症反应可以增加血管通透性,使肿瘤细胞更容易穿过内皮屏障。其次,肿瘤细胞和内皮细胞表达的黏附分子也会促使肿瘤细胞附着在血管壁上并脱离血管,这些黏附分子的表达受到细胞因子和生长因子等因素的调控。第三,血管周围的细胞外基质组成也会影响肿瘤细胞的外渗。肿瘤细胞分泌的蛋白酶可以降解细胞外基质,从而使肿瘤细胞更容易在组织中移动。第四,趋化因子是能够将肿瘤细胞吸引到特定组织的信号分子,组织中趋化因子的表达也会影响肿瘤细胞的迁移和形成,从而继发肿瘤。

此外,特定组织周围的微环境也会影响肿瘤细胞的外渗。缺氧和酸性等因素会导致肿瘤细胞更容易形成继发性肿瘤。免疫系统在肿瘤细胞外渗中也扮演着重要角色。T细胞和自然杀伤细胞等免疫细胞可以攻击和破坏肿瘤细胞,而其他免疫细胞则可能促进肿瘤的生长和转移。

总的来说,肿瘤细胞外渗是一个复杂的过程,受到多种因素的影响。了解其中的机制有助于开发预防或抑制肿瘤进展的新办法。

14.2.5 肿瘤细胞在靶器官的转移定植

转移并在靶器官定植往往代表着肿瘤恶化程度进入到最后和最致命的阶段。然而,转移定植是一个成功率很低的过程,这意味着循环中的大多数癌细胞在远端靶器官环境中还没有做好生长的准备。一些实验证据表明,静脉注射肿瘤细胞后的转移效率低至0.01%。即使已经成功外渗的癌细胞,也大部分也注定要被消除或进入休眠状态,休眠状态是指单个播散性肿瘤细胞(disseminated tumor cell,DTC)或小的微转移簇(micrometastatic clusters)持续处于惰性状态——有时持续数周、数月,甚至数年。

在远离原发肿瘤后,DTC处于一个新的组织微环境中,该环境缺乏原发位置的基质细胞、生长因子和细胞外基质成分。因此,它们无法继续增殖,并进入长期的生长停滞状态,这通常可能归因于这些细胞在外渗后首次到达时不适应靶器官的微环境。当然,休眠状态也可能是由靶器官实质细胞主动施加影响造成的。

从临床角度来看,成功治疗后肿瘤已缓解的患者可能携带休眠状态的转移肿瘤细胞,也称为微小残留病(minimal residual disease,MRD)。某些癌症,如乳腺癌、前列腺癌和肾癌,这种休眠期可能持续多年,甚至在成功的初始治疗后持续数十年。虽然很难确切证明转移定植直接来源于先前存在的休眠DTC,但骨髓中DTC的存在显然与最终临床复发风险增加相关。因此,深入研究转移肿瘤休眠的生物学基础具有重要的临床意义。

肿瘤细胞成功转移定植至少需要满足两个先决条件:首先,转移中的肿瘤细胞必须具备启动新肿瘤的能力;其次,转移中的肿瘤细胞必须能够适应靶器官中的微环境并蓬勃生长。

靶器官支持性转移环境的建立通常发生在转移肿瘤定植之前,即所谓的转移前生态位(pre-metastatic niche),这种生态位的建立对肿瘤细胞的成功转移至关重要,其中包括VEGFR$^+$骨髓祖细胞、骨髓来源抑制性细胞(myeloid-derived suppressor cell,MDSC)和中性粒细胞等微环境成分的存在。

14.3　肿瘤转移的器官特异性

　　器官特异性转移是指肿瘤细胞优先向特定器官或组织扩散的现象。不同类型的肿瘤细胞具有独特的特性,使其能够在特定的器官或组织中生长和增殖(表 14 - 1)。例如,乳腺癌细胞倾向于转移到骨骼,前列腺癌细胞更倾向于迁移到骨骼和淋巴结,这是由于肿瘤细胞与特定器官或组织的微环境之间的分子和细胞相互作用造成的。关于器官特异性转移的机制尚不完全了解,但人们认为肿瘤细胞可以对某些器官产生特定的亲和力,它们还可以通过操纵周围的组织,使其更适合自身的生长和生存,这些涉及多种信号通路、细胞黏附分子和细胞外基质蛋白等之间的相互作用。

表 14 - 1　不同原发肿瘤的常见转移器官部位

原发肿瘤位置	常见转移器官部位	不能被血液或淋巴循环模式所解释的转移位点
乳腺	骨、肺(胸膜)、肝、脑、肾上腺、腋窝淋巴结、对侧乳房、卵巢	骨、肾上腺、对侧乳房、卵巢
结肠	肝、淋巴结、肺、膀胱或胃(直接延伸)	
肾	肺、肝、骨	骨
Krukenberg 腺癌	肝、卵巢	卵巢
肺	骨、脑、淋巴结、胸膜、隔膜(直接延伸)、肝、肾、肾上腺、甲状腺、脾脏	骨、肾上腺、甲状腺、脾
眼(葡萄膜)黑色素瘤	肝	肝
卵巢	隔膜、腹膜表面、淋巴结	
胰腺	肝、胃(直接延伸)、结肠、腹膜	
前列腺	骨骼(特别是椎骨和骨盆)、淋巴结	骨
胃	肝、淋巴结、肺、骨	骨
睾丸	淋巴结、肺、肝	
膀胱	肺、直肠(直接延伸)、结肠、前列腺、输尿管、阴道、骨、淋巴结、腹膜、胸膜、肝、脑	
子宫内膜	肺、淋巴结、肝、卵巢	

[参考 Welch D R,Hurst D R. Cancer Res,2019,79(12):3011 - 3027]

　　值得注意的是,肿瘤细胞可能会转移到身体的任何器官部位,甚至在原发肿瘤治疗或切除后也可能发生转移。早期发现和治疗有助于预防或控制转移。肿瘤转移到不同器官是一个复杂的过程,受肿瘤细胞和宿主不同器官的各种分子和细胞特性的影响。

14.3.1 骨转移

临床上,骨源性原发肿瘤如骨肉瘤(osteosarcoma)、软骨肉瘤(chondrosarcoma)和尤因肉瘤(Ewing sarcoma)很少见,而最常见的骨肿瘤一般是转移瘤。骨转移可分为溶骨性(osteolytic)转移、成骨性(osteoblastic)转移或两者兼而有之。这些转移瘤通常起源于上皮肿瘤,并在骨内形成实体肿块。尤其是在疾病发展到晚期时,骨转移会引起剧烈疼痛,其特征是隐隐作痛、持续性疼痛,并伴有周期性的突发性疼痛尖峰。

在正常情况下,骨骼通过破骨细胞介导的骨吸收和成骨细胞介导的骨沉积进行持续重塑,其过程通常在骨骼内受到严格调节,以维持骨骼结构和体内钙稳态。然而,肿瘤细胞对这些正常骨生理过程的影响导致成骨性或溶骨性病变。通常,溶骨性转移比成骨性转移更具侵袭性,后者的病程相对较慢。

骨转移会引起剧烈疼痛、骨折、脊髓压迫、高钙血症、贫血、脊柱不稳、活动能力下降,同时迅速降低患者的生活质量。患者通常形容这种疼痛为随时间推移而加剧的钝痛,伴有间歇性的尖锐、锯齿状疼痛。即使在疼痛管理得到控制的情况下,突发性疼痛也可能每天多次无预警地发生。夜间疼痛可能加剧,但活动后可部分缓解。与转移至肋骨或胸骨等扁平骨相比,转移至承重骨等支撑骨可能在病程早期就出现症状。

骨骼是除肺和肝之外的第三大肿瘤转移部位。虽然任何类型的癌症都可能在骨骼内形成转移性肿瘤,但骨髓的微环境往往有利于某些类型的癌症,包括前列腺癌、乳腺癌和肺癌。对前列腺癌,骨骼通常是唯一的转移部位。最常见的骨转移部位包括脊柱、骨盆、肋骨、颅骨和股骨近端。

60%~85%乳腺癌和前列腺癌患者出现骨转移。骨髓中的小血管,即血窦,允许造血细胞进出,与其他类型的毛细血管相比,骨髓血窦可能更容易吸收循环系统中的肿瘤细胞。此外,骨基质细胞,如成骨细胞,会分泌多种化学吸引因子,这些因子可以将癌细胞吸引到骨髓中。

当肿瘤细胞外渗到骨髓后,可能会受益于大量表达的可溶性因子,例如 CXCL12(C - X - C motif chemokine 12)和胰岛样生长因子-1(insulin-like growth factor,IGF - 1)。这些因子刺激 PI3K - AKT 信号转导通路,从而促进肿瘤的增殖和存活。具有高水平 SRC 信号通路和 CXCR4(CXCL12 受体)高表达的癌细胞,特别容易利用骨髓中的存活信号,从而增加发生明显转移的可能性。

在骨骼内寻找支持性生态位(supportive niche)对于散播的转移性肿瘤的存活至关重要。癌细胞可能会在骨髓的干细胞壁龛(stem cell niche)中定居。前列腺癌细胞会与造血干细胞竞争干细胞生态位,乳腺癌细胞可以占据成骨生态位(osteogenic niche)。在这些生态位中,癌细胞可能受益于癌细胞上的 E-钙黏蛋白和成骨细胞上 N-钙黏蛋白之间的异型黏附连接。E-钙黏蛋白的表达与患者样本中的骨转移相关,早期破坏黏附连接可减少小鼠模型中的骨转移。同样,α4β1 整合素及其配体血管细胞黏附分子 1(vascular cell adhesion molecule 1，VCAM1）的表达能够促进骨髓中的微环境信号交互，进而促进肿瘤转移。

在由乳腺癌和肺癌引起的溶骨性病变中，转移细胞会激活破骨细胞，产生胶原酶和其他蛋白酶，从而降解细胞外基质蛋白并使骨基质脱矿质。溶骨性骨转移的形成主要受到核因子 NF‐κB 受体活化因子配体（receptor activator of nuclear factor κB ligand，RANKL）信号转导的调控。肿瘤细胞衍生的类甲状旁腺激素样激素（PTHrP/PTHLH）、白细胞介素‐11（IL‐11）、白细胞介素‐6（IL‐6）和肿瘤坏死因子‐α（TNF‐α）刺激成骨细胞释放 RANKL，从而引发破骨细胞的形成和随后的骨吸收。骨转移癌细胞也会分泌基质金属蛋白酶，通过切割和释放膜结合的 RANKL，或间接通过降低 RANKL 拮抗剂骨保护素的水平，从而增加局部 RANKL 的活性。

14.3.2　脑转移

大脑肿瘤大多来自转移，因为起源于大脑的原发性肿瘤并不常见。最常见的转移至大脑部位的原发性肿瘤包括肺癌、乳腺癌、结肠癌、肾癌和皮肤癌，脑转移瘤的预后通常较差。由于大脑不同部分行使不同功能，脑转移表现出来的症状因其在大脑转移的位置而异。脑转移可导致各种异常神经症状，它们常由颅内压增高引起，严重时可能导致昏迷。最常见的症状包括：新发头痛（new onset headaches）、感觉异常（paresthesias）、共济失调、癫痫发作。脑转移的治疗主要是姑息治疗，就是减轻症状和延长生命。

脑转移主要影响脑实质和软脑膜，预后非常差，患病率和死亡率都很高。脑转移患者的平均生存期只有几个月，目前有效的治疗方法非常有限。超过一半的脑转移瘤起源于肺腺癌，其次是乳腺癌和黑色素瘤。为进入脑实质，肿瘤细胞必须穿过血脑屏障，该屏障由紧密相连的内皮细胞组成，内皮细胞表面有基底膜、周细胞和星形胶质细胞。肿瘤细胞突破血脑屏障进入脑实质的具体分子细胞机制仍有待深入研究。

14.3.3　肝脏转移

肝脏是常见的肿瘤转移目标器官，原因是它有丰富的血液供应。在肝脏中转移性肿瘤比原发性肿瘤多 20 倍，约 50% 的肝脏转移肿瘤起源于胃肠道，其他常见的原发肿瘤来自乳房、卵巢、支气管和肾（图 14‐5）。

治疗肝脏转移肿瘤的手段包括手术（肝切除术）、化学疗法和/或专门针对肝脏的疗法，例如射频消融、经导管动脉化疗栓塞、选择性内部放射疗法和不可逆电穿孔。但对于大多数患者来说，由于通常涉及两个肝叶，手术切除并不容易实施。年轻患者中，如果结直肠癌转移仅限于一个肝叶，可以考虑部分肝切除术进行治疗。

肠肝循环将结直肠癌、胰腺癌和胆囊肿瘤等胃肠道肿瘤细胞首先带到肝脏。因此，肝脏为大量肿瘤细胞提供了滞留、渗出和定植肝实质的机会。最近的研究发现门静脉血中循环的结直肠肿瘤细胞数量高于外周血，这表明有很大一部分肿瘤细胞被困在肝脏中。

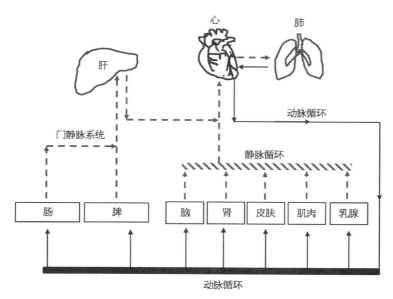

图 14 - 5 门静脉系统和肝转移

其他转移到肝脏的原发性肿瘤包括肺癌和乳腺癌。葡萄膜黑色素瘤(uveal melanoma)起源于眼部,但其复发几乎都在肝脏中。这清楚地表明,除了循环模式之外,转移细胞与宿主微环境的特定相容性在器官特异性转移中也起作用。

14.3.4 肺转移

肺也是多种类型癌症转移的目标器官:包括乳腺癌、胃肠道肿瘤、肾癌、黑色素瘤、肉瘤以及肺癌本身。肺内有毛细血管,其内壁由内皮细胞构成,这些细胞被基底膜和相邻的肺泡细胞包围着。为了穿越这些结构屏障,乳腺癌和黑色素瘤细胞会表达特定的介质,如SPARC(secreted protein, acidic, cysteine-rich/osteonectin)、TGF - β 诱导因子 ANGPTL4(angiopoietin-like 4)和 cANGPTL4(C - terminal fibrinogen-like domain of angiopoietin-like 4)。这些介质的表达会破坏内皮细胞之间的细胞连接,促进肺部肿瘤细胞的外渗。肿瘤细胞还表达其他因子,包括 EGFR 的配体上皮调节蛋白(epiregulin)、前列腺素合成酶 COX2、金属蛋白酶 MMP1 和 MMP2,这些因子促进肺毛细血管的破裂,从而促使转移过程发生。

14.4 转移瘤的诊断和治疗

转移肿瘤的诊断和治疗对患者的生活质量和预后至关重要。转移是导致癌症相关死亡的主要原因,因此治疗转移性癌症可能比治疗局限性癌症更具挑战性。因此,早期发现转移肿瘤非常重要,它可以帮助指导治疗决策并提高患者的预后。成像测试和其他诊断工具可以帮助确定转移的位置和范围,使医生能根据患者个体情况和转移肿瘤的具体情况进行个体化治疗。转移肿瘤的治疗方法包括手术、放疗、化疗、靶向治疗和免疫治疗以及它们的组合。选择治疗方法时需考虑多个因素,如癌症的类型和分期、转移的位置和范围,以及患者的整体健康状况。

14.4.1　用于检测转移的成像技术

成像技术在检测和监测癌症的扩散,尤其是检测转移方面扮演着至关重要的角色。以下是几种用于检测转移的成像技术:① 计算机断层扫描(computed tomography, CT)。CT 利用 X 射线和计算机生成身体的详细图像,通常用于检测肺、肝和其他器官中的转移灶并确定其位置。② 磁共振成像(magnetic resonance imaging,MRI)。MRI 使用强大的磁场和无线电波来创建身体的详细图像,适用于检测脑和脊髓中的转移灶。③ 正电子发射断层扫描(positron emission tomography,PET)。PET 使用少量放射性物质来识别身体代谢活动增强的区域,例如癌症细胞。它可用于检测骨骼、肝脏和其他器官中的转移灶。④ 骨骼扫描。它使用少量放射性物质检测骨骼活动增加的区域,来探测骨骼是否有转移灶。⑤ 超声波。它利用高频声波产生身体图像,通常用于检测肝脏和其他器官中的转移灶。⑥ X 射线。它可用于检测肺部和骨骼中的转移灶。

还有一些新兴的技术,如分子成像和基于纳米技术的成像,也显示出应用于检测和监测转移的前景。通过运用这些技术可以更精确地追踪肿瘤细胞,并尽早发现转移,从而提高治疗效果和患者生存率。

14.4.2　转移肿瘤的治疗方法

转移肿瘤的治疗取决于多种因素,包括癌症的类型和分期、原发肿瘤的位置、转移的程度和位置、患者的整体健康状况以及其他个人因素。常见治疗方法包括:① 手术。对于某些类型的转移性肿瘤,手术可能是一种选择,特别是在癌症仅限于有限区域内,则可以通过手术切除。② 放疗。使用高能射线杀死肿瘤细胞,可用于治疗引起疼痛或呼吸困难等症状的转移瘤。③ 化疗。使用药物杀死全身肿瘤细胞,经常被用作转移性肿瘤的系统治疗。④ 激素治疗。用于治疗对激素敏感的肿瘤,如乳腺癌和前列腺癌,通过阻断促进这些肿瘤生长的激素而起作用。⑤ 靶向治疗。使用靶向参与肿瘤细胞生长和扩散的特定分子或蛋白质的药物。⑥ 免疫疗法。通过增强机体的免疫系统来识别和攻击肿瘤细胞,适用于治疗某些类型的转移肿瘤。⑦ 姑息治疗。侧重于管理晚期癌症患者的症状和提高其生活质量。

在许多情况下,这些治疗方法可以组合使用来治疗转移性肿瘤。治疗的选择取决于多个因素,应由医疗专业人员团队共同确定,为每位患者制定个性化治疗方案。

14.4.3　肿瘤转移靶向治疗策略

靶向转移是传统药物开发中一个难以回避的方面。被监管机构批准的大多数抗癌药物都需要经过临床前验证其是否具有抗肿瘤作用，一般在最初的临床实验中招募转移性肿瘤患者进行测试。这些临床试验往往招募那些采用常规治疗策略失效的、已经转移的肿瘤患者，来检测新药物是否会缓解肿瘤或延长患者的总生存期或无进展生存期。然而，并非所有对原发肿瘤有效的药物在抑制转移方面同样有效。一些被批准的药物在临床前模型中甚至促进了肿瘤转移，比如突变 BRAF 抑制剂、紫杉醇、顺铂、抗雄激素、依维莫司（everolimus）和舒尼替尼（sunitinib）。这些促进作用可能是由于全身毒性等因素引起的。

以下是直接靶向肿瘤转移过程的代表性药物：靶向 RANKL 的地诺单抗（denosumab），靶向 VEGF 的贝伐珠单抗，以及靶向 αvβ3 整合素的西仑吉肽（cilengitide）。

地诺单抗是一种人源化单克隆抗体，可结合 RANKL，从而中断肿瘤细胞在骨转移定植过程中的"恶性循环"。在这一"恶性循环"中，到达骨骼的肿瘤细胞通过释放因子激活骨细胞产生 RANKL，而 RANKL 又会激活破坏骨骼的破骨细胞，导致骨骼降解。一旦骨骼被破坏，骨基质会释放因子，如转化生长因子 β（transforming growth factor - β，TGFβ），从而激活肿瘤细胞并重新启动"恶性循环"。临床前数据表明，地诺单抗在小鼠模型中达到了预期的目的。临床试验中纳入了骨转移患者，并使用了一个与转移相关的终点指标，即骨骼相关事件（skeletal-related event）来评估效果。对于乳腺癌和前列腺癌，地诺单抗与对照组相比，显著降低了骨骼相关事件的发生率。随后，在临床试验中对地诺单抗进行了测试，结果表明它可以延缓去势抵抗性前列腺癌患者或接受芳香化酶抑制剂治疗的绝经后乳腺癌患者的初始骨转移。

贝伐珠单抗（bevacizumab）是一种针对血管内皮生长因子（VEGF）的人源化抗体，VEGF 通过血管生成促进肿瘤的转移性定植。在临床前阶段，贝伐珠单抗首先在角膜血管生成、多原发性肿瘤以及转移性肿瘤上进行了测试。美国 FDA 已批准贝伐珠单抗用于多种癌症，尽管它在治疗卵巢癌和难治性非小细胞肺癌方面的存活率增加较小。乳腺癌方面的有条件批准已被撤销，对其他癌症的生存增加无效。这些结果提示靶向 VEGF 对转移的抑制效果不明确，实际临床效果也很有限。

西仑吉肽是一种环肽抑制剂，能够靶向 αvβ3 和 αvβ5 整合素，被认为是治疗肿瘤转移的潜在药物。整合素是由不同的 α 和 β 亚基组成的受体，它们介导肿瘤细胞与细胞外基质的黏附，从而影响血管生成、细胞活力、侵袭和定植。临床前研究表明，西仑吉肽作为单一疗法或与其他药物联合使用，可以预防转移，并抑制神经胶质瘤的生长和侵袭。然而，在针对骨转移性前列腺癌、转移性黑色素瘤和晚期非小细胞肺癌患者进行的 II 期临床试验中，西仑吉肽并没有显示出显著的临床效果。这可能是药物开发的问题，而不是这些整合素在转移途径中的作用缺失，因为西仑吉肽在体内的半衰期非常短。

尽管地诺单抗在治疗骨转移方面取得了一些成功，但临床后期的多次失败导致目前制药行业并不优先考虑直接靶向肿瘤转移过程的药物开发。

14.5　肿瘤转移的实验模型

研究肿瘤转移的分子和细胞生物学机制,以及评估其潜在治疗干预效果,需要利用转移瘤的实验模型进行研究。实验模型主要分为体外模型和体内模型。

体外模型就是在实验室环境中培养肿瘤细胞,通常用于研究转移瘤的分子机制,这类模型采用细胞系、三维类器官培养物或模拟体内肿瘤微环境的微流控系统等方法来建立。

体内模型就是将肿瘤细胞注射到动物体内(通常是小鼠或大鼠),随时间推移监测转移性病变的发展情况。这类模型用于评估潜在治疗干预效果,研究肿瘤细胞与宿主微环境在转移过程中的相互作用。根据肿瘤细胞的来源和所用动物宿主的类型,体内模型可进一步细分为原位模型、异种移植模型和同系小鼠移植模型等。

14.5.1　基于细胞体外培养的模型

转移瘤的体外模型是用于在受控环境中研究肿瘤转移分子机制的实验模型。这些模型通常用于筛选潜在的抗转移药物或研究肿瘤细胞迁移和侵袭的基本生物学过程。具体类型有:① 单层培养。肿瘤细胞在平坦表面上呈单层形式培养,该模型主要用于研究细胞迁移和侵袭。② 类器官培养物。肿瘤细胞在模拟体内肿瘤微环境的三维环境中培养,该模型适用于研究细胞间相互作用、细胞外基质(ECM)重塑和耐药性。③ 微流控装置。这类装置通过控制流体和营养物质在通道中的流动,模拟体内肿瘤微环境,通道的设计使其能够模拟肿瘤的血管和 ECM,对于研究肿瘤细胞和宿主微环境在转移过程中的相互作用尤为有用。

总之,转移瘤的体外模型是一种有效的工具,可用于研究肿瘤细胞侵袭和迁移机制,以及确定转移瘤的潜在治疗靶点。

14.5.2　研究肿瘤转移的实验动物模型

目前体内转移瘤的动物模型有:① 原位模型。将肿瘤细胞植入与原发肿瘤相同的器官中,以模拟肿瘤的自然生长和扩散。例如,可以将乳腺癌症细胞植入小鼠乳腺,用于研究肺或骨转移的发展。② 自发转移模型。肿瘤在原发部位生长,自发地发展转移。用于研究转移的自然过程及肿瘤细胞与宿主微环境之间的相互作用。③ 实验性转移模型。将肿瘤细胞注射到血液中或其他组织中,使其在受控环境中诱导转移,用于研究转移进展的特定方面,例如循环肿瘤细胞的形成及其与宿主组织的相互作用。④ 人源肿瘤异种移植(patient-derived tumor xenograft,PDX)模型。将患者的肿瘤细胞植入免疫功能低下的小鼠体内,创建更具临床相关性的人类癌症模型,用于研究肿瘤异质性和肿瘤对不同治疗的反应。⑤ 基因工程小鼠模型(GEM)。改变或删除特定基因以诱导肿瘤形成和转移,用于研究潜在转移的遗传和分子机制,并测试新的靶向疗法的疗效。

总之,每种模型都有其优点和局限性,对模型的选择取决于研究的问题及所研究的肿瘤类型。

14.5.3　实验模型的优点和局限性

转移瘤实验模型的优点在于:① 帮助研究人员研究肿瘤转移的分子机制,并评估不同治疗策略的疗效。② 体外模型可研究特定分子或细胞因子对肿瘤细胞行为的影响,测试潜在的治疗药物。③ 体内模型可复制复杂的肿瘤微环境,方便研究肿瘤细胞与宿主环境(包括免疫系统、基质细胞和细胞外基质)的相互作用。④ 为新型治疗药物的临床前评估提供平台,准确预测其在人体中的疗效。其局限性有:① 肿瘤转移的过程复杂,模型难以完全复制所有方面。② 体外模型可能缺乏体内环境的复杂性,且不能完全代表体内肿瘤细胞的行为。③ 体内模型耗时昂贵,可能无法准确反映肿瘤对治疗药物的反应。④ 一些实验模型,特别是异种移植模型,可能无法完全复制人体对肿瘤的免疫反应,因此不能准确代表人体内肿瘤的行为。

14.6　肿瘤转移研究的新兴领域

在过去几十年里,质谱、微阵列芯片技术和先进的基因组测序技术的进步,推动了肿瘤转移生物学机制的研究,许多与肿瘤转移相关的科学问题逐渐成为研究的热点,例如"种子"与"土壤"之间复杂的相互作用、转移前生态位的建立、肿瘤转移定植过程和肿瘤休眠状态等。在肿瘤转移这一活跃的研究领域中,一些潜在的研究方向有以下一些方面。

新肿瘤转移治疗靶点的识别:找出调节肿瘤转移的新分子靶点和信号通路,设计转移相关靶点治疗策略。

成像技术的进步:PET - CT 和 MRI 等成像技术可以更早、更准确地检测转移,新的成像方式,如分子成像和循环肿瘤细胞检测,也正在推进中。活体显微镜和成像技术的发展使得能够实时可视化和分析活体动物体内的癌细胞动态,从而成为有前途的治疗干预工具。

实验模型的开发:近期的技术采用三维(3D)培养模型来重建器官的特征,实现体内功能的体外再现,这将加速肿瘤转移的表征和针对"土壤"治疗策略的发展。现已成功在体外系统中重建了一些器官,如肺、肝和脑。综合应用这些先进的体内外模型,无疑有助于更深入了解肿瘤转移过程涉及的细胞和分子机制。

联合疗法:采用不同治疗方式的联合疗法,如化疗、免疫疗法和靶向治疗,可更有效地治疗转移性疾病。

单细胞分析:单细胞测序已成为一种强大的技术,可以表征单个癌细胞的性质,这将为研究转移瘤的异质性以及罕见的细胞亚群在驱动转移中的作用提供新见解。

转移生态位：它是指支持转移细胞生长和存活的远处部位的微环境。了解转移灶内细胞和分子的相互作用也是一个新兴的研究方向。

免疫疗法：免疫检查点抑制剂和其他免疫疗法已经彻底改变了转移性肿瘤的治疗方式。然而，关于转移性细胞的免疫逃避机制，以及如何克服这些机制，还有很多需要深入研究的地方。

液体活检：它包括分析在血液和其他体液中循环的肿瘤细胞或无细胞 DNA，这提供有关转移性疾病存在和进展的信息。

人工智能：机器学习算法和其他人工智能方法，分析基因组和临床信息大数据集，以确定治疗的新目标并预测治疗效果。

技术进步对肿瘤转移研究产生了重大的推动作用。正电子发射断层扫描（PET）、核磁共振成像（MRI）和计算机断层扫描（CT）等成像技术能帮助更早、更准确地检测转移性肿瘤；高通量测序技术的进步使得能识别导致肿瘤转移的遗传学和表观遗传学方面的变化；细胞培养和体外模型的发展使研究人员能够更详细地研究肿瘤转移的分子和细胞机制；基因工程小鼠模型和患者来源异种移植物（PDX）的运用为新疗法的临床前测试提供了平台。此外，免疫检查点抑制剂和 CAR-T 细胞疗法等免疫疗法的发展将彻底改变转移性癌症的治疗方式，它们利用免疫系统的力量靶向消除肿瘤细胞，为转移性肿瘤患者带来了希望。

思考题

1. 简述肿瘤细胞血行转移的步骤，其中最关键的步骤是什么？

2. 简述免疫细胞在肿瘤转移过程中扮演的作用。

3. 简述上皮-间质转化（EMT）过程及其调控的分子机制，以及它在胚胎发育、肿瘤转移中的作用。

4. 简述癌症转移相关的种子与土壤理论及其局限性。

拓展阅读文献

Anderson R L, Balasas T, Callaghan J, et al. A framework for the development of effective anti-metastatic agents. Nat Rev Clin Oncol, 2019, 16(3): 185-204.

Ganesh K, Massagué J. Targeting metastatic cancer. Nat Med, 2021, 27(1): 34-44.

Huang Y, Hong W, Wei X. The molecular mechanisms and therapeutic strategies of EMT in tumor progression and metastasis. J Hematol Oncol, 2022, 15(1): 129.

Lambert A W, Pattabiraman D R, Weinberg R A. Emerging biological principles of metastasis. Cell, 2017, 168(4): 670-691.

Langley R R, Fidler I J. The seed and soil hypothesis revisited — the role of tumor-stroma interactions in metastasis to different organs. Int J Cancer, 2011, 128(11): 2527-2535.

Liu Q, Zhang H, Jiang X, et al. Factors involved in cancer metastasis: a better understanding to "seed and soil" hypothesis. Mol Cancer, 2017, 16(1): 176.

Martínez-Jiménez F, Movasati A, Brunner S R, et al. Pan-cancer whole-genome comparison of primary and metastatic solid tumours. Nature, 2023, 618(7964): 333 - 341.

Obenauf A C, Massagué J. Surviving at a distance: organ-specific metastasis. Trends Cancer, 2015, 1 (1): 76 - 91.

Steeg P S. Targeting metastasis. Nat Rev Cancer, 2016, 16(4): 201 - 218.

第 15 章 肿瘤免疫

癌症一直是人类的头号健康杀手之一。目前的研究表明,免疫系统具有巨大的潜力来对抗这个致命的疾病。免疫系统拥有广泛多样的免疫细胞和分子,能够识别并摧毁各种异常细胞,包括肿瘤细胞,对于预防和控制癌症的发生发展起着重要的作用。利用免疫系统对抗肿瘤细胞的免疫治疗,在过去 10 年中在肿瘤治疗领域大放异彩,其中主要包括免疫检查点抑制剂、CAR - T 等。本章概述肿瘤免疫的基本概念,包括肿瘤抗原、免疫监视、抗肿瘤免疫效应机制、免疫编辑和肿瘤免疫逃逸;概述代表性肿瘤免疫治疗策略,如免疫检查点抑制剂、过继性细胞治疗、肿瘤疫苗等。

15.1 肿瘤免疫学概述

肿瘤免疫学是一门研究机体免疫系统和肿瘤发生发展之间相互关系,以及应用免疫学原理对肿瘤进行预防、诊断和治疗的学科。肿瘤免疫的概念源于 20 世纪初,早在 1909 年,德国科学家 Paul Ehrlich 就提出了肿瘤免疫假说,认为在生长发育过程中人体内不可避免会产生肿瘤细胞,但因机体内免疫系统的存在及其保护作用,机体才能避免肿瘤细胞的侵袭并保持健康。然而,受当时的技术和方法所限,该假说并没有得到实验验证。20 世纪中期,美国科学家 Lewis Thomas 提出了免疫监视(immune surveillance)理论,认为免疫系统通过识别肿瘤特异抗原来清除体内的癌细胞。1953 年,Macfarlane Burnet 通过异体移植模型初步证明了免疫监视理论,发现将致癌物诱导产生的肿瘤移植到同一品系的小鼠身上,会马上被排斥,而正常组织移植过去则不会。随后,对 T 细胞、NK 细胞、抗原呈递细胞的深入研究补充了免疫监视理论的细节。2002 年,Robert Schreiber 等人提出免疫编辑(immunoediting)理论,进一步完善了肿瘤免疫的框架。该理论提出,肿瘤的发展需要经过 3 个免疫阶段:① 消除阶段。初期癌细胞很容易被机体内先天免疫和适应性免疫系统识别,并被 NK、T 细胞杀死。② 相持阶段。肿瘤积累一定突变后,能抵抗细胞毒性 T 细胞,此时机体免疫系统没有完全清除肿瘤细胞。③ 逃逸阶段。肿瘤细胞继续演化,逃避免疫细胞对肿瘤的生长抑制,开始形成临床可检测到的肿瘤。肿瘤生长类似于物种进化,在免疫系统的选择压力下,能够逃避免疫系统监视的肿瘤细胞被筛选出来。肿瘤免疫逃逸由多个因素共同介导,其可能的机制包括肿瘤细胞内相关抗原的低表达、抗原呈递的变异和肿瘤微环境的适应性调整等。

机体内发生抗肿瘤生长的免疫应答机制主要包括先天免疫和适应性免疫两个方面。先天免疫通过编码的保守型可识别受体去识别病原体或自身损伤所产生的异常细胞。参与抗肿瘤先天免疫的细胞包括 NK 细胞、巨噬细胞、NKT 细胞、中性粒细胞等。适应性免疫具有特异性、多样性、记忆性等的特点,是机体清除肿瘤细胞的决定性力量,由 T 细胞介导的细胞免疫和抗体介导的体液免疫组成。先天免疫和适应性免疫不是独立的,先天免疫系统通过主要组织相容性复合体(major histocompatibility complex,MHC)将外来抗原呈递给适应性免疫细胞而启动适应性免疫,同时适应性免疫反应过程中释放的多种因子募集更多的免疫细胞,进一步促进先天免疫的响应。这两种系统共同作用实现机体对肿瘤细胞的免疫监视。

15.2 肿瘤免疫基础理论

15.2.1 肿瘤抗原

1. 抗原

免疫的本质特征是机体识别"自我"和"非我"物质。一般情况下,"自我"成分不会引起免疫系统的攻击,不会产生免疫应答;而"非我"成分则会引起免疫系统的攻击,产生免疫应答。抗原是指能够刺激机体免疫系统产生免疫应答,并与免疫应答产物如抗体和淋巴细胞等结合,产生免疫效应的物质。通常情况下,抗原是某种蛋白质,但也可以是某种多糖或核酸等。

在 20 世纪初的几十年里,人们试图采用同种异体移植的方法寻找和验证肿瘤抗原,但进展不明显。主要原因是当时的实验研究采用的不是遗传背景相同的纯种动物,实验结果并不是针对肿瘤的免疫,而是针对同种异体移植物的免疫应答。直到 1950 年代,随着纯种小鼠的培育成功,科学家才确切地用实验结果证实,化学致癌剂甲基胆蒽(methylcholanthrene,MCA)诱导小鼠产生的肉瘤所表达的移植排斥抗原是肿瘤特异性的。随后,在其他致癌因素导致的肿瘤中也证实了肿瘤抗原的存在,并证明其诱导的机体免疫应答具有特异性的抗肿瘤作用。

2. 肿瘤抗原

肿瘤抗原的发现和应用推动了肿瘤免疫学的发展。目前已在动物自发性肿瘤和人类肿瘤细胞表面发现近万种肿瘤抗原。

根据肿瘤抗原的特异性,可以将其分为肿瘤特异性抗原(tumor-specific antigen,TSA)和肿瘤相关抗原(tumor-associated antigen,TAA)两大类。TSA 是指仅存在于某种肿瘤细胞中的抗原,也称为肿瘤新抗原(neoantigen)。多数物理或化学因素诱生的肿瘤抗原、病毒诱导的肿瘤抗原以及肿瘤细胞 DNA 突变编码的抗原都属于 TSA。例如突变的致癌基因 *RAS* 编码蛋白、突变的抑癌基因 *TP53* 编码蛋白、染色体易位产生的 BCR-ABL 融合基因编码蛋白、EB 病毒(与淋巴癌和鼻咽癌相关)、人乳头瘤病毒(human papillomavirus,HPV)(与宫颈癌相关)、肝炎病毒(与人原位肝癌相关)等。TAA 是指肿瘤细胞和正常组织细胞均可表达的蛋白质,但在细胞癌变时其表达显著增高。TAA 包括肿瘤胚胎抗原(oncofetal antigen)、分化抗原(differentiation antigen)和过表达抗原(overexpressed antigen)。TAA 难以刺激机体产生细胞免疫应答,但可被 B 细胞识别并产生相应抗体。在肿瘤治疗的临床实践中,TAA 具有很重要的作用,不但可作为肿瘤早期诊断的辅助指标及靶向治疗的靶点,而且对疗效的评估、复发转移及预后的判断均有一定指导意义。目前发现的肿瘤抗原多为 TAA,如甲胎蛋白(alpha-fetoprotein,AFP)、HER-2/neu 蛋白、组织特异性分化抗原(如前列腺特异性抗原、黑色素细胞分化抗原)等。

根据来源,肿瘤抗原也可以分为外源性抗原和内源性抗原。外源性抗原(如促肿瘤病毒来源的抗原)可被机体内的抗原呈递细胞直接吞噬并加工,然后以抗原肽-MHC Ⅱ复合体的形式呈递给 CD4 辅助性 T 细胞。内源性抗原是指在细胞内合成的肿瘤抗原,例如肿瘤细胞突变后合成的异常蛋白,它是在靶细胞内合成后存在于细胞质中加工,然后以抗原肽-MHC Ⅰ复合物的方式呈递给 CD8 特异性细胞毒 T 细胞。

3. 肿瘤抗原的筛选与鉴定

鉴定肿瘤发生发展相关抗原是肿瘤诊断和精准免疫治疗的重要方面。传统鉴定方法包括:① 1990 年代开发的在体外利用特异性细胞毒 T 细胞克隆筛选人类肿瘤抗原,该方法鉴定了第一个 T 细胞识别的人类肿瘤抗原 MAGE-1。② 1995 年发明的利用血清学鉴定重组 cDNA 表达文库(serological analysis of expression cDNA libraries)筛选肿瘤抗原,该方法从患者肿瘤组织中提取 mRNA 建立 cDNA 表达文库,将患者血清在去除干扰的抗体之后用处理过的血清进行筛选,用该法已在肿瘤组织中发现约 4 000 种抗原基因。③ 利用组合肽库技术。④ 随着测序技术的发展,出现了一系列基因相关的分析方法,联合 DNA 数据库系统性地鉴别肿瘤抗原,如比较基因组杂交技术,可根据 DNA 增减变异导致的突变特性来分离肿瘤抗原,如黑色素瘤特异性抗原 PAX3d 的发现。⑤ 蛋白质组学技术。⑥ 基于高通量测序数据的采集,通过分析肿瘤细胞的基因组与转录组数据,借助计算机计算突变肽序列与 MHC Ⅰ 或 MHC Ⅱ 的亲和力等,来预测潜在的肿瘤新抗原。目前,预测肿瘤新抗原的常用工具有 pVACtools、ScanNeo、Seq2Neo 等。

15. 2. 2 MHC 与抗原加工呈递

1. 主要组织相容性复合物

1936 年,英国免疫学家 Peter Gorer 首次描述了主要组织相容性复合物(MHC),

MHC 基因首次在近交小鼠品系中被发现。1958 年,法国血液学及免疫学家多塞(Jean Dausset,1916—2009)发现第一个人类 MHC,即人类白细胞抗原(human leukocyte antigen, HLA)系统,定位于人类的 6 号染色体上,它由多个紧密连锁的基因座构成,编码了人类的 MHC 系统。1968 年,Dean Mann 等人首次分离出 MHC Ⅰ类 α 链,Ingemar Bergard 等从镉诱导的肾小管损伤患者的尿液中分离出 β2 微球蛋白。

MHC 分子有 MHC Ⅰ 和 MHC Ⅱ 两类。MHC Ⅰ 分子广泛存在于各种哺乳动物细胞表面上,包括所有有核细胞,它由一条 α 链和一个 β2 微球蛋白组成,α 链上有 3 个区域:跨膜区、胞质区和外显区。外显区由 α1、α2 和 α3 3 个结构域组成,其中 α1 和 α2 结构域参与抗原结合。MHC Ⅰ 分子的主要功能是呈递内源性抗原。MHC Ⅱ 分子主要存在于抗原呈递细胞(antigen presenting cell, APC)表面,如巨噬细胞、树突状细胞和 B 细胞等,MHC Ⅱ 分子由 α 链和 β 链两条链组成,它们都有外显区,其中 α1 和 β1 结构域参与抗原结合。MHC Ⅱ 分子的主要功能是呈递外源性抗原(图 15 - 1)。

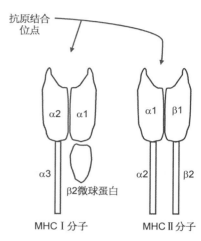

图 15 - 1　MHC 分子结构图

2. 抗原呈递细胞与抗原呈递

抗原呈递是机体免疫系统中的重要过程,指抗原呈递细胞(APC)将摄取的肿瘤抗原通过内部加工处理、降解为抗原肽片段,并与 MHC 分子结合,以抗原肽/MHC 分子复合物的形式呈递给 T 细胞引发免疫效应的过程。APC 包括树突状细胞(DC)、巨噬细胞、表达 MHC Ⅱ 的 B 细胞等专职性 APC,以及内皮细胞、成纤维细胞、嗜酸性粒细胞和表达 MHC Ⅰ 类分子的靶细胞等非专职性 APC。其中 DC 是抗原呈递功能最强的 APC。抗原呈递途径主要分为 MHC Ⅱ 类途径和 MHC Ⅰ 类途径,两条途径在一定条件下可以交叉呈递。

MHC Ⅱ 类介导的外源性抗原呈递过程包括 4 个步骤。首先,参与 MHC Ⅱ 限制呈递的细胞通过吞噬作用和内吞作用获得抗原,捕获抗原的受体包括 B 细胞受体(B cell receptor, BCR)、甘露糖受体(mannose receptor, MR)、补体受体(complement receptor)、Fc 受体(Fc receptor)和清道夫受体(scavenger receptor)。捕获的抗原被递送到内吞通路的内体进行内化降解,形成 MHC Ⅱ 类小室(MHC class Ⅱ compartments, M Ⅱ C)。其次,MHC Ⅱ 的 α 和 β 链在内质网中合成,并与恒定链结合形成异源三聚体。在高尔基体中成熟后,异源三聚体被恒定链上携带的序列引导至 M Ⅱ C 中。接着,外源性蛋白被降解成由 10～30 个氨基酸残基组成的多肽片段。恒定链蛋白也被水解产生Ⅱ类分子相关恒定链肽段(class Ⅱ- associated invariant chain peptide, CLIP)。HLA - DM 蛋白帮助 CLIP 从 MHC Ⅱ 上脱落,并帮助 MHC Ⅱ 结合上新的肽段。最后,形成的稳定的抗原肽- MHC Ⅱ 类分子复合体被转运至细胞膜留存数日以利于 T 细胞识别(图 15 - 2)。

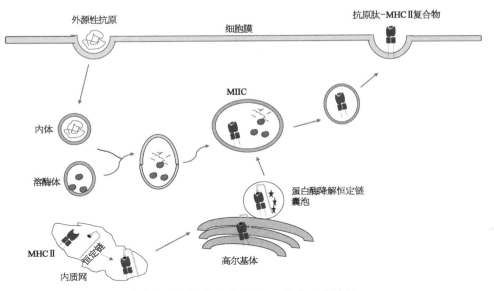

图 15 - 2 外源性抗原 MHC Ⅱ 类呈递过程

　　MHC Ⅰ 类介导的内源性抗原呈递过程主要分为三个步骤。首先,内源性抗原是细胞胞质中的蛋白质,包括细胞内感染的病毒和细菌的产物、细胞产生的突变蛋白质以及同种异型抗原。在胞质内,内源性抗原首先与泛素结合,然后被降解成多肽段。其次,MHC Ⅰ 的重链和轻链翻译后被转运到内质网中,并在此折叠形成 MHC Ⅰ 异二聚体。该过程中还有一系列蛋白,如钙网蛋白(calreticulin)、ERp57 等,参与维持 MHC 复合物的稳定性。最后,进入内质网的抗原肽段通过抗原加工相关转运体(transporter associated with antigen processing, TAP)形成一个孔样结构用于转运 8 - 16 个氨基酸的抗原肽段。并与 MHC Ⅰ 类分子结合,形成抗原肽- MHC Ⅰ 类分子二聚体,并经过高尔基复合体转运到细胞膜上,最终呈递给相应的 T 细胞识别(图 15 - 3)。

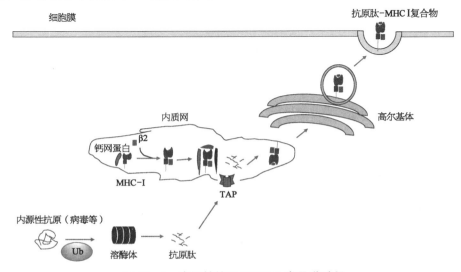

图 15 - 3 内源性抗原 MHC Ⅰ 类呈递过程

15.2.3 适应性免疫细胞

1. T 细胞与 T 细胞受体

1961 年,澳大利亚科学家 Jacques Miller 的实验表明胸腺是一种免疫功能相关器官,但当时并未得到科学界的广泛认可。1965 年,美国科学家 Max Cooper 利用去除鸡体内法氏囊(bursa of Fabricius)的实验,认为鸡体内至少存在两类不同来源、不同功能的免疫细胞:来源于法氏囊的免疫细胞负责制造抗体,免疫细胞根据法氏囊名称首字母命名为 B细胞;来源于胸腺的免疫细胞介导移植物排斥反应,该免疫细胞命名为 T 细胞。1970 年代,Miller 与 Cooper 实验室同时发现和证明哺乳动物也有 T 细胞和 B 细胞,B 细胞来源于骨髓。

T 细胞来源于造血干细胞(hemopoietic stem cell, HSC)。HSC 先分化为共同淋巴祖细胞(common lymphoid progenitor,CLP),然后迁移到胸腺。在胸腺中,它们先分化为未成熟 T 细胞(immature precursor T cell,IPT),然后经过 T 细胞受体(T cell receptor,TCR)发育、阳性选择(positive selection)和阴性选择(negative selection)成为成熟的 T 细胞(图 15 - 4)。

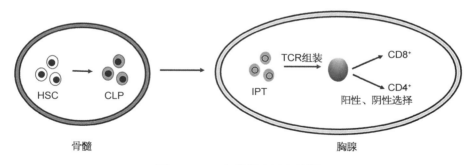

图 15 - 4 T 细胞发育过程简图

T 细胞根据功能分为以下几类:① 辅助 T 细胞(T helper cell)。这类细胞帮助其他淋巴细胞如 B 细胞成熟分化为浆细胞和记忆 B 细胞。CD4$^+$ T 细胞被 Ⅱ 类 MHC 分子激活,这些分子以其膜上的 CD4 受体命名。辅助性 T 细胞约占总 T 细胞数的 50%~60%。② 细胞毒性 T 细胞(cytotoxic T cell,CTL)。这类细胞是 CD8$^+$ T 细胞,是由抗原呈递细胞上的 Ⅰ 类 MHC 分子激活的 T 细胞,约占总 T 细胞数的 40%。CD8$^+$ T 细胞活化后,通过克隆扩增过程分化为 CTL,直接参与杀伤肿瘤细胞。这些细胞通过与 Ⅰ 类 MHC 分子呈递的短肽结合来识别目标细胞。③ 记忆 T 细胞(memory T cell)。这类细胞是一类寿命较长的 T 细胞,当再次暴露于最初激活它们的抗原时,可迅速扩展成大量有效应的 T细胞,这些细胞可以表达 CD4$^+$ 和 CD8$^+$ 受体中的任何一种。④ 调节性 T 细胞(regulatory T cell,Treg)。这类细胞可以防止免疫细胞对自身细胞做出反应,因而这些调节性 T 细胞也被称为抑制性 T 细胞。

TCR 复合体是 T 细胞表面的特异性受体，负责识别由 MHC 分子呈递的抗原。TCR 是一个非常复杂的结构，包括抗原结合亚基（TCR αβ）和 3 个 CD3 共受体信号亚基（CD3 δε、CD3 γε 和 CD3 ζζ）通过非共价结合形成。CD3 γ、δ、ε 和 ζ 多肽在其细胞质结构域中均含有免疫受体酪氨酸为基础的激活基序（immunoreceptor tyrosine-based activation motifs，ITAM），这是 TCR 表面表达、细胞内组装和信号转导所必需的。

TCR α 和 β 链都包含一个可变的、决定抗原特异性的免疫球蛋白样结构域（V 结构域），一个恒定结构域（C 结构域），一个膜连接肽，一个跨膜区域和一个不包含细胞内信号基序的短细胞质尾。细胞内信号传导由 CD3 复合物进行下游信号的传递和功能的完成，在其他蛋白因子如 CD45、CD8 和 Lck 等的调控下进行（图 15‐5）。

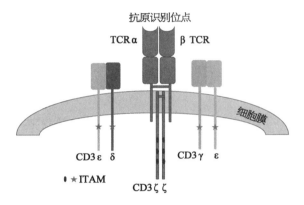

图 15‐5　TCR‐CD3 复合体结构简图

2. B 细胞与抗体

哺乳动物体内，B 细胞最初在骨髓内产生，经过多次发育后，迁移到脾脏，在那里分化为成熟的初始 B 细胞（naive B cell）。接着，初始 B 细胞通过血液循环迁移到次级淋巴器官，如脾脏和淋巴结，那里的结构为 B 细胞遇到抗原并被完全激活提供了必要的微环境。

免疫球蛋白（immunoglobulin，Ig），即抗体，是由 B 细胞受到抗原刺激后增殖分化生成的浆细胞产生。它是主要存在于血清中的一类糖蛋白，能够与相应抗原特异性地结合，是介导体液免疫的重要效应分子。所有 Ig 单体结构都类似，由两种不同的多肽链组成，一种为重链，分子量约为 50 kD，另一种为轻链，分子量为 25 kD。每种 Ig 都由

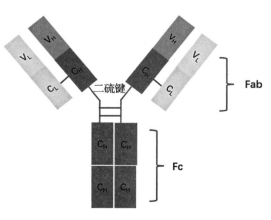

图 15‐6　抗体结构图

两条重链(heavy chain,H)和两条轻链(light chain,L)组成,两者之间由二硫键连接,形成一个四肽链结构,构象与类似英文字母 Y。轻链和重链中,氨基酸序列变化大的区域称为可变区(variable region,V),氨基酸序列保守区为恒定区(constant region,C)。含有抗原结合活性的片段区称为 Fab,不含抗原结合活性并容易形成晶体的片段称为 Fc 段,可以与效应分子结合(图 15-6)。

15.3　抗肿瘤的免疫监视和免疫效应机制

人体免疫系统拥有识别、杀伤和及时处理外来抗原物质或体内自身突变细胞的功能,这个过程被称为免疫监视。当人体免疫功能出现缺陷时,肿瘤的发生率会显著增加。机体抗肿瘤免疫效应的本质是免疫系统针对肿瘤细胞或肿瘤抗原发生的先天免疫应答和适应性免疫应答,这两种免疫效应机制相互影响,相互调节(表 15-1)。

表 15-1　先天免疫和适应性免疫的比较

	先 天 免 疫	适应性免疫
获得形式	先天性,无须抗原激发	获得性免疫,需抗原激发
发挥作用	早期,快速(数分钟至 4 d)	4～5 d 后发挥效应
特异性	无	特异性抗原识别受体
免疫记忆	无	有,产生记忆细胞
部分参与免疫细胞	NK 细胞、巨噬细胞、NKT 细胞	T 细胞(细胞免疫)、B 细胞(体液免疫)

15.3.1　自然杀伤细胞的抗肿瘤免疫效应

自然杀伤(natural killer,NK)细胞是机体内最早发挥抗肿瘤作用的免疫细胞。NK 细胞的识别和杀伤功能主要依靠其表面的活化性受体和抑制性受体之间的相互平衡来维持。NK 细胞主要通过 4 种方式杀伤肿瘤细胞:首先,通过抗体依赖的细胞毒性作用(antibody-dependent cellular cytotoxicity,ADCC)杀伤靶细胞;其次,通过 Fas/FasL 途径诱导靶细胞凋亡;第三,通过黏附分子结合靶细胞,再释放细胞因子如 TNF 杀伤靶细胞;最后,通过释放穿孔素在靶细胞上形成穿孔,并释放颗粒酶 B 等酶类杀伤靶细胞。

15.3.2　巨噬细胞的抗肿瘤免疫效应

巨噬细胞在肿瘤免疫中具有双重角色。一方面,作为先天免疫效应细胞和肿瘤抗原呈递细胞,活化的巨噬细胞可通过溶酶体酶、ADCC 途径、分泌 TNF 或 NO 等细胞毒性因子直接杀伤肿瘤细胞。另一方面,由于肿瘤细胞分泌的某些物质所产生的组织微环境影响,巨噬细胞会发展成为具有免疫抑制功能的细胞,这类细胞被称为肿瘤相关巨噬细胞(tumor-associated macrophage,TAM),从而促进肿瘤的生长。

15.3.3　CD8⁺ 和 CD4⁺ T 细胞介导的免疫效应机制

CD8⁺ T 细胞的激活需要双重信号。一种是 MHC Ⅰ 递送的抗原肽。还有其他几种信号,主要是 APC 表面的 B7(CD80/CD86)和 CD8⁺ T 细胞表面的 CD28 的结合。当 CD8⁺ T 细胞活化成为 CTL 后,主要通过以下方式杀伤细胞:① CTL 释放细胞毒性颗粒如穿孔素、颗粒酶来直接杀伤靶细胞。② CTL 释放细胞因子,如淋巴毒素、TNF、IFN 等。③ CTL 通过表面的 FasL 分子结合肿瘤细胞表面 Fas 分子,启动肿瘤细胞的死亡信号转导途径(图 15 - 7)。

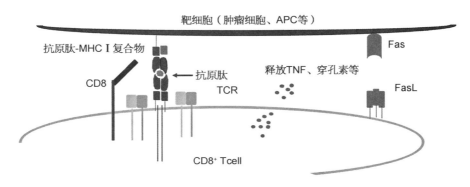

图 15 - 7　CD8⁺ T 细胞免疫效应过程简图

在免疫应答中,抗原呈递细胞通过呈递抗原肽- MHC Ⅱ 类复合体来识别初始 CD4⁺ T 细胞,从而激活它们促进克隆扩增和分化,形成不同的 CD4⁺ 辅助 T 细胞亚群。在肿瘤微环境中已发现多种 CD4⁺ T 细胞亚群,包括 TH1、TH2、TH17、TH9、滤泡辅助 T 细胞(follicular helper T,TFH)等。除了分化为不同的 CD4⁺ T 细胞亚群外,CD4⁺ T 细胞还表现出环境依赖的活性。因此,特定细胞因子或代谢变化等环境因素可能改变 CD4⁺ T 细胞亚群的命运及其效应功能,为治疗干预提供机会。CD4⁺ T 细胞主要通过膜表面分子和分泌的细胞因子对免疫应答起辅助和调节作用:① 分泌细胞因子如 IL - 2、IFN - γ 等,帮助 CD8⁺ CTL、NK 细胞、巨噬细胞和 DC 的活化,增强效应细胞的抗肿瘤作用。② 释放 IFN - γ、TNF 等细胞因子,作用于肿瘤细胞促进 MHC Ⅰ 类分子表达,提高靶细胞对 CTL 的敏感性。③ 释放的 TNF 具有直接破坏肿瘤细胞的功能。④ 促进 B 细胞增殖、分化和产生抗肿瘤的特异性抗体。⑤ 部分 CD4⁺ T 细胞可识别某些肿瘤细胞 MHC Ⅰ 类分子呈递的抗原肽,直接杀伤肿瘤细胞(图 15 - 8)。

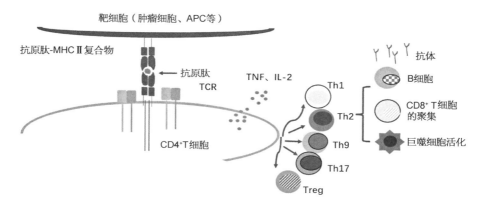

图 15 - 8 CD4$^+$ T 细胞免疫效应过程简图

15.3.4 B 细胞介导体液免疫应答

B 细胞通过捕获外部抗原并将其作为 MHC Ⅱ类分子上的肽片段呈递给 CD4$^+$ T 细胞,促进了 B 细胞形成生发中心(germinal center,GC)、分化成高亲和力产生抗体的浆细胞和发展成记忆 B 细胞群所必需的交流。这个复杂的过程包括几个阶段:首先,外部抗原通过 B 细胞受体(B cell receptor,BCR)被 B 细胞识别和捕获;其次,B 细胞通过内室处理抗原,将相应肽片段装载在 MHC Ⅱ类分子上;第三,MHC Ⅱ类肽复合物呈递给 CD4$^+$ T 细胞。研究表明,对于大多数抗原来说,与 BCR 结合是必要的,但不足以驱动 B 细胞完全激活成为产生抗体的浆细胞。对于这些抗原,还需要另外一个不同的第二信号,该信号可能由辅助性 T 细胞参与 B 细胞表面的抗原- MHC Ⅱ类复合物提供。在第一次接触抗原后,免疫系统产生的抗体主要是免疫球蛋白 M(immunoglobulin M,IgM)同型,其水平在 2 周左右达到峰值。然而,在抗原再次暴露后,特异性抗体立即产生,其水平比初级反应大几个数量级。二级和三级反应中的大多数抗体都转换为 IgG 亚类,且对抗原的亲和力增强,这种增强是通过体细胞超突变和抗原选择过程获得的,称为亲和力成熟。

抗体诱导肿瘤细胞死亡的主要直接机制是通过阻断生长因子受体信号通路实现的。当单克隆抗体结合它们的目标生长因子受体,并操纵它们的激活状态或阻断配体结合时,促肿瘤生长和生存信号通路会受到干扰。抗体的间接作用机制则需要宿主免疫系统的参与,包括补体依赖的细胞毒性(complement dependent cytotoxicity,CDC)、抗体依赖的细胞吞噬作用(antibody-dependent cellular phagocytosis,ADCP)和抗体依赖的细胞毒性作用(antibody-dependent cellular cytotoxicity,ADCC)。

15.4 肿瘤的免疫逃逸机制

在肿瘤免疫理论提出 40 多年后,美国肿瘤生物学家 Robert Schreiber 在 2002 年提出了肿瘤免疫编辑理论,指出免疫系统不仅具有排除肿瘤细胞的能力,还能促进肿瘤生长。免疫系统与肿瘤的相互关系可以分为"清除、均衡、逃逸"三个阶段。尽管机体内具有一套复杂而完整的免疫监视和免疫效应系统,但仍然难以阻止恶性肿瘤的发生发展,这种现象称为免疫逃逸。

肿瘤细胞可以采用多种方法来逃避免疫系统的监视。首先,通过降低人白细胞抗原 A,B,C(HLA-A,B,C)和抗原呈递相关基因的表达来避免 CD8$^+$ T 细胞的识别。其次,通过下调自然杀伤基团 2D(natural killer group 2,member D,NKG2D)配体的表达,来减弱自然杀伤细胞的细胞毒性。第三,通过免疫检查点逃避免疫监视,如程序性死亡配体 1(programmed cell death-ligand 1,PD-L1)、细胞毒性 T 淋巴细胞抗原-4(cytotoxic T lymphocyte-associated antigen-4,CTLA-4)、B7 同源物 3(B7 homolog 3 protein,B7-h3)和 B7 同源物 4(B7 homolog 4 protein,B7-h4),抑制 T 细胞的增殖和活化。第四,通过信号调节蛋白 α(SIRP2)-CD47 信号,阻止巨噬细胞的吞噬。

15.5　肿瘤的免疫治疗

与以往的化疗、放疗和手术相比,肿瘤免疫治疗在生存和生活质量方面为患者带来了显著改善。免疫疗法可以说是近年来肿瘤治疗的革命性突破,以下列举几种常见的肿瘤免疫治疗策略。

15.5.1　非特异性免疫治疗

William Coley 被誉为免疫疗法之父,在 19 世纪末首次尝试利用免疫系统的力量来治疗肿瘤。作为一名为骨肉瘤患者做手术的整形外科医生,他注意到一些术后伤口严重感染的患者会自发发生未切除肿瘤的消退。从 1891 年开始,他给一千多名患者注射了化脓性链球菌和黏质沙雷菌等活菌和灭活菌的混合物,希望能诱导败血症和强烈的免疫和抗肿瘤反应。他的细菌鸡尾酒被称为"Coley 毒素",这代表了第一个有记录的主动肿瘤免疫治疗干预。Coley 实现了几种持久、完整的恶性肿瘤的缓解,包括肉瘤、淋巴瘤和睾丸癌。但是由于 Coley 毒素的毒性反应太大(主要是高热),这种治疗方法渐渐淡出人们的视线。但 Coley 的贡献是里程碑性质的,因此被载入史册。

在非特异性细菌免疫治疗领域的发展中,还有其他具有开创性意义的事件。1976年,Alvaro Morales 等学者采用卡介苗(bacillus Calmette-Guérin,BCG)结核菌素灌注治疗浅表性膀胱癌。BCG 是活的牛型减毒结核杆菌,作为免疫佐剂,能够激活有关细胞,主要是激活巨噬细胞,间接激活 T 细胞。1990 年该疗法被美国 FDA 批准用于治疗膀胱肿瘤,可以降低膀胱癌的复发。

另外,1965 年日本中外制药推出的抗肿瘤药物溶链菌制剂 OK-432(picibanil)是溶血性链球菌 A 组 III 型低毒性干化提取物,作为免疫反应调节剂,它能够杀伤肿瘤细胞并提高机体的抗肿瘤能力,具有广泛的临床应用。

15.5.2 肿瘤疫苗

(1) DC 疫苗

DC 细胞是先天免疫系统中最有效的抗原呈递细胞。它能够将外源捕获的抗原作为 MHC II 相关肽(向 CD4$^+$ T 细胞)和内源抗原作为 MHC I 相关肽(向 CD8$^+$ T 细胞)同时呈递,从而诱导更有效的 CD4$^+$ 和 CD8$^+$ T 细胞活性。DC 疫苗的发展始于 1973 年的发现,当时 Zanvil Cohn 和 Ralph Steinman 首次描述了这些罕见小鼠脾细胞,其形态呈现独特的树状结构。自 1996 年第一个 DC 疫苗临床试验实施以来,人们针对许多不同肿瘤类型进行了广泛的临床研究。2010 年,美国 FDA 批准了首个也是唯一一个治疗性肿瘤疫苗——sipuleucel - T,商品名普罗文奇(Provenge)用于前列腺癌的治疗。该疫苗能够刺激机体产生针对肿瘤的特异免疫反应。

第一代 DC 疫苗由从患者分离的天然 DC 或体外培养生成的单核细胞来源的 DC (monocyte-derived dendritic cell,Mo - DC)组成。然而,这些 DC 没有进一步成熟,导致失败。

第二代 DC 疫苗使用完全成熟的 Mo - DC。肿瘤抗原由合成抗原肽或肿瘤细胞裂解物组成,并通过物理或机械破坏(例如,紫外线、X 射线或 γ 射线和/或热休克等照射)来确保肿瘤细胞的死亡。第二代 DC 疫苗主要使用来自肿瘤抗原的抗原肽。

(2) DNA 疫苗

开发肿瘤疫苗的挑战之一是肿瘤抗原的性质。理想情况下,肿瘤疫苗抗原在肿瘤细胞中特异性表达量高,新抗原的发现为肿瘤免疫治疗和疫苗的抗原筛选和选择开辟了新的途径。在癌变过程中发生的基因突变可能发生在肿瘤的编码区和非编码区。新抗原高度不同于传统的肿瘤相关抗原(TAA)。因为新抗原只在肿瘤细胞而不是正常细胞中表达,它们被免疫系统识别为非自身抗原。肿瘤新抗原分为两种类型:共享新抗原(shared neoantigen)和个性化新抗原(personalized neoantigen)。共享新抗原在不同的肿瘤患者中是相似的,可用于采用广谱治疗方法的患者的相同突变基因;个性化新抗原是独一无二的,因人而异,因此,个性化新抗原的应用要针对每个个体。

DNA 疫苗设计简单,成本低廉,可以直接从病原体序列设计、优化和合成 DNA 免疫原,以实现临床前测试的灵活性和速度,快速过渡到临床规模。体内表达所构建的序列有助于迅速筛选和选择潜在的候选疫苗。最初的肌肉注射和最近采用高浓度配方的皮内注射在临床中产生了一致的免疫效果。喷射递送、基因枪递送、纳米颗粒递送等方法已被证明能增加体内对 DNA 的摄取。

(3) mRNA 疫苗

mRNA 疫苗是目前炙手可热的肿瘤疫苗。长期以来,由于 mRNA 容易被普遍存在的 RNA 酶快速降解,被认为在制药应用中不够稳定。过去 30 年里,人们已经做了广泛的努力来提高 mRNA 在细胞内的稳定性和翻译效率。这些优化是通过修改其非编码元件 5′帽结构及其盖帽效率、5′-和 3′-非翻译区、3′ poly(A)尾和编码区来实现的,并借助了转染和配方技术的发展。在这些进展的基础上,合成 mRNA 已成为一种通用的遗传信息传递系统,可诱导细胞产生多肽和蛋白质。结合使用纳米颗粒提高转染效率和促进淋巴系统靶向,mRNA 疫苗能有效地传递细胞因子、共刺激受体或治疗性抗体。在肿瘤免疫治疗中,mRNA 最先进的应用是接种治疗性疫苗,它利用了 mRNA 传递遗传信息的能力及其固有的免疫刺激活性。当肿瘤相关的自我抗原被靶向时,mRNA 可以打破免疫耐受。许多临床前和临床研究在探索 mRNA 用于抗癌疫苗接种的方法,或将其在体外加载到自体 DC 细胞上进行过继转移,或直接注射。

15.5.3　过继性细胞治疗

过继性细胞治疗(adoptive cell therapy,ACT)是指通过分离自体或异体免疫效应细胞,经体外活化扩增并回输人体内,直接杀伤肿瘤细胞的治疗策略,主要包括淋巴因子激活的杀伤细胞(lymphokine-activated killer,LAK)细胞、肿瘤浸润淋巴细胞(tumor-infiltrating lymphocyte,TIL)疗法、基因工程 T 细胞疗法(如 CAR - NK、TCR - T、CAR - T)等。

LAK 细胞疗法是一类早期的过继性细胞治疗技术,通过采集、分离肿瘤病人外周血单个核细胞,在体外应用细胞因子 IL - 2 等对其进行激活和扩增,使之转化为具有杀瘤作用的效应细胞,再过继输入给患者。虽然被誉为"过继性细胞疗法的开创者",但目前这一疗法已基本被放弃,目前尚无明确证据表明 LAK 细胞疗效优于单独使用 IL - 2。

TIL 疗法是过继性细胞治疗的另一种选择。TIL 一般从手术切除的肿瘤组织或淋巴结中分离获得,也可以从患者胸腔、腹腔渗出液中分离。该技术最早由 Steven Rosenberg 等开发。TIL 是一群异质性的细胞,包含 T 细胞、NK 细胞、B 细胞等。研究表明 TIL 的肿瘤杀伤能力要高于 LAK,它是一种有着较大潜力和应用前景的肿瘤治疗方法。

1989 年,以色列魏茨曼科学研究所的化学家兼免疫学家 Zelig Eshhar 开发了第一代嵌合抗原受体 T 细胞(chimeric antigen receptor T cell,CAR - T)治疗技术。该技术首次开创性地解决了回输 T 细胞难以靶向肿瘤细胞的问题。2011 年,Carl June 公布了 CAR - T 成功治愈白血病的案例,得到了社会的广泛关注。CAR - T 细胞又称嵌合抗原受体 T 细胞,不需要抗原呈递,它通过对肿瘤细胞表面特异性膜蛋白靶点进行锁定后,能有效识别肿瘤细胞并具有较强的杀瘤活性,此外,它可以长期存活、形成记忆。一旦肿瘤细胞再次出现,它就会再次启动灭瘤行动。因此,CAR - T 是目前临床研究最热门的细胞肿瘤方法之一,已在血液病肿瘤治疗方面取得突破性成果。

CAR - T 细胞疗法的受体由抗体的单链可变区域(single chain fragment variable, scFv)与 T 细胞表面受体嵌合而成,主要由胞外区、跨膜区和胞内区域组成。胞外区常为 scFv,负责识别并结合靶抗原;跨膜区通过铰链或间隔连接到胞外区和胞内信号域,将 scFv 锚定于细胞膜上;胞内信号域由共刺激因子和 CD3 信号域组成,当抗原被识别和结合后,产生刺激信号传至胞内信号域,T 细胞被激活并发挥效应功能。虽然第一代 CAR - T 细胞在体内的寿命和肿瘤杀伤效果有限,但第二代和第三代 CAR - T 细胞表现出更好的增殖和效应功能,第四代 CAR - T 细胞进一步组成额外的基因修饰,允许释放其他转基因蛋白,如细胞因子,以增强 CAR - T 细胞的扩增和生存。CAR - T 细胞疗法已成为抗癌疗法中一种有吸引力的方法,因为 CAR - T 细胞可以识别和结合 TAA,不受 MHC Ⅰ类表达的限制,从而克服了肿瘤细胞中 MHC Ⅰ类表达缺失的限制(图 15 - 9)。目前已经批准了多个自体 T 细胞 CAR - T 疗法,分别是靶向 CD19 的 kymriah 和 yescarta、tecartus、breyanzi。然而,CAR - T 细胞疗法仍面临不少挑战,如不良反应多、实体瘤疗效差、治疗费用高等。

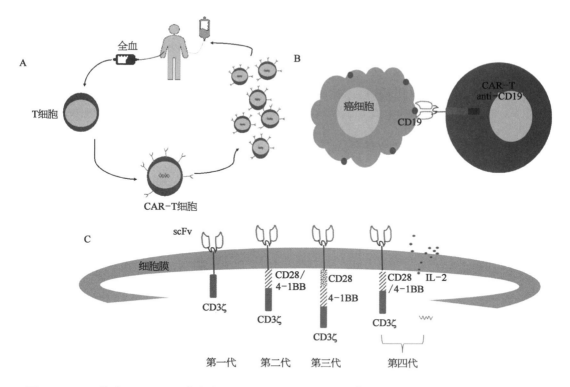

图 15 - 9　A. 临床 CAR - T 细胞治疗过程;B. CAR - T(抗 CD19$^+$)结合肿瘤细胞(CD19$^+$);C. CAR - T 从第 1 代到第 4 代改造过程

1999 年,美国科学家 Timothy Clay 首次利用黑色素瘤相关抗原研发出 TCR - T 技术,该技术在患者的临床研究中取得了不错的治疗效果。2006 年,Rosenberg 等发表了他们用 TCR - T 治疗黑色素瘤患者的临床试验结果,部分肿瘤病人肿瘤组织出现明显消退。2009 年进行了第二次临床试验,分离患者外周血 T 细胞,经特异性识别黑色素瘤抗原 MART - 1 的 TCR 基因修饰并回输后,响应率达到 30%。在 T 细胞上表达的 TCR 可以通过体外基因工程改造,特异性地识别和杀死癌细胞。*TCR* 基因转移有两种方法:第一种方法是从人外周血单核细胞(peripheral blood mononuclear cell,PBMC)或肿瘤浸润淋巴细胞(tumor infiltrating lymphocyte,TIL)衍生的癌症特异性 T 细胞克隆中克隆出抗原特异性 TCR,使用慢病毒或逆转录病毒载体将其转导到患者的外周血 T 细胞中,然后使用快速扩增方案进行扩增。第二种方法是通过用肿瘤抗原免疫 HLA - I / II 转基因小鼠来生成抗原特异性 TCR,抗原特异性 TCR 被克隆并转导到患者的外周血 T 细胞中进行免疫治疗。

NK 细胞是天然免疫的核心细胞类型之一,约占循环淋巴细胞的 5%~15%。它们表面缺少 T 细胞和 B 细胞的特异性标志如 TCR 和 BCR。NK 细胞不需要抗原呈递过程,就可以直接快速地将外来异物,如病毒、细菌感染细胞、肿瘤细胞、衰老细胞等杀死。自 2016 年以来,包括中国在内的多个国家的不同临床机构开展了多个有关 CAR - NK 的临床试验。通过基因工程 CAR - NK 给 NK 细胞加入一个能识别肿瘤细胞,同时激活 NK 细胞杀死肿瘤细胞的嵌合受体。嵌合抗原受体能显著提高 NK 细胞疗效特异性,这个思路和 CAR - T 的构建类似。CAR 包括胞外的识别结构域(如 scFv,识别肿瘤特异性抗原)、一个跨膜结构域和一个胞内信号结构域(可以诱导 NK 细胞的活化)。

15.5.4　抗体被动免疫治疗

单克隆抗体免疫疗法是目前发展最快的免疫疗法之一。在单克隆抗体的作用下,免疫系统会通过补体介导的细胞毒和抗体依赖的细胞毒作用杀死肿瘤细胞。目前美国 FDA 已批准至少 100 种单克隆抗体产品,是肿瘤免疫治疗领域批准最多的药物,代表性的免疫靶点包括 CD20 单抗、EGFR 单抗等。

CD20 单抗:1997 年,瑞士罗氏公司研发出第一个通过美国 FDA 批准上市的单克隆抗体药物利妥昔单抗(rituximab,可与不成熟 B 细胞表面的 CD20 结合),用于治疗非霍奇金淋巴瘤。分化群 20(cluster of differentiation 20,CD20)是一种跨膜蛋白,位于 B 淋巴细胞表面。除在正常 B 细胞中表达外,CD20 还在 B 细胞来源的淋巴瘤、白血病等的肿瘤细胞表达,以及涉及免疫疾病和炎症疾病的 B 细胞中表达,因此 CD20 抗原成为淋巴癌、白血病和某些自体免疫等疾病治疗的目标靶点。目前 CD20 单抗杀伤 B 细胞来源的肿瘤的作用机制主要包括抗体依赖的细胞毒作用、补体依赖的细胞毒作用以及抗体与 CD20 分子结合引起的直接效应,包括抑制细胞生长、改变细胞周期及凋亡。第一代 CD20 单抗主要以利妥昔为代表的嵌合或鼠源单抗,第二代是以奥法木单抗为代表的人源化单抗,第三代是以阿妥珠单抗为代表,其抗体的 Fc 片段经过糖基化修饰,提高了抗体的特异性和与抗原结合的亲和力。

抗体药物偶联物(antibody-drug conjugate,ADC)是一种靶向生物制剂,通过特定的连接头与高细胞毒性药物偶联,可以特异性结合肿瘤表面抗原,通过释放药物杀死肿瘤细胞并激活免疫系统。2013年,美国FDA批准了首个成功靶向HER2的抗体偶联药物曲妥珠单抗-埃姆坦辛(trastuzumab-emtansine,T-DM1),用于治疗HER2阳性的晚期乳腺癌。T-DM1是一种新型ADC,由曲妥珠单抗通过稳定的硫醚连接剂maleimidomethyl cyclohexane-1-carboxylate(MCC)连接到埃姆坦辛(emtansine,DM1),DM1是一种微管二聚化的抑制剂,由于其效力高,被选为T-DM1的细胞毒性成分(图15-10)。

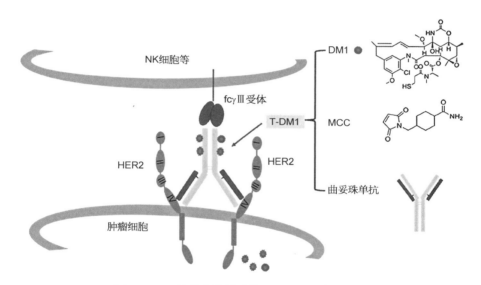

图15-10 抗体药物偶联物T-DM1结构示意图

双特异性抗体(bispecific antibody,bsAb)是指一种具有两个不同抗原结合位点的抗体。截至2020年4月,至少有123种bsAb正在进行肿瘤相关的临床研究。其中,大部分可归为双特异性免疫细胞接合物(bispecific immune cell engager)(82/123),具有同时靶向免疫细胞表面受体和肿瘤细胞表面表达的抗原的能力。同时靶向两种肿瘤表面抗原的bsAb只占肿瘤相关临床研究bsAb的很小比例(9/123),但它们同样具有较大的增长潜力。近期,美国FDA批准了靶向EGFR/MET的双抗埃万妥单抗(amivantamab)用于治疗伴有EGFR外显子20插入突变的局部晚期或转移性非小细胞肺癌的成年患者,这些患者的疾病在铂基化疗期间或之后有进展。埃万妥单抗在多个具有经典EGFR突变和c-MET扩增的细胞系中,诱导NK细胞介导的、抗体依赖的细胞毒性。此外,埃万妥单抗介导肿瘤细胞与巨噬细胞和单核细胞的相互作用,诱发免疫细胞的吞噬作用(图15-11)。

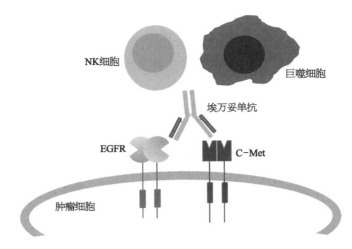

图 15 - 11　双抗埃万妥单抗作用机理

15.5.5　免疫检查点抑制剂

免疫检查点分子是免疫系统中起抑制作用的调节分子,其对于维持自身耐受、防止自身免疫反应,以及通过控制免疫应答的时间和强度而使组织损伤最小化等,至关重要。目前,与肿瘤相关的免疫检查点分子主要有 PD‑1/PD‑L1、CTLA‑4、LAG‑3、TIGIT、TIM3、A2AR 和 IDO 等。

免疫检查点抑制剂是抑制相应免疫检查点的一类药物,其主要作用是阻断表达免疫检查点的肿瘤细胞与免疫细胞之间的作用,从而阻断肿瘤细胞对免疫细胞的抑制作用。目前已经有多款免疫检查点抑制剂被批准用于肿瘤治疗。主要包括靶向 PD‑1、PD‑L1、CTLA‑4、LAG‑3 的抗体。

1987 年,法国研究人员首次发现 CTLA‑4 分子,并在 1996 年得到了美国得克萨斯大学 James Allison 的证实。抑制 CTLA‑4 可以帮助释放免疫系统的杀伤能力,从而更有效地杀灭肿瘤细胞。2011 年,第一个靶向 CTLA‑4 的抗体伊匹木单抗获得上市批准,用于治疗不可切除或转移性黑色素瘤。CTLA‑4 分子高表达于调节性 T 淋巴细胞(Treg)和激活的 T 淋巴细胞上。正常情况下,T 淋巴细胞的活化需要两个信号通路的共同刺激:T 细胞受体与呈递抗原的 MHC‑抗原肽复合物相结合(信号 1),以及 B7 分子(B7‑1 或 B7‑2)与 T 细胞表面的共刺激分子 CD28 相结合(信号 2)。T 细胞活化后,高表达的 CTLA‑4 分子虽然与 CD28 具有高度同源性,但功能相反,即 CTLA‑4 分子与B7 分子结合后抑制 T 细胞的活化。CTLA‑4 抗体如伊匹木单抗主要通过阻断抑制性的CTLA‑4/B7 信号通路,从而促进 T 细胞的激活,发挥抗肿瘤作用。

1992 年,日本京都大学本庶佑(Tasuku Honjo)教授首次发现 PD‑1,为后来 PD‑1药物的上市打下了坚实的理论基础。2014 年,纳武利尤单抗(nivolumab)成为全球首个获得美国 FDA 批准上市的 PD‑1 抗体,用于治疗黑色素瘤。PD‑1 属于 CD28 超家族成员,是一种由 268 个氨基酸组成的Ⅰ型跨膜蛋白,在 T 细胞、B 细胞等免疫细胞表面表达。然而,在 T 细胞未活化时,几乎不表达 PD‐1,只有在 T 细胞活化后,PD‐1 才会在 T 细胞表面表达。

1999 年,美国耶鲁大学的陈列平教授发现了 PD‐1 的配体 B7‐H1,也就是后来的 PD‐L1。2016 年,美国 FDA 批准了 PD‐L1 单抗阿替利珠单抗(atezolizumab)上市,用于治疗铂类药物化疗后疾病进展,或术前/术后接受铂类药物化疗 12 个月内疾病恶化的局部晚期或转移性尿路上皮癌患者。2019 年 12 月,国家药品监督管理局批准了阿斯利康的 PD‐L1 单抗——德鲁单抗(durvalumab),这是我国首个获批的 PD‐L1 单抗。

PD‐1 能够与 PD‐L1 结合,二者互为受体与配体,两者结合的结果就是导致 T 细胞失去攻击肿瘤细胞的能力。有研究表明,两者并非一对一的关系。PD‐1 除了能与 PD‐L1 结合,还能够与 PD‐L2 结合。PD‐L2 也属于 B7 家族,和 PD‐L1 一样,主要表达在抗原呈递细胞(如 DC 细胞、巨噬细胞等)。PD‐L2 结合 PD‐1 后,能够抑制 T 细胞增殖及细胞因子的产生,与免疫耐受相关。同样地,PD‐L1 也被发现可与其他受体结合,不过目前仍在探索中(图 15‐12)。

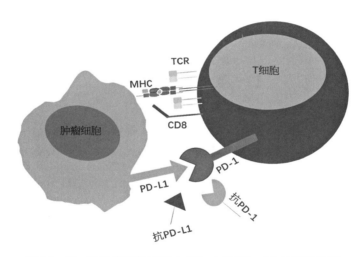

图 15‐12　T 细胞活化过程中 PD‐1 和 PD‐L1 的相互作用

淋巴细胞活化基因 3(lymphocyte-activation gene 3,LAG‐3,CD223)表达的是一种跨膜蛋白,主要存在于活化的 T 细胞上。LAG‐3 蛋白由 4 个细胞外免疫球蛋白样结构域(D1‐D4)组成,与 CD4 高度同源。在活化的 T 细胞上,LAG‐3 的表达可被 IL‐2 和 IL‐12 上调。LAG‐3 主要作为受体传递抑制信号,可负向调节 CD8[+] 和 CD4[+] T 细胞的增殖、激活、效应功能和稳态。LAG‐3 蛋白可能是 CD8[+] T 细胞在慢性病毒感染或肿瘤中对重复抗原刺激作出反应的类似于 PD‐1 的“衰竭”标记。此外,LAG‐3 也在调节性 T 细胞的一个亚群上组成性表达,并有助于它们的抑制功能。2022 年美国 FDA 批准奥普杜拉格(opdualag),一种含有 LAG‐3 抗体和 PD‐1 抗体的组合,用于转移和不可切除黑色素瘤的一线治疗。

思考题

1. 简要描述肿瘤抗原的分类和抗原的加工呈递方式。
2. 肿瘤免疫效应机制有哪些，具体通过哪些方式进行。
3. 简述抗体的产生过程，抗体诱导肿瘤细胞死亡的方式有哪些。
4. 简述肿瘤细胞免疫逃逸方式。
5. 抗肿瘤免疫治疗有哪些方法，简单描述其过程。

拓展阅读文献

Beck J D, Reidenbach D, Salomon N, et al. mRNA therapeutics in cancer immunotherapy. Mol Cancer, 2021, 20(1): 69.

Cindy H C, William D F. Aflibercept in pediatric solid tumors: moving beyond the trap. Clin Cancer Res, 2012, 18(18): 4868 – 4871.

Domenico R. The concept of immune surveillance against tumors: the first theories. Oncotarget, 2017, 8 (4): 7175 – 7180.

Eddie G, Bayan S, Mohamad B A, et al. Cancer vaccines: past, present and future: a review article. Discover Oncology, 2022, 13: 31.

Garg A D, Coulie P G, Van den Eynde B J, et al. Integrating next-generation dendritic cell vaccines into the current cancer immunotherapy landscape. Trends Immunol, 2017, 38(8): 577 – 593.

Gary E N, Weiner D B. DNA vaccines: prime time is now. Curr Opin Immunol, 2020, 65: 21 – 27.

Land C A, Musich P R, Haydar D, et al. Chimeric antigen receptor T – cell therapy in glioblastoma: charging the T cells to fight. J Transl Med, 2020, 18: 428.

Matthew J L, Judit S-A, Gabrielle S L, et al. Cancer vaccines: the next immunotherapy frontier. Nature Cancer, 2022, 3: 911 – 926.

Matthew Z G, Kristen A M, Alexander S, et al. A potent novel EGFR/c-MET bispecific antibody therapy for EGFR-mutated non-small cell lung cancer. Oncology & Haematology, 2021, 17(1): 42 – 47.

Pishesha N, Harmand T J, Ploegh H L. A guide to antigen processing and presentation. Nat Rev Immunol, 2022, 22: 751 – 764.

Sadeghi S, Olevsky O, Hurvitz S A. Profiling and targeting HER2 – positive breast cancer using trastuzumab emtansine. Pharmgenomics Pers Med, 2014, 7: 329 – 338.

Speiser D E, Chijioke O, Schaeuble K, et al. CD4+ T cells in cancer. Nat Cancer, 2023, 4: 317 – 329.

Wang J, Sanmamed M F, Datar I, et al. Fibrinogen-like protein 1 is a major immune inhibitory ligand of LAG – 3. Cell, 2019, 176(1 – 2): 334 – 347.

Zahavi D, Weiner L. Monoclonal antibodies in cancer therapy. Antibodies (Basel), 2020, 9(3): 34.

第16章　肿瘤基因组

体细胞基因组 DNA 变异是肿瘤发生发展的核心驱动因素，肿瘤基因组是系统研究正常体细胞成为肿瘤细胞演化过程中发生的 DNA 变异。由于肿瘤的异质性，不同肿瘤患者有着不一样的驱动 DNA 变异，因而肿瘤基因组研究是实现肿瘤精准诊断和个性化精准医疗的关键。DNA 测序技术的进步是大规模肿瘤基因组研究得以落实的关键，本章概述了 DNA 测序技术的基本原理及其演化历程；阐述了肿瘤基因组研究历史和常规分析方法，包括 DNA 变异检测、驱动变异分析、突变模式分析、肿瘤异质性与演化分析；最后展望了肿瘤基因组研究的未来潜在热点，包括单细胞及空间基因组、基因组非编码变异、DNA 复杂结构变异，以及基因组与肿瘤精准诊疗。

16.1　DNA 测序方法与应用

肿瘤基因组学的基础是 DNA 测序技术，本节主要讨论 DNA 测序技术发展简史，主流的 DNA 测序技术包括一代测序，二代测序与三代测序方法的基本原理与优缺点。这些技术的应用形成了肿瘤基因组学的主要研究手段，即各种组学，包括全基因组、全外显子组、表观基因组以及三维基因组等。

16.1.1　测序技术发展简史

1953 年，沃森（James Watson）、克里克（Francis Crick）和富兰克林（Rosalind Franklin）的发现揭示了 DNA 的结构，这一重要发现开启了对 DNA 的测序研究。此后，人们进行了多次尝试来解读 DNA 的序列。直到 1965 年，霍利（Robert Holley）首次对 tRNA 进行了测序，并因此于 1968 年获得了诺贝尔生理学或医学奖。1972 年，Walter Fiers 利用 RNA 酶消化病毒 RNA，分离核苷酸，然后通过电泳和层析将其分离，首次对完整基因（编码噬菌体 MS2 外壳蛋白）进行了测序。与此同时，桑格（Fredrick Sanger）在另一条不同的研究路线上对 DNA 测序进行探索，在 1977 年提出双脱氧链终止法，该法在随后 30 年内成为主流测序方法，他也因此在 1980 年第二次获得诺贝尔奖。同样在 1977

年,Allan Maxam 和 Walter Gilbert 开发了一种基于 DNA 化学修饰的测序方法。然而,无论是桑格测序法还是化学修饰法,都因实验步骤复杂、耗时长而限制了它们的大规模应用。因此,1987 年,Leroy Hood 和 Michael Hunkapiller 对桑格测序进行了改进,成功实现了桑格测序的自动化(图 16-1)。

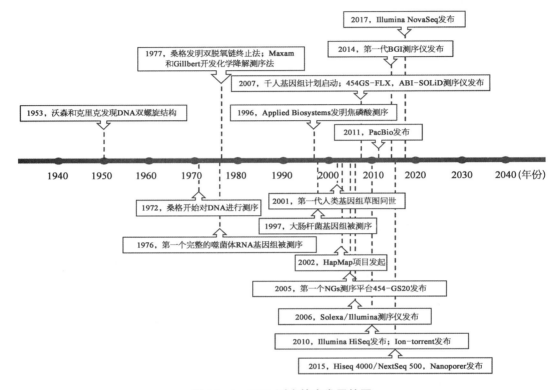

图 16-1　DNA 测序技术发展简图

1996 年,Mostafa Ronaghi、Mathias Uhlen 和 Pål Nyren 发明了一项新的 DNA 测序技术——焦磷酸测序(pyrosequencing),这标志着第二代 DNA 测序技术的诞生。焦磷酸测序是一种自动化测序技术,基于对测序过程中焦磷酸盐合成产生的发光信号进行测量,它是一种可同时进行合成和测序的技术,适合于高通量测序场景。1998 年,Solexa 公司的创始人 Shankar Balasubramanian 和 David Klenerman 开发了一种新的合成测序方法,利用荧光染料进行测序;2006 年,该公司又推出了第二代测序系统 Genetic Analyzer。2007 年,Illumina 公司收购了 Solexa 公司,开始提供世界上目前使用最广泛的下一代测序(next generation sequencing, NGS)技术,至今仍是 NGS 平台市场的领导者。此外,其他基于不同技术的知名测序平台还有:2007 年推出的 SOLiD 系统采用的是"连接测序"技术;2011 年 Life Technologies 公司推出的 Ion-Torrent 平台,是利用"合成测序"技术,在合成新 DNA 链时检测氢离子;2005 年 454 Life Science 公司推出了基于焦磷酸测序技术的 Genome Sequencer 20 System,它标志着第二代测序技术的正式商业化。2007 年,

ABI 公司推出了 SOLiD 测序平台;2010 年,Life Technologies 公司推出了 Ion PGM 系统;2014 年,华大基因公司收购 Complete Genomics 公司之后,基于其 DNA 纳米球测序的核心技术,推出了 BGISEQ‐1000 测序平台。

三代测序技术的出现突破了二代测序技术在读长方面的限制。其中,Pacific Biosciences,Inc.(PacBio)是第三代测序技术的先驱之一。2010 年,他们推出了零模式波导(zero-mode waveguide,ZMW)技术,优化了单分子长读长 DNA 测序的方法。随着技术的发展,最新单分子测序系统体积大幅缩小。如 Oxford Nanopore Technologies 公司推出了一系列系统:GridION、MinION 或 Flongle,这些便携式手持系统用于 RNA 和 DNA 测序,可以读取超过 2 Mb 的序列长度。GridION 于 2012 年首次推出,利用生物纳米孔中 DNA 链通过时的电导率变化来识别核苷酸序列(图 16‐2)。

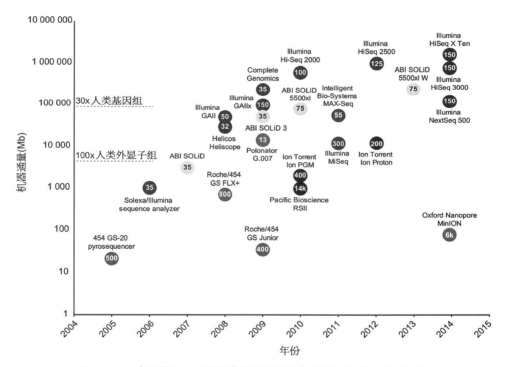

图 16‐2 高通量 DNA 测序的主流测序平台通量和推出时间关系图

圈内的数字表示测序读长大小。数据来源:Reuter J A,Spacek D V,Snyder M P. Mol Cell,2015,58(4):586‐597。

16.1.2 主流 DNA 测序技术

第一代测序技术主要包括桑格提出的双脱氧链终止法和 Maxam 与 Gilbert 的化学修饰法。DNA 合成过程中,相邻的核苷酸通过磷酸二酯键相连,桑格法利用双脱氧核苷酸(ddNTP)的特性(图 16‐3)实现了测序过程中的终止。由于双脱氧核苷酸无法形成磷酸二酯键,因此能够阻断 DNA 的合成反应。实验中,在 DNA 合成反应体系里加入一定比

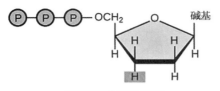

双脱氧核苷酸(ddNTP)

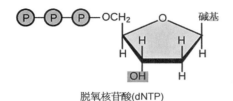

脱氧核苷酸(dNTP)

图 16 - 3　双脱氧核苷酸和脱氧核苷酸结构对比

例放射性同位素标记的 4 种双脱氧核苷酸(ddATP、ddCTP、ddGTP 和 ddTGP),然后通过琼脂糖凝胶电泳和放射自显影的方法,根据电泳条带的位置判断待测 DNA 分子的序列(图 16 - 3)。

Maxam 和 Gilbert 提出的化学修饰法通过特定的化学方法对 DNA 进行修饰和裂解,以实现测序目的。该方法的原理是首先在 DNA 片段的 5'端磷酸基上进行放射性标记,然后采用不同的化学方法对特定碱基进行修饰和裂解(表 16 - 1),生成一系列长度不同但 5'端被标记的 DNA 片段。这些特定标记的片段群通过凝胶电泳进行分离,再通过放射自显影来确定各片段的末端碱基,从而得出目标 DNA 的碱基序列。

表 16 - 1　化学修饰法所采用不同的化学方法修饰和裂解特定碱基

碱基体系	化学修饰试剂	化学反应	断裂部位
G	硫酸二甲酯	甲基化	G
A+G	哌啶甲酸,pH2.0	脱嘌呤	G 和 A
C+T	肼	打开嘧啶环	C 和 T
C	肼+NaCl(1.5 mol/L)	打开胞嘧啶环	C
A>C	90℃,NaOH(1.2 mol/L)	断裂反应	A 和 C

　　二代测序技术,也称为高通量短读长测序技术,通常包括三个主要步骤。首先,对样本中的 DNA 进行片段化处理,并在片段的末端连接测序接头,形成 DNA 模板片段。然后,在特定区域内对 DNA 模板进行克隆扩增,生成数千个相同的 DNA 片段,以确保在测序过程中能将信号与背景噪声区分开来。最后,进行测序操作,获取数据并进行后续分析(图 16 - 4)。

　　关于模板扩增方法,按照介质的不同,可分为:① 基于微珠的方法。这种扩增方法利用了乳液 PCR 技术,其中包括 454、SOLiD 和 Ion - Torrent 等技术。该法中,DNA 模板片段被连接到微珠表面,并通过 PCR 反应进行扩增。② 固相扩增方法。该方法分为桥式 PCR 和固相模板步移。桥式 PCR 中,DNA 模板片段与流动槽表面的接头杂交,随后在聚合酶作用下沿着寡核苷酸引物延伸,形成双链 DNA 桥结构。经多次循环形成足够多的拷贝。随后,双链 DNA 桥被变性分离,去除反链,留下由正链组成的簇。Illumina 采用的就是这种方法。固相模板步移中,DNA 模板与接头引物杂交,并在聚合酶作用下延伸,形成双链 DNA。经多次循环,形成模板簇。SOLiD Wildfire 公司采用的就是该法。

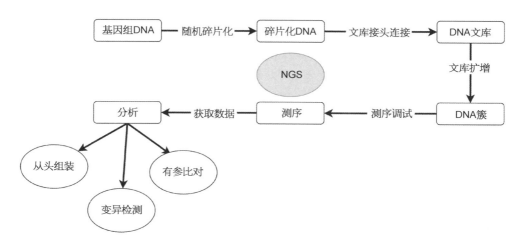

图 16 - 4　DNA 高通量测序流程概览

③ 基于液相的纳米球生成。DNA 经过连接、环化和切割过程,创建具有 4 个不同接头的环形模板。随后通过滚环扩增(rolling circle amplification,RCA)过程,生成多达 200 亿个离散的 DNA 纳米球,这些 DNA 纳米球由于分子间相互作用,在溶液中保持内聚和相互分离状态。华大基因公司的 Complete Genomics 技术采用了该法。

测序方法大体可分为两大类:连接测序(sequencing by ligation,SBL)和边合成边测序(sequencing by synthesis,SBS),代表技术分别是 SOLiD、Complete Genomics、Illumina、454 和 Ion - Torrent。在连接测序方法中,荧光基团结合的探针序列与 DNA 片段杂交,并由 DNA 连接酶连接到相邻的寡核苷酸,通过荧光信号识别核苷酸顺序。边合成边测序法则利用聚合酶,在合成过程中通过荧光或离子浓度的变化信号,识别延伸的核苷酸。该法可进一步分为两类:循环终止反应(cyclic reversible termination,CRT)和单个核苷酸添加(single-nucleotide addition,SNA)。CRT 法类似于桑格测序,使用具有化学修饰保护的 dNTP 核糖 3′端,阻断每次反应只能延伸一个核苷酸,该法在 Illumina 测序平台中使用。与 CRT 不同,SNA 法依赖于单个信号来识别加入延伸链的 dNTP,因此必须将 4 种核苷酸中的每一种反复添加到测序反应中,以确保只有一种 dNTP 信号。该法在重复序列测定上可能会出现问题,因为添加的是同一种 dNTP,只能通过信号的增加比例来判断相同的核苷酸重复次数。454 和 Ion - Torrent 使用该法测序。

二代测序技术凭借其高通量、高准确性和低成本在测序市场占据主导地位,但由于二代测序需要将基因组片段化,测序的输出是短的读长(reads),在复杂基因组组装、重复序列的识别以及结构变异的鉴别上有着明显的局限性。近年来发展的第三代测序,也称为长读长测序方法,则无需将 DNA 片段化即可进行测序,显著提高了读长的长度,对于基因组中高重复性的区域,以及复杂的结构变异检出有着较大的提升。目前三代测序技术主要是以 PacBio SMRT 为代表的实时单分子测序技术和以 ONT 为代表的纳米孔测序技术。

　　PacBio SMRT 测序技术采用一种环状的 DNA 模板,称为 SMRTbell,它由在待测 DNA 两端接上的发夹式接头构成。装配好的 SMRTbell 与 DNA 聚合酶结合,并被加载到包含多达 800 万个零模式波导孔(ZMW)的 SMRT CELL 芯片上。SMRT CELL 内部包含纳米级的 ZMW,每个 ZMW 能够容纳一个 DNA 聚合酶和一条 DNA 样本链通过,进行单分子测序,并实时检测插入碱基的荧光信号。ZMW 是直径只有 $10 \sim 50$ nm 的孔,当激光照射到 ZMW 底部时,只能照亮很小的区域,DNA 聚合酶被固定在该区域内。因此,只有在这个小区域内,碱基携带的荧光基团才会被激活并被检测到,从而大大降低了背景荧光干扰。此外,SMRT 测序技术将荧光染料标记在核苷酸的磷酸链上,而不是碱基上。当核苷酸插入到新生链中时,标记基团会自动脱落,减少了 DNA 合成的空间位阻,从而保持了 DNA 链的连续合成,延长了测序读长。在 2012 年,牛津纳米孔技术公司(ONT)推出了高通量测序平台 MinION。该测序平台先将测序接头与马达蛋白连接到双链 DNA 分子上,当双链 DNA 分子进入嵌在合成生物膜上的纳米孔时,马达蛋白解开 DNA 双链,带负电荷的 DNA 在电场力和马达蛋白作用下以可控的速率通过纳米孔,DNA 分子在纳米孔中穿过时会引起电流的扰动。通过记录电流序列的变化,根据电子信号的差异识别不同的碱基,实现对 DNA 链中序列的实时分析。

16.1.3　测序技术的应用

　　肿瘤基因组学是研究肿瘤细胞和正常宿主细胞之间 DNA 序列差异的综合领域,其主要内容也是理解肿瘤细胞增殖的遗传基础。当前,肿瘤基因组学的主要研究手段包括全外显子测序(WES)、全基因组测序(WGS)和靶向测序(表 6-2)。WES 分析通过溶液内杂交、微阵列捕获或 PCR 扩增等方法,捕获跨越人类基因组约 50 Mb(占人类基因组的 $1\% \sim 2\%$)的蛋白质编码外显子,通常对每个样本进行约 $100\times$ 深度的测序。然而,由于一些复杂或重复度较高的基因组区域以及非靶向区域的检测难度较高,可能出现一定的捕获偏差。WGS 在技术上相对直接,通过物理剪切将 DNA 随机片段化,通常对每个人类全基因组进行 $(30-50)\times$ 深度($90-150$ Gb)的测序,包括癌症和正常基因组,可覆盖 99% 的人类基因组。WES 所获取的关于跨越人类基因组 98% 的非编码区域的体细胞突变信息有限,其中包括非翻译区(UTR)、内含子、启动子、调控元件、非编码功能 RNA、重复区域和线粒体基因组。此外,WGS 方法还可深入探索体细胞结构变异(SV),包括癌症基因组中的大缺失/插入、倒置、重复和易位。WGS 方法可以涵盖所有这些类型的突变,并帮助我们更好地了解癌症基因组的整体特征,揭示这些未被探索的人类基因组区域的功能。通过与数学分析和其他组学分析方法的结合,可以阐明这些突变的潜在致癌作用,并实现肿瘤的分子亚分类,从而促进基因组生物标志物的发现和个性化肿瘤医学的实现。

表 16-2 不同组学测序能力的比较

组 学	类 型	技术类别	通量	应 用
基因组	全外显子测序	NGS	高	外显子范围的突变分析
	全基因组测序	NGS	高	基因组范围的突变分析
	靶向测序	桑格测序	低	靶基因的突变分析
表观组	甲基化组	全基因组亚硫酸氢盐测序	高	基因组 DNA 甲基化模式分析
	ChIP 测序	染色质 IP＋NGS	高	基因组范围表观遗传标记分析
转录组	RNA 测序	NGS	高	基因组范围差异基因分析
	芯片	杂交	高	差异基因分析

  表观研究涉及核苷酸和组蛋白的化学修饰,这些修饰可以调节基因的表达方式,而核苷酸序列本身则不发生改变。表观基因组学致力于研究 DNA 和组蛋白的化学修饰,并了解 DNA 三维结构中受拓扑关联域影响的情况。表观基因组学的研究对于发现与疾病相关的表观遗传标记至关重要。广泛使用的表观基因组学技术包括与下一代测序相结合的染色质免疫沉淀(ChIP)技术,以及通过全基因组亚硫酸氢盐测序(bisulfite sequencing)进行的甲基化分析。染色质免疫沉淀测序(ChIP - Seq)技术可以全基因组方式鉴定转录因子和组蛋白的 DNA 结合位点,从而构建组蛋白修饰标记的高分辨率全基因组图谱。ChIP - Seq 的步骤相对直接,通常通过特异性抗体免疫沉淀结合 DNA,然后对提取、纯化的 DNA 进行测序。近年来,ChIP - Seq 的应用使我们能够深入了解与各种疾病和生物学途径相关的基因调控事件,例如肿瘤的发生和进展。通过比较肿瘤和正常组织之间的组蛋白修饰标记全基因组图谱,可以了解表观遗传失调在不同癌症类型(如乳腺癌和肺癌)中的表现方式。除组蛋白修饰外,某些 DNA 碱基的化学修饰也会产生显著的表观遗传效应。例如,基因启动子 DNA 序列中胞嘧啶残基的化学修饰可以调节基因的表达。利用 NGS 技术可以在单核苷酸分辨率下分析全基因组的甲基化模式。全基因组亚硫酸氢盐测序或亚硫酸氢盐测序(BS - Seq)是一种强大的技术,可检测基因组 DNA 中的甲基化胞嘧啶碱基。该方法涉及将基因组 DNA 与亚硫酸氢盐处理后进行测序,以构建具有单碱基分辨率的甲基化胞嘧啶的全基因组图谱。此外,还有一种称为甲基结合结构域(MBD)分离基因组测序的技术,也用于分析全基因组的甲基化模式,该技术利用 MBD2 蛋白的重组甲基- CpG 结合结构域沉淀甲基化 DNA,然后进行测序,为深入了解表观遗传调控提供了有力工具。

  最近,人们发现基因组的三维空间结构对于肿瘤的发生进展起着重要作用。基于这种思路的研究被称为三维基因组学(three-dimensional genomics,3D genomics),它在考虑基因组序列、基因结构以及调控元件的同时,研究基因组 DNA 序列在细胞核内的三维空间结构及其在基因转录、复制、修复和调控等生物过程中的功能。基因组三维结构研究的一项重大突破是染色体构象捕获(3C)技术的引入,它是一种结合 PCR 的核连接测定方法,标志着运用高通量的下一代测序技术研究染色体构象的新时代的开始。随后,一系列 3C 衍生技术被开发出来用于测定多个基因组位点之间的接触频率,包括环式 3C(4C),它是一种用于测量一个位点与多个位点相互作用频率的技术。此外,还有多对多技术[如 3C 碳拷贝(5C)、Capture‐C、Capture‐Hi‐C 等]和全基因组范围的多对多技术,如 Hi‐C。随着技术的进一步发展,它们也被改进为能够富集特定蛋白质驱动的特定接触,例如染色质免疫沉淀(ChIP‐loop),染色质与双端标签(ChIA‐PET)相互作用分析,HiChIP 和邻近连接辅助 ChIP 测序(PLAC‐seq),或用于富集位于选定基因组位置的接触(Capture‐C 和 Capture‐Hi‐C)。除了基于连接的技术,一些不依赖于连接的技术也得以开发,它们不仅可以检测染色体构象,还可以检测染色质接触的核位置。其中包括酪酰胺信号放大(TSA)、DNA 腺嘌呤甲基转移酶鉴定(DamID)和分裂,以及通过标签扩展(SPRITE)实现的多路接触。这些技术可以识别相互作用,而基于连接的技术无法有效检测这些相互作用。最后,超分辨率显微镜和成像技术的最新进展使得我们能以极高的分辨率和更高的通量,研究单个细胞的染色质构象。所有这些技术提供了深入研究基因组三维结构的可能性。

除了提高空间分辨率外,实时成像与 CRISPR‐Cas9 系统的结合,推动和改进了染色质接触动力学的研究。这些技术带来了一些有趣的发现,例如,发现在间期,染色体主要折叠成 A、B 两个区室,它们分别由主要的基因活性区域和基因非活性区域组成。此外,来自同一染色体或不同染色体的部分区室可以聚集在一起形成枢纽,这些枢纽通过多个染色质之间的相互作用连接起来,共享共同的功能并环绕在不同的核小体结合区域。在更小尺度下,染色质相互作用在长度为 100 kb 到 1 Mb 的范围内富集,形成了拓扑关联域(TAD)。这些部分隔离的域被进一步细分为更小的染色质纳米域(CND)。区室和 TAD/CND 已被证实是存在于多种细胞系和物种中的基因组特征,但是控制它们折叠的机制仍在探索之中。染色质环挤压是一种参与兆碱基组折叠的机制。在间期,环挤压由黏附蛋白复合物介导,而 CCCTC 结合因子(CTCF)则可以阻断环挤压,CTCF 结合特定的 DNA 序列,定义了 TAD 的边界。这些特征不仅具有结构上的重要性,还具有功能上的重要性,因为区室均匀地包含基因活性或非活性区域,并且 TAD 有助于形成边界内的增强子和启动子之间的相互作用。尽管我们对 TAD 边界、隔离和疾病之间的关系尚不完全清楚,但扰乱 TAD 边界的结构变异以及 CTCF 结合和隔离的变化会改变基因表达,并导致发育缺陷和疾病的发生。

16.2　肿瘤基因组研究历史

癌症可被视为一种基因组 DNA 疾病。1960 年代,美国宾夕法尼亚大学病理学家

Peter Nowell 发表的一篇名为"人慢性粒细胞白血病的微小染色体"的文章引起了广泛的关注。研究者在玻片上培养细胞,并在细胞培养到一定程度后将其浸入水中使其膨胀破裂,然后采用吉姆萨染色技术对染色体进行观察。研究中,他们注意到两名慢性粒细胞白血病患者的细胞中存在一条微小染色体。这项发现为研究与特定癌症类型相关的基因组变异打开了大门。1970 年代,随着癌基因的发现以及对癌基因激活相关突变的进一步描述和确认,人们对癌症基因组变异的认识进一步加深。

1980 年代中期,研究人员已确定了两种主要类型的癌症相关基因(原癌基因和抑癌基因),发现它们有几种基因组改变类型(例如,核苷酸替换、染色体拷贝数改变和 DNA 重排)。在这种情况下,驱动突变(driver mutation)被描述为是导致恶性转化的体细胞变异,它赋予了恶性细胞亚群进化选择优势,相反,乘客突变(passenger mutation)是在肿瘤发生过程中没有显著影响的体细胞改变。

1980 年代后期,新的致癌基因的发现仍在持续中,人们也在讨论人类基因组测序的可行性和实用性。1986 年,杜尔贝科(Renato Dulbecco)发表了一篇观点论文,题为《癌症研究的转折点》,明确指出人类基因组的完整序列会成为发现致癌基因的重要工具。他写道:"如果我们想更深入地了解癌症,我们现在必须专注于细胞基因组。我们有两种选择:要么通过零散的方法来发现恶性肿瘤中的重要基因,要么对整个基因组进行测序……从对细胞基因组的测序开始可能更加有用。"这一观点成为开启人类基因组计划的第一个明确倡议。

在人类基因组测序的时期(1990—2003 年),肿瘤研究人员积累了大量关于肿瘤发生发展机制的知识。随着测序能力的稳步提高,人们利用各种巧妙的克隆策略,鉴定出大部分的原癌基因和抑癌基因。根据文献中的突变数据,大约有 291 个与癌症相关的基因存在于编码序列的约 1% 区域。2004 年的发现清单中,最常见的变异形式是导致致癌融合蛋白产生的易位。然而,直到 2004 年,还没有人同时研究过单个患者多个基因的情况。

2003 年,人类基因组计划宣布完成,之后,癌症研究人员迅速进入一个新的领域——癌症基因组学。癌症基因组学的目标是对(部分或全部)基因组进行系统研究,以寻找特定癌症类型中的重复变异位点。一些具有开创性的基因组研究,如桑格研究所和约翰斯·霍普金斯大学的研究人员发现了黑色素瘤和结肠癌中频繁突变的基因。几个波士顿和纽约的研究小组随后发现了肺癌中频繁出现的激活突变,这在很大程度上解释了患者对药物的反应。不久,美国国家癌症研究所(NCI)提出"人类癌症基因组计划"的概念,后来被称为癌症基因组图谱(TCGA),其目标是对癌症基因组进行全面描述。2005 年底,美国国立卫生研究院(NIH)正式启动 TCGA 作为一个为期三年、预算 1 亿美元的试点项目,并于 2009 年启动了完整项目。

正如人类基因组计划一样,人类癌症基因组计划也面临着科学界的批评。这是因为采用基因组方法来表征癌症的观念并未得到普遍认可,特别是在与成本、潜在科学和临床影响相关的方面。一些反对者认为假设驱动的研究是研究癌症的最佳方式,并担心系统研究的成本过高,会占用其他重点研究的经费。然而,支持者认为科学需要同时投资于假设的生成和假设的检验,而无偏见的基因组研究是收获科学发现的绝佳途径,随着新技术的出现,基因组研究的成本将急剧下降。一些科学家持怀疑态度,认为几乎没有新的与癌症相关的基因有待发现,而另一些科学家则认为癌症过于复杂,无法进行系统分析。这场公开辩论有助于塑造癌症基因组计划的设计。

TCGA 项目在 12 年的时间里对 33 种不同类型肿瘤的 20 000 多个样本进行了表征,生成了超过 2.5 PB 的数据。这些数据包括基因组、表观基因组、转录组和蛋白质组数据。自项目启动以来,获得的信息一直对公众开放,科学家则能通过数据挖掘来寻找癌症生物学的新见解。然而,对来自不同类型肿瘤的更多样本进行表征,需要国际间协调和努力。于是,从 2008 年起,国际癌症基因组联盟(ICGC)发起成立,它旨在协调全球科学界的工作,提供了 50 种不同类型肿瘤的大规模肿瘤基因组测序研究结果。截至 2023 年 3 月,ICGC 门户数据包括来自 22 个主要解剖部位的 86 个肿瘤项目。在这些项目中,有 24 289 名组织捐献者,其中 22 330 人提供了分子层面的信息。从该数据集中共识别出 81 782 588 个个体细胞突变,它们构成迄今为止最大的肿瘤基因组测序项目数据库。TCGA 和 ICGC 所产生的大量数据集主要来自针对基因组编码的区域,即对外显子测序的结果。因为外显子组测序比全基因组测序(WGS)更具成本效益,相对于基因组的调控元件和非编码区域的突变而言,基因组编码区域的非同义突变对生物学结果的解释更直接。然而,一些研究很快证明了非编码和调控元件突变在基因组中的重要作用,例如黑色素瘤中 TERT 启动子的突变和乳腺癌中 FOXA1 启动子的突变。这表明有必要将分析工作扩展到整个肿瘤基因组序列。因此,ICGC 提出了全基因组泛癌分析(PCAWG)计划,这是一项国际性计划,旨在确定 2 600 多个癌症样本中的常见全基因组突变模式。2020 年,TCGA/ICGC PCAWG 联盟发表了一系列重要论文,涉及人类癌症体细胞突变模式、突变特征、肿瘤基因组进化、基因组非突变编码区和肿瘤线粒体基因组等。分析表明肿瘤基因组在编码区和非编码区平均包含 4～5 个驱动突变。然而,有趣的是,仍有 5% 的肿瘤样本中没有发现已知的驱动突变。这表明致癌突变名单仍不完整,或者其他类型的致癌过程可能在这些癌症的发展过程中发挥关键作用。

16.3 肿瘤基因组常规分析

肿瘤基因组研究的主要内容是比较肿瘤细胞基因组 DNA 与正常组织细胞基因组 DNA 的差异。肿瘤基因组常规分析包括:不同类型 DNA 变异(如点突变、插入删除、结构变异)的检测;驱动 DNA 变异的寻找;基因组 DNA 变异模式分析;肿瘤异质性与肿瘤演化分析等(图 16-5)。

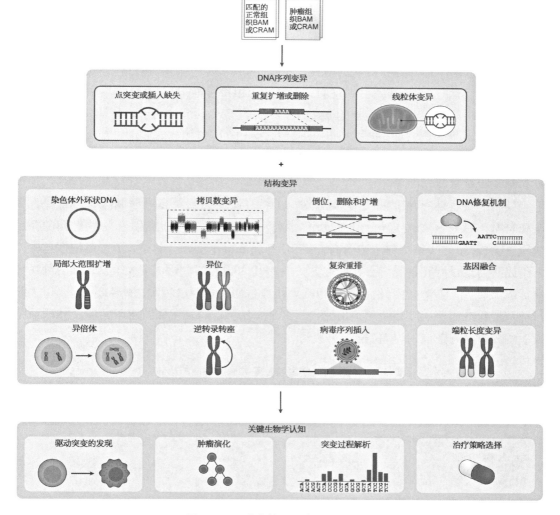

图 16‑5　肿瘤基因组常规分析内容

16.3.1　肿瘤基因组变异检测

　　基因组变异按大小可分为 3 类：单核苷酸变异（SNV，即一个碱基发生替换）、插入缺失（indel，即插入或删除几个碱基）和结构变异（SV，包括拷贝数变异、重复、易位等）。按照变异发生的时间也可以分为两类：胚系变异（在受精卵形成时发生的变异，会遗传给子代）和体细胞突变（在身体其他细胞形成时发生的变异，不会遗传给子代），对于肿瘤基因组来说我们更关注的是体细胞变异。从理论上讲，只要有足够的测序深度，就可以观察到所有突变。但是，由于读长中存在噪声，因此不易以足够大的置信度检测到变异。目前已开发许多生物信息学工具用于从测序读长中发现突变，其过程通常由 3 部分组成：对测序读长进行预处理、比对基因组以及鉴别突变。

首先,使用 Cutadapt、NGS QC Toolkit 和 FASTX－Toolkit 等读长处理工具对低质量碱基(通常靠近读取的 3′端)和外源序列(例如测序接头)进行修整。一些靶向测序方案在文库制备过程中使用 PCR 引物或独特的分子标识符。在这种情况下,可能需要用定制的读取处理脚本来修剪和提取这些寡核苷酸。

其次,将清洗过的读长映射到它们在参考基因组中可能来自的位置,然后逐个比对碱基。常用的映射和比对工具包括用于 DNA 测序的 BWA、NovoAlign 和 TMAP,以及用于 RNA 测序的可以检测到剪接事件的比对器,例如 TopHat 和 STAR。根据基因组分析工具包(GATK)的变异检出最优方案执行随后的处理步骤,包括 PCR 去重、插入缺失重排和碱基质量重新校准等。

最后一步就是变异检测,这本质上是一个将真实变异与源自文库制备、样本富集、测序和映射比对等导致的变异分离的过程。为了检测体细胞变异也需要将一些已知的胚系变异去除,常用方法是将样本中含有 dbSNP 和 gnomAD 的变异去掉,也可以使用正常样本组成队列来过滤胚系突变。在这种方法中,来自一组正常样本(通常约 50 个)的测序数据被编译成一个参考队列,根据该参考队列快速过滤来自肿瘤的候选体细胞变异,以去除与种系变异或测序误差相关的检出变异。这种方法可以识别可能特定于实验室测序流程或下游分析流程造成的误差(表 16－3)。

表 16－3　不同组学策略在变异检测方面的比较

策　　略	靶向测序	外显子测序	基因组测序
靶向区域大小(Mbp)	约 0.5	约 50	约 3 200
平均测序深度	500－1 000×	100－150×	30—60×
相对费用	＋	＋＋	＋＋＋
SNV/indel 检测	＋＋	＋＋	＋＋
CNV 检测	＋	＋	＋＋
SV 检测	－	－	＋
低频 VAF 检测	＋＋	＋	＋

注:＋:好,＋＋:较好,－:较差。

通过将肿瘤样本与正常样本配对比较进行肿瘤样本结构变异分析,面临着多种因素的挑战,包括多倍体性、异质性和污染。首先,肿瘤细胞可能存在非整倍性,这使得单倍型的重建和相位的读长分析变得复杂。其次,肿瘤内部的异质性可能导致存在多个亚克隆变异,这些变异具有低等位基因频率和较少的支持读长,因此很难检测到它们的存在。第三,肿瘤样本可能会受到健康组织的污染,导致读长被错误标记,进而增加配对样本之间差异分析的复杂性。这可能会导致算法错误地丢弃那些具有来自对照样本的一个或多个支持读长的体细胞结构变异。体细胞拷贝数变异(SCNA)是一种特殊类型的结构变异,它涉及特定 DNA 片段(>1 kb)的增加或缺失。SCNA 在激活癌基因和失活肿瘤抑制基因方面起着关键作用,对了解 SCNA 的生物学和表型效应非常重要,它可以指导癌症的诊断和治疗策略。

一般来说,从下一代测序数据中识别拷贝数变异(copy number variation,CNV)的方法主要有 3 种。

首先是读长深度方法,它主要利用非重叠滑动窗口计算映射到与窗口重叠的基因组区域的短读长数,并将这些读长计数值用于识别 CNV 区域。随着测序成本的降低和测序技术的改进,越来越多的高覆盖度下一代测序数据可用,基于读长深度的方法成为识别 CNV 的主要方法。

第二种方法是配对末端方法,适用于配对末端 NGS 数据。该方法通过测量配对读长之间的距离来识别基因组变异。在双端测序数据中,可以从基因组片段的两端读取数据,并将一对配对末端读数之间的距离作为包括 CNV 在内的基因组结构变异的指标。当距离与预定的平均插入大小显著不同时,就可以判断基因组变异。这种方法主要用于识别其他类型的结构变异,例如倒位和易位。

第三种方法是组装方法,它利用短读长通过连接重叠的短读长(重叠群)来组装基因组区域。通过将组装的重叠群与参考基因组进行比较来检测 CNV 区域。与前两种方法不同的是,采用组装方法的短读长不会首先与参考基因组比对。然而,在全外显子测序(whole exome sequencing,WES)中,目标区域是外显子区域,它们在整个基因组中非常短且不连续,因此配对末端和组装方法并不适用于 WES 数据。所有用于 WES 的 CNV 检测工具都是基于读长深度方法的。基于读长深度的方法一般包括两个主要步骤:预处理和分割。输入数据可以是比对短读长的 BAM、SAM 或 Pileup 格式。在预处理步骤中,对 WES 数据的偏差和噪声进行消除或减少。归一化和去噪算法是这一步的主要组成部分。在分割步骤中,使用统计方法合并具有相似读长计数的区域,以估计 CNV 片段。最常用的分割统计方法是循环二进制分割(CBS)和隐马尔可夫模型(HMM)。CBS 算法通过改变基因组位置递归地定位断点,直到染色体被分成有相等拷贝数的片段,这些片段与其相邻基因组区域的拷贝数显著不同。HMM 中,读长计数窗口根据它们是否有可能测量扩增、缺失或未发生拷贝数变化的区域而沿染色体顺序分箱。尽管已引入其他统计方法来检测全基因组测序数据中的 CNV,但这两种方法仍然是当前用于 WES 数据的 CNV 检测工具中最常用的方法。

16.3.2 肿瘤驱动突变及其识别方法

癌症是一种以细胞异常和不受控制生长为特征的疾病,其主要原因是基因突变的累积。肿瘤发生后,这些突变成为驱动突变,相对于周围细胞,它们赋予突变细胞某种选择性优势。当这些突变出现在一组基因中,该组基因就是癌症驱动基因,它们的突变形式会影响一系列与细胞关键功能和稳态发育相关的过程。癌症研究的主要目标之一就是发现这些在多种肿瘤类型中起驱动作用的癌症驱动基因,并鉴定可用于靶向治疗、预后评估和治疗反应的基因组生物标志物。然而,由于癌症驱动突变的调控机制复杂且涉及基因数量超过 2 万,传统的湿式实验室实验在检测癌症驱动基因方面面临挑战。因此,利用多种类型的基因组数据进行计算方法的开发变得越来越重要,以揭示癌症驱动因素及其在癌症发展中的调控机制。随着机器学习技术的快速发展和 DNA 测序技术的重大进展,数据驱动的计算发现方法越来越受欢迎。利用这些优势,已提出许多方法来检测癌症驱动基因。

目前的计算方法是使用广泛的基因组数据类型,包括突变、基因表达、网络通路等来发现不同类型的癌症驱动突变。根据其主要特征将这些方法分为 4 种类型:基于突变频率、基于功能影响、基于结构基因组学和基于网络或通路的方法(图 16 - 6)。

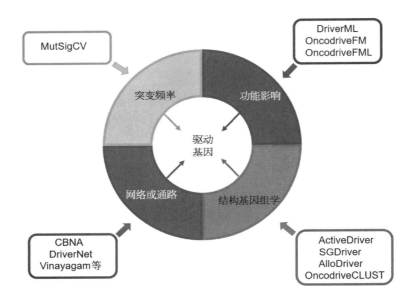

图 16 - 6　基于在体细胞突变中识别驱动突变和驱动基因的计算方法和工具

1. **基于突变频率的方法**

MutSigCV 是一种通过评估基因突变的重要性来发现癌症驱动突变的方法。它基于推测背景突变过程,将比背景突变频率更高的基因突变预测为驱动突变。MutSigCV 的局限性在于仍然有一些基因具有高度突变的情况,但这些突变是无关紧要的(即乘客突变),对癌症的发展没有贡献。

2. **基于功能影响的方法**

OncodriveFM 使用基因组突变的功能影响来检测癌症驱动突变,与 MutSigCV 不同,它不通过评估基因突变的重要性来进行。OncodriveFM 方法假设具有显著功能影响的基因中任何突变引起的偏差都可能是该基因作为候选驱动基因的指标。这种方法的重点是,它不是评估一个基因有多少突变,而是评估具有高度功能影响的突变偏差有多大。

因此,它可以识别具有低复发突变但在癌症发展中起作用的驱动基因。OncodriveFML 与 OncodriveFM 大致相似,它能分析非编码基因的突变。

DriverML 是另一种评估基因突变的功能影响以揭示癌症驱动突变的方法,与 OncodriveFM 和 OncodriveFML 不同,DriverML 假设突变类型会影响突变所引起的功能影响。因此,该方法提出了一种基于突变类型评分来检测癌症驱动突变的方法,以评估突变对功能改变的影响。该方法使用各种属性来加权突变类型的影响,并通过使用带有广泛癌症训练数据的监督机器学习方法获得优化的权重参数。

3. 基于结构基因组学的方法

与通过判断突变对功能造成的影响的方法相似,ActiveDriver、SGDriver、AlloDriver 和 OncodriveCLUST 等方法通过分析基因突变后产生的结构变化来识别驱动突变。ActiveDriver 通过检测体细胞突变在翻译后修饰位点(如磷酸化、乙酰化和泛素化位点)的富集来发现癌症驱动基因。SGDriver 使用贝叶斯推理统计框架将体细胞错义突变纳入蛋白质-配体结合位点残基中,以找出突变的功能作用。AlloDriver 将突变映射到源自三维蛋白质结构的别构/正构位点,以检测癌症患者的潜在功能基因/蛋白质。OncodriveCLUST 基于已知突变在特定蛋白质部分集中,并且这些突变有助于癌细胞发展的事实,来检测在聚类突变中具有较大偏差的癌症基因。然而,由于该方法基于突变聚类,因此无法识别其突变分布在整个序列中的癌症驱动突变,并且为了获得良好的结果,它需要大量观察到的突变。因此,该方法常用于对其他检测癌症驱动突变方法的结果进行补充。

4. 基于网络或通路的方法

细胞是生物体的基本组成单位,由各种不同的分子结构组成。这些分子结构相互作用构成了复杂而可塑的动态网络。在细胞的分子网络结构中,基因突变可能通过多种方式引起网络结构的变化。这些变化可以影响网络中的节点(即蛋白质)、移除节点、改变节点之间的连接,影响生化特性,如蛋白质功能。而癌症是一种非常复杂的疾病,不仅仅是单个基因的突变,它在细胞网络和通路水平上也发生了许多不同的变化。因此,为了识别癌症的驱动突变,还提出了基于网络和通路的分析方法。

Vinayagam 等人提出了一种基于蛋白质相互作用网络的可控性分析方法,用于识别候选的驱动突变基因。在这个网络中,蛋白质被看作是网络中的节点,而节点之间的相互作用则构成了网络的边。可控性分析基于最小驱动节点集(minimum driver node set,MDS),即驱动整个网络所需的最小节点集,将节点分为 3 种类型:不可缺少、可有可无和中性。不可缺少的节点是指当节点从网络中移除时,会使 MDS 的数量增加;可有可无的节点是指其移除会使 MDS 的数量减少;而中性节点则对驱动节点的数量没有影响。通过分析扰动网络的可控性,识别敏感的不可缺少节点。即在原始网络中是不可缺少节点,但在扰动网络中却不再是不可缺少节点,这些敏感且不可缺少的节点被认为是候选的癌症驱动突变基因。

CBNA 是另一种基于网络可控性来发现癌症驱动突变的方法。该方法构建了一个 miRNA‑TF‑mRNA 网络,包括了 microRNA(miRNA)、转录因子(TF)和 mRNA。这个网络是通过患者的 miRNA 或 mRNA 表达数据和现有的基因相互作用数据库(如蛋白质相互作用、miRNA 靶基因和转录调控)构建的,因此更可靠且更针对特定癌症类型。CBNA 通过分析网络的可控性来寻找关键节点,即被移除后会增加整个网络 MDS 数量的节点。然后结合突变,识别癌症驱动因素。由于 CBNA 使用 miRNA‑TF‑mRNA 网络,因此它可以识别编码基因和 miRNA 驱动的基因,并可用于发现癌症的亚型或者癌症类型的驱动因素。DriverNet 是通过模拟候选驱动突变对 mRNA 表达网络的影响来识别驱动突变的算法。该算法整合了多种数据类型,包括基因组数据(如非同义单核苷酸变异、插入缺失和拷贝数变异)、通路信息的影响图谱和基因表达数据。它通过构建基因的二分图,检测突变基因对具有异常表达的基因的影响,从而推断出突变驱动基因。该方法的一个有用功能是识别介导致癌症的罕见驱动突变。

尽管这些方法已经成功检测出各种癌症驱动突变,但该领域的研究仍存在一些问题。首先,非编码癌症驱动因素很重要,因为蛋白质编码区仅占人类基因组的 2% 左右,部分突变存在于非编码区域,这些突变可以调节基因的表达并驱动癌症。目前大多数方法都侧重于编码突变,以识别编码基因的癌症驱动突变,而识别非编码基因癌症驱动突变的方法有限,非编码基因癌症驱动突变尚未得到充分识别。其次,已开发了一些方法来识别癌症驱动突变组,但由于在模块中,成员的突变足以发展为癌症,因此模块中已识别的驱动基因实际上可能并不是协同作用来调节其癌症驱动的靶点。例如,miRNA 在上皮细胞向间充质细胞的转化过程中起到了协同作用,这说明在一些生物过程中,单个基因的调控可能不会产生重大影响,而是依赖于基因间的复杂调控网络发挥作用。很多证据表明,一些基因以协同作用调节其他基因的表达并影响不同的生物过程。为了研究生物过程中基于群体的调节因子的作用,已经出现了使用湿实验的方法。这些调控因子可以形成基因调控模块,通过相互作用影响基因的表达水平。因此,研究模块内生物因素的重要性日益突出。

为了分析驱动基因组,需要开发利用各种数据和技术的计算方法。这些方法可以整合大量基因组学数据、表观遗传学数据、蛋白质互作网络等信息,以揭示驱动基因组中的关键基因和调控机制。通过这些计算方法的应用,可以更全面地了解癌症的发生发展过程,并为癌症的早期诊断和治疗提供更准确的指导。

16.3.3　突变模式分析

肿瘤基因组中积累了大量由各种内源性和外源性原因引起的体细胞突变。这些突变包括正常的 DNA 损伤和修复、与癌症相关的 DNA 维护机制异常,以及由致癌物暴露引发的突变。不同的诱变过程在基因组中留下了独特的印记,形成了突变特征(mutation signature)。识别这些突变特征背后的诱变过程是理解肿瘤发生和发展的重要一步。此外,了解作用于患者基因组的突变过程还有助于开发个性化疗法。例如,PARP 抑制剂治疗同源重组缺陷(HRD)患者有效,由于 HRD 在患者基因组中留下了特征性的突变,因此,该突变特征可以作为 PARP 抑制剂治疗的标志;而 APOBEC 相关特征则与共济失调毛细血管扩张症和 Rad3 相关激酶(ATR)抑制剂敏感性相关。

此外,还发现与癌症进展相关的治疗诱导的突变特征,例如在白血病中通过硫嘌呤诱导的 TP53 突变特征的鉴定。突变特征分析已成为揭示塑造癌症基因组景观的诱变过程的有力方法。突变特征可分为单核苷酸变异、双联体(二核苷酸)变异、小的插入缺失和结构变异。

突变特征分析包括 3 个步骤:首先是鉴别体细胞突变,即确定样本中存在突变事件;其次是鉴别突变特征,通常使用一些基于非负矩阵分解(NMF)的工具,如 SigProfiler、SignatureAnalyzer、MutationalPatterns 和 Sigminer 等。这些工具的输入是样本的突变谱,通过将提取的特征与癌症体细胞突变目录数据库(COSMIC)中的突变特征对比,以确定是否存在新特征。这一步需要足够大的样本量以提高分析的准确性,才能有助于准确解析那些不常见的特征,第三步是计算每个样本中突变特征的暴露值,这可以理解为突变特征在样本中的含量。

突变特征类别可以根据单个碱基的变化进行分类(共 6 种类型)。有时,还会扩展突变上下文,包括突变位点两侧多达 7 个碱基的序列。对于插入缺失和结构变异等不同类型的突变,使用不同的分类方法(图 16-7)。不同类别突变的分布构成突变谱。然后,每

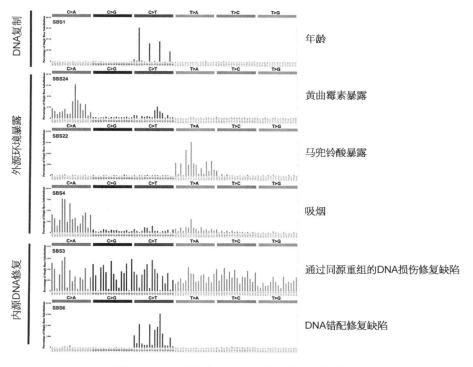

图 16-7 突变特征与 DNA 诱变因素间的联系

个个体的基因组突变谱可以表示为突变特征的线性组合,其中由给定特征引起的突变数
量称为暴露值(图 16 - 8)。

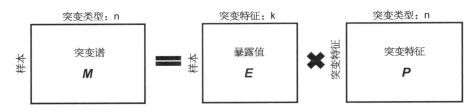

图 16 - 8　样本的突变谱可以分解为突变特征和其暴露值的组合

从突变特征的分析步骤来看,突变特征的提取方法可以分为两大类。首先是从头提取(*de novo*)新的突变特征,计算它们在样本中的暴露程度,这种方法旨在发现并量化新的突变特征,以了解其在癌症样本中的重要性。另一种是推断给定突变特征(例如COSMIC 数据库中的突变特征)在每个样本中的暴露矩阵(重新拟合),这种方法是利用已知突变特征数据库,通过适应样本数据来推断每个样本中突变特征的暴露水平,这样可以将样本中的突变与已知的突变特征进行比较,从而了解样本中突变特征存在的强度。

对于从头推断突变特征,可以将其理解为典型的潜在变量推断问题。观察到的变量是每个患者的突变计数,即如图 16 - 8 中所示的矩阵 M,潜在变量包括突变特征 P(全局,即由所有基因组共享的特征)和暴露矩阵 E(局部,每个样本独有的特征)。解决这个问题的方法中,最初也是最常用的方法是非负矩阵分解(non-negative matrix factorization,NMF)。NMF 在从头推断突变特征的问题上得到了广泛应用,有多种形式。在最简单的形式中,NMF 涉及解决一个优化问题,即通过最小化矩阵 M 的重建误差(其中 d 是散度函数)来对矩阵进行分解,见下式:

$$\underset{E,\,P}{\arg\min}\, d(M,\,E,\,P),$$

在重新拟合的步骤中,除了突变计数矩阵 M,还给定了一组突变特征(矩阵 P)。这一步的目标是推断每个样本中每个特征的强度值(暴露矩阵 E)。特征矩阵通常包括来自COSMIC 数据库的已知突变特征,这些特征是通过之前的从头提取方法从其他特定癌症数据集中推断得到的。重新拟合方法在分析样本量较小、突变数量较少的情况下尤为有用,例如在样本量较小、进行靶向测序或具有较少突变的样本(例如健康人群或缓慢生长的肿瘤)中,或者仅对感兴趣的特定基因组区域中的突变进行分析时。这种方法能将经过验证的突变特征应用于小规模的靶向研究,甚至应用于临床上的单个样本。有多种方法可以执行这类任务,其中代表性的方法是由 Rosenthal 等人提出的 deconstructSigs 方法,它计算了能够最佳线性组合重构单个样本突变谱的预定义突变特征。

除简单变异外,复杂结构变异所导致的突变特征也是当前研究的重点。其中,体细胞

拷贝数改变是一类重要的结构变异,它在癌症中非常常见,是多种癌症进展的重要驱动因素。2018 年,在一项关于高级别浆液性卵巢癌的早期研究中,首次使用了突变特征分析框架,以展示拷贝数(copy number, CN)特征,并显示其在预后中的潜在应用。卵巢癌是一种基因组复杂的肿瘤,以 TP53 突变为特征,通常与同源重组缺陷(HRD)相关。HRD 是一种与复制相关的基因组不稳定模式,通常由端粒缩短引起,导致扩增、基因组重排和染色体碎裂;这一过程是作为单一事件发生的,会导致成簇重排。在 Macintyre 等人的 CN signature 框架中,他们设计了一个模型,通过从浅层全基因组测序数据导出的 CN 特征来捕获卵巢癌基因组的显著遗传特征,通过识别与某些患者预后不良相关的特征,证明了 CN 特征在临床上的潜在应用。2019 年,有人对未分化软组织肉瘤进行了研究,开发了一种"机制不可知"(mechanism-agnostic)方法,将拷贝数变异谱转化为拷贝数特征。他们将等位基因特异的拷贝数数据总结成一个向量,包括杂合性缺失(LOH)、总的拷贝数状态(删除、中性、扩增)以及片段大小。然后,使用非负矩阵分解的方法,基于该拷贝数总结矩阵得到拷贝数特征及其分布,并与相关数据(如驱动突变、染色体碎裂、全基因组扩增、转录组等)进行关联性分析,以推断潜在的生物学含义。通过分析,确定了在 USARC 中与 7 个生物学过程相关的独特拷贝数特征,包括连续的全基因组加倍、LOH 事件和染色体碎裂。最近,Steele 等人将这项工作扩展到约 10 000 个肿瘤样本,开发了一组包含 21 个拷贝数特征的泛癌图谱。他们发现了与 HRD、染色体外环状 DNA 形成和单倍体化相关的新拷贝数特征,进一步完善了对 CN 特征及其在肿瘤演化中的关键作用的理解。

最近已建立了适应原始数据来源范围广、已知拷贝数变异机制非依赖的、泛癌种适用的新型 CNA 模式识别与定量方法。该分类方法考虑了拷贝数片段的如下特征:拷贝数片段长度、片段绝对拷贝数、片段杂合性状态、片段前后背景形态信息。考虑到真实世界数据的实际情况,最终获得 176 个 CNA 类别(图 16-9),接着通过 NMF 方法得到拷贝数特征。相比现有的 CNA 模式识别方法,该方法能够提供更为细致的拷贝数片段信息,为深入理解 CNA 规律模式、发生驱动因素解读提供了基础。关于该 CNA 模式识别方法在肿瘤精准预后预测中的应用,研究发现部分 CNA 模式的强弱与肿瘤的预后密切相关,这种相关性在不同来源的数据中稳定存在,表明 CNA 模式在肿瘤精准预后诊断中具有重要的应用前景。

16.3.4 肿瘤异质性与演化分析

肿瘤异质性是肿瘤演化过程中普遍且至关重要的表现特征,它为肿瘤的形成和进一步演化提供了重要的支持。肿瘤异质性是指肿瘤在演化过程中发生分子生物学或基因方面的改变,从而导致不同肿瘤细胞的生长速度、侵袭能力和对药物的敏感性等方面产生差异。肿瘤的遗传特征在各患者之间、同一患者的原发性和转移性肿瘤之间,以及肿瘤的每个细胞之间都存在着差异,各种测序技术的发展使我们能够更好地了解个体肿瘤内的遗传异质性。目前,对于肿瘤异质性的内在规律、时空和组成成分的复杂性,以及形成机制

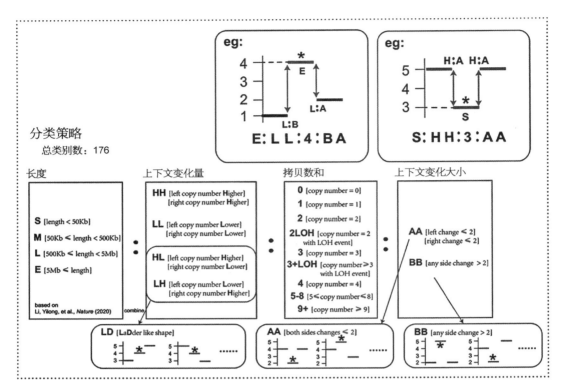

图 16－9　DNA 拷贝数变异模式分析中的拷贝数片段特征提取方法

［引自 Tao Z，et al. Brief Bioinform，2023，24(2)：bbad053］

等方面取得了许多进展。肿瘤异质性不仅会对诊断产生影响，还会影响治疗、疗效和疾病监测、耐药性和预后等方面。深入分析肿瘤异质性有助于揭示肿瘤动态演进的过程，肿瘤异质性的形成机制非常复杂，它是由遗传、转录组、表观遗传学等多种变化共同导致的。基因组不稳定性是遗传多样性和体细胞异质性发生的重要机制之一，它可以由端粒损伤、DNA 错配修复缺陷和微卫星不稳定性等内源性因素引起，从而使肿瘤细胞更容易发生突变，进一步促进肿瘤异质性的发展。遗传异质性并不能完全解释肿瘤表型的多样性。表观遗传学修饰可以在不改变 DNA 序列的基础上，下调控基因的活性，影响肿瘤的进化和异质性的形成及发展。表观遗传学与遗传变异相关，基因组和表观基因组之间的复杂相互作用，有助于单个肿瘤产生表型异质性。研究表明，体细胞突变可能是早期致癌事件，而 DNA 甲基化的改变显著促进了肿瘤后期的分支进化。也有证据表明，遗传和表观遗传事件可能是导致肿瘤克隆进展的独立影响因素。

　　肿瘤异质性的复杂性反映在肿瘤的时空异质性、肿瘤组成成分的异质性以及肿瘤细胞与肿瘤微环境之间的异质性。肿瘤在不同阶段可能面临不同的生物选择压力，导致个体遗传多样性随时间动态发生变化，这是时间异质性。例如，晚期肿瘤可能由于营养物质耗尽和缺氧等因素，会更强烈地选择侵袭和增强血管生成能力的生存策略，与早期肿瘤相比，时间异质性更为显著。另一方面，肿瘤内部存在着遗传多样性的亚群分布，这是空间异质性。原发病灶内部可能存在多个位置上分离、分子特征不同的细胞亚群,而不同的转移部位之间也可能存在着遗传组成不同的肿瘤细胞。即使是源自相同来源的局部区域和远处肿瘤细胞,也会因局部微环境的差异(如氧合程度、营养丰度、免疫活性和基质组成等)而导致产生遗传差异。因此,肿瘤异质性呈现时空变异,这对肿瘤的发展、免疫细胞进入肿瘤以及对治疗的反应性都会产生影响。肿瘤内部也存在着不同肿瘤细胞之间的异质性,例如不同驱动突变的肿瘤细胞可能共存于同一肿瘤中,这种细胞间的相互作用可以更好地维持肿瘤异质性的平衡状态。此外,肿瘤内部的一些细胞可能表现出干细胞样特性,它们可以通过建立分化等级来产生细胞异质性,导致肿瘤内存在一系列不同类型的细胞。单个肿瘤内的细胞还可分化为具有不同代谢和功能的亚克隆,维持肿瘤内部组成成分的异质性。

除了肿瘤细胞内部的异质性外,肿瘤细胞与周围微环境之间的相互作用也会导致肿瘤的异质性,并促进肿瘤的发展。首先,肿瘤组织中存在氧分布的异质性,这会导致线粒体的分布异质性。其次,微环境中血管的分布可以影响肿瘤细胞的空间分布。在肿瘤细胞和巨噬细胞的空间分布模型中,由于代谢与血管的距离相关,氧利用率随着与血管的距离增加而降低。这使得肿瘤细胞更依赖于无氧糖酵解而产生乳酸。高乳酸浓度对巨噬细胞的存活不利,因此远离血管的肿瘤组织中巨噬细胞数量较少。治疗过程中,药物的浓度分布受到与血管的距离、局部纤维化和组织结构等的影响,进而影响肿瘤细胞的空间分布。再次,肿瘤微环境中的免疫细胞浸润程度存在显著的区域差异,肿瘤与免疫系统之间相互作用的复杂性可能有助于肿瘤内部异质性(intra-tumor heterogeneity,ITH)的形成。肿瘤异质性具有复杂性和多样性的特点,近年来,单细胞测序技术的发展使得研究人员能够分离出空间或时间上不同肿瘤区域混合群体中的单个细胞,从而逐步了解肿瘤组成成分的复杂性和时空多变性。

16.4 肿瘤基因组研究展望

肿瘤是一种高度异质性的疾病,肿瘤基因组的研究未来将向更高分辨率的方向发展,以解析肿瘤细胞的基因组变异以及肿瘤细胞与微环境的复杂相互作用,单细胞和空间组学技术的发展为实现高分辨率提供了有利的工具。更加细致的肿瘤基因组变异解析更需要关注基因组的复杂变异,特别是结构变异的识别及机制的研究,以及基因组"暗物质"——非编码序列的功能研究。肿瘤基因组为精准医学的发展提供了新的机会。

16.4.1 单细胞技术在肿瘤生物学中的应用

在肿瘤内部和不同肿瘤中,癌细胞展现出不同的细胞形态、基因表达模式、增殖速度、转移能力以及对治疗的反应性,这种异质性是理解和治疗癌症的主要难题。传统的分子分析技术一般采用批量测序(bulk sequence),能够鉴定与癌症相关的常见突变和基因表达模式,却很少能识别罕见的克隆亚群。然而,单细胞技术通过分析多个独立细胞的 DNA 突变和基因表达模式,可以在治疗前或治疗期间识别出潜在的耐药细胞。技术的进步使得我们能够从数千个单细胞中收集和解读全基因组的信息,为癌症研究开辟了新路径:高通量测序技术用于检测细胞 DNA(基因组)、表观遗传标记(表观基因组)、转录组和蛋白质组。这些领域的研究为理解癌症的转移和复发机制提供了新的见解。

单细胞技术不仅适用于解析肿瘤细胞的异质性,也可应用于研究肿瘤细胞周围的非肿瘤细胞,即肿瘤微环境(TME)。肿瘤微环境是一个多成分系统,由肿瘤细胞、基质细胞和浸润的免疫细胞组成。因此,TME 的高度复杂性伴随着肿瘤内部、肿瘤之间以及个体间的显著异质性。在这个异质系统中,许多促进肿瘤发展和抗肿瘤反应的成分或信号可以调节肿瘤的进展,影响抗肿瘤免疫反应的效能。通过批量组学分析技术,我们可以了解 TME 中一部分功能机制。然而,由于广泛的异质性,大量细胞裂解产生的批量测序数据仅提供了 TME 的"整体"视角,而掩盖了低丰度和高度专业化功能细胞的存在,忽略了普遍的细胞间通信。与传统批量测序策略相比,单细胞测序的显著优势在于评估细胞群体之间的异质性,区分数量稀少且表型高度特异性的细胞,并推断细胞行为。单细胞测序技术广泛应用于解析 TME 的组成,在肿瘤免疫学和免疫治疗领域有巨大应用前景。

单细胞测序技术的应用曾受到通量不佳和高昂检测成本等因素的限制,但随着技术的快速发展,如今它已被广泛应用于各个研究领域,尤其是在癌症研究中表现出巨大潜力。此外,新兴的测序策略继续向着更高通量和更低检测成本的方向发展,例如单细胞组合标记测序技术(SCI-seq)和基于分池连接的 Tranome 测序等。此外,多组学测序技术不再局限于单一组学的技术,可以同时提供单个细胞的多种特征,例如 DNA、RNA 和蛋白质图谱。例如,单细胞多重测序技术(scCOOL-seq)可以同时探测拷贝数变异、倍性、染色质状态和 DNA 甲基化等多个特征,为刻画不同细胞群的特征提供更多视角。所有这些先进的单细胞测序技术预计都将在肿瘤生物学研究和抗肿瘤免疫治疗领域得到广泛应用。

16.4.2　空间组学在肿瘤生物学中的应用

不论是批量测序还是单细胞测序,都需要经历解离组织样本的过程,这会导致组织形态和空间信息的丢失。癌症进展涉及组织的破坏、浸润和转移等空间过程。空间模式是组织学肿瘤分级和分期的重要组成部分,因为它们反映了正常组织发展到恶性肿瘤的过程。肿瘤组织是由肿瘤细胞及其周围肿瘤微环境生态系统构成的一部分。在空间上,不同肿瘤中的肿瘤微环境具有不同的组织和层次结构,TME 的空间结构对于肿瘤细胞命运的调控和发展至关重要,这种空间结构是通过精确的肿瘤内部转录调控和细胞间信号传递相互协调实现的。在对外部刺激(例如化疗)的响应下,肿瘤细胞可能会启动空间重塑,包括启动抗肿瘤免疫和基质细胞的重新定位。了解 TME 组装的空间结构对于揭示肿瘤发生机制和设计新的治疗策略至关重要。简而言之,肿瘤是由具不同微解剖结构和肿瘤微环境的亚克隆镶嵌体组成的,空间分析为从单个细胞到整个组织尺度的癌症生态系统绘制和理解提供了新的途径。

对高通量空间组织结构进行解析的最初始的方法,可以追溯到基于激光捕获显微切割(LCM)的策略。这种方法利用 LCM 将组织分解成小的区域,随后使用 RNA - seq 等高通量技术对其进行分析。这种技术的缺点在于无法达到更高的分辨率,只能追踪区域位置信息。另外激光显微切割也很耗时,对需在不花费大量时间的情况下捕获复杂组织的高通量测序提出了挑战。另一种策略是基于图像的原位组学技术,这种方法涉及荧光标记探针(FISH)与感兴趣的核酸的原位杂交,以通过单细胞或亚细胞分辨率识别它们的位置。单分子荧光原位杂交(smFISH)可同时检测多个 RNA,在 smFISH 的基础上,设计了 ExFISH,osmFISH 和 sequential FISH+(seqFISH+),以增加检测基因的数量。Multiplexed error-robust 荧光原位杂交(MERFISH)是一种稳健的单分子成像方法,可以在数百个单细胞中捕获 100～1 000 种不同 RNA,从而使基因通量达到 10 000。简而言之,大多数基于图像的原位组学技术无法捕获整个组学图谱,但可以提供组织内的单细胞甚至亚细胞分辨率,从而能发现癌细胞的复杂细胞状态。第三种测序方法是利用具有独特条形码序列的探针来捕获分子,然后基于空间条形码将它们映射到特定的空间位置。到目前为止,这些技术主要集中在空间转录组学的转录组学分析上,其中 10×Visium 是使用最广泛的空间组学技术之一,能对 6 mm×6 mm 的组织进行测序,每个点的分辨率约为 100 μm,包含 2～10 个细胞,这种方法的优点之一是它可以捕获数千个低水平转录表达的基因,甚至可以从福尔马林固定石蜡包埋组织中捕获,缺点在于受限于点的直径,无法进行单细胞层面的检测,需要继续提高分辨率。

16.4.3 肿瘤基因组复杂变异规律与机制

得益于快速且廉价的基因组平台,研究人员已经深入研究了多种癌症中的体细胞突变。通过外显子组或组合测序的研究,主要识别了体细胞点突变,包括单核苷酸变异(SNV)和短插入或缺失。然而,对大规模患者群体中生成的癌症全基因组测序数据的调查显示,体细胞基因组 DNA 结构变异(SV)是癌症中最常见的驱动突变类别,其数量超过SNV 和插入缺失。因此,需要更广泛地应用全基因组测序,以获取患者中与癌症相关的体细胞突变谱。

SV 通常被定义为至少 50 个碱基对的遗传变异,包括缺失、插入、重复/扩增、倒位、易位、染色体丢失和扩增,以及更复杂的 DNA 重排模式。肿瘤中 SV 普遍存在,并在肿瘤的发生、进展和治疗耐药过程中发挥作用,其基因组负荷在转移中也逐渐增加。SV 可以扩增、破坏和融合肿瘤相关基因,或重新调整非编码 DNA 调控元件的用途以改变基因表达。SV 的形成通常发生在长期基因组不稳定(也称为染色体不稳定)的情况下,其中会在短时间内形成大量的 SV,从而导致广泛的肿瘤内异质性。这包括灾难性重排过程,涉及通过一次性突发事件(例如染色体破裂和染色体复合)或级联事件[例如断裂-融合-桥(BFB)循环],同时形成大量的 SV,促进随后的 SV 形成事件。

体细胞 SV 的作用和丰度多种多样,全面了解体细胞 SV 的范围和性质,对于阐明癌症克隆进化并揭示患者肿瘤中关键的肿瘤驱动因素至关重要。体细胞 SV 可以通过影响肿瘤相关基因的表达或导致其缺失来发挥作用。这种效应可以通过扩增原癌基因来改变基因剂量,也可以通过 SV 导致的肿瘤抑制基因删除或破坏来实现。SV 可以产生新的融合基因,这些融合基因是由激活部分和致癌基因部分融合产生的基因序列,通常会表达致癌产物。例如,从费城染色体中产生的 Bcr - Abl1 融合蛋白相比于 Bcr 和 Abl1 蛋白,具有新的功能特性。致癌 SV 还会导致非编码 DNA 调控序列的基因组重新定位,包括原癌基因附近的增强子,这是一种导致异常表达的致病机制,称为增强子劫持。SV 介导的肿瘤相关的增强子劫持和基因融合可以由多种不同的 SV 类型介导,包括易位和缺失,后者可能具有同时导致基因缺失和异常高表达的双重作用。除了重新定位增强子之外,SV 还可以通过扩增增强子的拷贝数、破坏三维染色体结构域,以及形成包含增强子和原癌基因的新拓扑关联结构域(TAD)来介导与肿瘤相关的调控变化。因此,体细胞 SV 在肿瘤的发生发展中发挥着重要的作用,对了解肿瘤的分子机制和治疗策略具有重要意义。

肿瘤基因组研究通常更加关注易于解释的单核苷酸变异(SNV),这也意味着相对于碱基替换机制,我们对 SV 形成的机制了解较少。然而,随着全基因组测序技术的发展,通过提高对碱基对的分辨率观察 SV 的结构,包括断点连接的信息,可以通过分析肿瘤基因组来揭示 SV 形成的潜在机制。SV 的形成主要涉及以下机制(图 16 - 10):① 双链断裂通过 4 种主要途径修复,包括微同源介导的末端连接(MMEJ)、非等位同源重组(NAHR)、非同源末端连接(NHEJ)和单链退火(SSA)。这些修复过程导致简单的一次性 SV 类型的形成,如插入、删除、易位和倒位。② 复制压力会导致单链断裂,并通过断裂诱导复制(BIR)机制进行修复,从而导致特征性的重复、串联重复,以及通过复制黏贴机制实现中间复杂性的模板化插入。③ 端粒减少后,染色体末端或染色单体会融合,形成各种双着丝粒染色体连接的 SV。这些 SV 进一步通过断裂-融合-桥(BFB)循环重塑,使得 SV 的复杂性和大小不断增加,在某些情况下甚至达到基因组加倍的程度。④ 染色体错误分离会导致非整倍体和微核形成,这些结构容易受到染色体破碎的影响。染色体碎裂可导致特征性的拷贝数振荡以及双微染色体(double minute chromosome, DMC)的形成和进一步重塑。此外,连接的双着丝粒染色体 SV 和染色体碎裂相关的重排高度相关,因为 BFB 循环可以导致染色体破碎,并且 DMC 可以逆向整合到均匀染色区。

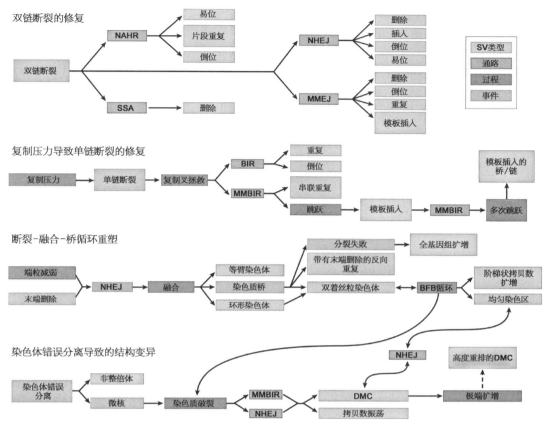

图 16 - 10　DNA 结构变异的可能产生机制 MMBIR，微同源介导的断裂诱导复制

（改自 Cosenza M R，et al. Annu Rev Genomics Hum Genet，2022，23：123 - 152）

16.4.4　肿瘤非编码变异功能

　　癌症的发生主要是由于基因组中连续积累的体细胞 DNA 突变。传统上，大多数癌症突变研究只关注改变蛋白质的氨基酸序列的变异（非同义突变），并假设不改变蛋白质氨基酸序列的编码突变（同义突变）是乘客突变。然而，这些研究仅涵盖了人类基因组中不到 2% 的区域，绝大多数非编码区域基本上未进行探索。这主要是由于全基因组测序的成本较高，且当时对非编码突变的影响了解甚少。最近的研究表明，驱动突变不一定需要改变蛋白质的氨基酸序列来推动癌症发展。尽管非编码区本身不编码蛋白质，但非编码元件可以通过各种机制调节蛋白质编码基因的转录和翻译。顺式调控元件（如启动子、增强子、沉默子和绝缘子）通过调控转录因子的结合来调节其靶基因的转录。此外，非编码 RNA（如 miRNA 和 lncRNA）在转录后阶段可通过不同机制进一步调节基因表达。

　　因为最近的研究，人们越来越认识到非编码突变在人类肿瘤发生发展中的重要性。全基因组分析揭示了非编码调控元件中的一些重要的变异，例如启动子、增强子以及 5'-

和 3′-非翻译区。这些非编码区域的变异对肿瘤的发生发展起着重要作用：① 转录因子结合位点的改变。一些肿瘤中的非编码突变会影响转录因子的结合位点。例如，TERT启动子的反复突变会为 ETS 转录因子家族创建结合位点，导致它们与 TERT 启动子结合并上调其基因表达。类似地，体细胞突变可以在 T 细胞急性淋巴细胞白血病（T－ALL）中产生 MYB 结合位点，形成 TAL1 上游的超级增强子，导致其过度表达。② 基因组重排导致的融合事件，即一些肿瘤中的非编码突变会导致基因组重排和基因融合。例如，在前列腺癌中，TMPRSS2 的 5′UTR 经常与 ETS 家族基因融合，导致 ERG 表达上调，破坏AR 信号传导。③ 通过非编码 RNA 发挥功能，即一些非编码 RNA 被认为在癌症中具有功能。例如，lncUSMycN 的拷贝数扩增可促进神经母细胞瘤的进展。此外，非编码 RNA结合位点的突变也与癌症相关。④ 作为假基因调控母基因表达。假基因是与亲本蛋白质编码基因相似的基因，其转录可以调节亲本基因的表达。一些癌症中假基因的缺失或扩增会影响 miRNA 与亲本基因结合的竞争，从而影响亲本基因的表达。PTEN 和BRAF 是两个具有假基因调控的例子。

16.4.5　肿瘤基因组与肿瘤精准医疗

2003 年，人类基因组计划的完成使我们对人类的特殊性和变异性有了更全面的了解。自那时起，人们投入了大量的时间和精力来研究人类肿瘤基因组。2015 年，美国总统奥巴马发起了精准医疗计划（precision medicine initiative），这是一项旨在改革医学、改善健康和疾病治疗的新举措，旨在摒弃"一刀切"的医疗方法。精准医学的目标是根据患者的具体情况，在适当的时间、使用正确的剂量，为每个患者提供个性化的治疗方案。在这一背景下，肿瘤基因组为精准医学提供了新的策略和机会。许多分子遗传学检测已经被开发出来并广泛应用于肿瘤的精准医疗中，例如用于鉴别诊断、预后评估、药物基因组学、治疗选择、疾病监测和风险评估等方面（图 16－11）。这些分子遗传学检测通过分析个体的基因组信息和肿瘤相关的遗传变异，可以帮助医生更准确地了解患者的疾病风险、预后和治疗响应。通过对肿瘤基因组的研究，可以识别出与肿瘤相关的关键基因变异，并利用这些信息来制定个性化的治疗计划，以最大限度地提高治疗效果并减少不必要的不良反应。

传统的肿瘤诊断方法主要包括医学影像技术和体格检查，但是随着技术的发展，越来越多的分子生物学和基因组学技术应用于肿瘤诊断和治疗。通过活组织检查获取的组织样本可以进行肿瘤特异性生物标志物的分子检测，例如检测肿瘤相关基因的突变、融合等。这些检测结果可以帮助医生选择最合适的治疗方法，并监测治疗的效果。除了单个或多个生物标志物的检测外，使用患者的组学图谱也可获得更多的信息用于肿瘤诊断。肿瘤的诊断关键点包括确定肿瘤的亚型和判断转移癌的原发部位等。肿瘤是一种具有异质性的疾病，可以在不同的组织和细胞类型中发生，同一种肿瘤类型中可能存在多种亚型，这些亚型通常根据不同的组织学和分子特征被分类，它们可能导致不同的临床结果。

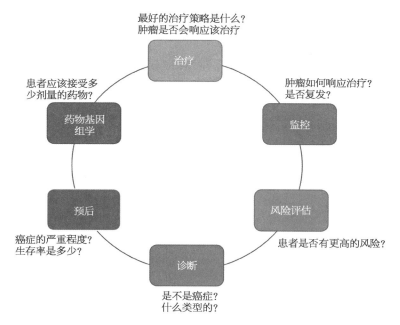

图16-11 分子遗传学检测在肿瘤精准医疗中的应用

利用基因组特征来鉴别新的肿瘤亚型有助于将患者进行分类,将那些具有相似临床表现、预后或治疗反应的患者归为一组。例如,基于肿瘤基因组图谱项目的研究结果,已确定了4种与子宫内膜癌患者生存相关的亚型,包括POLE突变、微卫星不稳定性超突变(MSI超突变)、低拷贝数和高拷贝数。基于对这些亚型的研究,已开展一系列临床试验,以研究如何通过针对不同亚型的治疗来改善子宫内膜癌的治疗效果。

原发肿瘤部位的确定对于了解肿瘤的临床表现至关重要,有时治疗策略会根据肿瘤的起源而有所不同。然而,3%~5%的肿瘤病例被称为原发性未知肿瘤,即转移性肿瘤来源不明。这时,分析转移性肿瘤的基因组、甲基化和转录组谱就具有重要意义,因为它们可以揭示其起源组织。最近,我们实验室采用深度学习方法,基于30个甲基化位点的信息,成功实现对26种癌症类型原发位点的准确预测,为解决原发性未知癌症提供了新的方法。通过深度学习模型的训练和优化,我们能够根据转移肿瘤的甲基化谱来预测其可能的起源组织,从而提供有关病例的重要信息。

在肿瘤诊断和治疗中,为避免侵入性的活组织检查方法对患者造成的不适和困扰,研究人员利用基因组学和其他分子技术,不断改进诊断过程。其中,液体活检是一种非侵入性诊断测试,通过检测体液(主要是血液)中的循环肿瘤细胞(CTC)和无细胞肿瘤DNA(ctDNA)等生物标志物,可以获得与多种肿瘤类型相关的临床信息。液体活检的优势在于可以从简单的血液样本中检测不同部位和类型的癌症,不需要进行侵入性的组织采集过程。一旦经过一系列验证实证其临床实用性后,液体活检就可以为患者提供监测和个体化治疗的信息。在肿瘤诊断方面,液体活检可以用于筛查、早期检测和诊断,通过检测

CTC 和 ctDNA 等生物标志物,确定癌症的存在和类型。此外,在治疗过程中,定期进行液体活检可以监测 CTC 或 ctDNA 的存在和数量变化,快速指示对所选治疗方案的耐药性或治疗效果。液体活检在癌症监测和个体化治疗中具有潜力,可以帮助医生做出更准确的治疗决策,及早发现疗效变化和复发风险。然而,液体活检仍然处于研究阶段,需要进一步验证和完善其准确性和可靠性。未来的研究和临床应用将进一步探索液体活检在肿瘤诊断和监测中的潜力。

利用基因组学和生物标志物可以提供更具个体化和精准化的肿瘤治疗。近年来,免疫治疗方法,如靶向 CD28/CTLA4 或 PD-1/PD-L1 的免疫检查点阻断,已经显示出对多种肿瘤类型具有治疗效果。然而,只有少数患者对免疫治疗获益,因此需要开发用于预测免疫治疗反应的生物标志物。一个近期引起广泛关注的生物标志物是肿瘤突变负荷(TMB),它是衡量个体肿瘤突变数量的指标。较高的 TMB 意味着更多的突变,导致肿瘤细胞表面出现更多免疫原性新抗原,这些新抗原可以诱导 T 细胞免疫反应的机会增加。因此,TMB 被认为是预测免疫治疗反应的生物标志物。例如,美国 FDA 已经加速批准了 pembrolizumab 作为治疗突变负荷高(TMB-H)的成年和儿童患者的药物。在针对靶向治疗方面,同源重组缺陷(HRD)是 PARP 抑制剂和铂类化疗药物的一个重要治疗目标。然而,准确而经济地预测患者的 HRD 状态仍然是一个挑战。一些研究通过系统评估基因组拷贝数(CNA)特征在 HRD 预测中的性能,构建了人工智能模型用于泛癌 HRD 预测。这些模型可以提供一种经济有效的预测工具,为 HRD 状态预测提供有力支持,并展示了基因组 CNA 特征在肿瘤精准医学中的应用潜力。综上所述,基因组学和生物标志物可以为精准医学提供重要支持,通过预测免疫治疗反应和靶向治疗响应,为患者提供更加个性化和有效的治疗策略。未来的研究和临床应用将继续探索和发展这些生物标志物,以推动肿瘤精准医学的进一步发展。

肿瘤基因组也可用于指导新的治疗方法。肿瘤中的突变会导致肿瘤特异性抗原(TSA)的积累,也称为新抗原。这些肿瘤特异性抗原由肿瘤细胞表达的 MHC 呈递,可以被 T 细胞识别并触发患者的抗肿瘤免疫反应。由于新抗原是由体细胞突变产生的,只在肿瘤细胞中表达而不在正常细胞中表达,因此被免疫系统视为非自身抗原,新抗原特异性免疫反应不受耐受性的影响。此外,靶向新抗原不容易诱发自身免疫反应。因此,新抗原是治疗性肿瘤疫苗和基于 T 细胞的肿瘤免疫疗法的理想靶标。鉴定免疫原性的新抗原是开发有效免疫疗法的关键步骤,其中免疫基因组学技术是常用的策略。免疫基因组学技术通过多个步骤来鉴定潜在的新抗原,包括对癌症样本进行突变检测、HLA 分型、新抗原肽的过滤,以及基于 T 细胞的实验验证。这些步骤可以帮助确定哪些突变会产生具有免疫原性的抗原,并进一步筛选出可被 T 细胞识别的潜在新抗原。为更方便快捷地进行基因组数据鉴定潜在新抗原的最佳实践流程,一些实验室已经构建了相应的工具,如 Seq2Neo。通过使用免疫基因组学的策略和工具,可以更好地理解和鉴定免疫原性的新抗原,为开发个性化精准医疗方法提供重要支持。

思考题

1. 检测体细胞拷贝数变异和体细胞简单变异(点突变和插入缺失)有什么不同?
2. 测序深度对检测基因组变异有哪些影响?
3. 突变模式和肿瘤发生有何联系?
4. 总结一代、二代和三代测序技术的优缺点。

拓展阅读文献

Davies H, Bignell G R, Cox C. Mutations of the BRAF gene in human cancer. Nature, 2002, 417: 949 - 954.

Diao K, Chen J, Wu T. Seq2Neo: a comprehensive pipeline for cancer neoantigen immunogenicity prediction. Int J Mol Sci, 2022, 23: 11624.

Futreal P A, Coin L, Marshall M, et al. A census of human cancer genes. Nat Rev Cancer, 2004, 4: 177 - 183.

Lee D, Seung H. Learning the parts of objects by non-negative matrix factorization. Nature, 1999, 401: 788 - 791.

Lynch T J, Bell D W, Sordella R. Activating mutations in the epidermal growth factor receptor underlying responsiveness of non-small-cell lung cancer to gefitinib. N Engl J Med, 2004, 350: 2129 - 2139.

Paez J G, Jänne P A, Lee J C. EGFR mutations in lung cancer: correlation with clinical response to gefitinib therapy. Science, 2004, 304: 1497 - 1500.

Pham V V H, Liu L, Bracken C. Computational methods for cancer driver discovery: a survey. Theranostics, 2021, 11: 5553 - 5568.

Samuels Y, Wang Z, Bardelli A. High frequency of mutations of the PIK3CA gene in human cancers. Science, 2004, 304: 554.

Steele C D, Abbasi A, Islam S M A. Signatures of copy number alterations in human cancer. Nature, 2022, 606: 984 - 991.

Tao Z, Wang S, Wu C. The repertoire of copy number alteration signatures in human cancer. Brief Bioinform, 2023, 24: bbad053.

第 17 章　肿瘤大数据与人工智能

随着高通量 DNA 测序技术和各种组学检测技术的进步,肿瘤相关 DNA 测序数据和其他类型的数据呈现指数级增长,来自多个国家和组织的研究团队已建立了大量肿瘤信息数据库。面对庞大的肿瘤相关数据,人工智能(artificial intelligence,AI)技术逐渐受到重视,并被应用于揭示肿瘤发生发展的生物学机制,以及开发肿瘤精准诊疗的标志物和治疗策略。本章简要介绍肿瘤大数据的特征、代表性肿瘤数据库以及人工智能技术的发展概况,概述人工智能(特别是深度学习)在肿瘤诊断、预后、治疗和药物研发中的具体应用。

17.1　肿瘤大数据

为了全面研究肿瘤的特征,肿瘤研究领域积累了大量的分子和表型数据。高通量技术的突破推动了组学数据的快速积累,形成了肿瘤"大数据"的概念。这里的"大数据"是指大规模、复杂的数据集,它们无法用传统的数据处理技术进行有效的管理、处理和分析,它具备高容量、大样本和多样性特征,需要特定的技术和分析方法才能加以利用。通过分析肿瘤大数据,科学家可以揭示新的肿瘤发生规律,从而提供全新的肿瘤诊断与治疗解决方案。

17.1.1　肿瘤大数据的特点及基本类型

肿瘤领域的数据集与其他领域的存在一些差异。肿瘤数据集一般样本量小,但数据维度高。很多肿瘤相关研究涉及的样本数只有几十,甚至几个。相比之下,最大的计算机视觉公共存储库 ImageNet 则有 1 500 万张图像。肿瘤研究数据通常涵盖多个维度的信息。现代多组学的工作流程能在单细胞水平上生成包括全基因组几万个基因的 mRNA 表达、染色质可及性和蛋白质表达等数据。因此,迫切需要开发新的计算方法来整合这些多模态组学数据。

在肿瘤研究中,需要使用多种数据类型来深入了解肿瘤发生发展和治疗反应的复杂机制。这些数据类型包括分子组学数据,涵盖基因组学、表观基因组学、蛋白质组学、转录组学和代谢组学等多个子类型的数据(表 17-1)。还需要通过干扰表型数据来描述基因水平的抑制或放大,以及药物治疗对细胞表型的影响。分子相互作用数据揭示了分子间的功能作用和调控网络。此外,还需要影像数据,包括组织病理学图像和放射学图像。最后,文本数据提供了临床信息和医疗记录,有助于改善肿瘤的诊断、预后和治疗决策。通过综合利用这些不同类型的数据,就可以全面认识癌症生物学,开发个体化的肿瘤治疗方法。

表 17-1 肿瘤研究中常见的分子组学数据类型

数据类型	技术手段	简要介绍
DNA 突变	全基因组或全外显子测序	揭示 DNA 突变、拷贝数变化、DNA 非编码突变和大型的结构变异。全外显子测序可以关注蛋白质编码区域的变化。单细胞测序可以检测单个细胞的基因组
染色质可及性	ATAC-seq 或者 DNaseI-seq	染色质可及性反映着 DNA 调控元件的活性
组蛋白修饰	CHIP-seq	确定具有不同修饰的 DNA 结合蛋白或组蛋白的全基因组位置
DNA 甲基化	亚硫酸盐测序和 BeadChip	亚硫酸氢盐将未甲基化的胞嘧啶转化为尿嘧啶,再加上测序或 BeadChip,可以对 DNA 甲基化模式进行全基因组分析
转录组学	微阵列	揭示不同患者样本类型的基因表达水平
	RNA 测序	揭示不同患者样本类型的基因表达水平
	空间转录组技术	基于位置和条形码生成具有空间位置信息的基因表达数据
蛋白质组学	质谱法	在基因组规模上分析大量样本中的蛋白质表达和磷酸化
	蛋白芯片	在一些有抗体的靶标上分析蛋白质表达和磷酸化
	CITE-seq	基于带有 DNA 条形码标记的抗体,保持单细胞水平的同时检测细胞表面的蛋白质信息与胞内转录组信息
	流式细胞术	基于带有荧光标记的抗体,在单细胞水平上检测少量目标蛋白质的表达
	质谱流式术	基于带有同位素标记的抗体,在单细胞水平上检测大量目标蛋白质的表达
	CODEX	基于带有核苷酸标记的抗体,可以对超过 30 种蛋白进行单细胞水平的检测和分析,同时保留空间信息
代谢组学	核磁共振	根据原子在磁场中的共振频率,揭示患者样本中的代谢物
	质谱法	根据质荷比以及和已知代谢物数据库中的比较,揭示样品中的代谢物

17.1.2　肿瘤大数据主要资源、数据库和研究队列

肿瘤研究的数据资源可分为三大类别。第一类数据资源来自系统性生成数据的项目（表 17 - 2）。这些项目通过系统性的实验和测量，产生了全面的肿瘤相关数据。其中最著名的项目之一是癌症基因组图谱（The Cancer Genome Atlas，TCGA），它生成了超过10 000 个肿瘤和相应正常样本的转录组学、蛋白质组学、基因组学和表观基因组学数据，涵盖 33 种不同肿瘤类型。类似的项目还有 ICGC（International Cancer Genome Consortium）和泛癌症全基因组分析（Pan - Cancer Analysis of Whole Genomes，PCAWG），它们提供了来自全球范围不同癌症类型的大规模基因组数据。第二类数据资源是存储处理后数据的数据存储库（表 17 - 3）。这些存储库汇集了上述项目和其他研究的已处理数据，为研究人员提供了方便的数据获取和下载平台。其中最著名的是 GDC（Genomic Data Commons），它整合了包括 TCGA、TARGET、GENIE 和 CPTAC 等项目的数据，涵盖了67 个原发性肿瘤部位的 85 552 个案例。其他数据存储库还包括 IDC（Imaging Data Commons）、TCIA（The Cancer Imaging Archive）、GEO 和 ArrayExpress 等，它们分别提供了肿瘤影像数据、基因表达数据和其他生物学研究数据。第三类数据资源是网络应用程序，它们集成数据并提供交互式分析模块。这些应用程序整合了来自不同项目和数据存储库的数据，为研究人员提供交互式分析和可视化工具，以探索和分析整合的数据集。例如，cBioPortal 是一个广泛使用的网络应用程序，它整合了 344 个肿瘤组学数据队列，包括来自大规模项目（如 TCGA 和 GENIE）和个体研究的数据。研究人员可以利用它的交互式分析和可视化模块，寻找不同数据类型和临床结果之间的关联。还有其他类似的应用程序，如 UCSC Xena、TIDE、UCSCXenaShiny 和 PRECOG 等，它们提供了各种功能用于研究免疫逃逸、DNA 变异、基因表达、肿瘤预后等。

表 17 - 2　肿瘤组学数据集涉及的大型研究项目

项目名称	样本类型	数据类型	数据库规模	简要介绍
TCGA	原发性肿瘤、匹配的正常样本、一些转移性样本	基因表达、DNA 突变、DNA 甲基化、染色质可及性、CNA、蛋白质表达、组织病理学图像	来自 33 种肿瘤类型的 11 315 个肿瘤	由美国国家癌症研究所和美国国家人类基因组研究所主持
ICGC	原发性肿瘤、匹配的正常样本、一些转移性样本	基因表达、DNA 突变、DNA 甲基化、CNA、蛋白质表达	来自 22 种肿瘤类型的 25 000 个肿瘤	通过全球肿瘤基因学研究组织的合作，用于记录驱动常见肿瘤类型的体细胞突变
PCAWG	样本来源于 TCGA 和 ICGC	来自全基因组测序的 DNA 变异	来自 38 种肿瘤类型的 2 658 个肿瘤	揭示了 288 457 个跨拓扑关联域的结构变化

项目名称	样本类型	数据类型	数据库规模	简要介绍
LINCS	人类细胞系	治疗或遗传扰动后的差异表达	50 种细胞类型中的 140 万个基因表达谱,主要关注于约 1 000 个标志性基因	探索细胞模型如何通过使用微阵列对化学或遗传扰动做出反应,这些微阵列聚焦于约 1 000 个最能代表转录组变异的基因
CCLE	人类肿瘤细胞系	基因表达、DNA 突变、启动子甲基化、CNA、代谢组学、药物敏感性、CRISPR/RNAi 全基因组筛选、一些靶标蛋白质的表达	1 072 个细胞系	提供人类肿瘤细胞系数据百科全书
CPTAC	人类肿瘤和正常组织	蛋白质表达和翻译后修饰	来自 14 个肿瘤部位的近 4 000 个样本	通过大规模蛋白质组、基因组学,了解肿瘤分子基础
Human Protein Atlas	人类肿瘤,正常组织和细胞模型	IHC 图像,基因表达	大多数蛋白质编码基因的 310 万张带注释的 IHC 组织图像,涵盖 17 种肿瘤	旨在使用 IHC 绘制肿瘤和组织中的所有人类蛋白质
GENIE	人类肿瘤	突变数据和临床信息	来自 110 个肿瘤部位的 136 096 个病例	汇总了在常规医疗实践中从肿瘤患者那里获得的测序数据
CAMELYON	转移性乳腺癌患者的前哨淋巴结	HE 染色载玻片	1 399 张带有转移区域病理学注释的全切片图像	目标是开发自动化算法,准确地检测和定位淋巴结中的癌症转移
TARGET	儿科肿瘤	基因表达、DNA 突变(全基因组和全外显子组测序)、DNA 甲基化	6 196 个肿瘤基因组,涵盖 9 种肿瘤	应用全面的基因组方法,确定导致儿童肿瘤的分子变化

表 17–3　存储肿瘤组学数据集的大型数据库

数据库名称	数　据　集	数　据　大　小	简　要　介　绍
GDC	20 个数据集合,包括 TCGA、TARGET、GENIE 和 CPTAC	来自 67 个原发肿瘤部位的 85 552 个病例	为肿瘤研究提供一个统一的存储库

数据库名称	数 据 集	数 据 大 小	简 要 介 绍
IDC	115 个数据集合,包括来自 TCGA、CPTAC 和其他项目	来自 21 个原发肿瘤部位的 61 134 个病例	将研究人员与公开可用的肿瘤成像数据联系起来,提供与其他肿瘤研究数据共享集成的云计算环境
TCIA	169 个数据集合,包括来自 TCGA、CPTAC 和其他项目的数据	来自 69 种疾病类型的 65 508 例病例,包括肿瘤和非肿瘤类型(例如 COVID-19)	托管肿瘤医学图像供公众下载,但不能像 IDC 那样使用云计算。IDC 收录了部分数据。包括一些私人数据
GEO	177 063 个数据集合,其中 53 740 个数据中包含"肿瘤"关键字	5 102 810 个样本,1 118 082 个样本数据中包含"肿瘤"关键字	托管来自各种研究的数据
Array Express	16 345 例实验,其中 3 293 在元数据中包含"肿瘤"关键字	894 309 个样本,其中 236 935 个数据中包含"肿瘤"关键字	一个热门的基因组学数据库
FDC	81 883 个放在 GEO 和 Array Express 中的人类数据集	3 707 349 个样本,不限于肿瘤	帮助研究人员在 GEO 和 Array Express 中注释元数据,以实现自动算法分析和新知识的发现

参考自 Jiang P, et al. Nature Review Cancer, 2022, 22(11): 625-639。

　　这三类数据资源为肿瘤研究提供了宝贵的数据基础和工具支持。研究人员可以利用这些数据资源进行肿瘤相关的数据分析、发现和验证新的生物标志物,以及研究肿瘤发生机制和治疗策略等。同时,这些数据资源的开放共享和整合也促进了不同研究团体之间的合作和交流,加快了科学研究的进展,为肿瘤预防、诊断和治疗提供了重要支持和指导。

　　近年来,随着高通量技术的突破和大规模肿瘤组学数据的迅速积累,肿瘤研究的焦点逐渐从单个基因或通路的研究转向对肿瘤大数据的系统分析研究。通过充分利用计算资源,这些海量数据有望提供对基本问题的新见解。大数据、生物信息学和人工智能的融合显著推动了癌症生物学的发展和转化研究的进步。

17.2　人工智能概述

　　人工智能的定义是:一个系统能够正确解释外部数据并从中学习,利用学习到的知识达到特定目标。随着计算机的快速发展,人们已经证明可以通过编程让计算机执行复杂任务,如数学定理的证明或下棋。专家们一直在预言,人工智能只需要几年时间就能具备认知、情感和社交智能,表现与人类无异,但目前还没有在广泛领域能与人类相媲美的程序,只有时间才能证明上述预言是否能实现。

17.2.1 人工智能发展历史和现状

人工智能的发展历程经历了 70 多年的曲折起伏,可将其描述为 4 个阶段。

1. 1940 年代—1960 年代

人工智能的起源可以追溯到早期的概念及其影响,如阿西莫夫(Isaac Asimov)的科幻小说以及图灵(Alan Turing)在二次大战期间破解密码机的工作。1950 年,图灵发表了一篇开创性的论文《计算机械和智能》(*Computing Machinery and Intelligence*),提出了著名的图灵测试(The Turing Test),这是最早用来判断计算机是否具备"智能"的标准。与此同时,John McCarthy、Marvin Minsky、Claude Shannon 等人开始探讨如何利用计算机实现智能化。1956 年,人工智能的重要里程碑——达特茅斯会议召开,人工智能(artificial intelligence,AI)一词首次出现在学术会议中,它标志着人工智能学科的诞生。

2. 1960 年代和 1980 年代

符号主义(symbolism)成为人工智能研究的主要方向,引领了人工智能发展的第一个高潮。符号主义通过模拟人类左脑的方式来训练人工智能。首先,人类大脑学习抽象概念,然后创建处理这些概念的规则。这些规则可以通过形式化捕捉日常知识的方式来描述。符号人工智能模仿这种机制,试图通过人类可读的符号和规则明确地表示人类知识,以便能够操纵这些符号。为了实现这一目标,符号人工智能需要将人类知识和行为规则嵌入到计算机程序中。

符号主义的主要成就是专家系统(expert system)。专家系统是一种基于人工智能技术的计算机系统,利用专家在特定领域的知识和经验,模拟专家的思维方式进行问题求解和决策支持。它由知识库、推理引擎和用户界面组成:知识库存储着专家的规则、事实和推理机制,推理引擎利用这些知识进行推理和解决问题,用户界面允许用户与系统进行交互。专家系统的应用广泛,包括医疗诊断、金融风险评估、工程设计和故障排除等,极大地提高了工作效率和质量。

虽然符号主义人工智能适用于解决定义明确的逻辑问题,例如下国际象棋,但它难以给出明确的规则来解决更加复杂、模糊的问题,例如图像分类、语音识别和语言翻译。专家系统也存在一些局限性,例如知识获取和维护的困难、专家知识的主观性和不完备性,以及推理过程的局限性等。随着硬件的发展和计算能力的不断提高,以及后来出现的有效的训练方法,奉行"连接主义"的机器学习逐渐占据了上风。

3. 1980 年代—2000 年代

在这个时期,机器学习(machine learning)成为人工智能研究的主要方向。机器学习是一种数据建模和预测技术,主要关注如何让计算机能够从数据中自动学习和改进性能。常见的机器学习模型包括感知机(perceptron)、循环神经网络(recurrent neural network,RNN)、卷积神经网络(convolutional neural network,CNN)、支持向量机(support vector machine，SVM)、随机森林(random forest，RF)等。机器学习的目标是通过训练数据让模型进行学习和迭代,而不是通过手动编程来完成特定任务。

在经典的程序设计中,也就是符号主义人工智能的范式,人们输入规则(即程序)和需要处理的数据,系统输出答案。而在机器学习中,人们输入数据和期望的答案,系统输出规则。这些规则随后可以应用于新的数据,并使计算机自主生成答案。机器学习系统是通过训练而不是编写程序来实现的。通过将与特定任务相关的许多示例输入到机器学习系统中,让它能够从这些示例中找到模式和规律,并用于完成预测、分类、聚类、识别等任务。

4．2000 年代至今

2006 年,Geoffrey Hinton 等人正式提出了深度学习(deep learning)的概念,它成为人工智能研究的重要方向。深度学习是一种特殊的机器学习技术,基于人工神经网络,通过多层神经网络模拟人脑的处理方式,实现高效的数据分析和准确的预测,使机器学习更接近于人工智能。深度神经网络是一种模仿人类神经系统的计算模型,通过多层叠加的神经网络来自动处理和学习信息。现代深度学习通常包含数十个甚至上百个连续的表示层,这些表示层都是从训练数据中自动学习得来的。相比之下,其他机器学习方法通常只学习一两层的数据表示,因此有时也被称为浅层学习(shallow learning)。

2012 年,基于卷积神经网络的 AlexNet 在 ImageNet 图像识别比赛中获得巨大成功,这标志着深度学习模型的兴起,也激发了人们对深度学习的研究热情,并引发了新一轮人工智能浪潮。这次浪潮的主要特点是数据、算法和计算能力均有显著提升。互联网的迅猛发展和移动设备的普及,使得大量数据可以被收集和利用。这些数据的多样性和丰富性为训练和优化人工智能模型提供了基础。深度学习作为主流算法,在多个领域取得了重大成功,其基于多层神经网络的自动特征提取和学习能力,极大地提高了模型的准确率和泛化能力。同时,计算能力的提升,尤其是图形处理器(GPU)的广泛应用和云计算的发展,极大地加速了人工智能的计算速度,使更多企业和个人能够充分利用人工智能技术。截至 2023 年 6 月,ChatGPT 作为人类顶尖的人工智能模型,能够准确理解自然语言并作出几乎完美的回答,相信人工智能技术将进一步推动人类社会的进步(图 17－1)。

17.2.2　人工智能、机器学习、深度学习的区别

人工智能是一个宽泛的概念,涵盖了许多不同的技术和方法,旨在模拟和实现人类智能的各个方面,其中包括自然语言处理、知识表示、推理和决策等领域。机器学习是人工智能的一个子领域,也是一种具体实现方式。它通过让计算机根据经验数据自主学习,无须编写规则和逻辑,模型会自动学习数据的规律。机器学习基于统计学和优化方法,通过构建数学模型,从数据中发现模式、规律和关联性,并将其应用于新数据以进行预测。机器学习可分为有监督学习、无监督学习和强化学习三种类型,其中有监督学习是最常见的一种。在有监督学习中,计算机会根据标注好的数据进行学习,然后将学习规则应用于新数据以产生预测结果。

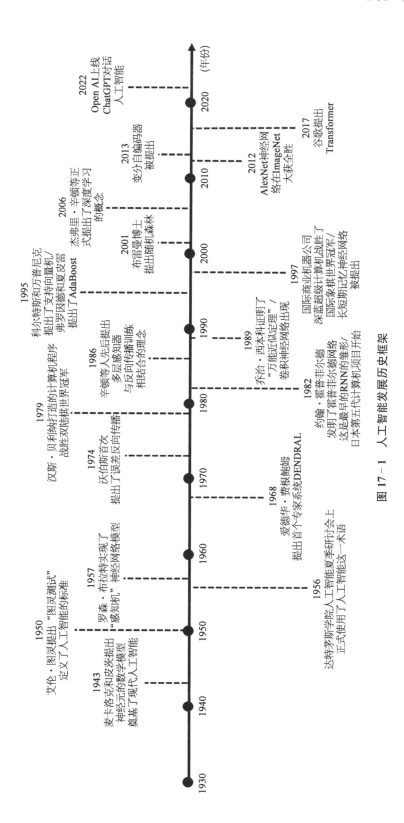

图 17 - 1 人工智能发展历史框架

深度学习是机器学习的一个子领域,它利用人工神经网络模拟人脑处理信息的方式(图 17 - 2)。它在计算机视觉、自然语言处理、语音识别等领域有广泛应用。深度学习与机器学习有以下区别:① 机器学习模型通常采用简单的架构,如决策树、支持向量机、随机森林等,需要人工提取特征。而深度学习模型由多层神经网络组成,结构多样且复杂,可通过训练自动学习特征。② 深度学习模型能够处理更复杂的数据和任务,如自然语言处理、计算机视觉、语音识别等,通常需要大量数据和计算资源进行训练。③ 机器学习模型通常能够解释特征,因为它们由人工设计的算法和特征组成,每个特征可能都具有明确的意义。而深度学习模型通常是黑盒模型,其学习到的特征较难解释。

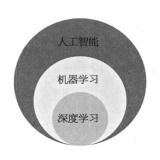

人工智能

人工智能是计算机系统对人类智能过程进行模拟的技术

机器学习

机器学习是机器从经验中自动学习和改进的过程,无需人工编写程序来指定规则和逻辑

深度学习

深度学习是机器学习的一种方法,其主要特点是利用多层非线性处理单元进行特征提取和转换

图 17 - 2　人工智能、机器学习和深度学习的关系

17.2.3　深度学习模型的原理和主要类别

深度学习模型目前主要有前馈神经网络、卷积神经网络、循环神经网络、生成对抗网络和转换器模型。其中,前馈神经网络是最基本的模型,也是深度学习的基础。

1. 前馈神经网络

前馈神经网络(feedforward neural network,FNN)由神经元(neuron)组成,它是一个简单的数学模型,用于处理输入数据并将结果传递给下一层神经元。每个神经元连接到所有输入神经元,并具有权重(weight)和可选的偏置项(bias),模型通过学习这两个项进行计算。深度学习模型由多层神经网络组成,每层网络包含多个神经元,各层神经元相互连接,形成多层全连接架构的神经网络。深度学习神经网络的工作原理可分为两个阶段:输入数据的前向传播和误差的反向传播(图 17 - 3)。

前向传播(forward propagation):在前向传播阶段,深度学习神经网络逐层传递输入数据并进行计算,最终输出网络的预测结果。具体而言,每一层由一组神经元组成,输入数据进入第一层,每个神经元执行加权求和操作(将输入数据乘以权重项,再加上偏置项),并将结果通过激活函数(activation function)传递给下一层。经过多个层的处理后,最终的输出结果被送入损失函数(loss-function)计算误差。

反向传播(back propagation)是深度学习神经网络中的一个关键阶段。它根据损失函数计算出来的误差,利用反向传播算法计算误差的梯度,并更新网络中的权重,以提高

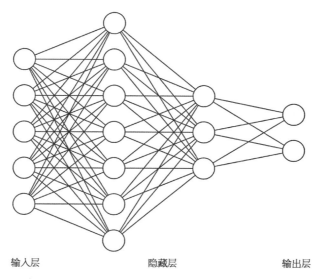

输入层　　　　　　　隐藏层　　　　　　　输出层

图 17 - 3　前馈神经网络模型框架示意图

网络的输出准确性。反向传播算法通过链式法则逐层向后传递,计算误差与各权重的偏导数,形成梯度。然后,结合最优化方法(如梯度下降法),更新每个神经元的权重,以优化网络的预测结果。通过多次迭代,模型的误差逐渐减少,直到达到指定的轮次数或误差可接受的程度为止。

当 FNN 具有多层时,它被称为多层感知机(multilayer perceptron,MLP)。FNN 通常包括输入层、若干隐藏层和输出层。隐藏层的数量和每个隐藏层的神经元数量可以根据任务需求确定。神经元按照层次结构排列,信息从输入层经过隐藏层,最终到达输出层,信息只能从前往后流动,不能回流。因此,FNN 也称为单向传播神经网络。输入层接收原始数据;隐藏层是神经网络的核心,用于对输入数据进行非线性特征转换;输出层将隐藏层处理后的结果转换为最终输出,例如将特征向量转换为分类概率或回归值。

在 FNN 中,神经元的输入与输出之间的关系由权重和偏差确定。权重表示输入信号的重要性,偏差表示在没有输入信号的情况下神经元产生输出的准确程度。FNN 的训练过程主要通过结合反向传播算法和最优化方法来调整权重和偏差,使得网络能够更好地拟合训练数据。

FNN 的优点在于结构简单,能够自动学习输入数据的特征,并在没有先验知识的情况下进行分类、回归等任务,适用于各种不同类型的数据,例如图像、语音、文本等。然而,对于某些复杂问题,则需要设计更深、更宽的网络结构以及更复杂的训练方法。

2. 卷积神经网络

卷积神经网络(convolutional neural networks,CNN)是一种特殊的前馈神经网络,适用于处理网格状数据(如图像和音频)。CNN 具有局部连接和权值共享等特点,由卷积层、池化层和全连接层等组成,不同的卷积层和池化层可提取不同级别的特征,全连接层利用卷积层提取的特征进行准确的分类或回归任务(图 17 - 4)。

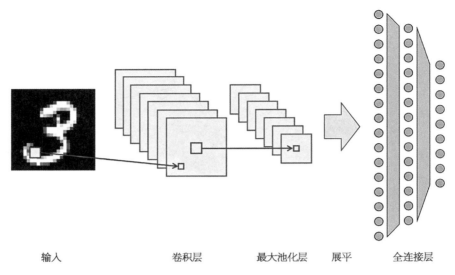

图 17 - 4　卷积神经网络模型框架示意图

CNN 的主要特点是使用卷积操作提取特征,并通过池化操作降低数据维度。卷积操作是一种数学运算,它将输入数据与可学习的卷积核(convolutional kernel)进行卷积,生成一组特征图(feature map)。这些特征图可表示输入数据中的边缘、纹理和颜色等不同特征。卷积操作的优点之一是共享权重和偏置,大大减少了模型的参数数量,使模型更轻量高效。CNN 还包括池化、激活函数和全连接层等组件。池化操作可减小特征图大小,降低模型计算量;激活函数增加模型非线性拟合能力;全连接层可将特征图转换为相应的输出类别概率或回归值。

由于 CNN 在处理图像和视频等多维数据方面高效准确,广泛应用于计算机视觉领域,如图像分类、目标检测、图像分割、人脸识别和自动驾驶。此外,CNN 在医学影像分析、自然语言处理等领域也有重要应用。

3. 循环神经网络

循环神经网络(recurrent neural network,RNN)是一种用于处理序列数据任务的神经网络。与 FNN 和 CNN 不同,RNN 具备记忆能力,可以学习和处理序列中的上下文信息(图 17 - 5)。

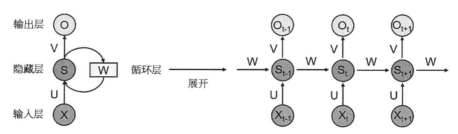

图 17 - 5　循环神经网络模型框架示意图

RNN 的基本结构是一个有向图,其中包含循环单元。每个循环单元由两个非线性变换和一个循环连接组成,循环连接使得网络能够利用先前序列的信息,每个循环单元接收当前时刻的输入和前一时刻的隐藏状态,并计算当前时刻的隐藏状态,然后传递给下一时刻。经过多个循环单元后,最后一个循环单元的输出可用于序列数据的分类、预测等任务。

RNN 的应用非常广泛,特别是在情感分析、语音识别、机器翻译、音乐生成等任务上。然而,在实际应用中,RNN 也存在一些问题,如长期依赖性问题、梯度消失或梯度爆炸问题。为了解决这些问题,已开发出一些变种的 RNN,如长短期记忆网络(long short-term memory,LSTM)和门控循环单元(gated recurrent unit,GRU)。这些变种的 RNN 通过引入强大的门控机制来解决了长期依赖性和梯度问题,进一步提升了 RNN 的性能。

4. 生成对抗网络

生成对抗网络(generative adversarial networks,GAN)由生成器(generator)和判别器(discriminator)两个部分组成,它们通过对抗的方式共同学习。生成器负责生成伪造的数据,判别器负责判断给定数据的真实性。两个模型相互对抗,使得生成器改进生成能力,判别器提高鉴别能力,最终生成的数据逼近真实数据(图 17 - 6)。

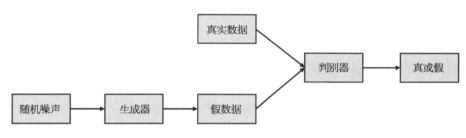

图 17 - 6　生存对抗神经网络模型框架示意图

生成器接收随机噪声向量作为输入,通过神经网络生成伪造的数据。判别器接收真实数据和生成器生成的数据作为输入,通过神经网络输出一个概率值,表示生成器生成的数据为真实数据的概率。生成器的目标是生成逼近真实数据的伪造数据,判别器的目标是尽可能地区分真实和伪造的数据。在训练过程中,生成器和判别器迭代训练,直到收敛。

GAN 的优点是可以通过随机噪声生成逼真的样本,它在图像生成、图像修复、图像转换、自然语言等多个领域有应用。其存在的问题有训练过程不稳定、模式崩溃(mode collapse)和生成样本缺乏多样性。为解决这些问题,研究者提出了改进型的 GAN 模型,如条件 GAN、Wasserstein GAN、CycleGAN 等。

5. 转换器模型

转换器(Transformer)模型是一种基于注意力机制的神经网络架构,用于序列到序列(Seq2Seq)学习任务,例如机器翻译、语音识别和文本摘要等。最初由 Google 团队提出并应用于机器翻译任务,Transformer 的主要贡献是引入了注意力机制,以便模型更好地理解和处理长序列数据。通过注意力机制,Transformer 可以直接学习输入序列的语义,而不像 RNN 那样依次处理序列,从而更好地捕捉序列中的长期依赖关系。此外,Transformer 的并行训练能够减少训练时间(图 17 - 7)。

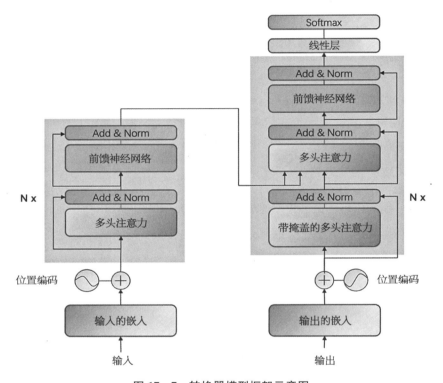

图 17 - 7　转换器模型框架示意图

Transformer 的核心组成部分是多头注意力机制和位置编码。多头注意力机制使得模型能够同时关注序列中不同位置的信息,从而更好地捕捉序列中的长期依赖关系。位置编码通过将位置信息编码到嵌入向量中,使得模型能够理解输入序列中不同位置之间的相对位置关系。

具体而言,Transformer 由编码器(encoder)和解码器(decoder)组成。编码器将输入序列编码为一系列特征向量,解码器结合自身的输入信息和这些编码的特征向量来生成输出序列。Transformer 使用自回归机制进行文本生成,根据输入序列和已生成的输出序列预测下一个输出符号,直到预测出结束符号为止。为了提升模型的训练效果和泛化能力,Transformer 采用了残差连接和归一化等技术。

除了在机器翻译等序列到序列学习任务中表现优异外,Transformer 还能很好地应用于其他自然语言处理任务,如情感分析、问答系统和语音识别等领域。此外,Transformer 在计算机视觉等领域也取得了一定的成果。截至 2023 年 6 月,大部分大模型技术底座都是基于 Transformer 架构,证明了其有效性。

17.3 人工智能在肿瘤研究中的应用

在肿瘤的诊断和治疗过程中,患者需要进行多种检查,以获取不同模态(modal)的数据,这些数据从不同角度描述了肿瘤的状态。

具体而言,这些检查有:医学影像(如 CT、MRI、PET),用于观察和诊断肿瘤;组织病理学分析,通过显微镜观察和分析组织切片的病理学变化,包括肿瘤细胞形态、组织结构和细胞分裂活性等;分子组学(omics)数据,即在遗传学和组学研究中产生的不同类型数据,它们提供了关于基因组、转录组、表观遗传组、蛋白质组和代谢组等不同层面上的遗传和生物学特征信息。

综合这些信息,生物学家希望能全面描述肿瘤的状态,并通过对大量患者检查数据的学习,为未来每个患者提供精准的临床决策。深度学习利用从肿瘤样本产生的各种组学数据(如基因组、甲基化和转录组数据)以及组织病理学图片,在肿瘤的诊断、预后和治疗等方面取得有价值的成果。

17.3.1 人工智能与肿瘤诊断

随着计算机视觉的发展,深度学习算法在肿瘤病理学图片分析中开始扮演起重要角色。深度学习已运用于乳腺癌、宫颈癌和脑肿瘤等多种肿瘤类型的诊断中,它在肿瘤分割、特征提取和分类方面已超越人类专家。

应用于医学影像的深度学习算法主要分为 3 种方式:从头训练方式、冻结网络层进行迁移学习方式以及修改现有模型架构方式。其中,主要采用的神经网络架构是卷积神经网络,它能更好地提取和识别影像中的特征。迁移学习和修改模型框架方式主要应用在基于真实数据训练的模型,如基于 ResNet 和 GoogLeNet 两个预训练模型。

乳腺癌是女性最常见的癌症之一,其临床表现主要包括肿块、钙化、结构扭曲和双侧不对称等异常现象。乳腺癌的筛查方法包括胶片乳房 X 光照射、数字乳房 X 线摄影、超声、磁共振成像和数字乳房断层扫描等。因此,在乳腺癌早期,医生可以通过结合图像分析和异常检测来进行诊断。目前主要采用深度学习方法,结合医学诊断图像和乳腺组织病理图像进行诊断分析。已经有多个研究团队在乳腺癌诊断方面取得了良好效果。

宫颈癌同样是女性最常见的肿瘤之一,发病率和死亡率较高,尤其在发展中国家。由于宫颈癌发展缓慢,早期诊断可有效预防宫颈癌。在美国,预防性筛查和早期发现可将宫颈癌发病率降低约 70%。目前常用的宫颈癌筛查方法是巴氏细胞学检测,但它耗时且需要专业病理学家检查数百万个细胞。若有一种准确的基于深度学习图像识别的模型,几分钟内便可完成该任务,会极大改善宫颈癌的诊断。宫颈癌异常分类的生理学基础是核质比、核大小和核形状的不规则变化。正常细胞的细胞质要大于细胞核,且细胞核形状更规则。目前深度学习的应用主要关注细胞核和整个细胞的分割。同时,近期阴道镜图像也越来越受关注,因为这些数据更易收集和注释,但准确性仍需提高。

脑肿瘤是异常细胞在大脑周围或内部不受控制地分裂形成的群集,严重影响正常大脑功能,破坏健康细胞。MRI 是最常用于诊断脑肿瘤的方法,对治疗方案的制定至关重要。MRI 图像提供了大量关于大脑结构和异常情况的信息,在自动医学图像分析领域发挥着重要作用。在脑肿瘤治疗过程中,必须从 MRI 图像中准确提取出肿瘤区域,这个过程称为分割,它是诊断、治疗和评估治疗结果的重要步骤。由于技术原因,研究人员很难轻松地在 MRI 图像中识别感兴趣的区域。目前,随着成像设备和深度学习应用的不断发展,已经开发出多种自动分割方法,这些方法的准确度各不相同。由于深度学习在图像分析领域具有出色的性能,已成为脑肿瘤识别的常用方法。

17.3.2 人工智能与肿瘤预后

预后预测是临床肿瘤学的重要组成部分,预测疾病进展和患者生存的预期结果可以为治疗决策提供有价值的信息。将深度学习应用于基因组学、转录组学和其他数据类型可以有效预测预后和患者生存的可能性。目前最常用的生存预测方法是 Cox 比例风险回归模型,它是一种寻找生存时间与预测变量之间相关性的多元线性回归模型。然而,将 Cox 比例风险回归模型应用于基因组和转录组学数据时存在一些问题,因为该模型是线性的,可能忽略了特征之间的复杂非线性关系。相比之下,深度神经网络是非线性的,在本质上比现有方法更强大。目前许多研究将用于生存分析的 Cox 回归应用于深度学习,并利用转录组学数据来训练这些模型,以提高预后预测能力。例如,有人开发了一种创新的方法,称为 Cox-nnet,该方法将 Cox 回归作为神经网络的输出层,有效地利用隐藏层提取的数百万个特征作为 Cox 回归模型的输入。Cox-nnet 模型使用 TCGA 中 10 种癌症类型的 RNA - seq 数据进行训练,并与其他方法进行比较。结果显示,Cox-nnet 表现出卓越的准确性,是唯一能够独特识别包括 p53 信号传导、内吞作用和黏附连接等重要通路的模型。这说明将 Cox 比例风险回归模型与神经网络结合,有潜力捕捉与预后相关的生物学特征。另外,有人也验证了深度学习的潜力,他们发现 3 种不同的深度学习预后预测模型(Cox-nnet、DeepSurv 和 AECOX)优于 Cox 比例风险回归模型和传统机器学习模型。这些结果表明,深度学习模型可以利用其灵活的结构从复杂的分子相互作用中学习,在预测预后方面具有更好的准确性。除了使用转录组学数据预测预后外,基于组织病理学图像训练的 CNN 模型也已被用于推断多种癌症的生存率,包括脑癌、结直肠癌、肾细胞癌、肝癌和间皮瘤。

多模态数据融合在肿瘤预后分析中被广泛应用,通过整合不同类型的数据,为开发基于数据的新一代生物标志物提供了新的可能性,有助于实现肿瘤患者的精准分层和个性化护理。多模态数据集成的核心前提是利用正交的数据相互补充,以提供超越单一模态的信息。与仅使用相关信息的单一模态相比,只有具有完全正交信息的多模态才能明显改善推理能力。在肿瘤数据分析中,主要涉及 4 种模态:组织病理学、放射学、基因组学和临床信息。尽管在各单一模态上,深度学习和其他机器学习方法取得了快速进展,但多模态数据集成仍然存在一些未解决的问题。能否构建合理的多模态预测模型以改善肿瘤患者的临床结果?肿瘤研究是否能利用计算方法和人工智能模型的进步,从多模态数据集成中获得新的见解?还需要多少数据来实现可推广的预测模型?这些都是多模态模型研究需要深入探索的问题(图 17 - 8)。

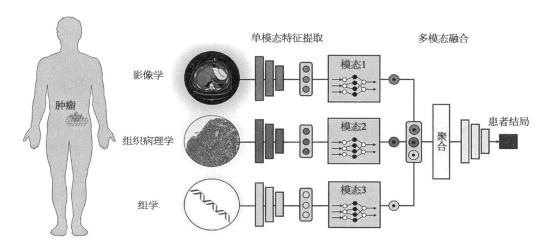

图 17 - 8 多模态模型预测肿瘤病人预后流程图

大多数多模态预测研究主要关注从单一模态提取个体特征、整合多模态数据等方面。PAGE - Net 模型通过使用 CNN 创建整张数字化切片(whole slide image,WSI)图像和 Cox - PASNet 的表示,从基因表达中提取信号通路信息来完成这些任务。这种架构使得 PAGE - NET 不仅可以整合组织病理学和转录组学数据,还可以识别导致不同存活率的特征。此外,多模态和可解释性方法的结合也具有潜力。PathME 模型是该方法的先驱,它将提取特征的自编码器(AutoEncoder)和名为 SHAP 的可解释性算法结合起来。自编码器用于从基因表达、miRNA 表达、DNA 甲基化和 CNA 中捕获重要特征以进行生存预测,而 SHAP 根据预测相关性对每个组学的每个特征进行评分。有人使用多模态深度学习同时分析了 TCGA 数据库中 14 种癌症类型的病理学切片图像和组学数据,包括基因突变、拷贝数变异和基因表达数据。他们提出的弱监督多模态深度学习算法能够融合这些模态,预测患者的预后风险,并发现与预后相关的特征。有人构建了一个多模态数据集,包括 444 例晚期卵巢癌患者,并发现了与预后相关的特征,例如病理切片图像中的肿瘤细胞核大小和增强型计算机断层扫描中腹膜纹理。通过开发融合了组织病理学、放射学和临床基因组学的机器学习模型,证明了通过多模态数据融合来改善肿瘤患者风险分层的可行性。

17.3.3　人工智能与肿瘤治疗

　　传统的恶性肿瘤治疗方法包括手术、化疗和放疗。然而，它们的效果并不理想，原因在于传统方法无法完全清除肿瘤细胞。最新研究指出，术后感染和炎症反应可能会通过释放促炎介质增加肿瘤复发的风险。放疗和化疗可能会引发获得性耐药，导致治疗效果下降。近年来，免疫治疗已经在临床试验中展现出显著效果，该疗法通过激活自身免疫系统来消灭肿瘤细胞。然而，免疫疗法存在一个主要缺点，即肿瘤细胞可能进化出免疫逃逸和免疫抑制表型，从而逃避免疫攻击。例如，肿瘤细胞通过表达膜蛋白 PD-L1 与活化 T 细胞上的受体 PD-1 结合，抑制白介素生成和 T 细胞增殖。2018 年诺贝尔生理学和医学奖获得者艾利森（James Allison）和本庶佑（Tasuku Honjo）的发现表明，PD-1 阻断剂对多种类型的肿瘤有效，这是因为它增强了识别各种肿瘤特异性抗原的细胞毒性 T 淋巴细胞的抗肿瘤活性，构成了免疫检查点抑制疗法的基础。

　　肿瘤细胞的遗传不稳定性会导致许多非同义突变，这些突变是肿瘤特异性的，会导致异常蛋白质的表达。通常情况下，这些蛋白质会在蛋白酶体中被水解切割，生成突变肽。随后，这些突变肽会通过与 TAP 复合物相关的转运蛋白转移到内质网腔中，有些肽能够与 MHC Ⅰ 或 HLA-Ⅰ 分子结合，形成肿瘤特异的突变肽段，被称为新抗原（neoantigen）。这些新抗原能够呈递在恶性细胞膜上，诱导 CD8$^+$ T 细胞介导的抗肿瘤反应。最近的研究表明，小鼠肿瘤模型和相关的临床数据证实，新抗原能够引发免疫系统介导的治疗反应。虽然大多数有核细胞表达 MHC Ⅰ 分子，主要用于呈递内源性肽抗原给 CD8$^+$ T 细胞，但最近的实验数据显示，MHC Ⅱ 的表达与改善预后和对人类免疫疗法的反应有关。在小鼠模型中，MHC Ⅱ 的表达能够增加肿瘤排斥反应，并且肽-MHC 复合物（pMHC）能够被呈递给 CD4$^+$ T 细胞，从而引发抗肿瘤反应（图 17-9）。

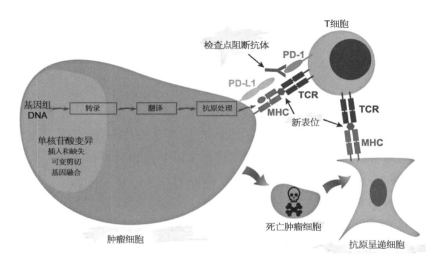

图 17-9　肿瘤新抗原的产生与作用机制

尽管免疫疗法取得了一些令人鼓舞的进展,但由于肿瘤的异质性和免疫逃逸能力,仍然存在许多挑战。此外,大多数新抗原的免疫原性较弱(即不能有效引发适应性免疫反应),这也限制了免疫疗法的效力。因此,识别具有免疫原性的新抗原是免疫肿瘤学研究中至关重要的一步,对于开发新型免疫疗法起着重要作用。近年来,下一代测序技术的进步提高了对肿瘤特异性新抗原的识别,促进了对肿瘤和免疫系统相互作用的更深入理解。然而,新抗原预测仍然面临一些挑战,受到如测序深度、肿瘤组织质量以及测序材料来源等因素的影响。此外,高通量测序数据的分析需要具备高水平的生物信息学专业知识。通常,新抗原预测的计算工作流程包括 3 个主要步骤:获取肿瘤特异性突变肽;对患者进行 HLA 分型;利用突变肽与 HLA 结合亲和力等指标筛选新抗原。

新抗原呈递的主要决定因素是其与 HLA 分子的结合能力。因此,区分肽是否能够与 HLA 分子结合非常重要。为了预测肽与 HLA 分子的结合亲和力,通常会利用已知的 HLA 洗脱配体数据或保存在免疫表位数据库(IEDB)、蛋白质组学鉴定数据库(PRIDE)等公开可用的数据集,来训练机器学习或深度学习模型。早期开发的工具采用线性回归方法来预测 HLA-肽结合亲和力,然而,该方法的问题在于假设条件是单个残基对整体结合亲和力的贡献是线性的,而这在实际情况中很少成立,因为相邻的残基之间存在相关性,从而会影响 HLA 的结合。为了解决这种非线性关系,引入了非线性的深度学习,它可以拟合任何函数。例如,卷积神经网络可以通过调整一维卷积层中局部连接的权重,来模拟每种肽残基类型的贡献,以捕捉 HLA 结合残基之间的复杂相互作用。目前,广泛使用的 HLA-肽亲和力预测方法包括 HLA-Ⅰ的 NetMHCpan 和 MHCflurry,以及 HLA-Ⅱ的 NetMHCIIpan 和 mixMHC2pred。

17.3.4 人工智能与肿瘤突变检测

随着二代测序技术的发展,肿瘤基因、外显子和基因组的测序变得更加容易。随着数据量的增加,已出现越来越多的工具可用于检测基因组突变,但它们在覆盖率低或重复度高的区域表现较差。为了提高突变检测能力,许多研究组将其作为深度学习问题。有研究组提出了一个基于深度学习框架的突变检测工具——DeepVariant,它将突变检测问题转化为图像分割问题,并判断识别的突变属于哪种突变类型。

基于深度学习的另一种方法是直接从组织病理学图像中检测关键的突变,尤其是那些在临床上可用作治疗靶点的突变,例如 *EGFR* 的激活突变。这种利用病理学和影像方法为基因组突变检测提供了一种经济高效且快速的替代方案。一研究团队提出了基于深度学习的 DeepPATH 模型,该模型不仅可以区分 TCGA 中肺癌样本的亚型,还能从 59 个患者的病理切片图像中检测出关键的突变,如 *STK11*、*EGFR*、*FAT1*、*SETBP1*、*KRAS* 和 *TP53*。该模型的 ROC-AUC 在 0.73~0.85 之间,该研究证明了使用人工智能方法在图像中识别突变的可能性。另有研究团队基于 DNN 和迁移学习策略,直接从 844 名肺腺癌患者的术前 CT 扫描中确定 *EGFR* 突变状态。XGBoost 模型也被应用于在

MRI 图像中提取特征,在弥漫性低级别胶质瘤中检测到驱动突变(例如 *IDH1*)和 *MGMT* 甲基化状态。

现在对体细胞突变的研究关注点已经从评估具体基因的突变,扩展到评估突变模式(mutational signature)。突变模式是指突变发生的内在规律,与突变的诱发因素直接相关。微卫星不稳定(MSI)是肿瘤突变模式中的一个例子,它在检查点免疫疗法的诊断和预测生物标志物方面起着重要作用。美国 FDA 最近批准了帕博利珠单抗(pembrolizumab),商品名可瑞达(keytruda),作为高微卫星不稳定(MSI - H)转移性结直肠肿瘤患者的一线治疗药物。因此,需要开发一种可以快速且成本较低地检测 MSI - H 肿瘤的方法。其中一种非常有前途的方法是通过 HE 染色的组织病理学图像直接预测 MSI 状态,因为这种方法所需的图像很容易获得且不需要额外的组织样本。有研究使用 ResNet18 卷积神经网络检测 HE 染色载玻片中的肿瘤区域,然后区分微卫星不稳定区或微卫星稳定区,该方法在 1 600 个 TCGA 肿瘤中得到了应用,主要包括胃癌、结直肠癌和子宫内膜癌。模型的性能与肿瘤类型有关,其中 ROC - AUC 范围在 0.75~0.84 之间。另外有研究训练和测试了 MSINet 模型,该模型是基于 MobileNetV2 架构的迁移学习模型,用于对组织进行分类,并对来自斯坦福医学中心的 100 个原发性结直肠癌的 HE 染色组织病理学切片中的 MSI 状态进行分类,他们的模型表现效果为 0.93,比之前报告的 ResNet18 模型有了很大改进。

肿瘤突变负荷(tumor mutation burden,TMB)是免疫检查点抑制剂疗法中的重要生物标志物。通常使用二代测序数据来估计 TMB,但由于成本原因,直接从组织病理学载玻片进行 TMB 估计正变得非常有用。有人开发了一种名为 Image2TMB 的深度学习模型,基于 Inception - v3 架构,可确定肺腺癌冷冻 HE 载玻片的 TMB 状态(高或低)。该模型在 3 个放大倍数($5\times$、$10\times$ 和 $20\times$)下进行训练和测试,并使用随机森林模型综合了 3 个放大倍数的 TMB 状态概率,以预测 TMB 是否高于或低于预定义的阈值。另一项研究是通过 TCGA 的胃肠样本图像来确定 TMB 状态,研究者计算了整个外显子组的非同义突变数量来获得 TMB,并将三分位数作为高 TMB 的阈值,比较了 8 种不同的迁移学习模型,发现 GoogLeNet 是胃癌的最佳模型,而 VGG - 19 是结肠癌的最佳模型。除了组织病理学图像,CT 扫描图像也被用于预测非小细胞肺癌的 TMB。

17.3.5　人工智能与药物研发

药物设计和发现一直面临巨大的障碍和挑战,包括疗效低、递送脱靶、耗时长和成本高等问题。基因组学、蛋白质组学、微阵列数据和临床试验等复杂大数据给药物发现带来新希望。人工智能在药物研发领域逐步得到应用,机器学习和深度学习算法已被用于肽合成、基于结构的虚拟筛选(structure-based virtual screening)、基于配体的虚拟筛选(ligand-based virtual screening)、毒性预测(toxicity prediction)、药物监测和释放(drug monitoring and release)、药效团建模(pharmacophore modeling)、定量构效关系建模

（quantitative structure-activity relationship modeling）、药物重新定位（drug repositioning）等多个药物发现过程。同时，新的数据挖掘和管理技术为这些新开发的建模方法提供了关键支持（图 17 - 10）。

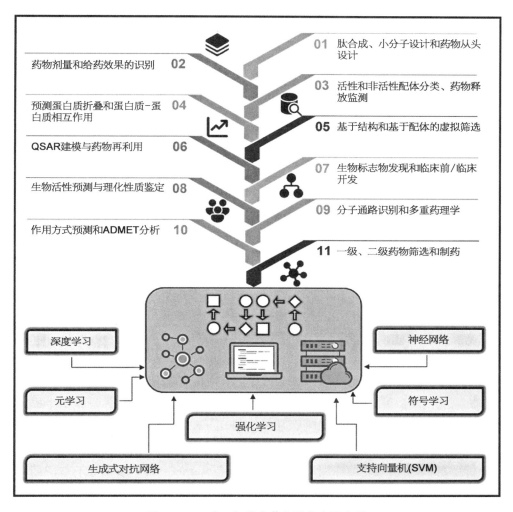

图 17 - 10　人工智能在药物研发中的应用

（参考 Gupta R，et al. Molecular Diversity，2021，25：1315 - 1360）

人类基因组计划及其后续的功能基因组计划对药物研发策略产生了深远影响，形成了一种新的新药研发模式——从基因组到药物。这一模式包括新靶点的发现和确认、先导化合物的探索和优化，以及药物的开发过程。在先导化合物的探索过程中，常用的筛选方法有高通量筛选（high throughput screening，HTS）和虚拟筛选（virtual screening，VS）。然而，传统的高通量筛选存在一些问题：药理学测试结果可能出现假阳性和假阴性；化合物样品来源不足；通用性较低，许多方法仅适用于特定的酶或少数酶；所需的试剂和仪器价格昂贵。

计算机辅助药物设计（computer-aided drug design，CADD）在临床药物开发中起到了重要作用。与 HTS 相比，CADD 代表了一种进步，因为它可以通过算法和模型预测分子的生物活性、毒性、代谢途径等属性，以及分子与靶点之间的相互作用。这有助于研究人员在药物研发早期阶段识别潜在的候选化合物，并对其进行进一步优化，以提高药物的疗效和安全性。CADD 能够大幅减少实验成本和时间，提高成功率和效率。

随着技术的进步和高性能计算机的发展，CADD 技术已经整合了一系列机器学习和深度学习算法。过去 20 年中，研究人员开发了多种用于药物发现、定量结构活性关系（quantitative-structure activity relationship，QSAR）和自由能量最小化技术（free-energy minimization techniques）的方法。这些模型将化合物简化为字符串，直接作为自然语言处理模型的输入数据。随着人工智能自动化药物发现方法的进步，传统的面向化学的药物发现与人工智能药物设计相结合，将为新药研发提供广阔的平台。

17.3.6 人工智能其他应用场景

通过肽合成和小分子设计、蛋白质折叠和蛋白质-蛋白质相互作用的预测、基于结构和配体的虚拟筛选、分子通路的鉴定和多重药理学以及 TCR 特异性预测，再次展示人工智能在生物学领域的广泛应用。

肽是一种具生物活性的小分子链，由 2～50 个氨基酸残基组成。由于肽具有穿越细胞屏障并到达目标位点的能力，它们在治疗中的应用越来越广泛。研究人员开始运用人工智能来发现新的肽。例如，有人于 2020 年开发了 Deep-AmPEP30，这是一个基于机器学习的短抗微生物肽（AMP）鉴定平台，可以通过 DNA 序列数据预测短 AMP。类似地，Yi 等人设计了 ACP-DL 来发现新的抗癌肽，ACP-DL 使用 LSTM 算法来区分抗癌肽和非抗癌肽。类似地，小分子化合物也被广泛用于治疗。例如，有人设计了生成式张量强化学习，这是一种基于生成式强化学习（generative reinforcement learning）的小分子从头设计工具。

分析蛋白质-蛋白质相互作用（protein-protein interaction，PPI）对于有效的药物开发和发现至关重要。机器学习和统计学习方法，如 k 近邻、朴素贝叶斯、支持向量机、决策树和随机森林，被用于预测 PPI。贝叶斯网络主要利用基因共表达（gene co-expression）、基因本体（gene ontology，GO）等来整合数据集，从而产生精确的 PPI 网络。

在药物设计和药物发现中，虚拟筛选（VS）是计算辅助药物设计（CADD）的关键方法之一。VS 的目的是识别与药物靶标结合的小分子化合物。基于结构的虚拟筛选（SBVS）和基于配体的虚拟筛选（LBVS）是两种重要的虚拟筛选类型。目前已经开发了几种基于人工智能和机器学习的算法，以提高 LBVS 的可靠性，例如高斯混合模型、隔离森林算法和人工神经网络。SBVS 的主要原理是分子对接，目前已经开发了几种基于人工智能的评分算法，如 NNScore、CScore、SVR-Score 和 ID-Score，还有其他人工智能方法可用于预测 SBVS 中蛋白质-配体的亲和力。

人工智能和机器学习算法在药物发现和开发中取得的重要成果之一,是预测和估计药物-药物相互作用或药物-靶点关系的总体拓扑结构和动态变化。文本挖掘驱动的数据库,如 DisGeNET、STITCH 和 STRING,被广泛用于确定基因-疾病关联、药物-靶点关联和分子通路。在药物化学中,多重药理学是指设计一种能够与靶点生物网络中的多个靶点相互作用的单一药物分子。这种方法最适用于设计治疗复杂疾病(如肿瘤、神经退行性疾病、糖尿病和心力衰竭等)的药物。此外,人工智能在药物开发中通过利用基因组学信息、生化特征和特异性靶点,为发现重要的分子通路提供了新的可能性。例如,Isaac-Lopez 等人进行的 GWAS 研究预测了多个风险位点,并强调了纤维化和血管病变的通路。研究结果显示,27 个独立的全基因组相关信号和 13 个新的风险位点与系统性硬化症(systematic sclerosis)相关。Martin 等人通过研究染色质相互作用来预测风湿性疾病的新基因靶点,研究表明,共有 454 个高可信度基因与风湿病相关,其中 48 个是药物靶点,367 种药物适合重新定位。

在 TCR 特异性预测方面,已有一定的研究基础。人体免疫激活包括两个关键步骤:首先是抗原与 MHC 结合形成 pMHC,然后是 pMHC 与 TCR 结合形成三元复合物。因此,深入研究这两个步骤对于理解结合模式和临床应用至关重要。现有的 TCR 特异性预测工具有 pMTnet、PanPep、TITAN 和 DLpTCR 等,但它们仅关注于 CD8$^+$ T 细胞的 TCR 特异性预测问题。由于 CD4$^+$ TCR 特异性的数据规模远远少于 CD8$^+$ TCR,预测 CD4$^+$ TCR 特异性比预测 CD8$^+$ TCR 更困难。

思考题

1. 简述癌症大数据的特征及其与普通数据,如自然语言数据的区别和联系。
2. 列举深度学习的代表性模型,简述深度学习与传统机器学习的区别和联系。
3. 简述深度学习模型在肿瘤大数据分析中可能的应用场景。

拓展阅读文献

Alzubaidi L, Zhang J, Humaidi A J. Review of deep learning: concepts, CNN architectures, challenges, applications, future directions. J Big Data, 2021, 8: 1 - 74.

Ashish V, Noam S, Niki P. Attention is all you need. arXiv, 2017.

Boehm K M, Khosravi P, Vanguri R. Harnessing multimodal data integration to advance precision oncology. Nature Reviews Cancer, 2022, 22(2): 114 - 126.

Chen R J, Lu. Pan-cancer integrative histology-genomic analysis via multimodal deep learning. Cancer Cell, 2022, 40(8): 865 - 878.

Debelee T G, Kebede S R, Schwenker F. Deep learning in selected cancers' image analysis — a survey. J Imaging, 2020, 6(11): 121.

Gupta R, Srivastava D, Sahu M. Artificial intelligence to deep learning: machine intelligence approach for drug discovery. Mol Diversity, 2021, 25: 1315 - 1360.

Haenlein M, Kaplan A. A brief history of artificial intelligence: on the past, present, and future of artificial intelligence. California Management Review, 2019, 61(4): 5 - 14.

Jiang P, Sinha S, Aldape K. Big data in basic and translational cancer research. Nature Reviews Cancer,

2022，22(11)：625 - 639.

López-Isac E，Acosta-Herrera M，Kerick M. GWAS for systemic sclerosis identifies multiple risk loci and highlights fibrotic and vasculopathy pathways. Nat Commun，2019.

Mallappallil M，Sabu J，Gruessner A. A review of big data and medical research. SAGE Open Medicine，2020，8.

Osakwe O，Rizvi S A A. The significance of discovery screening and structure optimization studies. Social Aspects Drug Discovery，2016：109 - 128.

Schneider P，Walters W P，Plowright A T. Rethinking drug design in the artificial intelligence era. Nature Reviews Drug Discovery，2020，19(5)：353 - 364.

Serafim M S M，Kronenberger T，Oliveira P R. The application of machine learning techniques to innovative anti-bacterial discovery and development. Expert Opin Drug Discov，2020.

Tran K A，Kondrashova O，Bradley A. Deep learning in cancer diagnosis，prognosis and treatment selection. Genome Medicine，2021，13(1)：1 - 17.

Willems S M，Abeln S，Feenstra K A. The potential use of big data in oncology. Oral Oncology，2019，98：8 - 12.

第 18 章　肿瘤精准诊断和治疗

肿瘤发生的根本驱动因素是体细胞基因组 DNA 的变异。不同患者的肿瘤细胞都有着不同的 DNA 变异位点和模式。因此,实施个性化的诊断和治疗策略,是未来战胜肿瘤的关键。精准医学(precision medicine)通常是指根据患者疾病的多维组学信息,提供个性化的诊断和治疗服务,因此也称为个性化医学。基因组学、蛋白质组学、代谢组学以及多种精准检测手段的不断发展,为肿瘤的早期发现、精准诊断、精准分类和精准治疗提供了可行性。本章从分子生物学角度概述肿瘤诊断方法,包括传统的诊断策略和新兴的分子细胞诊断方法;同时,概述肿瘤治疗策略,包括个性化精准治疗的代表方案。

18.1　肿瘤精准诊断

高效、精确的诊断是有效的肿瘤治疗的前提条件。目前,肿瘤的常规诊断主要依靠组织器官影像(如 X 射线摄影、超声检查、内窥镜检查、CT、MRI 等)和组织病理分析(如组织切片染色)。然而,进一步实现肿瘤精准诊断需要依靠各种分子细胞诊断技术,如 DNA 变异和各种表观修饰检测、肿瘤蛋白标志物检测、各类 RNA 检测(mRNA、miRNA 等)、循环肿瘤细胞检测等。新兴分子细胞诊断技术的发展为肿瘤精准诊断带来了希望,它们包括液体活检、肿瘤标志物检测、单细胞分析,以及人工智能技术在肿瘤精准诊断中的各种应用。

18.1.1　液体活检

液体活检(liquid biopsy)是一种非侵入性的无创肿瘤诊断技术,它通过分析血液样本中的肿瘤相关物质来完成。主要检测对象有:① 循环肿瘤 DNA(circulating tumor DNA,ctDNA)。② 循环肿瘤细胞(circulating tumor cell,CTC)。③ 外泌体(exosome)。与组织活检相比,液体活检操作简便,可重复采样,有广阔的临床应用前景。

1. 循环肿瘤 DNA

循环肿瘤 DNA 的发现经历了一个逐步认识的过程。1948 年,法国学者首次在人血浆中发现游离的核酸分子,即游离 DNA(cell free DNA,cfDNA)。1977 年,美国科学家发现肿瘤患者血浆中 cfDNA 水平明显高于健康人群,推测 cfDNA 与肿瘤相关。直到 1980 年代,才确认 cfDNA 中确实存在源自肿瘤细胞的部分 DNA,关键证据是在胰腺癌患者血液的 cfDNA 中检测到与肿瘤组织一致的 *KRAS* 突变。此后,人们认识到 cfDNA 中的肿瘤相关突变是肿瘤特异性的标志物,并称这些携带肿瘤特征的 cfDNA 片段为 ctDNA。ctDNA 检测技术经历了从实验室到临床的转化过程。2014 年 9 月,欧洲药品管理局(European Medicines Agency,EMA)批准利用 ctDNA 检测 *EGFR* 基因突变,用于吉非替尼(gefitinib)的伴随诊断,标志着 ctDNA 监测正式用于临床。2015 年 12 月,《非小细胞肺癌血液 *EGFR* 基因突变检测中国专家共识》一文发表于《中华医学杂志》上,补充道:如果肿瘤标本不可评估 *EGFR* 基因状态,则可使用从血浆标本中获得的 ctDNA 进行评估。2016 年 6 月,美国 FDA 批准 ctDNA 检测 *EGFR* 突变,用于厄洛替尼(erlotinib)的伴随诊断。

表观修饰,包括 DNA 甲基化,是不同类型组织器官细胞之间的主要差异之一。DNA 甲基化检测因此被用于肿瘤的早筛或监测。ctDNA 甲基化谱的系统分析正在被开发用于肿瘤早期筛查,监测微小残留疾病(molecular residue disease,MRD),预测治疗反应和预后,以及追踪组织起源等方面。ctDNA 甲基化分析领域的一个重要里程碑的成果是 2016 年美国 FDA 批准的 Epi proColon,这是一种基于 *SEPT9* 启动子区域检查甲基化状态的结直肠癌筛查试剂盒。虽然 ctDNA 检测的临床应用越来越广,但是 ctDNA 的数量可能低至总 cfDNA 的 0.01%,这使得检测具有挑战性,特别是在肿瘤生长的早期阶段。

2. 循环肿瘤细胞

循环肿瘤细胞(CTC)是指从原发或转移性肿瘤脱落到血液中的细胞,具有在机体其他组织器官定植的潜力,是肿瘤转移过程的先驱细胞(图 18-1)。CTC 最早于 1869 年被 Thomas Ashworth 首次描述,他观察到一位转移性肿瘤患者血液中的"一些细胞",其外观与原发肿瘤中的肿瘤细胞相似。CTC 在循环中死亡的比例较高,只有极少数能够存活并侵入远处器官。然而,新兴的 CTC 分离技术使 CTC 的生物学研究成为可能,并促进了 CTC 在肿瘤筛查、治疗反应监测和预后评估等方面的临床应用。由于大多数肿瘤起源于上皮细胞,CTC 最常用的标志物是上皮细胞黏附分子(epithelial cell adhesion molecule,EpCAM,也称 CD326),这是一种上皮细胞来源的肿瘤"通用"标志物。基于 EpCAM 的 CTC 检测技术已经被广泛应用于强表达 EpCAM 的肿瘤,如乳腺癌和前列腺癌的检测。其他上皮源性肿瘤类型,如胰腺癌、结直肠癌和肝细胞癌,其 EpCAM 阳性 CTC 的检出率也相当高。这些 EpCAM 阳性 CTC 的存在预示着早期远处转移和较差的预后。除 EpCAM 外,其他生物标志物,如人表皮生长因子受体-2、雌激素受体、前列腺特异性膜抗原、叶酸受体等,已被描述为不同肿瘤 CTC 的标志物,具有不同的临床意义。一般来说,CTC 技术有 3 个核心策略,包括:① 利用 CTC 与特定材料之间的物理相互作用或抗体-抗原相互作用等特定相互作用,捕获和富集 CTC。② 采用包括荧光显微镜、荧光分光光度法、流式细胞术、表面增强拉曼散射或电阻抗等方法,检测和鉴定 CTC。③ 将释放的 CTC 用于各种下游分析,如基因组学、转录组学、蛋白质组学和 CTC 培养。

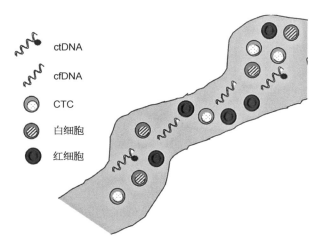

图 18-1　肿瘤患者活检血液中的游离 DNA 和细胞类型

3. 外泌体

外泌体是一种细胞外囊泡,由细胞内多泡体(multivesicular body)与细胞膜融合后释放到细胞外基质中,其直径 40～160 nm(平均 100 nm),被脂质双层膜包围。这些囊泡是细胞外囊泡(extracellular vesicle)的一部分,大多数真核细胞都能够释放它们。早在 1980 年代末,外泌体就被发现,最初被认为是细胞废物。随着研究技术的进步,人们逐渐认识到外泌体代表了一种细胞间通信的新模式,在广泛的生物学过程中发挥着重要作用。外泌体的生物学功能依赖于其生物活性物质,如脂质、代谢物、蛋白质和核酸等。外泌体的成分包括特定的脂质、蛋白质、DNA、mRNA 和非编码 RNA 等,这些物质可以作为自分泌或旁分泌因子,递送到相应的靶细胞。越来越多的证据表明,肿瘤源性外泌体(tumor-derived exosome)在肿瘤发生发展中起着关键作用。外泌体及其载体物质可作为肿瘤预后标志物、治疗靶点甚至抗肿瘤药物载体。

18.1.2　肿瘤遗传和易感基因检测

肿瘤易感性是指某些人具有比其他人更容易患上肿瘤的可能性。尽管一些不良习惯和环境暴露可能会增加患癌的风险,但并非所有暴露于不良环境的人都会得肿瘤。了解肿瘤易感性的分子基础仍然是肿瘤研究的重要方向,这将有助于提高预防和治疗肿瘤的能力。

基因测序技术是精准医疗的基石,也是肿瘤个体化治疗中发展得相对比较成熟的技术。肿瘤基因检测就是利用基因测序技术,检测肿瘤患者的致病基因,寻找患者适用的肿瘤靶向治疗药物或其他适宜的治疗手段,从而实现肿瘤个性化治疗。二代测序技术能快速对已知或可疑的遗传性肿瘤风险相关基因进行测序,如基因 *BRCA1/2*、*PALB2* 等基因的胚系突变与乳腺癌的发生密切相关。全基因组测序(WGS)提供了整个癌症基因组中生殖系突变和体细胞突变的详细图谱。靶向测序(targeted sequencing)则只评估已知与肿瘤易感性相关的基因,降低了测序成本和数据分析负担。此外,微阵列(microarray)技术为研究肿瘤的种系突变提供了较为经济的办法。与肿瘤相关的遗传风险基因还有待深入研究。

18.1.3　肿瘤标志物检测

肿瘤标志物(biomarker)是由恶性肿瘤细胞特异性产生的物质,或是宿主对肿瘤反应而产生的物质。这些物质存在于肿瘤细胞和组织中,也可进入血液和其他体液中。当肿瘤发生发展时,这些物质的表达会明显异常,表示人体内可能存在肿瘤。尽管大多数肿瘤标志物在某一组织类型的多种肿瘤上呈阳性,但它们并非器官特异性的,只有极少数的肿瘤标志物,如前列腺特异性抗原(prostate specific antigen,PSA)与特定器官相关联,呈现出器官特异性。

肿瘤标志物研究的发展经历了由发现到成熟应用的过程,其发展历史可大体分为 4 个阶段。第一阶段(1840 年代—1930 年代)发现本周氏蛋白(Bence-Jones protein,BJP)常出现于骨髓瘤患者的尿中,具有诊断意义。第二阶段(1930 年代—1960 年代初)发现一些激素、酶和蛋白在肿瘤发生时表达异常,其中有些至今仍应用于肿瘤临床诊断。第三阶段(1960 年代初—1970 年代中)发现了甲胎蛋白(α-fetoprotein,AFP)和癌胚抗原(carcinoembryonic antigen,CEA),推动了肿瘤标志物的临床应用,并开始正式将其用于肿瘤辅助诊断和治疗监测。第四阶段(1970 年代中至今),随着单克隆抗体技术的发展,大量肿瘤标志物被发现,如乳腺癌的 CA15-3(cancer antigen 15-3)和卵巢癌的 CA125,肿瘤细胞产生的许多物质都有了相应的抗体。近年来,分子生物学技术的发展使测定癌基因、抑癌基因成为常规工作,肿瘤标志物研究进入了分子水平。常见肿瘤标志物一般多为蛋白,常用检测方法包括胶乳增强免疫比浊法、化学发光、即时检测(point-of-care testing,POCT)等(表 18-1)。

表 18-1　常用肿瘤标志物

肿 瘤 标 志 物	肿 瘤 类 型
AFP(甲胎蛋白)	原发性肝癌
CEA(癌胚抗原)	大肠癌、胰腺癌、胃癌、肝癌、乳腺癌、肺癌、卵巢癌等
CA15-3(癌抗原 15-3)	转移性乳腺癌、肺癌、结肠癌、胰腺癌、宫颈癌等
CA19-9(碳水化合物抗原 19-9)	胰腺癌、胃癌、结肠癌、肝癌、胆囊癌等
CA125(癌抗原 125)	卵巢癌、胃肠道癌

肿 瘤 标 志 物	肿 瘤 类 型
CA50(癌抗原50)	胰腺癌、结直肠癌、胃癌、肺癌、肝癌等
CA242(癌抗原242)	胰腺癌、结直肠癌等
NSE(神经元特异性烯醇化酶)	小细胞肺癌、神经母细胞瘤
SCC(鳞状细胞癌抗原)	子宫颈癌、肺癌、头颈癌、食管癌、鼻咽癌等
CYFRA 21-1(细胞角质蛋白片段21-1)	非小细胞肺癌
CA72-4(癌抗原72-4)	胃癌、乳腺癌、肺癌、卵巢癌
PSA(前列腺特异性抗原)	前列腺癌
POA(胰胚胎抗原)	胰腺癌
β2-MG(β2微球蛋白)	白血病、淋巴瘤、多发性骨髓瘤
NMP-22(核基质蛋白-22)	膀胱癌
CD34	胃肠道间质瘤、血管源性肿瘤等
CD117	胃肠道间质瘤等

18.1.4 单细胞分析

单细胞技术(single-cell technologies)是一种强大的工具,可以对多种细胞,如循环肿瘤细胞、肿瘤干细胞(cancer stem cell)或免疫细胞等,进行基因组学、转录组学、表观基因组学、蛋白质组学和代谢组学分析,从而在单细胞分辨率上描绘分子景观。单细胞技术在肿瘤研究中的应用改变了我们对肿瘤生物学特性和演化的理解。它在促进肿瘤精准诊断、靶向治疗和预后预测方面具有重要的指导意义。

单细胞技术中较为成熟且目前被广泛使用的主要是单细胞测序技术。自2009年进行第一次单细胞mRNA测序实验以来,单细胞测序技术不断发展并得到了广泛的推广应用。与一般的批量测序(bulk sequencing)不同,单细胞测序可以在单细胞分辨率下探测细胞异质性,进而为肿瘤的精准诊断提供更多信息。

18.1.5 人工智能与肿瘤精准诊断

人工智能正迅速重塑肿瘤研究和个性化临床护理。高维度数据集的可用性,加上高性能计算的进步和创新的深度学习架构,促进了人工智能在肿瘤研究领域的应用呈现爆炸式增长。这些应用范围从肿瘤的检测和分类,到肿瘤及其微环境的分子特征分析,再到药物的发现和再利用,以及患者治疗结果的预测等。目前,许多人工智能项目已走向临床,相信人工智能将变革肿瘤诊断模式。

近年来,深度学习由于在人脸识别和图像分类等计算机视觉任务中取得了前所未有的成功而获得了广泛关注,它可以扩展到包括肿瘤研究在内的各个领域,例如从染色的肿瘤切片或放射学影像中自动准确地检测癌症,从而有可能将病理学家和放射科医生从常规和重复的工作中解脱出来。

过去 10 年中,一些国家和国际组织获得了大量肿瘤数据集,其中不乏大规模数据集,这些数据集是使用不同的高通量平台和技术从肿瘤样本中分析获得的。它们经常用于建立预测模型,为研究提供信息,并最终为临床决策提供建议。癌症基因组图谱(TCGA)是迄今最全面的公开肿瘤数据库,包括基因组学、表观基因组学、蛋白质组学、组织病理学和放射学影像等类型的大量数据。其他项目,如泛癌症全基因组分析(PCAWG)、乳腺癌国际联盟的分子分类学(METABRIC)和基因组学证据肿瘤信息交换(GENIE)等,也拥有大量公开的癌症基因组数据。其他成熟的技术也产生了大量数据并产生了相应的数据库,数据类型包括 DNA 甲基化、蛋白质组学、细胞毒性分析数据、RNA 干扰(RNAi)或 CRISPR 筛选数据、蛋白质-蛋白质相互作用网络等,这些大规模的海量数据为人工智能在肿瘤精准诊断中的运用提供了基础。

18.2　肿瘤精准治疗

肿瘤治疗经历了由早期的传统治疗到现代个性化治疗的发展过程。传统上,肿瘤治疗主要集中在手术、放疗和化疗的单一或联合应用。虽然在一些患者身上取得了成功,但也往往伴随着显著的不良反应、耐药性和长期的后遗症。随着针对慢性髓系白血病(CML)的 BCR - ABL 融合蛋白的小分子蛋白激酶抑制剂伊马替尼的上市,肿瘤靶向治疗逐渐成为肿瘤治疗药物研究的重点。精准治疗旨在针对个体患者的肿瘤特征进行治疗,包括:① 控制肿瘤细胞增殖和凋亡的关键细胞内信号分子,例如 EGFR、ALK、CDK、雄激素受体(AR)等。② 调控肿瘤微环境的关键信号通路,例如 VEGF、PD - L1 等。③ 个性化的精准免疫治疗,例如个性化新抗原疫苗、CAR - T、TCR - T 等。

18.2.1　肿瘤常规化疗药物

20 世纪初,德国著名化学家埃尔利希(Paul Ehrlich,1854—1915)致力于开发治疗传染病的药物,并提出了"化疗"一词,将其定义为使用化学物质治疗疾病。他也是第一个研究在动物模型上筛选一系列对疾病有潜在活性和有效性化学物质的人,他的这一成就对肿瘤药物的开发产生了重大影响。1943 年,Alfred Gilman 和 Louis Goodman 在动物实验中证实氮芥可以有效抑制淋巴瘤的生长,从此开启了化学药物治疗肿瘤的时代。这一成果影响了后续几种烷基化合物的合成,包括氯苯和环磷酰胺在内的口服衍生物。1948 年,"现代化疗之父" Sidney Farber 证实化疗药物——叶酸拮抗剂甲氨蝶呤可以缓解人类急性淋巴细胞白血病。到 1990 年代,不断有更多不同作用机理的抗肿瘤化疗药物出现

(表 18-2)。21 世纪开始,靶向药物和个性化用药开始被广泛研究和应用,这标志着人类抗肿瘤药物研究进入了全新的时代。

表 18-2　部分常规肿瘤化疗药物

种 类	作用机理	化学结构分类	药 物 名 称	治疗的肿瘤类型
烷化剂	干扰 DNA 复制	氮芥类	氮芥、环磷酰胺、异环磷酰胺等	淋巴瘤、白血病、多发性骨髓瘤等
		乙烯亚胺类	噻替哌	卵巢癌、乳腺癌、膀胱癌
		亚硝脲类	卡莫司汀、尼莫司汀等	颅内原发癌或转移癌
		烷基磺酸盐	白消安	慢性粒细胞白血病
抗代谢类	抑制 DNA 和 RNA 的合成,干扰肿瘤细胞增殖	叶酸类似物	甲氨蝶呤等	白血病、淋巴瘤、头颈癌、膀胱癌等
		嘌呤类似物	6-巯基嘌呤、6-硫鸟嘌呤等	血液系统恶性肿瘤
		嘧啶类似物	5-FU、卡培他滨、阿糖胞苷、吉西他滨	胃癌、结直肠癌和白血病、胰腺癌、非小细胞癌等
植物药	阻止细胞分裂和 DNA 复制	长春碱类	长春新碱等	白血病和淋巴瘤等
		鬼臼毒素	依托泊苷等	小细胞肺癌等
		紫杉类	紫杉醇、多西他赛	肺癌、乳腺癌等
		喜树碱类	伊立替康等	转移性结肠癌
抗生素类	影响 DNA、RNA 及蛋白质的合成	多肽类	放线菌素 D 等	神经母细胞瘤等
		蒽环类	阿霉素等	白血病、淋巴瘤等
铂类	抑制 DNA 复制和转录	—	顺铂、卡铂、奥沙利铂	乳腺癌、肺癌、头颈癌等
酶制剂类	抑制 DNA、RNA 及蛋白质的合成	—	左旋门冬酰胺酶等	恶性淋巴瘤
糖皮质激素类	促进淋巴细胞的破坏	—	地塞米松、泼尼松龙	急性淋巴细胞白血病、多发性骨髓瘤等

18.2.2　肿瘤靶向治疗

　　成功的肿瘤靶向治疗策略是找到靶点,开发出特异性的靶向药。肿瘤靶向治疗的靶点一般包括:① 驱动肿瘤发生发展的内部分子通路,如 EGFR、BCR-ABL、ALK 等。② 肿瘤细胞赖以生存的内部分子信号通路或外在微环境,如 VEGF、PARP 等。下面列举一些代表性的肿瘤靶向治疗的靶点及治疗药物。

1. BCR-ABL 融合蛋白和伊马替尼

伊马替尼(商品名格列卫)是一种酪氨酸激酶抑制剂,用于治疗慢性粒细胞白血病(CML)(于 2001 年被美国 FDA 批准上市)。1990 年代发现所有 CML 患者白细胞中均存在 BCR-ABL 融合基因编码的酪氨酸激酶,这种酶来自费城染色体。格列卫是一种可以抑制 BCR-ABL 融合蛋白的化合物,由瑞士制药公司 Ciba-Geigy(后改名为诺华制药公司)生物化学家 Nick Lydon 开发(图 18-2)。格列卫将 CML 的 10 年生存率由 20% 提升至 90%,可以说是将 CML 成功治愈了。格列卫的成功也推动了各种肿瘤靶向药物的研发,促进了肿瘤的精准靶向治疗。

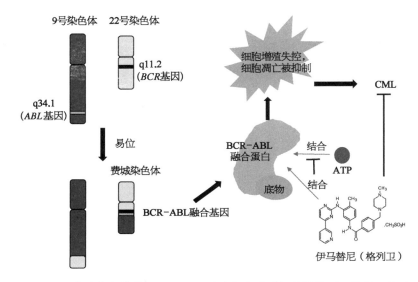

图 18-2　费城染色体的 BCR-ABL 融合蛋白致病机制及格列卫的治疗策略

2. 表皮生长因子受体抗体或抑制剂。表皮生长因子受体(EGFR)也称作 HER1 或 ErbB1,是一种糖蛋白,在哺乳动物中广泛分布于上皮细胞、成纤维细胞、胶质细胞、角质细胞等细胞的质膜表面,属于酪氨酸激酶型受体,分子量为 170 kD。EGFR 与配体 EGF 结合后被激活。EGFR 高表达和 EGFR 突变与肿瘤细胞的异常增殖、血管生成、肿瘤侵袭、转移及细胞凋亡的抑制有关。EGFR 的常见突变包括 L858R 和外显子 19 缺失(Ex19Del),这些突变破坏了受体的非活性构象,导致受体的二聚化和持续的活性。针对这些突变,已开发出一系列靶向药物。1990 年代,阿斯利康首先开发了第一代 EGFR 抑制剂——吉非替尼(gefitinib),也是全球第一个上市的 EGFR 抑制剂。第一代 EGFR 抑制剂是 ATP 竞争性、可逆性抑制剂。与野生型 EGFR 相比,L858R 或 Ex19Del 突变的 EGFR 对 ATP 的亲和力较低。第一代 EGFR 抑制剂对此类突变具有较好效果。然而,随着给药时间的延长,患者出现了明显的耐药现象,其原因是肿瘤细胞 EGFR 激酶结构域发生了另一个新型突变 T790M,这种突变增加了 EGFR 对 ATP 的亲和力,阻碍了第一代药物的作用。因此,第二代 EGFR 靶向药物又问世了,其中包括阿法替尼(afatinib)和达可替尼(dacomtinib)。第二代 EGFR 抑制剂被设计为不可逆性药物,通过与受体进行不可逆的共价结合,绕过 T790M 突变引起的抗药性。然而,这些药物在临床试验中表现不佳,部分原因是因为它们对突变型和野生型 EGFR 的选择性不足,导致毒性过大。第三代 EGFR 抑制剂的作用机理是同样通过与受体进行不可逆的共价结合,但相较于第二代药物,它们对 T790M 突变的 EGFR 受体具有更高的选择性,而对野生型 EGFR 的选择性较低。因此 2015 年,美国 FDA 批准了奥希替尼(osimertinib,商品名泰瑞沙),用于治疗耐药后具有 T790M 突变的非小细胞肺癌患者。2018 年,奥希替尼成为 EGFR 突变的肺癌患者的一线用药(图 18 - 3)。

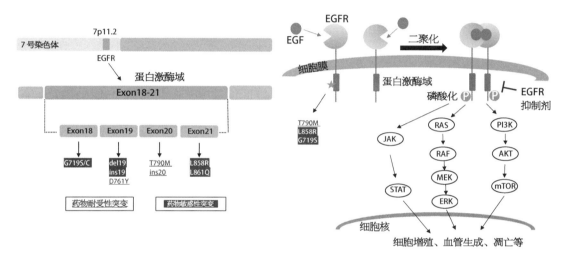

图 18 - 3 针对 EGFR 突变的靶向药物及作用机理

3. 全反式维甲酸

全反式维甲酸(all-trans retinoic acid,ATRA)和 As_2O_3(arsenic trioxide,ATO)用于靶向治疗急性早幼粒细胞白血病(APL)。APL 是急性髓细胞白血病(AML)的一种,发生原因是 17 号染色体上的 RARα 与 15 号染色体上的 PML 相互易位,形成融合基因,临床上常伴有严重的凝血异常及出血风险。1986 年,上海交通大学医学院附属瑞金医院王振义教授首次使用 ATRA 治愈了一位 APL 患者,同年有 24 位 APL 患者经过治疗后得到明显缓解。1994 年,研究者将 ATRA 与 ATO 两者进行了联合使用,取得了很好的临床治疗效果,目前这一联合方案得到全球公认,作为 APL 治疗的一线方案。

As_2O_3 的抗 APL 作用可追溯至更早,它是中国自主发明的、世界首创的治疗急性早幼粒细胞白血病的特效药物。1973 年,哈尔滨医科大学附属第一医院的张亭栋医生和韩太云医生在《黑龙江医药》上发表了一篇论文,首次评估了由 ATO 与汞组成的"癌灵注射液"对白血病的作用,开启了白血病治疗领域的一扇门。随后 10 余年,张亭栋医生将适应证扩展到 APL,确认砷剂对 APL 疗效明显,但研究成果并未得到广泛关注。直到 1994

年,陈竺和陈赛娟教授开始研究 ATO 对 APL 的作用机制,同时将 ATO 与 ATRA 联合使用治疗 APL,取得了明显效果。2020 年,张亭栋与王振义因为在 ATO 与 APL 研究中做出突出贡献共同获得了未来科学大奖。

4. 他莫昔芬

他莫昔芬(tamoxifen)是一种选择性雌激素受体(estrogen receptor,ER)调节剂,广泛用于预防 ER 阳性乳腺癌的复发,它于 1977 年被美国 FDA 批准上市。在 19 世纪晚期,研究发现绝经前妇女的晚期乳腺肿瘤有时对卵巢切除有反应。1963 年首次合成的抗雌激素化合物他莫昔芬,被描述为“乳腺癌史上最重要的药物”。他莫昔芬经证实具有良好的疗效,加上其良好的耐受性,使他莫昔芬成为患有 ER 阳性乳腺癌妇女所有阶段的治疗首选。自 1960 年代末他莫昔芬首次临床试验以来,超过 50% 的晚期 ER 阳性乳腺癌患者已被证明从他莫昔芬治疗中获得临床益处。

5. 血管内皮生长因子抗体或抑制剂

血管内皮生长因子(VEGF)是促进肿瘤血管生成的关键因子,它是一种同源二聚体糖蛋白,分子量约为 45 kD。它可与在血管内皮细胞上表达的两种 VEGF 受体(VEGFR-1 和 VEGFR-2)结合。在健康人群中,VEGF 促进胚胎发育中的血管生成,并在成人伤口愈合中发挥重要作用。但在癌基因表达或多种生长因子存在或缺氧的作用下,VEGF 的表达会上调,促进肿瘤血管的生成。随着肿瘤的增大,肿瘤产生的 VEGF 和其他生长因子会促进肿瘤内部和周围形成新的脉管系统,随后肿瘤会呈指数级增长。VEGF 是肿瘤抗血管生成治疗中的重要靶点。靶向 VEGF 的肿瘤药物开发可以追溯到 1980 年代。早期的研究主要集中在通过寻找抗体来抑制 VEGF 的生物活性。1993 年,美国国立卫生研究院的科学家成功制备出第一种 VEGF 单克隆抗体,该抗体可以阻止 VEGF 与其受体结合,从而抑制血管生成过程,这项成果为 VEGF 靶向治疗开了先河。2004 年,第一种 VEGF 抗体药物贝伐珠单抗(bevacizumab)被美国 FDA 批准上市,用于治疗结直肠癌。此后,贝伐珠单抗又被批准用于治疗肺癌、乳腺癌、肾癌等多种恶性肿瘤。

VEGFR 靶向治疗肿瘤药物的研发历史可以追溯到 1990 年代。2006 年,第一款 VEGFR 靶向的小分子抑制药物舒尼替尼(sunitinib)被美国 FDA 批准上市,用于治疗肾癌。随后,多种 VEGFR 靶向的小分子抑制药物相继上市,如索拉非尼(sorafenib)、阿帕替尼(apatinib)等,这些药物可以阻断 VEGF 信号通路的传导,从而抑制肿瘤生长、增殖、血管生成和转移。其中,舒尼替尼和索拉非尼等药物已被美国 FDA 批准用于治疗肾癌、胰腺癌、甲状腺癌等多种恶性肿瘤。然而,VEGFR 靶向药物的研发也面临一些挑战,例如药物的不良反应、耐药性等问题。为了克服这些问题,制药公司的科学家们继续研发新的 VEGFR 靶向药物,例如双特异性抗体药物和多靶点抑制剂等(图 18-4)。这些新药物有望提高治疗效果,同时减少不良反应和耐药性的出现。

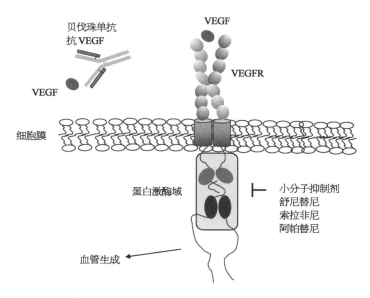

图 18 - 4 VEGF/VEGFR 靶向药物作用机理

6. 间变性淋巴瘤激酶酪氨酸激酶抑制剂

作为恶性肿瘤的治疗靶点之一,间变性淋巴瘤激酶(anaplastic lymphoma kinase,ALK)的发现可以追溯到 1994 年,那时在间变性大细胞淋巴瘤(anaplastic large cell lymphoma,ALCL)的研究中发现了染色体重排,导致 NPM1 - ALK 融合。之后的 20 年中,研究工作确定了 ALK 融合蛋白是许多不同恶性肿瘤的致癌驱动因素,其中最广为人知的是在非小细胞肺癌中检测到的 EML4 - ALK 融合蛋白。ALK 融合蛋白通过 JAK - STAT、RAS - RAF - MEK - ERK 和 PI3K - AKT - mTOR 等途径发出信号,这种信号会导致一些基因的异常调控,最终驱动细胞周期进程、存活、增殖和血管生成。由于它没有已知的配体,因此 ALK 被认为是一个孤儿受体酪氨酸激酶。通过学术界和制药行业的共同努力,开发出了多种 ALK 酪氨酸激酶抑制剂,其中 3 种 ALK 酪氨酸激酶抑制剂(克唑替尼、塞瑞替尼和阿来替尼)已获得美国 FDA 的批准,用于治疗晚期具有 ALK 重排的非小细胞肺癌。

7. 酪氨酸激酶受体抗体或抑制剂

酪氨酸激酶受体(c - Met)主要在上皮细胞中表达,肝细胞生长因子(hepatocyte growth factor,HGF)是唯一已知的 c - Met 配体。HGF 主要由间充质细胞合成并分泌,其最初分泌的形式为单链的无活性 HGF 前体蛋白,在细胞外经丝氨酸蛋白酶切割后,HGF 形成以二硫键相连的 α/β 双链异二聚体结构。α 链 N 端的 K1 环状结构是 c - Met 高亲和结合位点,c - Met 再与 HGF 的 β 链以低亲和结合。当 HGF 与 c - Met 结合后,c - Met 会被二聚体化,并通过下游酪氨酸残基的磷酸化被激活。HGF/c - Met 信号通路已被证明在多种肿瘤的发生发展中发挥重要作用,因此,大量的 HGF/c - Met 信号通路

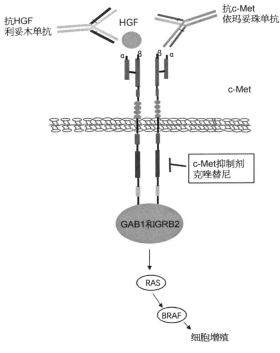

图 18－5　HGF/c－Met 靶向药物作用机理

抑制剂正在开发中。针对 HGF/c－Met 信号通路,相应的靶向药物通常分为 HGF 靶向药物和 c－Met 靶向药物。HGF 抑制剂或抗体能够结合并中和 HGF,阻止 HGF 与 c－Met 受体的结合,进而阻止下游信号通路的活化。据统计,目前进入临床试验阶段的单克隆抗体有非拉妥组单抗(ficlatuzumab,AV－299)、HuL2G7(TAK－701)和利妥木单抗(rilotumumab,AMG102)。c－Met 抗体能够与 c－Met 结合导致其降解和失活,包括依玛妥珠单抗(emibetuzumab)、CE－355621、DN－30 和 LA480。c－Met 激酶抑制剂能够抑制细胞内的 HGF/c－Met 信号通路,近年来许多小分子 c－Met 激酶抑制剂已进入临床研究阶段,其中有些化合物对多种细胞内信号转导分子均有明显的抑制作用,例如克唑替尼(crizotinib)对 HGFR、c－Met 和 ALK 等均有抑制作用(图 18－5)。

8. Hh 信号通路与恶性肿瘤

Hh(hedgehog)信号通路最早是 1980 年在筛查影响果蝇幼虫身体节段发育的基因突变时发现的。正常情况下,成人的 Hh 信号通路在组织中几乎完全沉默,只有在炎症和损伤时才被激活。哺乳动物有 3 个 *Hh* 基因,分别为 *Shh*、*Dhh* 和 *Ihh*,它们编码一类分泌蛋白。蛋白分泌后,Hh 配体的 C 端结构域被切割,并在切割部位结合胆固醇片段后,转化为活性形式。随后,在 N 端发生棕榈酰化,激活后,Hh 结合 PTCH1。PTCH1 的功能是保持 7 次跨膜转运蛋白 Smoothened(SMO)处于失活状态。Shh 与 PTCH1 受体结合并降低其对 SMO 的抑制活性,导致胶质瘤相关转录因子(GLI)的激活和核定位。PTCH2 是另一种 PTCH1 类似物受体,在精母细胞中高表达并保持活跃,在生殖细胞发育过程中介导 Dhh 活性,具有与 PTCH1 完全不同的生物学作用。一些细胞内成分严格控制 Hh 通路的激活,Hh 信号通路的异常激活可导致癌变,其信号异常可在皮肤癌、脑癌、肝癌、前列腺癌、乳腺癌和恶性血液病中发现,参与调节细胞生长、迁移和侵袭。环巴胺(cyclopamine)是第一个被发现能抑制 Hh 信号传导的化合物。2012 年化合物维莫地尼(vismodegib)作为首个用于治疗晚期基底细胞癌的 SMO 抑制剂被美国 FDA 批准上市。目前,索尼吉布(sonidegib)作为另一种 SMO 抑制剂,也获得美国 FDA 批准用于基底细胞癌治疗。同时还有许多临床试验正在评估这一类靶向药物对各种肿瘤的疗效(图 18－6)。

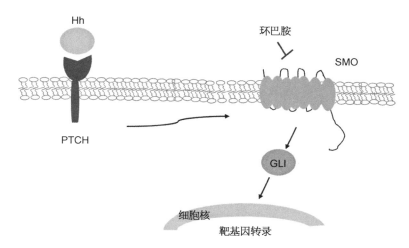

图 18－6　Hh 通路靶向药物的靶点与作用机制

9. 生长因子信号通路抑制剂

生长因子等细胞外信号与其特异受体结合后,产生的刺激通过多条信号通路向细胞内传导,形成复杂的信号转导系统,共同调节着细胞的增殖和分化。其中,PI3K－AKT－mTOR 通路由磷脂酰肌醇 3－激酶(PI3K)及其下游的蛋白激酶 B(PKB/Akt)和雷帕霉素靶体蛋白(mTOR)组成;Ras－MAPK 通路则由丝苏氨酸蛋白激酶 Ras 和丝裂原活化蛋白激酶(MAPK)三级级联激酶构成。这些信号通路共同调节细胞增殖和分化,对于肿瘤的发生发展具有重要的作用,所以,细胞内每一条信号通路上的多个因子均成为很有希望的抗肿瘤治疗靶点,一系列小分子抑制剂也相继被开发和使用。例如,靶向 PI3K 催化亚基 p110 的渥曼青霉素(wortmannin)、LY294002、IC484068 和天然来源的 PI3K 抑制剂鱼藤素(deguelin);抑制 Akt 激活所必需的丝/苏氨酸激酶 PDK 的 Straurosporine、UCN－01 和 Akt 的抑制剂哌立福辛(perifosine);特异靶向 mTOR 的抑制剂雷帕霉素及其类似物 RAD001、CI779 和 AP23573;以及 Ras 的法尼酰基转移酶抑制剂洛那法尼(lonafarnib)、替吡法尼(tipifarnib)和索拉非尼(sorafenib)等已进入各期临床研究。

10. 细胞周期蛋白依赖激酶抑制剂

细胞周期蛋白依赖激酶(CDK)是调控细胞周期进展的关键分子。细胞分裂失调导致细胞异常增殖是肿瘤发生的关键原因之一。因此,寻找治疗靶点以阻断细胞分裂是肿瘤治疗中广泛使用的方法。

细胞周期蛋白 D－CDK4/6－INK4－Rb 通路是调节细胞从 G1 到 S 期过渡的关键调节因子。研究表明,在肿瘤细胞中,该通路失调会导致细胞持续分裂,从而促进肿瘤生长。当受到有丝分裂信号刺激时,细胞周期蛋白 D 与 CDK4 或 CDK6 相互作用,形成活性复合物磷酸化视网膜母细胞瘤相关蛋白(Rb),使转录抑制复合物 Rb－E2F 解聚,释放 E2F

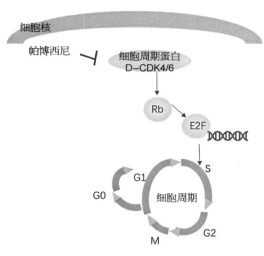

图 18 - 7 细胞周期蛋白 D - CDK4/6 通路简图

转录因子。随后,游离的 E2F 激活细胞进入 S 期,启动与 DNA 复制相关的基因。1992 年,第一批测试的化合物(如黄吡醇)被证明是许多 CDK 的有效抑制剂,但不良反应明显。随着 1998 年 CDK 晶体结构的鉴定,靶向 CDK4/6 的小分子抑制剂,例如帕博西尼(palbociclib)、瑞博西尼(ribociclib)和阿贝西利(abemacilib),陆续获得批准上市,与标准内分泌疗法联合用于晚期激素受体阳性乳腺癌的治疗。同时,大多数临床实验都是通过将 CDK4/6 抑制剂与其他药物(如酪氨酸激酶抑制剂、EGFR 抑制剂、HER2、PI3K 激酶抑制剂等)联合使用,以达到更好的治疗效果(图 18 - 7)。

11. 蛋白降解靶向嵌合体

蛋白降解靶向嵌合体(proteolysis-targeting chimera,PROTAC)是一类新兴治疗药物,因为蛋白质在细胞内发挥着广泛的分子功能,有效的蛋白质平衡对于正常的细胞内稳态至关重要。细胞维持蛋白质稳态的两种主要降解机制是自噬和泛素蛋白酶体系统(ubiquitin-proteasome system,UPS)介导的蛋白质降解。UPS 是细胞内蛋白质降解的主要途径,参与细胞内 80% 以上蛋白质的降解。阐明 UPS 的分子组成、相互作用和功能是一项里程碑式的成就,其成果获得了 2004 年诺贝尔化学奖。2000 年左右,切哈诺沃(Aaron Ciechanover)、赫尔什科(Avram Hershko)和瓦沙伏斯基(Alexander Varshavsky)提出了一个假设:不仅可以通过抑制 UPS 来治疗疾病,还可以通过使用 UPS 来降解致病蛋白质,但直到 Kathleen Sakamoto 等发表了一篇开创性的论文,描述了 PROTAC 分子的结构和生物活性,才为这一假设提供了实证。PROTAC 是一种杂合双功能小分子化合物,含有两种不同配体,一个是泛素连接酶 E3 配体,另一个是与细胞中目标靶蛋白结合的配体,两个配体之间通过连接子(linker)相连,从而形成“三体”聚合物——靶蛋白配体-连接子- E3 配体。然后通过 E3 连接酶给靶蛋白加上泛素标签,启动细胞内强大的泛素水解过程,从而特异性地降解靶蛋白(图 18 - 8)。

最初的 PROTAC 由 Skp1 - cullin - F box(SCF)E3 连接酶复合物的磷酸肽结合物组成,通过连接子连接到卵假散囊菌素(ovalicin),卵假散囊菌素是蛋氨酸氨基肽酶 - 2(MetAP - 2)的共价抑制剂,由此产生的双功能分子被证明可以将 SCF 招募到 MetAP - 2,导致 MetAP - 2 泛素化和蛋白酶体降解。目前已发表的 PROTAC 介导靶向蛋白参与的降解包括靶向核受体蛋白降解,如用于治疗前列腺癌的雄激素受体(androgen

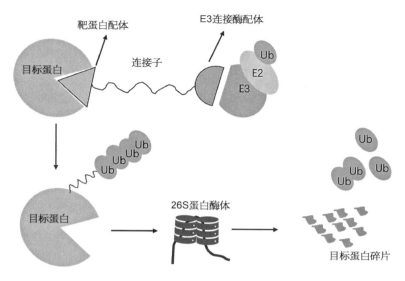

图 18 - 8 PROTAC 结构简图

receptor，AR)的降解、乳腺癌的雌激素受体的降解、激酶受体蛋白降解(如 BCR - ABL、FAK、PTK6、WEE1、TRK、IRAK4、LRRK2、B - Raf、RIPK2、CDK 等)、错误折叠蛋白降解(如 Tau、a - synuclein)、表观遗传调控蛋白降解(如 BET、gEP300、EZH2 和 WDR5)等。

18.2.3 肿瘤精准免疫治疗

免疫治疗是一种通过主动或被动地激活免疫系统来杀伤肿瘤细胞的治疗方式，免疫治疗的靶点包括肿瘤抗原以及其他肿瘤或者微环境特异性表达的分子。肿瘤精准免疫治疗针对每位患者个性化的免疫靶点进行治疗，代表性的精准免疫治疗策略包括：个性化的肿瘤疫苗，如肿瘤新抗原疫苗;靶向肿瘤特异靶点的抗体药物偶联物(antibody-drug conjugates，ADC);肿瘤特异性 T 细胞治疗，如 CAR - T、TCR - T 等。

1. 抗体药物偶联物

抗体药物偶联物(ADC)是一种治疗肿瘤的新型药物,其核心是将单克隆抗体与化疗药物结合,利用单克隆抗体的高度特异性和化疗药物的细胞毒性作用,实现精准治疗肿瘤细胞而不影响正常细胞。典型的 ADC 与肿瘤靶细胞表面抗原结合,会引发特异性受体介导的内化。内化的 ADC 可通过蛋白酶、酸性、还原剂或溶酶体过程被分解,在肿瘤细胞内释放化疗药物,导致肿瘤细胞死亡。

最早的 ADC 是将化疗药物连接在单克隆抗体的顶端,这种 ADC 的毒性很强,且容易导致免疫原性反应,因此并未得到广泛的应用。随着技术的不断发展,ADC 的设计和制备得以不断改进。1990 年代末,第一个获批上市的 ADC 产品吉妥单抗(mylotarg)

问世,用于治疗急性髓系白血病,然而,由于该药毒性较大,且患者的肝、肺容易出现不良反应,该药品在 2000 年撤出市场。随后,ADC 设计得以优化,引入了稳定的连接化学键和更加精确的靶向策略,使其毒性得到大幅降低。2011 年,ADC 药物本妥昔单抗(adcetris)获得美国 FDA 批准上市,由靶向 CD30 蛋白的一种单克隆抗体和一种微管破坏剂单甲基澳瑞他汀 E(auristatin E)通过一种蛋白酶敏感的交联剂偶联而成,用于治疗霍奇金淋巴瘤和系统性弥漫大 B 细胞淋巴瘤。当前,ADC 已成为肿瘤治疗领域的热点之一,多个 ADC 药物已获美国 FDA 的批准,还有许多 ADC 药品正在研发中。

2. 免疫检查点抑制剂

PD-1、PD-L1、CTLA-4 是重要的肿瘤免疫检查点分子,同时也被证明是有效的肿瘤免疫治疗靶点,目前已有多种 PD-1、PD-L1、CTLA-4 靶向抗体得到批准用于临床肿瘤治疗。CTLA-4(cytotoxic T-lymphocyte-associated protein 4)也称为 CD152,是一种表达在 T 细胞表面的免疫检查点分子。它是 CD28 的同源物,竞争性地与 B7 家族的共刺激分子(如 CD80 和 CD86)结合,从而抑制 T 细胞的激活和扩增,进而抑制自身免疫反应。CTLA-4 主要影响 T 细胞活化的启动阶段。PD-1(programmed death receptor-1)也是免疫检查点分子,类似于 CTLA-4,也是 B7-CD28 家族的一员。PD-1 在髓源性细胞、B 细胞和活化的 T 细胞中表达,有两个相应的配体 PD-L1 和 PD-L2。T 细胞上的 PD-1 结合 APC 或靶细胞的 PD-L1 后,T 细胞增殖和细胞因子的产生被抑制,从而促进肿瘤细胞的免疫逃逸。

3. 基因工程 T 细胞治疗

基因工程 T 细胞治疗是一种个体化靶向治疗方法,主要包括 CAR-T 和 TCR-T 免疫靶向治疗,其策略是通过利用基因工程技术将患者自己的 T 细胞进行体外修饰和改造,然后回输患者体内进行治疗。

CAR-T(chimeric antigen receptor-T)又称为嵌合抗原受体 T 细胞,它通过将靶向抗体的单链可变区域(scFv)与 T 细胞表面受体嵌合于 T 细胞上而形成,主要由 3 部分组成:T 细胞胞外区(为靶向单链抗体,负责识别并结合靶抗原)、跨膜区(又称为铰链区,将单链可变区锚定在 T 细胞膜上)和胞内信号域区域(由共刺激因子和 CD3 信号域组成)。第二代靶向 CD19 的 CAR-T 疗法已于 2017 年获美国 FDA 批准上市,临床上对血液系统的恶性肿瘤效果显著。第三代 CAR 中增加了共刺激域 4-1BB,第四代添加了促进 T 细胞增殖的相关因子,第五代整合了特定结构域来阻止 T 细胞的终末分化,促进 T 细胞的激活和增殖,并持续发挥个性化效应功能。目前可根据不同肿瘤类型的靶向抗原开发不同的 scFv-CAR 分子。此外,还可以编辑和修饰更多的免疫相关细胞,如 CAR-NK、CAR-巨噬细胞和 CAR-Treg 等。CAR-T 治疗的不良反应主要是会引起细胞因子风暴和产生神经毒性。

18.3 小结

肿瘤是一种异质性极强的疾病,表现出个体间和肿瘤内在的高度多样性,这给肿瘤的检测与治疗带来了巨大挑战,而精准医疗则是在个体水平上进行肿瘤诊断与治疗,实现了肿瘤的早发现和个性化治疗。

精准诊断和精准治疗为肿瘤的防治带来了新希望。在肿瘤精准诊断领域,多种新技术促进了对肿瘤的无创定位和分子解析。例如,液体活检通过血液样本检测肿瘤信号;遗传检测揭示肿瘤易感基因;肿瘤标志物检测辅助确诊;大数据分析和人工智能技术也推动精准诊断的智能化。这些手段互相补充,共同提高了诊断的精确度。与此同时,借助新技术获得的对肿瘤发生发展的知识也成为肿瘤治疗的基础,在此基础上发展而来的诸如靶向药物、免疫治疗等新技术也使得肿瘤治疗更加个性化。

尽管肿瘤精准医学取得了重大进展,但其发展仍面临一定挑战。在精准诊断方面,检测费用昂贵以及准确度不够,一定程度上制约了其推广;在精准治疗方面,一是肿瘤靶向药物和免疫类药物治疗费用高昂,二是由于肿瘤的异质性及演变也会导致耐药。此外,有效的癌症治疗靶点并不多见。

因此,要实现真正意义上的精准医学,仍需进一步深入研究肿瘤发生发展的分子机制,并在严格的临床试验中验证各项技术的疗效。相信在科技进步与临床实践的共同推动下,肿瘤精准医学必将取得更大进展,造福广大患者。

思考题

1. 精准医疗的主要内容有哪些?
2. 简述当前液体活检的种类。
3. 总结遗传性基因检测和肿瘤标志物在肿瘤诊断中的作用。
4. 简述当前肿瘤靶向治疗的主要类型。

拓展阅读文献

Benowitz A B, Jones K L, Harling J D. The therapeutic potential of PROTACs. Expert Opin Ther Pat, 2021, 31(1): 1 - 24.

Bhinder B, Gilvary C, Madhukar N S, et al. Artificial intelligence in cancer research and precision medicine. Cancer Discov, 2021, 11(4): 900 - 915.

Chen G Q, Zhu J, Shi X G, et al. In vitro studies on cellular and molecular mechanisms of arsenic trioxide (As_2O_3) in the treatment of acute promyelocytic leukemia: As_2O_3 induces NB4 cell apoptosis with downregulation of Bcl - 2 expression and modulation of PML - RARα/PML proteins. Blood, 1996, 88(3): 1052 - 1061.

Clemons M, Danson S, Howell A. Tamoxifen ("Nolvadex"): A review. Cancer Treat Rev, 2002, 28(4): 165 - 180.

Dai J, Su Y, Zhong S, et al. Exosomes: key players in cancer and potential therapeutic strategy. Sig Transduct Target Ther, 2020, 5: 145.

Deng X, Nakamura Y. Cancer precision medicine: from cancer screening to drug selection and personalized immunotherapy. Trends Pharmacol Sci, 2017, 38(1): 15 - 24.

Girardi D, Barrichello A, Fernandes G, et al. Targeting the hedgehog pathway in cancer: current evidence and future perspectives. Cells, 2019, 8, 153.

Imyanitov E N, Kuligina E S, Sokolenko A P. et al. Hereditary cancer syndromes. World J Clin Oncol, 2023, 14(2): 40 - 68.

Keefe D, Bowen J, Gibson R, et al. Noncardiac vascular toxicities of vascular endothelial growth factor inhibitors in advanced cancer. The Oncologist, 2011, 16(4): 432 - 444.

Lee D, Sung E, Ahn J, et al. Development of antibody-based c - Met inhibitors for targeted cancer therapy. Immunotargets Ther, 2015, 4: 35 - 44.

Lin J J, Riely G J, Shaw A T. Targeting ALK: Precision medicine takes on drug resistance. Cancer Discov, 2017, 7(2): 137 - 155.

Nejadmoghaddam M R, Minai - Tehrani A, Ghahremanzadeh R, et al. Antibody-drug conjugates: possibilities and challenges. Avicenna J Med Biotechnol, 2019, 11(1): 3 - 23.

Saha S, Araf Y, Promon S K. Circulating tumor DNA in cancer diagnosis, monitoring, and prognosis. J Egypt Natl Canc Inst, 2022, 34(1): 8.

Sasaki T, Jänne P A. New strategies for treatment of ALK-rearranged non-small cell lung cancers. Clin Cancer Res, 2011, 17(23): 7213 - 7218.

索引

图版

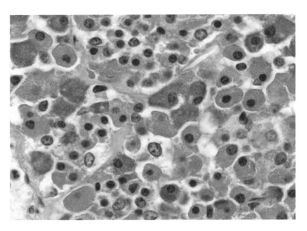

图 2 - 3　HE 染色结果示例

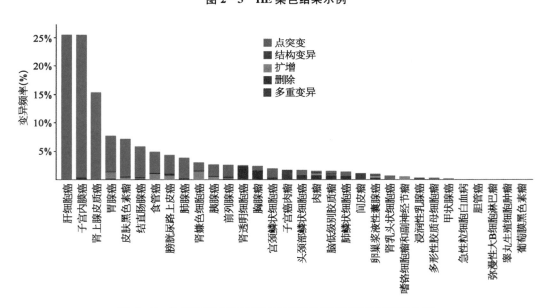

图 4 - 6　β-连环素编码基因(*CTNNB1*)突变的癌症类型分布

（数据引自癌症基因组数据库 cBioPortal）

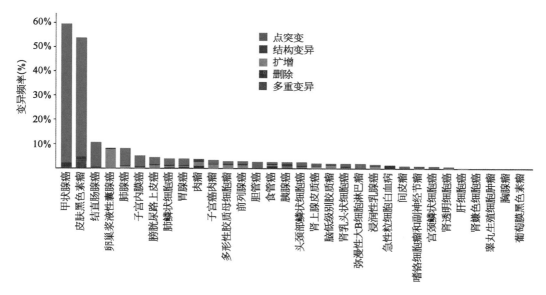

图 4-9　B-Raf 编码基因（*BRAF*）突变的癌症类型分布

（数据引自癌症基因组数据库 cBioPortal）

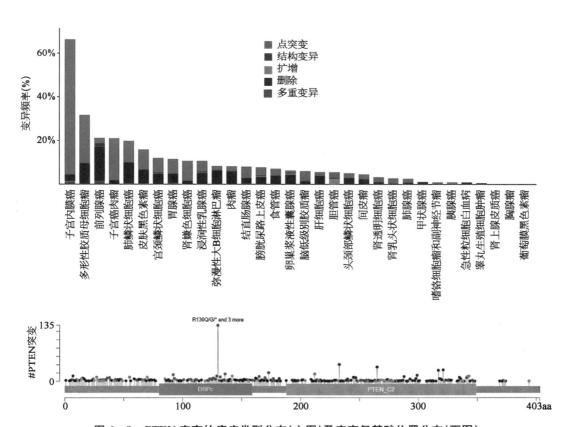

图 6-8　*PTEN* 突变的癌症类型分布（上图）及突变氨基酸位置分布（下图）

（数据引自癌症基因组数据库 cBioPortal）

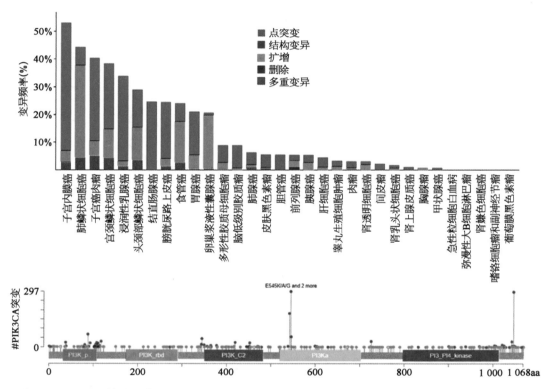

图 6 - 9　p110α 的编码基因 *PIK3CA* 突变的癌症类型分布(上图)以及突变氨基酸位置分布(下图)

(数据引自癌症基因组数据库 cBioPortal)

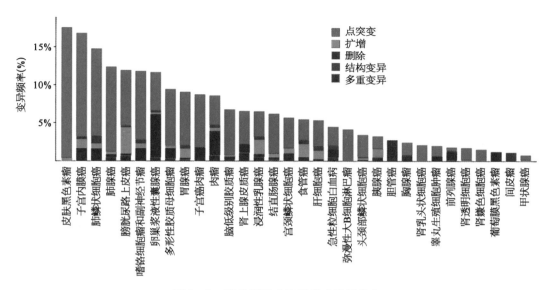

图 7 - 3 *NF1* 基因突变的癌症类型分布

（数据引自癌症基因组数据库 cBioPortal）

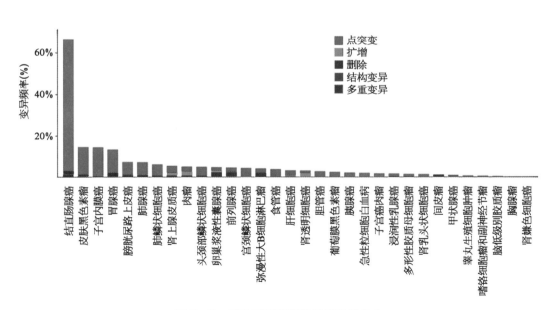

图 7 - 5 *APC* 基因突变的癌症类型分布

（数据引自癌症基因组数据库 cBioPortal）

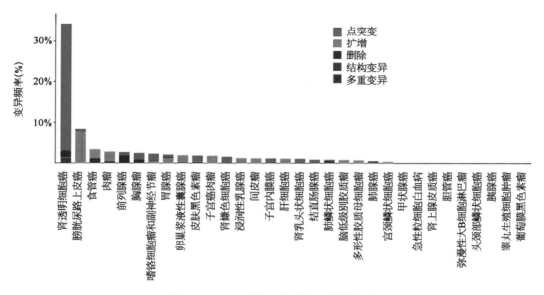

图 7 - 7 *VHL* 基因突变的癌症类型分布

（数据引自癌症基因组数据库 cBioPortal）

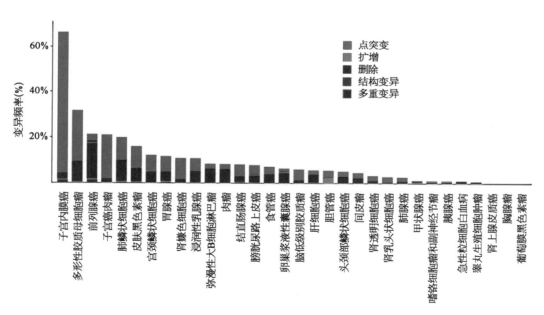

图 7 - 9 *PTEN* 基因突变的癌症类型分布

（数据引自癌症基因组数据库 cBioPo）

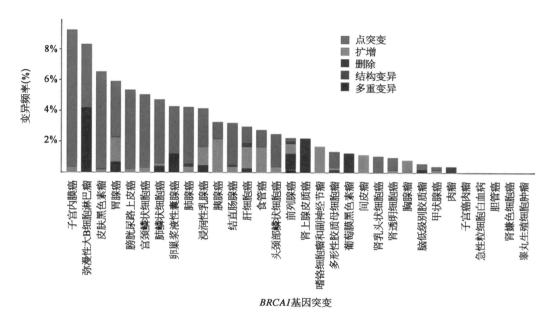

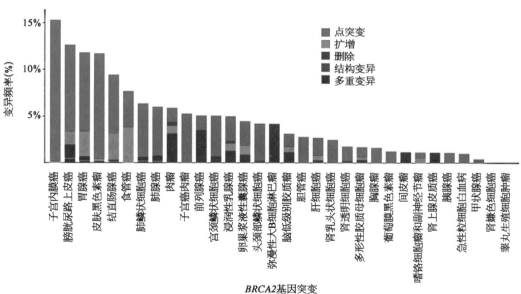

图 7‑10 *BRCA1*、*BRCA2* 基因突变的癌症类型分布

（数据引自癌症基因组数据库 cBioPortal）

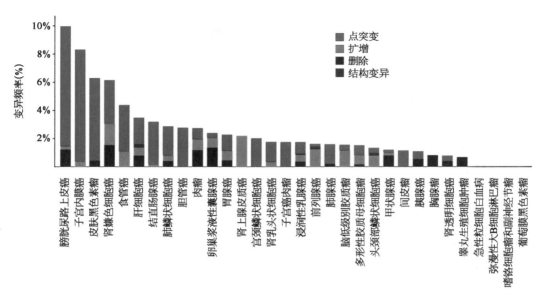

图 7－12　*TSC1* 基因突变的癌症类型分布

（数据引自癌症基因组数据库 cBioPortal）

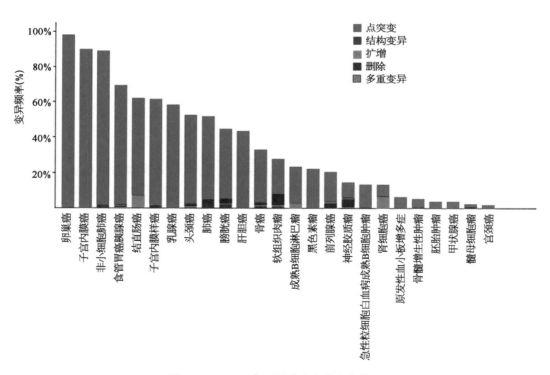

图 9－5　*TP53* 在不同肿瘤中的突变情况

（数据引自癌症基因组数据库 cBioPortal）